Studium Pflege, Therapie, Gesundheit

Die Reihe „Studium Pflege, Therapie, Gesundheit" richtet sich an Studierende von pflege- und gesundheitsbezogenen Studiengängen. Das Angebot ist vielfältig und reicht von Pflege, Physiotherapie, Ergotherapie und Logopädie über Gesundheitsmanagement/ -Ökonomie, Pflegepädagogik, Gesundheitsförderung und Gesundheitspsychologie bis hin zu Gesundheitstourismus, Fitnessökonomie und Neurorehabilitation. Hier finden Sie die relevanten Themen mit interdisziplinärer Ausrichtung für Ihr Studium und konkrete Unterstützung beim wissenschaftlichen Arbeiten.

Weitere Bände in der Reihe http://www.springer.com/series/15210

Michael Wessels

Pflegeökonomie

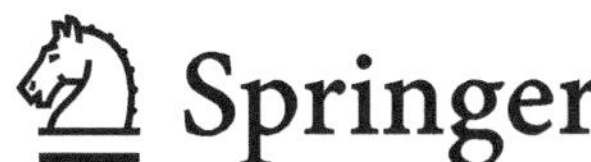 Springer

Michael Wessels
Department of Community Health
Hochschule für Gesundheit –
University of Applied Sciences
Bochum, Deutschland

ISSN 2522-820X   ISSN 2522-8218   (electronic)
Studium Pflege, Therapie, Gesundheit
ISBN 978-3-662-59393-6   ISBN 978-3-662-59394-3   (eBook)
https://doi.org/10.1007/978-3-662-59394-3

Die Deutsche Nationalbibliothek verzeichnet diese Publikation in der Deutschen Nationalbibliografie; detaillierte bibliografische Daten sind im Internet über http://dnb.d-nb.de abrufbar.

Fotonachweis Umschlag: © wwing, istock.com

Springer ist ein Imprint der eingetragenen Gesellschaft Springer-Verlag GmbH, DE und ist ein Teil von Springer Nature
Die Anschrift der Gesellschaft ist: Heidelberger Platz 3, 14197 Berlin, Germany

Vorwort

Pflege und Ökonomie – Ein Widerspruch, der keiner ist!

Viele Pflegende empfinden eine Ökonomisierung der Pflege als Bedrohung, die eine ethisch verantwortliche Pflege immer weniger zulasse, weil sie nur dem Ziel der Kosteneinsparung und nicht mehr den Bedürfnissen der Pflegebedürftigen diene.

Wir können aber jeden Euro nur einmal ausgeben. Da wir nicht unendlich viel Geld zur Verfügung haben, müssen wir uns entscheiden, wie viel uns die Pflege wert ist. Jeder einzelne, aber auch die Gesellschaft. Welchen Anteil unseres Einkommens sind wir bereit, für Pflege zu investieren?

Die Pflege hat sich auf den Weg zu einer eigenständigen Profession gemacht. Dabei hat sie beachtliche Erfolge in der Entwicklung und Etablierung der Pflegewissenschaft erzielt. Um als gleichberechtigter Akteur auf Augenhöhe in der Gesundheits- und Pflegepolitik anerkannt zu werden, muss die Pflege die Realität begrenzter Ressourcen anerkennen. Sie muss eigenständige Ideen und wissenschaftliche Konzepte entwickeln, wie aus einer pflegewissenschaftlichen Sicht idealerweise mit dem Fakt begrenzter Ressourcen umgegangen werden sollte. Im Wettbewerb mit andern Bereichen des Gesundheitswesens um die Verteilung der begrenzten Ressourcen gilt es, den Wert von Pflege zu beschreiben und zu artikulieren.

Pflegeökonomie widmet sich der Analyse wirtschaftlicher Aspekte des Pflegesystems. Sie verknüpft Wissen aus der Ökonomie mit Erkenntnissen der Pflegewissenschaft. Sie ist erforderlich, um mit den begrenzten Ressourcen für alle Pflegebedürftigen eine bestmögliche Versorgung sicherzustellen und Verschwendung zu vermeiden. Ressourcen, die bei einem Pflegebedürftigen verschwendet werden, fehlen bei der Pflege eines anderen Pflegebedürftigen.

Zwischen Pflege und Ökonomie muss klar sein, dass der Ökonomie eine dienende bzw. unterstützende Funktion zukommt. Die Pflege muss definieren, was aus pflegewissenschaftlicher Perspektive notwendig und zielführend ist. Aufgabe der Ökonomie ist es, bei alternativen Handlungsmöglichkeiten, aufzuzeigen, welche Handlungsalternative den größten Nutzen stiftet. Die Ökonomisierung der Pflege mag man kritisieren, aber sie ist Realität und auch notwendig. In der Pflegeökonomie muss es nun darum gehen, den Prozess der Ökonomisierung aus pflegewissenschaftlicher Sicht mitzugestalten. Dazu ist es erforderlich, das Pflegende ökonomische Kenntnisse haben, oder zumindest die Denkweise von Ökonomen verstehen und nachvollziehen können.

Vor diesem Hintergrund ist das vorliegende Buch entstanden. Es richtet sich weniger an Ökonomen, sondern vorrangig an Pflegende, Pflegeschüler und Pflegestudierende, um Ihnen die Denkweise und Methoden von Ökonomen näherzubringen und Berührungsängste abzubauen. Die zum Teil kontroverse Diskussion um die Ökonomisierung der pflegerischen Versorgung wird dazu beigetragen haben, dass viele Pflegende, Pflegeschüler und Pflegestudierende sich ungern mit ökonomischen Inhalten auseinandersetzen, gar eine gewisse Aversion gegen dieses Thema entwickelt haben mögen. Das Ziel dieses Buches ist, einerseits die Notwendigkeit einer pflegeökonomischen Auseinandersetzung aufzuzeigen, und gleichzeitig möglicherweise bestehende Vorurteile und Ängste abzubauen, indem die Grundlagen der Ökonomie möglichst verständlich aufbereitet werden.

Dazu werden im ersten Kapitel die Zusammenhänge von Pflege und Ökonomie dargestellt sowie Gegenstand und Ziele der Pflegeökonomie erläutert. Im zweiten Kapitel werden allgemeine ökonomische Grundlagen vermittelt bevor dann im dritten Kapitel auf die Entstehung und die Besonderheiten der Nachfrage nach Pflegeleistungen eingegangen werden kann. Danach wird im vierten Kapitel untersucht, wie die Existenz einer Pflegeversicherung die Nachfrage nach Pflegeleistungen verändert. Das fünfte Kapitel beschäftigt sich mit dem Angebot und den Kapazitäten der pflegerischen Versorgung. Mit den Grundlagen ökonomischer Evaluation in der Pflege wird im sechsten Kapitel der Fokus auf Kosten und Nutzen pflegerischer Leistungen gelegt. Im siebten Kapitel werden schließlich die unterschiedlichen Ebenen zur Steuerung sowie die idealtypische Ausgestaltung eines Pflegesystems dargestellt.

Um Ihnen eine möglichst nachvollziehbare Orientierung zu geben, folgen alle Kapitel einem einheitlichen Aufbau. Zu Beginn jedes Kapitels werden die jeweiligen Lernziele formuliert, bevor der eigentliche fachliche Inhalt präsentiert wird. Jedes Kapitel endet mit einer Zusammenfassung der zentralen Inhalte sowie einer Auflistung der verwendeten Quellen.

Eine der häufigsten Fragen, die mir in den vergangenen Jahren gestellt wurde lautete: „Müssen wir in der Pflegeökonomie viel rechnen?" In diesem Punkt scheint es die größten Vorbehalte und Berührungsängste zu geben. Sie sind aber unbegründet. Daher habe ich bewusst versucht, dieses Lehrbuch so wenig mathematisch wie möglich auszurichten. Auch wenn ich Ihnen die eine oder andere Formel zumuten muss, habe ich versucht, alle dargestellten ökonomischen Zusammenhänge immer mit konkreten Beispielen aus der Pflege zu verdeutlichen. Es liegt nun an Ihnen, zu bewerten, ob mir das gelungen ist. Ich freue mich auf jede kritische und vielleicht auch die eine oder andere aufmunternde Rückmeldung zu diesem Buch. Schreiben Sie mir gerne über Ihre Erfahrungen mit diesem Buch.

Ich erhoffe mir, dass dieses Buch dazu beiträgt, die ökonomischen Zusammenhänge im konkreten pflegerischen Versorgungsalltag besser zu verstehen und dadurch einen Beitrag zu einer guten pflegerischen Versorgung leistet. Und nun wünsche ich Ihnen eine hoffentlich spannende Lektüre.

im Sommer 2019   Michael Wessels
Bochum

Inhaltsverzeichnis

Abkürzungsverzeichnis

c. p.	ceteris paribus
EBM	Einheitlicher Bewertungsmaßstab
EbM	Evidence Based Medicine
EbN	Evidence Based Nursing
EU	Europäische Union
FZS	Festzuschuss
G-BA	Gemeinsamer Bundesausschuss
GOÄ	Gebührenordnung für Ärzte
GKV	Gesetzliche Krankenversicherung
IGeL	Individuelle Gesundheits-Leistungen
MDK	Medizinischer Dienst der Krankenversicherung
PKV	Private Krankenversicherung
SPV	Soziale Pflegeversicherung
WHO	World Health Organisation
QALY	Quality Adjusted Life Year

Inhaltsverzeichnis

Lernziele

Nach der Lektüre dieses Kapitels

- können Sie eine differenzierte Einschätzung zur viel zitierten „Ökonomisierung der Pflege und des Gesundheitswesens" formulieren.
- sind Sie in der Lage, die Relevanz der Ökonomie für die Pflege einzuschätzen und zu erkennen.
- können Sie die Entwicklung von der Gesundheits- zur Pflegeökonomie nach-
zeichnen und deren Notwendigkeit begründen.
- können Sie die Bedeutung der Pflege als relevanten Wirtschaftsfaktor einschätzen und gegenüber Dritten argumentieren.
- sind Sie in der Lage eine Definition der Pflegeökonomie zu formulieren.
- können Sie den Gegenstand der Pflegeökonomie benennen.
- können Sie die Rahmenbedingungen der pflegerischen Versorgung skizzieren.

© Springer-Verlag GmbH Deutschland, ein Teil von Springer Nature 2019
M. Wessels, *Pflegeökonomie*, Studium Pflege, Therapie, Gesundheit,
https://doi.org/10.1007/978-3-662-59394-3_1

1.1 Gesundheit, Pflege und Ökonomie: Ein Widerspruch, der keiner ist

Mit Aussagen wie „Gesundheit ist das höchste Gut" und „Pflege ist ein Wert an sich" wird häufig versucht einen (vermeintlichen) Widerspruch zwischen Gesundheit bzw. Pflege auf der einen Seite und der Ökonomie auf der anderen Seite zu formulieren. Bei Gesundheit und Pflege geht es schließlich um Menschen, und deren gesundheitliche bzw. pflegerische Versorgung dürfe nicht in Geld aufgewogen werden. Es wird argumentiert, dass alles getan werden müsse, um die Gesundheit eines Menschen aufrecht zu erhalten bzw. wiederherzustellen, oder wenn nötig eine bestmögliche pflegerische Versorgung zu gewährleisten. In diesem Kontext wird dann häufig vor der Ökonomisierung der Gesundheit oder der Ökonomisierung der Pflege gewarnt.

Deswegen möchte ich Sie zu Beginn einladen, einmal kurz über die folgenden Fragen nachzudenken: *Wie wirkt der Begriff der Ökonomisierung auf Sie? Was verbinden Sie damit?*

Von vielen Pflegenden wird Ökonomisierung[1] vermutlich als Bedrohung empfunden. Wenn Geld eingespart werden muss, kann ich den Pflegebedürftigen vielleicht nicht mehr so umfassend versorgen wie zuvor. Es fehlt die Zeit, für ein Gespräch, Zuneigung oder Anteilnahme. Oder schlimmer: Die Pflege kann nicht mehr in der gebotenen Qualität erfolgen, es drohen Pflegemängel. Letztlich bin ich vielleicht sogar selbst betroffen, wenn mein Arbeitgeber finanzielle Mittel einsparen muss und zu Entlassungen gezwungen ist. Dann sind unter Umständen direkt mein Arbeitsplatz und damit meine komplette private Lebenssituation bedroht.

Einige werden die Ökonomisierung vielleicht als Chance begreifen. Wenn die Ökonomie und damit der Markt Einzug hält, eröffnen sich mir vielleicht neue Geschäftsfelder. Ich kann einen Pflegedienst gründen, innovative Versorgungskonzepte anbieten und damit nicht nur den Unterhalt für meine Familie bzw. Lebensführung verdienen, sondern gleichzeitig mit meiner Arbeit zu einer guten pflegerischen Versorgung von pflegebedürftigen Mitmenschen beitragen – ob nun selbst als Pflegender oder als Unternehmer bzw. Geschäftsführer in einem Pflegeunternehmen.

In der Folge wird dann die Ökonomisierung als schlichte Notwendigkeit angesehen werden (müssen), wenn festgestellt wird, dass bereits zahlreiche andere Pflegedienste am Markt tätig sind. Denn im Wettbewerb um Marktanteile und Kunden[2], also um die begrenzte Anzahl an Pflegebedürftigen (auch wenn die Zahl der Pflegebedürftigen zwar seit Jahren gestiegen ist und auch in Zukunft weiter steigen wird), ist es gar nicht so einfach, innovativer als die Konkurrenz zu sein. Wenn ich mit meinem Pflegeunternehmen langfristig am Markt überleben möchte, muss ich mich gegenüber der Konkurrenz behaupten können.

Und schließlich ist Ökonomisierung in einem solidarischen Gesundheits- bzw. Pflegesystem schlicht ein Gebot der Fairness. Denn alle, die auf Pflegeleistungen angewiesen sind, sollen in einer Solidargemeinschaft nach Möglichkeit in gleichem Maße von Pflegeleistungen profitieren. Gleichzeitig stehen aber nicht unendliche Mittel

---

[1]Der Begriff der Ökonomisierung wird in der Literatur nicht einheitlich verwendet, insofern existieren unterschiedliche Definitionen bzw. Interpretationen des Begriffes. Eine Einordnung des Begriffes der Ökonomisierung findet sich bei Simon (2014), der darauf verweist, dass Ökonomisierung nicht statisch sei, sondern vielmehr ein allmählicher Veränderungsprozess. Er verweist darauf, dass es keinen fixierbaren Endpunkt gebe, zu dem eine Organisation oder ein Berufsstand (wie beispielsweise die Pflege, Anm. des Autors) vollständig ökonomisiert ist. Vielmehr stünde im Zentrum der Kritik, dass zunehmend mehr Entscheidungen primär nach monetären Kriterien getroffen werden (vgl. Simon 2014, S. 158). Weitere umfangreiche Ausführungen zur Ökonomisierung, insbesondere aus Perspektive der Pflege, finden sich beispielsweise bei Auth (2012), (2013) und (2017), Becker et al. (2016), Krampe (2014), Nägler und Wehkamp (2018) sowie Slotala (2014).

---

[2]Mit derartigen Formulierungen sind alle Menschen in gleicher Art und Weise gemeint. Eine gendergerechte Differenzierung wird im Wortlaut dieser Ausführungen – ausschließlich dem Ziel geschuldet, eine bessere Lesbarkeit zu erreichen – nicht vorgenommen.

zur Verfügung. Die Ressourcen sind begrenzt. Es geht darum, diese begrenzten Ressourcen möglichst gerecht zu verteilen. Und damit sind nicht nur die begrenzten finanziellen Ressourcen gemeint. Aktuell droht ein Pflegemangel, in Teilen ist er sogar bereits eingetreten. Wenn nicht ausreichend Pflegende tätig sind, kann unter Umständen nicht sichergestellt werden, dass jeder die Pflegeleistungen die er benötigt, auch tatsächlich in Anspruch nehmen kann – selbst wenn er über ausreichend finanzielle Mittel verfügt. Es geht dann also nicht darum, finanzielle Mittel einzusparen, sondern Verschwendung zu vermeiden. Das Geld bzw. die Zeit, die wir bei einem Pflegebedürftigem über das notwendige Maß hinaus eingesetzt und damit verschwendet haben, fehlt uns schließlich bei der Versorgung eines anderen Pflegebedürftigen.

Insofern kann die Pflegeökonomie[3] als Nahtstelle zwischen Gesundheit, Pflege und Ökonomie bezeichnet werden. Wie im weiteren Verlauf noch zu zeigen sein wird, stellt der Einsatz ökonomischer Instrumentarien keinen Widerspruch zu einer qualitativ hochwertigen pflegerischen Versorgung dar, sondern eine zusätzliche Informationsquelle bei der Entscheidungsfindung um die Verwendung der knappen Ressourcen. Insofern sind ökonomische Überlegungen in der Pflege nicht kontraproduktiv, sondern zwingend erforderlich, weil sie die pflegewissenschaftliche Perspektive als Grundlage für die pflegerische Versorgung von Pflegebedürftigen um den Aspekt der Verteilungsgerechtigkeit ergänzen.

Dies soll in den folgenden Ausführungen konkretisiert und erläutert werden. Zunächst wird dazu auf die Bedeutung der Ökonomie im täglichen Leben eingegangen.

---

[3]In der gesundheitsökonomischen Literatur hat sich etabliert, den Gegenstand als „Gesundheitsökonomie" zu bezeichnen, hingegen die Fachdisziplin, die sich mit diesem Gegenstand beschäftigt als „Gesundheitsökonomik" zu bezeichnen. (vgl. Matusiewicz et al. 2014, S. 9). Analog wäre hier zwischen dem Gegenstand der „Pflegeökonomie" und der Fachdisziplin der „Pflegeökonomik" zu differenzieren. Im weiteren Verlauf dieses Buches wird der Begriff Pflegeökonomie in beiden Fällen synonym verwendet.

1.2 Relevanz der Ökonomie

Die Ökonomie ist allgegenwärtig – ob wir wollen oder nicht. Was für den einen oder anderen zunächst vielleicht erschreckend klingen mag, verliert einen Großteil des Schreckens, wenn wir uns vor Augen führen, dass wir alle täglich (bewusst oder unbewusst) auf verschiedenen Märkten teilnehmen und damit vielfältige ökonomische Entscheidungen treffen, beispielsweise

- wenn wir den Wocheneinkauf beim günstigen Diskounter erledigen,
- wenn wir regionale Produkte aus biologischem Anbau auf dem Wochenmarkt und internationale Spezialitäten im Feinkosthandel kaufen,
- wenn wir entscheiden, besser heute Abend an der freien Tankstelle als morgen früh an der Autobahntankstelle zu tanken,
- wenn wir den Mietvertrag für die Studenten-WG oder den Kaufvertrag für das Eigenheim unterschreiben,
- wenn wir einen Versicherungsvertrag zur zusätzlichen Absicherung der Rente im Alter unterschreiben,
- wenn wir einen Vertrag zur privaten Pflege-Zusatzversicherung abschließen,
- wenn wir den Kauf der neuen Schuhe noch um zwei Wochen verschieben, bis unser Girokonto wieder ausreichend gedeckt ist,
- wenn wir die neuen Möbel nicht bar bezahlen, sondern die Finanzierung des Möbelhändlers in Anspruch nehmen,
- wenn wir den Arbeitgeber wechseln, weil wir beim neuen Arbeitgeber ein höheres Gehalt bekommen,
- wenn wir uns entscheiden, zu studieren, weil wir uns davon andere berufliche Perspektiven erhoffen,
- wenn wir uns entscheiden, einen ambulanten Pflegedienst mit der Versorgung eines pflegebedürftigen Angehörigen zu beauftragen,
- …

Diese Aufzählung ließe sich unendlich fortsetzen. Sie macht aber deutlich, dass Ökonomie im Grunde aus unserem Alltag nicht wegzudenken ist. Wir alle treffen tagtäglich „ökonomische Entscheidungen", indem wir uns für die eine und damit gegen eine andere Alternative entscheiden. Wir haben in der Regel nur begrenzte finanzielle Mittel zur Verfügung: Unser monatliches Einkommen, BAföG, Arbeitslosengeld, die finanzielle Unterstützung durch die Eltern, etc. Den meisten von uns dürfte klar sein, dass wir uns mit diesen begrenzten Mitteln nicht all unsere Wünsche erfüllen können.

Aber ökonomische Überlegungen müssen nicht zwingend finanzieller Natur sein, sondern sind schon alleine durch die begrenzten Zeitressourcen notwendig. Ihre begrenzte Zeit versuchen Sie so sinnvoll zu nutzen, wie es eben geht. In der Zeit, in der Sie dieses Buch lesen, können Sie nicht mit Ihren Kindern spielen, mit Freunden ins Kino oder Theater gehen, mit Ihrem Freund oder Ihrer Freundin telefonieren, das Abendessen zubereiten. Aber wonach entscheiden Sie sich, wofür Sie ihre knappe Zeit verwenden? Ohne in der Regel groß darüber nachzudenken, entscheiden Sie sich intuitiv für die Verwendungsmöglichkeit, die aus Ihrer Sicht am sinnvollsten ist, oder anders ausgedrückt: von der Sie sich den größten Nutzen versprechen. Und genau das ist die Kategorie, in der Ökonomen denken, wie in den folgenden Kapiteln noch weiter ausgeführt wird.

Mit den oben beispielhaft aufgeführten Entscheidungen, haben wir in der Regel eine freie Wahl getroffen und uns auf verschiedenen Märkten beteiligt – auf dem Wochen- bzw. Gütermarkt, am Kapitalmarkt, auf dem Arbeitsmarkt. Gleichzeitig gibt es aber auch Bereiche, in denen wir uns nicht frei entscheiden können, sondern in ökonomischen Zwangssystemen bewegen, beispielsweise gibt es in Deutschland eine allgemeine Krankenversicherungspflicht und die Pflicht zu Pflegeversicherung. Hier können wir uns nicht entscheiden, ob wir uns versichern, sondern lediglich bei welchem Anbieter. Warum der Staat sich entscheidet, nicht überall freie Märkte zuzulassen, sondern als Staat regulatorisch interveniert, werden wir uns noch vertiefend ansehen. Aber bereits hier

wird deutlich, dass die Ökonomie nicht nur in einer individuellen Perspektive Bestandteil unseres Alltags ist, sondern auch aus einer kollektiven Perspektive im Alltag von Bedeutung ist. Wir bewegen uns auf den verschiedensten Märkten und nehmen so an unserer Volkswirtschaft teil. Indem wir einer Arbeit nachgehen, Güter oder Dienstleistungen produzieren (beispielsweise, indem ein ambulanter Pflegedienst einen pflegebedürftigen Menschen versorgt), andere Güter oder Dienstleistungen konsumieren und Steuern bezahlen, tragen wir zu unserem volkswirtschaftlichen Wohlstand bei, ohne dass wir uns hierüber großartig Gedanken machen.

Nachdem wir uns in diesem Kapitel grundsätzlich Gedanken über die Gegenwart von Ökonomie in unserem Alltag gemacht haben, soll im folgenden Kapitel nun ein erster Ausblick auf die Gesundheits- und Pflegeökonomie gewagt werden.

1.3 Von der Gesundheits- zur Pflegeökonomie

Um einen Überblick zur Relevanz der Pflegeökonomie geben zu können, wird zunächst auf die bisherige Entwicklung der Gesundheitsökonomie und schließlich auch der Pflegeökonomie eingegangen. Daran anschließend wird der Frage nachgegangen, inwiefern Pflegeleistungen Güter sind, die mit anderen Gütern vergleichbar sind, oder ob es sich bei Pflegeleistungen um besondere Güter handelt. Hier geht es um die Frage, inwieweit ökonomische Methoden und mithin Erkenntnisse der Gesundheitsökonomie auch im Bereich der Pflege zur Anwendung kommen können, dürfen oder sollten.

1.3.1 Entwicklung der Gesundheitsökonomie

Auch wenn die Gesundheitsökonomie, als Teildisziplin der Wirtschaftswissenschaften, in Deutschland immer noch als eine vergleichsweise junge Fachdisziplin bezeichnet wird, liegen ihre Ursprünge bereits in die 1970er Jahren. Damit kann die Gesundheitsökonomie nunmehr auf mehr als vier Dekaden Entwicklung in Deutschland zurückblicken, international sogar etwa eine Dekade mehr.[4] Der anglo-amerikanische Raum, insbesondere die USA und das Vereinigte Königreich können als Vorreiter der Gesundheitsökonomie angesehen werden.

Im Jahr 1963 veröffentlichte der spätere Nobelpreisträger **Kenneth J. Arrow** in den USA seinen Aufsatz *„Uncertainty and the Welfare Economics of Medical Care"*. Darin untersuchte er die Vorteile eines Krankenversicherungssystems und wies auf Anreizprobleme bei der Ausgestaltung von Krankenversicherungsverträgen hin. Im Ergebnis kam er zu dem Schluss, dass eine vollständige Absicherung des Krankheitsrisikos zu 100 % nicht sinnvoll sei (Arrow 1963). Mit einer Analyse der Marktstrukturen und Verhaltensweisen im Gesundheitswesen beschäftigte sich **Mark V. Pauly** im Jahr 1968 in seinem Aufsatz *„Efficiency in Public Provision of Medical Care"*, in dem er sich mit einer optimalen medizinischen Versorgung von Kranken auseinandersetzte und dabei auf das Auftreten von Marktfehlern und die Rolle des Staates abstellte (Pauly 1968).

In der Folge kam es zu einer in der gesundheitsökonomischen Literatur inzwischen berühmt gewordenen Kontroverse zwischen Arrow und Pauly zum Phänomen des *Moral Hazard*.[5] In

dieser Debatte[6] stritten sich Arrow und Pauly um Wohlfahrtsverluste, die sich durch eine Ausnutzung der Krankenversicherungen in Form einer gesteigerten Inanspruchnahme von Leistungen ergeben (Arrow 1968, 1970 und 1986 sowie Pauly 1974, 1982, 1988, 1990, 1996 und 2000a, b). Während Arrow aufgrund der durch den Versicherungsschutz induzierten Nachfrageausweitung von einem Marktversagen ausging und für eine staatliche Versicherung plädierte, hielt Pauly fest, dass ein Verhalten, mit einem bestehenden Krankenversicherungsschutz mehr Leistungen in Anspruch zu nehmen als ohne, keine Folge moralischer Perfidität darstellt, sondern vielmehr einem rationalen ökonomischen Verhalten entspricht:

> „The response of seeking more medical care with insurance than in its absence is a result not of moral perfidy, but of rational economic behaviour." (Pauly 1968, S. 535)

Pauly kam zu dem Ergebnis, dass es für eine Gesellschaft vorteilhaft sein kann, keine staatlich geförderte Pflichtkrankenversicherung anzubieten. Arrow hielt Pauly entgegen, dass es unter bestehenden Unsicherheiten am Markt nicht immer zu einer optimalen Situation komme und daher von einem Marktversagen auszugehen sei, das einen staatlichen Eingriff rechtfertige. Arrow kam daher zu dem Schluss, dass eine staatliche Regulierung grundlegend für die Effizienz der Gesundheitsversorgung sein könne:

> „Nonmarket controls [...] are to some extent essential for efficiency." (Arrow 1968, S. 538)

In der Folge wurde in der gesundheitsökonomischen Literatur intensiv auf die Bereitstellung und Nachfrage von Gesundheitsleistungen eingegangen und insbesondere auf

---

[4]Ein umfassender Überblick zur Entwicklung der Gesundheitsökonomie in Deutschland findet sich bei Ulrich (2012), der nicht nur auf die Internationale Entwicklung der Gesundheitsökonomie und deren Wurzeln in Deutschland eingeht, sondern auch die zentralen Themenfelder und wissenschaftliche Kontroversen darlegt (vgl. Ulrich 2012, S. 604–613), Schöffski (2012, S. 13–21), bei Matusiewicz et al. (2014, S. 9–28) sowie bei von der Schulenburg und Greiner (2013), die „Deutschland als gesundheitsökonomisches Entwicklungsland" (von der Schulenburg und Greiner 2013, S. 5–8) bezeichnen.

[5]Auf das Phänomen des Moral Hazard wird ausführlich in Abschn. 4.4 eingegangen.

---

[6]Dieser „alte Streit" in der Gesundheitsökonomie ist im Hinblick auf die Ausgestaltung der Pflegeversicherung in Deutschland hochgradig aktuell. Die Pflegeversicherung in ihrer aktuellen Ausgestaltung war von vorneherein nicht dazu angelegt, einen vollen Versicherungsschutz gegen Pflegebedürftigkeit zu bieten, sondern lediglich einen Teil der entstehenden Kosten abzudecken. Aktuell existieren Reformvorschläge, die auf einen vollen Versicherungsschutz bei Pflegebedürftigkeit abzielen, vgl. Rothgang und Kalwitzki (2017), Arnold und Rothgang (2012) und Lüngen (2012).

die Auswirkungen von Selbstbeteiligungen auf die nachgefragte Menge abgestellt. Vor diesem Hintergrund begann *Joseph P. Newhouse* im Jahr 1974 mit dem größten und in diesem Ausmaß in der gesundheitsökonomischen Forschung bis heute einzigartigen *„Health Insurance Experiment"*, das er in Kooperation mit einem amerikanischen Versicherungsunternehmen, der Rand-Corporation durchführte. In diesem Forschungsprojekt wurde empirisch untersucht, inwiefern die Inanspruchnahme von Gesundheitsleistungen von der Ausgestaltung bzw. vom Umfang eines Krankenversicherungsschutzes und den im Versicherungsvertrag vereinbarten Selbstbeteiligungsregelungen abhängt. Im Ergebnis konnte die Bedeutung von Regelungen zur Selbstbeteiligung in Verträgen zur Krankenversicherung aufgezeigt werden. (Newhouse 1974, 1993; Newhouse et al. 1987).

Die Wurzeln der Gesundheitsökonomie in Deutschland gehen auf die *Colloquien der Robert-Bosch-Stiftung* zurück. Dort trafen sich auf Einladung der Robert-Bosch-Stiftung im Jahr 1978 erstmalig Ökonomen aus Deutschland, um sich mit ökonomischen Fragestellungen des Gesundheitswesens zu beschäftigen und sich untereinander zu vernetzen. Diese Colloquien der Robert-Bosch-Stiftung fanden bis zum Jahr 1987 statt, deren Arbeit schließlich im traditionsreichen und renommierten *Verein für Socialpolitik* fortgesetzt wurde, nachdem dieser im Jahr 1988 einen Ausschuss für Gesundheitsökonomie gegründet hatte. Im Jahr 2008 wurde schließlich die *Deutsche Gesellschaft für Gesundheitsökonomie (dggö)* gegründet, deren Ziel es ist, die Gesundheitsökonomie in Wissenschaft, Forschung und wissenschaftlicher Politikberatung zu fördern. Seit dem Jahr 2012 gibt es in Deutschland vier universitäre Gesundheitsökonomische Forschungszentren[7], die vom Bundesforschungsministerium finanziell gefördert werden.

1.3.2   Entwicklung der Pflegeökonomie

Wenn schon die Gesundheitsökonomie als vergleichsweise junge Fachdisziplin bezeichnet wird, so muss für die Pflegeökonomie konstatiert werden, dass sie noch viel jünger ist und sich im Grunde noch in ihrer Entstehungsphase befindet.

Pflegeökonomie ist nichts anderes, als die Übertragung der Ökonomik auf den Umgang mit der Knappheit von Pflegeressourcen. Wären keine Menschen pflegebedürftig, oder würden ausreichende (unendliche?) Ressourcen zur Verfügung stehen, allen Pflegebedürftigen die aus pflegewissenschaftlicher Sicht bestmögliche Versorgung zukommen zu lassen, wäre eine ökonomische Auseinandersetzung mit der Pflege, und damit die Pflegeökonomie, nicht erforderlich. Die Realität ist eine andere. Nicht zuletzt die Diskussion um den Fachkräftemangel in der Pflege und die vielen Pflegebedürftigen, die auf finanzielle Unterstützung durch den Staat angewiesen sind, machen deutlich, dass schon heute nicht ausreichend Ressourcen in der Pflege vorhanden sind. Die verschiedenen Prognosen zur stetigen Zunahme von Pflegebedürftigkeit in den nächsten Jahren und Dekaden, lassen nicht erwarten, dass diese Knappheit von Ressourcen zukünftig abnehmen wird – im Gegenteil! Allein daraus schon ließe sich die Notwendigkeit einer ökonomischen Auseinandersetzung mit der Pflege begründen. Aber brauchen wir eine eigenständige Pflegeökonomie?

Von verschiedenen Autoren[8] wurde die Gesundheitsökonomie als „Bindestrich"-Ökonomie bezeichnet. Dieser Logik folgend wäre es naheliegend und einfach, auch die Pflegeökonomie als eine weitere von vielen „Bindestrich"-Ökonomien, wie beispielsweise der

---

[7]Eine weiterführende Beschreibung zu den einzelnen Zentren der gesundheitsökonomischen Forschung findet sich bei Matusiewicz et al. (2014, S. 16–21).

[8]Vgl. exemplarisch Güntert (2013, S. 16) sowie von der Schulenburg und Greiner (2000, S. 1–6). In einer späteren Ausgabe haben sich die Autoren von dieser Formulierung allerdings verabschiedet, vgl. von der Schulenburg und Greiner (2013).

Arbeits-Ökonomie, der Bildungs-Ökonomie, der Sport-Ökonomie oder der Umwelt-Ökonomie, zu bezeichnen. Dies würde allerdings sicherlich nicht ihrer wissenschaftlichen und politisch steigenden Relevanz gerecht werden.

Aktuell tun sich Wissenschaftler teilweise noch schwer damit, die Pflegeökonomie als eigenständige (Teil-) Disziplin zu bezeichnen, auch wenn bereits seit längerem an der Begründung einer eigenständigen Pflegeökonomie gearbeitet wird.

Die erste Darstellung einer eigenständigen *Ökonomik der Pflege* im deutschsprachigen Raum hat **Günter Thiele** im Jahr 2004 vorgelegt, der es für notwendig erachtete, *„dass eine eigenständige Subdisziplin ‚Pflegeökonomik' entwickelt wird"* (Thiele 2004, S. 3). Als Begründung führte er an, dass die Gesundheitsökonomik das Lebensrisiko „Krankheit" in den Mittelpunkt der Betrachtung stelle, während eine systematische ökonomische Auseinandersetzung mit dem Lebensrisiko „Pflegebedürftigkeit" national wie international nicht Gegenstand einer gesundheitsökonomischen Auseinandersetzung sei. In Anlehnung zur Gesundheitsökonomik, die von einem Gesundheitssystem ausgehe, in dem alle Einrichtungen des Gesundheitswesens erfasst seien, hat Thiele herausgearbeitet, dass auch das Pflegesystem ein eigenständiges System wie das Medizinsystem ist und insofern diese beiden unterschiedlichen Disziplinen unter dem gemeinsamen Dach der Public Health-Forschung einzuordnen sind. Ferner hat Thiele kritisiert, das Pflegesystem werde im Hinblick auf seine volkswirtschaftliche Bedeutung in der Gesundheitsökonomie nicht ausreichend abgebildet. (Vgl. Thiele 2004).

Im Jahr 2008 gingen **Bernhard J. Güntert** und **Günter Thiele** gemeinsam der Frage nach, ob es eine Unterfinanzierung in der Pflege gebe. Dabei haben sie zunächst die volkswirtschaftliche Bedeutung der Pflege herausgearbeitet, um anschließend die Unterfinanzierung der Pflege exemplarisch darzustellen und auf Gründe für die Unterfinanzierung einzugehen. Dabei haben sie darauf aufmerksam gemacht, dass die Gesundheitsökonomik in der Vergangenheit nicht in der Lage gewesen sei, die zentralen Fragen einer pflegespezifischen Ökonomik zu beantworten. In diesem Kontext haben Güntert und Thiele kritisiert, dass die Entscheidungsgrundlagen für Gesundheits- bzw. Pflegepolitiker, zur Beantwortung der Frage, in welchem Umfang die Pflege Ressourcen zur Aufgabenerfüllung und Leistungserstellung erhält, in der Regel von Gesundheitsökonomen erstellt würden, ohne der Pflege gerecht werdende Modelle zu enthalten und ohne wirksamen Einfluss der Interessenvertretungen der Pflege. (Vgl. Güntert und Thiele 2008).

Mit seiner Betrachtung zur *Theorie und Empirie der Pflegeversicherung* hat **Heinz Rothgang** im Jahr 2009 die bislang umfassendste Analyse zur Pflegeversicherung in Deutschland vorgelegt. Nach einer Betrachtung der Pflegebedürftigkeit als Herausforderung staatlichen Handelns ist er auf verschiedene Möglichkeiten zur Ausgestaltung einer Pflegeversicherung eingegangen und hat schließlich verschiedene Modellrechnungen zur Finanzierung der Pflegeversicherung vorgelegt. In seiner Analyse hat Rothgang, insbesondere bei der theoretischen Fundierung der grundsätzlichen Optionen zur Ausgestaltung der Pflegeversicherung sowie der Darlegung bestehender Optionen zur Weiterentwicklung der Wettbewerbsordnung in der Pflegeversicherung, einen grundlegenden Beitrag zur Übertragung gesundheitsökonomischer Erkenntnisse auf den Bereich der Pflege geleistet. (Vgl. Rothgang 2009).

Im Jahr 2014 sind im deutschsprachigen Raum[9] dann die ersten beiden Beiträge bzw. Buchkapitel unter der Überschrift *„Pflegeökonomie"* entstanden. So haben zum einen **Günter Thiele** und **Bernhard J. Güntert** in ihrem Lehrbuch zur Sozialökonomie ein eigenständiges Kapitel Pflegeökonomie aufgenommen und zum anderen sind **Heinz Rothgang** und **Joachim Larisch** in einem Sammelband zur Gesundheitsökonomie (Matusiewicz et al. 2014) mit einem

---

[9]International finden sich allerdings bereits schon vorher (gesundheits-)ökonomische Beiträge zur Langzeitpflege (Long-Term Care) im *Handbook of Health Economics* (vgl. Norton 2000) und *The Oxford Handbook of the Welfare State* (vgl. Österle und Rothgang 2010).

Beitrag der Frage nachgegangen, ob Pflegeökonomie eine neue Subdisziplin der Gesundheitsökonomie ist.

Bei ihrer Darstellung der Ökonomie des Pflegesystems sind Thiele und Güntert (2014) davon ausgegangen, dass die Sorgesituationen, in der sich Pflegende und Pflegebedürftige befinden, im Mittelpunkt stehen. Für diese Sorgesituationen seien Rahmenbedingungen zu schaffen, die einen sorgsamen Umgang ermöglichen. Vor dem Hintergrund einer defizitären Betrachtung dieser Sorgesituationen in der bisherigen Gesundheitsökonomie, wählen Thiele und Güntert einen interdisziplinären Ansatz, mit dem Konzept des Institutionalismus und dem Konzept des vorsorgenden Wirtschaftens.[10] Sie kommen zu dem Ergebnis, dass erst nach Etablierung einer Versorgungsökonomie, in der die Besonderheiten der Pflegeökonomie berücksichtigt werden, eine neue Pflegeökonomie entwickelt werden könne. (Vgl. Thiele und Güntert 2014).

Rothgang und Larisch (2014) kritisierten, dass die Langzeitpflege als eigenständiger Gegenstandsbereich in der Gesundheitsökonomik noch kaum wahrgenommen werde und gingen daher der Frage nach, inwieweit Langzeitpflege einen eigenständigen Forschungsgegenstand begründet, inwieweit dieser Gegenstand in der gesundheitsökonomischen Forschung verankert ist und welche Herausforderungen eine notwendige gesundheitsökonomische Befassung mit der Pflege aufwirft. Sie hielten fest, dass die Langzeitpflege eng mit der Pflegewissenschaft verbunden sei und sich wesentlich von der medizinischen Versorgung unterscheide. Daher müssten sich Interventionen und Zielgruppen in der Langzeitpflege maßgeblich von medizinischen Ansätzen unterscheiden, was insbesondere bei einer ökonomischen Evaluation zu berücksichtigen sei. Vor diesem Hintergrund stellten sie die Forderung auf, dass in Abgrenzung zur Gesundheitsökonomik, die sich maßgeblich auf

das medizinisch dominierte Gesundheitswesen konzentriert habe, eine eigenständige Pflegeökonomik zu entwickeln sei, die den Pflegebedarf zum Gegenstand habe. Nach Rothgang und Larisch müsse Pflegeökonomik als Anwendung der ökonomischen Methoden auf den Gegenstand Pflege angesehen werden. Insoweit sei keine neue disziplinäre Verankerung notwendig, wohl aber eine Anpassung gesundheitsökonomischer Ansätze auf die Besonderheiten der Langzeitpflege. (Vgl. Rothgang und Larisch 2014).

In Anlehnung an *Oberender et al.* (2012, S. 11–17) kann die Pflegeökonomie bereits insofern als eine eigenständige ökonomische Teildisziplin angesehen werden, als Pflegeleistungen[11] bestimmte ökonomische Besonderheiten[12] aufweisen, die sich auf die Knappheit und den Umgang damit auswirken. Hierzu zählt nicht nur die Vielschichtigkeit des Begriffs der Pflegebedürftigkeit[13], die Komplexität der Determinanten der pflegerischen Versorgung, der nicht zufriedenstellende Zugang zu Qualitätsinformationen über die pflegerische Versorgung, eine asymmetrische Informations-/Wissensverteilung, externe Effekte, sondern insbesondere auch das zeitliche Zusammenfallen von der Erstellung einer Pflegeleistung (Produktion) und der Inanspruchnahme (Konsumption) pflegerischer Leistungen (sog. *Uno Actu-Prinzip*).

Insofern soll in den folgenden Ausführungen nicht weiter auf die (akademische) Debatte, ob nun eine grundsätzliche Neuausrichtung der Pflegeökonomie oder lediglich eine Adaptierung gesundheitsökonomischer Erkenntnisse auf das Feld der Pflege erforderlich ist, eingegangen werden. Aus den vorstehenden Ausführungen kann aber abgeleitet werden, dass aufgrund

---

[10]Für eine umfassende Darstellung des Institutionalismus und des Konzeptes des Vorsorgenden Wirtschaftens wird auf die Ausführungen im Original bei Thiele und Güntert (2014, S. 130–135) verwiesen, sowie ergänzend auf Güntert und Thiele 2013, S. 28-29.

[11]Unter diesem Begriff werden sämtliche Güter inklusive aller Dienstleistungen der pflegerischen Versorgung subsummiert.

[12]Auf die Besonderheiten der Nachfrage nach Pflegeleistungen wird gesondert in Abschn. 3.4 eingegangen.

[13]Eine umfassende Abhandlung zur Neudefinition des Begriffs der Pflegebedürftigkeit im Recht der Pflegeversicherung findet sich bei Hoffer (2017), die den neuen Pflegebedürftigkeitsbegriff als „Paradigmenwechsel (auch) für die pflegerische Versorgung" bezeichnet. (Vgl. Hoffer 2017, S. 13).

der Unterschiede zwischen Pflege und Medizin übereinstimmend eine eigenständige Pflegeökonomie für die Betrachtung der Pflege für erforderlich gehalten wird.

Im folgenden Kapitel soll es nun darum gehen, inwiefern es sich bei Pflegeleistungen um ein elementares Gut handelt, das aufgrund seiner nicht nur ökonomischen Bedeutung für die Menschen einer besonderen Betrachtung bedarf.

1.3.3 Pflegebedürftigkeit als Lebensrisiko

Häufig wird darauf verwiesen, dass Gesundheit und Pflege besondere Güter sind, die nicht auf Märkten gehandelt werden können und daher eine ökonomische Analyse von Gesundheit und Pflege nicht zulässig sei.

> *„Gesundheit ist unbezahlbar."*
> *„Pflege ist ein Wert an sich!"*

Diese Aussagen werden viele bestätigen und vermutlich würden sich derartige Aussagen auch in demoskopischen Umfragen belegen lassen. Gleichzeitig existieren für den Begriff der „Unbezahlbarkeit von Gesundheit" nach Breyer et al. (2013) aber zwei völlig konträre Interpretationsmöglichkeiten: So kann die Unbezahlbarkeit zum einen im Sinne von *„unendlich wertvoll"* und zum anderen im Sinne von *„sehr teuer"* interpretiert werden (vgl. Breyer et al. 2013, S. 1).

Der ersten Alternative liegt die Denkweise zugrunde, dass Gesundheit das höchste Gut ist und folglich um die Gesundheit zu erhalten nichts zu teuer ist. Der zweiten Alternative hingegen liegt die Befürchtung zugrunde, dass die Kosten im Gesundheitswesen, wie auch die in den nächsten Jahren zu erwartenden Pflegekosten weiter steigen werden und Gesundheit bzw. Pflege zukünftig womöglich nicht mehr bezahlbar sein könnte.

Auch wenn nahezu jeder von uns der These der Unbezahlbarkeit von Gesundheit im Sinne von „unendlich wertvoll" zustimmt, wird sich kaum jemand von uns darauf einlassen (können), für die Gesundheit auf alle anderen Güter zu verzichten. Folglich findet stets eine Güterabwägung statt, indem wir nicht unser gesamtes Einkommen bzw. unsere gesamte Produktionskapazität (Zeit) für die Verbesserung unseres Gesundheitszustandes verwenden, sondern vielmehr auch andere Grundbedürfnisse wie Ernährung, Kleidung oder Wohnen befriedigen. Ökonomisch betrachtet liegt hier eine Knappheitssituation vor.

Aber kann daraus die Schlussfolgerung gezogen werden, dass sich Gesundheit letztlich als ein Gut wie jedes andere darstellt?

Kritiker vertreten eine diametral entgegen gesetzte Auffassung, nach der Gesundheit und Pflege keinesfalls ein Bedürfnis unter anderen seien. Vielmehr seien Gesundheit und Pflege wie Frieden, Freiheit, Sicherheit und Leben Bedürfnisse mit transzendentalem Charakter. Eine gerechte Gesellschaft könne daher auch nicht die Versorgung mit sozialen Grundgütern wie der Gesundheit dem Markt überlassen. Kritisiert wird, der Markt sei ungerecht und eine Gleichverteilung sozialer Grundgüter könne der Markt nicht garantieren.

Ökonomen entgegnen dieser Kritik, dass jeder Einzelne von uns täglich Entscheidungen trifft, die der Gesundheit abträglich sind. Beispielhaft kann hier der Konsum von Alkohol oder Nikotin angeführt werden. Glücklicherweise ist heutzutage den Meisten von uns durchaus bewusst, dass Alkohol und Nikotin ungesund sind. Trotzdem verzichten Viele nicht auf deren Konsum. Ökonomisch betrachtet findet hier eine Nutzenabwägung statt, und zwar zwischen dem Nutzen, den der Konsum von Alkohol bzw. Nikotin stiftet und dem (zukünftigen) entgangenen Nutzen durch eine Beeinträchtigung der Gesundheit, beispielsweise wenn als Folge des Rauchens eine Erkrankung an Lungenkrebs auftritt.

Gesundheit und Überqueren einer Straße
Obwohl es verboten ist, werden viele von uns schon mal eine Fußgängerampel bei Rot überquert haben oder aber zumindest eine Straße überquert haben, ohne die Ampel oder den Fußgängerüberweg genutzt zu haben, der

in einigen Metern Entfernung in Sichtweite vorhanden gewesen wäre.

Warum haben wir das gemacht? Weil wir in dieser Situation, den Nutzen, den uns das sichere Überqueren der Straße an der Fußgängerampel bzw. dem Fußgängerüberweg aufgrund des Umwegs, den wir dafür hätten in Kauf nehmen müssen, geringer eingeschätzt haben, als den Nutzen, den uns das unsicherere Überqueren der Straße ohne die Ampel oder den Fußgängerüberweg gestiftet hat. Ökonomisch betrachtet, haben wir hier eine Entscheidung zulasten unserer Gesundheit getroffen. Denn wir haben bewusst das Risiko einer gesundheitlichen Beeinträchtigung beim unsicheren Überqueren der Straße in Kauf genommen, um unseren Nutzen durch das Einsparen von Zeit zu erhöhen.

Das Beispiel zum Überqueren einer Straße macht deutlich, dass wir alle in unserem Alltag zahlreiche Entscheidungen treffen, die unserer Gesundheit abträglich sein können. Das würden wir nicht tun, wenn Gesundheit immer das höchste Gut wäre.

In den folgenden Kapiteln wird es daher insbesondere darum gehen aufzuzeigen, inwiefern eine ökonomische Betrachtung und ggf. Bewertung von Gesundheit und Pflege sinnvoll und legitim ist bzw. inwiefern Besonderheiten bei Gesundheit und Pflege vorliegen, die eine ökonomische Betrachtung beeinträchtigen. Letztlich geht es um die Frage, inwieweit wir die Versorgung mit Gesundheits- und Pflegeleistungen dem Markt überlassen können oder inwieweit es sich bei Krankheit und Pflegebedürftigkeit um allgemeine Lebensrisiken handelt, die sozialstaatlich abgesichert werden müssen und insofern staatlicher Interventionen bedürfen.

Wenn wir pflegebedürftig werden sollten, wünschen wir uns, dass wir bestmöglich pflegerisch versorgt werden. Entweder von professionell Pflegenden, oder von Angehörigen. Der Wunsch, auch bei Pflegebedürftigkeit möglichst lange im gewohnten Umfeld, also in der eigenen Häuslichkeit verbleiben zu können, wird von vielen geteilt. Die Wahrscheinlichkeit, dass wir im Alter einmal von Pflegebedürftigkeit betroffen sein werden, ist vergleichsweise hoch. Waren im Jahr 2011 noch etwa 2,5 Mio. Menschen pflegebedürftig, stieg diese Zahl im Jahr 2017 bereits auf etwa 3,4 Mio. Menschen (Destatis 2018). Das Statistische Bundesamt verweist darauf, dass im Dezember 2015 noch etwa 2,9 Mio. Menschen pflegebedürftig waren und diese Zahl innerhalb von nur zwei Jahren um weitere 0,5 Mio. Pflegebedürftige angestiegen ist. Dieser erhebliche Anstieg sei aber zu einem großen Teil auf die Einführung des neuen Pflegebedürftigkeitsbegriffs zurückzuführen, durch den seit dem 01.01.2017 mehr Menschen als pflegebedürftig eingestuft werden (Destatis 2018). Für das Jahr 2050 wird ein Anstieg auf etwa 4,5 Mio. Pflegebedürftige prognostiziert (Statistische Ämter des Bundes und der Länder 2010). Diese an sich schon beeindruckende Zahl wird noch erheblich größer, wenn wir uns vergegenwärtigen, dass nicht nur die Pflegebedürftigen selbst betroffen sind, sondern auch deren Angehörige mit der Pflegebedürftigkeit konfrontiert sind, insbesondere dann, wenn sie die Pflege übernehmen.

Die *Querschnittsprävalenz,* also der Anteil von Pflegebedürftigen an der Gesamtbevölkerung zu einem bestimmten Zeitpunkt, kann also bereits einen Eindruck davon vermitteln, dass der Pflegebedürftigkeit als sozialpolitisches Risiko eine erhebliche Bedeutung zukommt. Für den einzelnen ist das aber im Zweifel immer noch sehr abstrakt. Wir hoffen, dass wir selbst schon nicht betroffen sein werden. Wie groß das Risiko, pflegebedürftig zu werden, für jeden einzelnen von uns tatsächlich ist, gibt die *Lebenszeitprävalenz* wieder. Diese haben Rothgang et al. (2013) im BARMER GEK-Pflegereport beziffert: Danach wurde die Lebenszeitprävalenz, also das Risiko im Verlaufe des Lebens pflegebedürftig zu werden, für Männer auf 48 % und für Frauen auf 67 % beziffert. Oder einfacher formuliert: Etwa jeder zweite Mann und etwa zwei von drei Frauen werden im Verlaufe ihres Lebens pflegebedürftig.

▶ Etwa jeder zweite Mann und etwa zwei von drei Frauen werden im Verlaufe ihres Lebens pflegebedürftig.

Anhand dieser Ausführungen sollte verdeutlicht werden, dass es sich bei Pflegebedürftigkeit insofern um ein allgemeines Lebensrisiko handelt, für das Vorsorge getroffen werden muss. Aus sozial- bzw. pflegepolitischer Sicht muss dann die Frage beantwortet werden, inwiefern dieses Lebensrisiko einer individuellen Vorsorge durch jeden Einzelnen überlassen werden kann, oder inwieweit eine kollektive sozialstaatliche Vorsorge getroffen werden sollte (Rothgang et al. 2013, 2012a, b).

1.3.4 Pflege als Wirtschaftsfaktor

Die Anzahl der Pflegebedürftigen in Deutschland steigt seit Jahren kontinuierlich. Waren kurz vor der Jahrtausendwende im Jahr 1999 in Deutschland noch gut 2,0 Mio. Menschen pflegebedürftig, stieg diese Zahl bis Ende des Jahres 2017 auf knapp 3,4 Mio. Pflegebedürftige, davon knapp zwei Drittel Frauen (63 %) und gut ein Drittel Männer (37 %). Während knapp ein Viertel (24 %) der Pflegebedürftigen in Pflegeheimen vollstationär versorgt wurde, wurde bei gut drei Vierteln (76 %) die pflegerische Versorgung im eigenen häuslichen Umfeld sichergestellt (Tab. 1.1). Diese Gruppe der Pflegebedürftigen, die im eigenen häuslichen Umfeld gepflegt wurden, kann noch einmal unterteilt werden in Pflegebedürftige, die Pflegegeld beziehen und vollständig von Angehörigen gepflegt wurden (52 %) und Pflegebedürftigen, bei denen die Pflege gemeinsam mit oder vollständig durch einen ambulanten Pflegedienst erfolgte (24 %).

Die Zahl der Pflegebedürftigen in Deutschland ist nicht nur in den vergangenen Jahren kontinuierlich gestiegen, sondern auch für die kommenden Jahre wird ein erheblicher Anstieg vorausgesagt. Die Statistischen Ämter des Bundes und der Länder gehen davon aus, dass im Jahr 2050 die Zahl der Pflegebedürftigen bei ca. 4,5 Mio. liegen wird. Die Prognosen zum Anstieg der Pflegebedürftigkeit haben die statistischen Ämter des Bundes und der Länder in zwei Szenarien berechnet. Dabei wurden im Status Quo-Szenario die tatsächliche Entwicklung in den vergangenen Jahren zugrunde gelegt, während im Szenario „sinkende Pflegequoten" von einem Dämpfungseffekt durch eine Verbesserung des Gesundheitszustandes, z. B. infolge von medizinisch-technischem Fortschritt und/oder einer gesünderen Lebensweise,

Tab. 1.1 Pflegebedürftige in Deutschland

Pflegebedürftige in Deutschland in den Jahren 1999 bis 2017 (in 1000)					
Jahr	Pflegebedürftige Gesamt	...davon Versorgung im häuslichen Umfeld (ambulant)		... davon Versorgung in Heimen (vollstationär)	
		Absolut	Prozent (%)	Absolut	Prozent (%)
2017	3414	2595	76,0	818	24,0
2015	2860	2077	72,6	783	27,4
2013	2626	1862	70,9	764	29,1
2011	2501	1758	70,3	743	29,7
2009	2338	1621	69,3	717	30,7
2007	2247	1537	68,4	709	31,6
2005	2128	1452	68,2	676	31,8
2003	2077	1437	69,2	640	30,8
2001	2040	1435	70,3	604	29,6
1999	2016	1443	71,6	573	28,4

Quelle: Destatis (2018)

ausgegangen wurde. Da die Prognosen für das Jahr 2020 im Szenario „sinkende Pflegequoten" eine Zahl von 2,7 Mio. Pflegebedürftigen und das „Status Quo"-Szenario eine Zahl von 2,9 Mio. Pflegebedürftigen vorhergesagt haben, die bereits im Jahr 2019 durch die Zahl von 3,4 Mio. Pflegebedürftigen übertroffen wurden, kann unterstellt werden, dass auch die für das Jahr 2050 prognostizierte Zahl von 4,5 Mio. Pflegebedürftigen im „Status Quo"-Szenario mutmaßlich zu niedrig ist und insofern mehr Menschen als erwartet pflegebedürftig sein werden (Statistische Ämter des Bundes und der Länder 2010, S. 29 f.).[14]

Eine gute pflegerische Versorgung für diese steigende Zahl der auf Pflege angewiesenen Menschen in Deutschland auch zukünftig sicherzustellen, ist aktuell eine der größten pflegepolitischen Herausforderungen der kommenden Dekaden. Auf der einen Seite wird es eine Herausforderung sein, ausreichend Kapazitäten in Form von Pflegenden, sowie ambulanten und stationären Pflegeeinrichtungen vorzuhalten, um die steigende Nachfrage nach Pflegeleistungen befriedigen zu können. Auf der anderen Seite bietet diese Situation auch erhebliche Chancen für Betriebe und Arbeitskräfte, die in diesem Markt tätig werden möchten.

Mit Blick auf diese Zahlen kann festgehalten werden, dass die Pflege ein Wachstumsmarkt ist, der im Vergleich zu anderen Branchen seit Jahren überdurchschnittlich wächst. Das Marktvolumen der ambulanten und stationären Pflege in Deutschland betrug im Jahr 2015 insgesamt fast 47 Mrd. EUR, davon entfielen auf den ambulanten Pflegemarkt etwa 16,7 Mrd. EUR sowie auf den stationären und teilstationären Pflegemarkt etwa 30,0 Mrd. EUR. Damit ist die Pflege vom finanziellen Volumen der drittgrößte

Ausgabenbereich im Gesundheitswesen, hinter dem Krankenhausbereich mit ca. 89,5 Mrd. EUR und den Arztpraxen mit ca. 51,6 Mrd. EUR. (Destatis 2017).

▶ Die Pflege ist ein Wachstumsmarkt, der im Vergleich zu anderen Branchen seit Jahren überdurchschnittlich wächst. Vom finanziellen Volumen ist die Pflege nach dem Krankenhausbereich und den Arztpraxen der drittgrößte Ausgabenbereich im Gesundheitswesen.

Pflegende sind im Gesundheitswesen die zahlenmäßig größte Berufsgruppe. Insgesamt waren laut Personalrechnung des Statistischen Bundesamtes im Jahr 2017 im Gesundheitswesen insgesamt ca. 5,33 Mio. Menschen beschäftigt, darunter ca. 1,55 Mio. Pflegende, von denen etwa 0,57 Mio. in der ambulanten und stationären Langzeitpflege beschäftigt waren.

In Einrichtungen der ambulanten und stationären Langzeitpflege sind aber nicht nur Pflegende, sondern auch andere Berufsgruppen beschäftigt, beispielsweise im Bereich der Therapie, der Sozialarbeit, der Hauswirtschaft oder der Verwaltung. Wenn wir auch diese Berufsgruppen berücksichtigen, erhöht sich die Zahl der Menschen, die im Bereich der Langzeitpflege beschäftigt sind. Aus der folgenden Tab. 1.2 wird deutlich, dass nicht nur die Anzahl der ambulanten und stationären Einrichtungen, sondern auch die Zahl der jeweils dort Beschäftigten in den letzten Jahren kontinuierlich gestiegen ist.

Gegen Ende des Jahres 2017 existierten in Deutschland danach knapp 14.500 Pflegeheime, in denen knapp 765.000 Mitarbeiter beschäftigt waren. Gleichzeitig wurden Pflegebedürftige im eigenen häuslichen Umfeld ganz oder teilweise von mehr als 14.000 ambulanten Pflegediensten betreut, in denen mehr als 390.000 Mitarbeiter beschäftigt waren.

Korrespondierend zur gestiegenen Anzahl an Pflegebedürftigen ist über die Jahre auch die Zahl der Leistungsempfänger in der Sozialen Pflegeversicherung (SPV) angestiegen. Dementsprechend sind erwartungsgemäß einerseits auch die Ausgaben und andererseits die Einnahmen der SPV gestiegen. Eine Übersicht zur Ent-

---

[14]In dem Beitrag wird auch auf weitere Vorausberechnungen zur Pflegebedürftigkeit verwiesen, wie beispielsweise des Deutschen Instituts für Wirtschaftsforschung (DIW), der Kommission zur „Nachhaltigkeit in der Finanzierung der Sozialen Sicherungssysteme" (sog. Rürup-Kommission) und des Ifo-Instituts, deren Prognosen sich nachweislich jeweils als zu niedrig herausgestellt haben (vgl. Statistische Ämter des Bundes und der Länder 2010, S. 30).

Tab. 1.2 Pflegeeinrichtungen und Personal in der Langzeitpflege

Jahre	Ambulante Pflegedienste		Stationäre Pflegeheime	
	Anzahl	Personal	Anzahl	Personal
2017	14.050	390.322	14.480	764.648
2015	13.323	355.613	13.596	730.145
2013	12.745	320.077	13.030	685.447
2011	12.349	290.714	12.354	661.179
2009	12.026	268.890	11.634	621.391
2007	11.529	236.162	11.029	573.545
2005	10.977	214.307	10.424	546.397
2003	10.619	200.897	9743	510.857
2001	10.594	189.567	9165	475.368
1999	10.820	183.782	8859	440.940

Quelle: Destatis (2018)

Tab. 1.3 Einnahmen und Ausgaben der SPV in Deutschland

Soziale Pflegeversicherung in Deutschland (in Milliarden Euro)			
Jahre	Einnahmen	Ausgaben	Überschuss/Defizit
2017	36,10	38,52	−2,42
2016	32,03	31,00	1,03
2015	30,69	29,01	1,68
2014	25,91	25,45	0,46
2013	24,96	24,33	0,63
2012	23,04	22,94	0,10
2011	22,24	21,92	0,32
2010	21,78	21,45	0,33
2009	21,31	20,33	0,98
2008	19,77	19,14	0,63
2007	18,02	18,34	−0,32
2006	18,49	18,03	0,46
2005	17,49	17,86	−0,37
2004	16,87	17,69	−0,82
2003	16,86	17,56	−0,70
2002	16,98	17,36	−0,38
2001	16,81	16,87	−0,06
2000	16,54	16,67	−0,13
1999	16,32	16,35	−0,03
1998	16,00	15,88	0,12
1997	15,94	15,14	0,80
1996	12,04	10,86	1,18
1995	8,41	4,97	3,44

Quelle: Destatis (2018)

wicklung der Einnahmen und Ausgaben, sowie den daraus jeweils resultierenden Überschüssen bzw. Defiziten der SPV im Zeitraum von ihrer Einführung im Jahr 1995 bis zum Jahr 2017 ist in der folgenden Tab. 1.3 dargestellt.

Um die stetig gestiegenen Ausgaben der SPV im Sinne des Umlageverfahrens, d. h. die Leistungsausgaben eines Jahres sollen auch durch die Beitragseinnahmen desselben Jahres in etwa gedeckt sein, finanzieren zu können, ist über die Jahre dementsprechend auch der Beitragssatz zur Pflegeversicherung kontinuierlich angehoben worden. So betrug der Beitragssatz zur Sozialen Pflegeversicherung mit der Einführung am 01.01.1995 noch 1 %, der paritätisch, d. h. zu gleichen Teilen von Arbeitnehmern und Arbeitgebern getragen wurde. Eine Ausnahme existiert lediglich in Sachsen, wo der Arbeitnehmeranteil zur Pflegeversicherung von Beginn an höher war, weil in Sachsen nicht, wie in den anderen Bundesländern, zur Finanzierung der Pflegeversicherung ein Feiertag (Buß- und Bettag) abgeschafft wurde. Seitdem wurde der Beitragssatz wiederholt angehoben und ist inzwischen auf mehr als das Dreifache angestiegen. Als Besonderheit, die im Vergleich zu den übrigen Sozialversicherungszweigen in der SPV einmalig ist, wurde zum 01.01.2005 in § 55 Abs. 3 SGB XI ein Beitragszuschlag in Höhe von 0,25 % für Kinderlose ohne Arbeitgeberbeteiligung eingeführt, d. h.

dieser Beitragszuschlag wird alleine von den Versicherten getragen. Am 01.01.2019 betrug der Beitragssatz zur SPV bereits 3,05 % bzw. 3,30 % inklusive Beitragszuschlag für Kinderlose. Eine Übersicht zur Beitragssatzentwicklung in der SPV kann der Abb. 1.1 entnommen werden.

Schon allein vor dem Hintergrund der hier beschriebenen Bedeutung der Pflege als Wirtschaftsfaktor und dem finanziellen Volumen im drittgrößten Ausgabenbereich des Gesundheitswesens, lässt sich eine eigenständige ökonomische Betrachtung der Pflege und damit die Forderung nach einer eigenständigen Pflegeökonomie rechtfertigen.

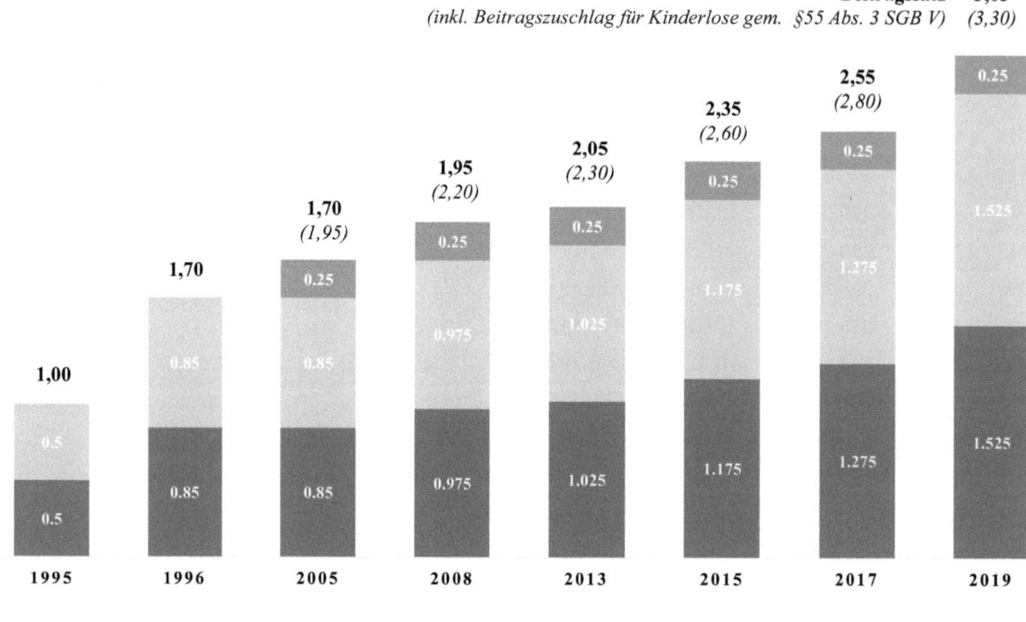

Abb. 1.1 Entwicklung des Beitragssatzes (in Prozentpunkten) zur SPV

1.3.5 Pflegeökonomie – Eine Definition

Die Entwicklung der Pflegeökonomie befindet sich, wie eingangs beschrieben, noch in den Anfängen. Vor diesem Hintergrund ist es nicht verwunderlich, dass bislang noch keine einheitliche bzw. allgemeingültige Definition des Begriffs existiert. Daher wird hier die von der Schulenburg und Greiner formulierte Definition der Gesundheitsökonomik auf die Pflegeökonomik übertragen:

> Pflegeökonomik ist eine volkswirtschaftliche Disziplin, die sich der Analyse wirtschaftlicher Aspekte des Pflegesystems widmet. Sie verwendet dazu Methoden und Theorien aus der Ökonomie und wendet diese unter Hinzuziehung der Erkenntnisse der Pflegewissenschaft an. (Adaptierte Definition nach von der Schulenburg und Greiner 2013, S. 2)

Mit dieser Definition soll auch dem Umstand Rechnung getragen werden, dass in der Gesundheitsökonomie bereits zahlreiche gesundheitsökonomische Methoden und Theorien entwickelt

wurden, die auch im Bereich der Pflege relevant sein können, auch wenn sie noch auf die Besonderheiten der Pflege übertragen werden müssen. In der folgenden Abb. 1.2 findet sich eine grafische Darstellung zur Pflegeökonomie.

In der Pflegeökonomie geht es, genau wie in der Gesundheitsökonomie bzw. der Volkswirtschaftslehre, letztlich um die Tatsache der Knappheit von Ressourcen. Aus einer pflegewissenschaftlichen bzw. pflege-ethischen Perspektive[15] wird in erster Linie vom individuellen Bedarf eines Pflegebedürftigen argumentiert. So wird oftmals das Ziel einer bestmöglichen, also maximalen pflegerischen Versorgung formuliert. In der Realität stehen aber nicht ausreichend Ressourcen zur Verfügung, um alle individuellen Bedarfe eines Pflegebedürftigen befriedigen zu können. Aus einer (pflege-)ökonomischen Perspektive muss dann analysiert werden, wie

---

[15]Eine umfangreiche Auseinandersetzung mit ethischen Aspekten findet sich beispielsweise bei Brüggenjürgen (2014, S. 281–298), Nägler und Wehkamp (2018) und beim Deutscher Ethikrat (2011).

Abb. 1.2 Pflegeökonomie

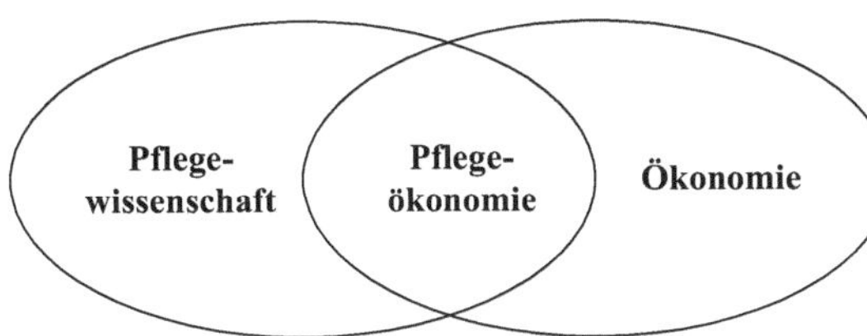

mit dieser faktischen Knappheit an Ressourcen umgegangen werden kann, um die begrenzten Ressourcen nutzenmaximierend zu verwenden.

Bevor in den folgenden Kapiteln auf den Gegenstand der Pflegeökonomie weiter eingegangen werden kann, müssen wir zunächst noch eine weitere Begriffsbestimmung vornehmen. Im Hinblick auf eine pflegeökonomische Betrachtung ist es erforderlich zwischen der Akut-Pflege und der Langzeit-Pflege zu unterscheiden, wie in der folgenden Abb. 1.3 dargestellt wird.

Pflegebedürftigkeit ist keine Krankheit, wohl aber als Folge von Krankheit oder Behinderung anzusehen. Insofern muss bei der Betrachtung von Pflege unterschieden werden in pflegerischen Tätigkeiten, die einerseits als Teil einer kurativen Versorgung *(Akut-Pflege)* erbracht werden und denen, die andererseits als pflegerische Versorgung aufgrund von Pflegebedürftigkeit *(Langzeit-Pflege)* erbracht werden.

Pflegeleistungen der Akut-Pflege werden im Rahmen einer kurativen ambulanten oder stationären Versorgung in Krankenhäusern bzw. im Rahmen einer Rehabilitationsbehandlung erbracht. Pflegeleistungen der Langzeit-Pflege werden ambulant oder voll- bzw. teilstationär erbracht. Dabei werden ambulante Pflegeleistungen im häuslichen Umfeld der Pflegebedürftigen entweder durch Laien (wie pflegende Angehörige oder auch Freunde, Bekannte, etc.) oder durch professionell Pflegende von ambulanten Pflegediensten erbracht. Im Rahmen einer voll- oder teilstationären Versorgung werden die Pflegeleistungen von professionell Pflegenden in Pflegeeinrichtungen erbracht.

Auch wenn in Abb. 1.3 theoretisch relativ klar zwischen der Akut-Pflege und der Langzeit-Pflege getrennt werden kann, muss davon ausgegangen werden, dass in der Realität eine eindeutige Trennung nicht immer problemlos möglich ist. Beispielsweise wird im aktuellen pauschalierten Vergütungssystem im Krankenhaus der Grad der Pflegebedürftigkeit nur unzureichend berücksichtigt. Dabei liegt es auf der Hand, dass ein pflegebedürftiger Patient, der beispielsweise in einer vollstationären Pflegeeinrichtung versorgt wird und aufgrund einer akuten Erkrankung in ein Krankenhaus verlegt werden muss, auch während dieser Krankenhausbehandlung weiterhin im Sinne

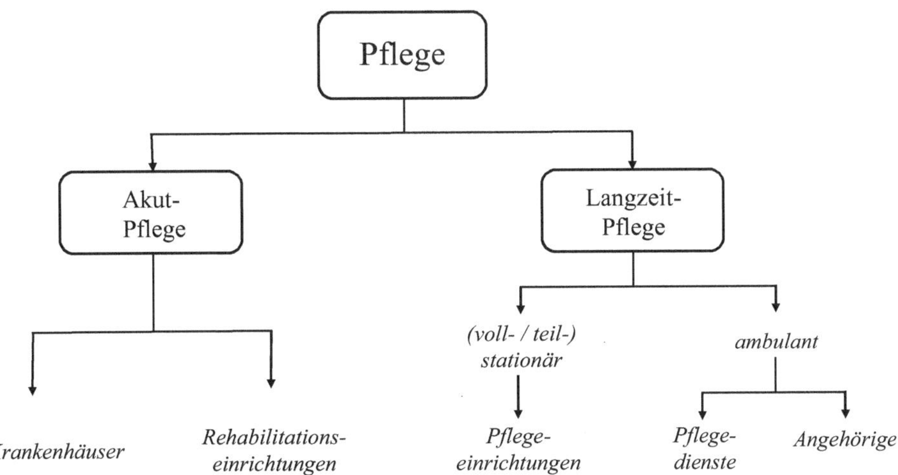

Abb. 1.3 Abgrenzung der Pflege. (Quelle: Eigene Darstellung nach Rothgang und Larisch 2014, S. 212 f.)

der Langzeit-Pflege pflegebedürftig sein wird. Zusätzlich bedarf er dann einer pflegerischen Versorgung im Sinne der Akut-Pflege. Diese Pflegeleistungen fallen im Zusammenhang mit medizinischer Diagnostik, Therapie oder Rehabilitation an und können in der Regel nur schwer von der kurativen Versorgung getrennt werden (Hellman et al. 2017; Rothgang und Larisch 2014).

Pflegeleistungen, die im Kontext einer kurativen Versorgung in Krankenhäusern oder Rehabilitationseinrichtungen erfolgen, werden in der Regel nicht unabhängig von den zugrunde liegenden medizinischen Leistungen betrachtet werden können. Insofern erscheint in diesem Bereich eine isolierte pflegeökonomische Betrachtung nur schwer möglich. Im Bereich der Akut-Pflege werden wir also starke Überschneidungen, zumindest aber eine deutliche Nähe zwischen Gesundheits- und Pflegeökonomie unterstellen können. Daher erscheint es nicht nur sinnvoll, sondern legitim, in diesem Bereich vorhandene gesundheitsökonomische Methoden und Instrumente anzuwenden. Für Pflegeleistungen, die im Kontext der Langzeit-Pflege erbracht werden, ist hingegen eine isolierte Betrachtung nicht nur möglich, sondern auch erforderlich. Hier gilt es kritisch zu prüfen, inwieweit die gesundheitsökonomischen Methoden und Instrumente angewendet werden können und inwiefern hier eine pflegeökonomische Adaption oder gar Neuentwicklung erforderlich ist.

Für die Soziale Pflegeversicherung (SPV) in Deutschland ist der Begriff der Pflegebedürftigkeit in § 14 Abs. 1 des elften Buches des Sozialgesetzbuches (SGB XI) wie folgt definiert:

> „Pflegebedürftig [...] sind Personen, die gesundheitlich bedingte Beeinträchtigungen der Selbstständigkeit oder der Fähigkeiten aufweisen und deshalb der Hilfe durch andere bedürfen. Es muss sich um Personen handeln, die körperliche, kognitive oder psychische Beeinträchtigungen oder gesundheitlich bedingte Belastungen oder Anforderungen nicht selbständig kompensieren oder bewältigen können. Die Pflegebedürftigkeit muss auf Dauer, voraussichtlich für mindestens sechs Monate, und mit mindestens der in § 15 festgelegten Schwere bestehen."

1.4 Gegenstand der Pflegeökonomie

Um den Gegenstand der Pflegeökonomie beschreiben zu können, wurde im vorherigen Kapitel zunächst der Versuch einer Definition von Pflegeökonomie unternommen. Aus der dargestellten Definition der Pflegeökonomie lassen sich nun drei zentrale Bereiche ableiten, die Gegenstand der Pflegeökonomie sind:

- Gestaltung des Pflegesystems (Analyse und Auswahl ordnungspolitischer Prinzipien)
- Produktion und Verteilung von Pflegeleistungen (Allokation und Distribution)
- Steuerungsansätze und -instrumente im Pflegesystem

1.4.1 Gestaltung des Pflegesystems

Die fundamentale Frage, die sich aus pflegepolitischer Sicht für die staatlichen Akteure bei der Gestaltung eines Pflegesystems stellt, ist:

Soll bzw. muss der Staat in die Absicherung des Pflegerisikos regulierend eingreifen oder kann die Produktion und Verteilung von Pflegeleistungen über den Markt erfolgen?

Existiert kein staatliches Sicherungssystem zur Absicherung des Pflegerisikos, muss das Individuum selbst Vorsorge betreiben, um im Fall der Pflegebedürftigkeit gepflegt werden zu können. Im Fokus steht also eine ordnungstheoretische Fragestellung, ob die Ausgestaltung des Pflegesystems prinzipiell dem Markt überlassen werden kann oder über den Staat erfolgen soll. Hier soll die Pflegeökonomie Antworten finden, nach welchen grundsätzlichen Prinzipien ein Pflegesystem ausgestaltet werden kann, d. h. welche alternativen Möglichkeiten existieren. Im Anschluss sind die identifizierten Möglichkeiten aus einer pflegeökonomischen Sicht zu bewerten und eine Empfehlung zu geben, welche Alternative zielführend ist.

Um diese Frage beantworten zu können, ist eine Analyse erforderlich, welche Auswirkungen sich bei einer Regulierung über den Markt als Steuerungsinstrument ergeben würden und wie diese Ergebnisse, wenn sie unerwünscht sind, durch eine staatliche Intervention verändert werden können. Es stellt sich also die Frage, ob Pflegeleistungen wie andere Güter auch auf Märkten gehandelt werden können. Pflegeleistungen weisen allerdings einige Besonderheiten auf, die eine Verteilung über den Marktmechanismus zumindest einschränken oder ganz unmöglich machen. Hier stellt sich ggf. die Frage des Marktversagens, die eine staatliche Intervention und damit Regulierung des Pflegemarktes rechtfertigen könnten.

1.4.2 Produktion und Verteilung von Pflegeleistungen

Wenn die Entscheidung gefallen ist, wie das Pflegesystem grundsätzlich gestaltet wird, stellt sich die Frage, wie in diesem Pflegesystem Pflegeleistungen produziert und in der Gesellschaft verteilt werden. Die Verwendung von Ressourcen zur Produktion nennen Ökonomen *Allokation.* Hier geht es um die Frage, wie die begrenzten verfügbaren Ressourcen verwendet werden sollen, um Pflegeleistungen zu erbringen (produzieren). Ziel ist es dabei, eine größtmögliche Bedürfnisbefriedigung aller Beteiligten zu erreichen, also sowohl derjenigen, die Pflegeleistungen anbieten, als auch für diejenigen, die Pflegeleistungen nachfragen.

Und schließlich geht es um die Frage, wer die erstellten Pflegeleistungen erhält, also wie die Pflegeleistungen in der Gesellschaft verteilt werden sollen. Die Verteilung der Produktion nennen Ökonomen *Distribution.*

Ökonomen gehen davon aus, dass Marktlösungen unter bestimmten Voraussetzungen immer eine effiziente Lösung ergeben. Sie sprechen dann von einem sog. *pareto-optimalen Zustand,* d. h. ein Zustand, in dem durch Veränderungen keine Person besser gestellt werden kann, ohne mindestens eine andere Person schlechter stellen zu müssen. Demnach wäre eine staatliche Absicherung des Pflegerisikos

nach allokativen Gesichtspunkten (nur) dann zu rechtfertigen, wenn ein allokatives Marktversagen bestehen würde, d. h. das Marktergebnis ineffizient ist. Aus distributiven Erwägungen, könnte ein staatlicher Eingriff dann gerechtfertigt werden, wenn die Verteilung von Pflegeleistungen, die sich als Ergebnis eines Marktprozesses ergeben, elementar den Gerechtigkeitsvorstellungen der Gesellschaft widersprechen.

In diesem Kontext geht es allerdings nicht mehr um die grundsätzliche Frage der Ausgestaltung des Pflegesystems, wie im vorherigen Abschnitt dargestellt, sondern vielmehr um die Frage der Allokation und Distribution von Pflegeleistungen innerhalb des bestehenden Pflegesystems. Hier ist es Aufgabe der Pflegeökonomie, Analysen und Lösungen zu liefern, ob bzw. inwiefern für die Absicherung des Pflegerisikos aus allokativen und oder distributiven Überlegungen die Notwendigkeit für (weitere) staatliche Eingriffe besteht.

1.4.3 Steuerungsansätze und -instrumente im Pflegesystem

Wenn nun die Fragen geklärt sind, wie ein Pflegesystem grundsätzlich gestaltet sein soll und ob bzw. inwiefern innerhalb dieses Systems staatliche Interventionen zur Allokation und Distribution von Pflegeleistungen erforderlich sind, bleibt zu klären, wie das Pflegesystem gesteuert werden soll bzw. welche Steuerungsinstrumente zur Anwendung kommen sollen.

Werden unterschiedliche Pflegesysteme verschiedener Länder miteinander verglichen, wird deutlich, dass in einigen Ländern eher marktwirtschaftlich gesteuerte Systeme zur Anwendung kommen, während andere Länder auf eher staatliche Systeme zurückgreifen. Als dritte Alternative existieren korporatistische oder auch Sozialversicherungs-Systeme und schließlich ist denkbar, in verschiedenen Bereichen auch unterschiedlich zu steuern, d. h. in einem System existieren staatliche, korporatistische und/oder marktwirtschaftliche bzw. private Steuerungsinstrumente nebeneinander.

1.5   Rahmenbedingungen zur pflegerischen Versorgung

Rothgang und Larisch (2014) bezeichnen Pflegebedürftigkeit als soziales Konstrukt, das die Fähigkeit eines Individuums beschreibt, Pflegeleistungen zu organisieren und/oder zu bezahlen. Dabei stellt dieses soziale Konstrukt auf die folgenden vier Faktoren ab:

- *Familiäre Strukturen,* d. h. können Angehörige erforderliche Pflegeleistungen übernehmen?
- *Soziale Inklusion,* d. h. inwiefern ist das Individuum in eine Gemeinschaft (Community) sozial eingebunden, sodass beispielsweise Nachbarn, Freunde und/oder Angehörige Pflegeleistungen übernehmen oder bei Aktivitäten des Alltags unterstützen können?
- *Urbane Entwicklung,* d. h. wie ist die sozialräumliche Umgebung im Lebensumfeld ausgestaltet? Bestehen Möglichkeiten zur Erledigung alltäglicher Geschäfte (wie beispielsweise Friseur, Lebensmittel, Bank, etc.) in erreichbarer Nähe?
- *Zahlungsbereitschaft bzw. -fähigkeit,* d. h. ist das Individuum bereit bzw. verfügt es über ausreichend finanzielle Mittel, um sich erforderliche Pflegeleistungen bei Bedarf einkaufen zu können?

Demnach wird der Pflegebedarf über die demografische Entwicklung hinaus, vom medizinischen Behandlungsfortschritt, sozialen Unterstützungsstrukturen und Veränderungen des Wohnumfeldes von Individuen beeinflusst (vgl. Rothgang und Larisch 2014, S. 225). Eine grafische Darstellung findet sich in der folgenden Abb. 1.4.

Diesem Umstand wird Rechnung getragen, wenn Pflege in den Kontext des jeweiligen Quartiers, in dem die Pflege erbracht werden soll, gesetzt wird. Pflegewissenschaftlich wird aktuell das im europäischen Ausland bereits etablierte, aber in Deutschland neue Konzept

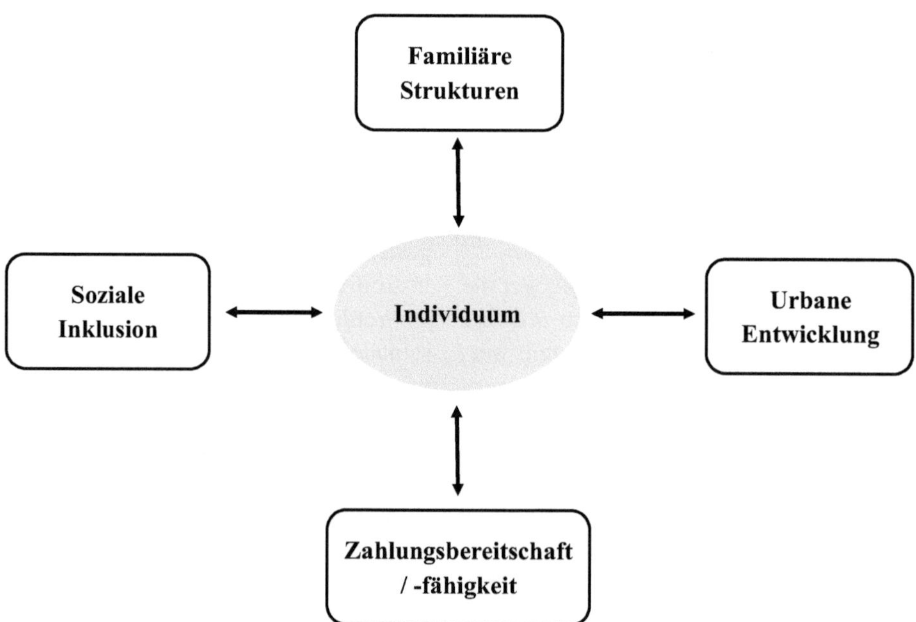

Abb. 1.4   Pflegebedürftigkeit als soziales Konstrukt (Quelle: Eigene Darstellung nach Rothgang und Larisch 2014, S. 225)

Abb. 1.5 Akteure und
Zielkonflikt in der Pflege

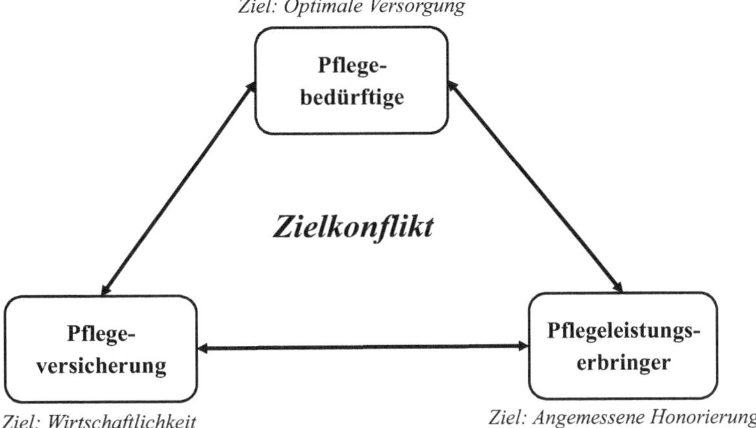

des *Community Health Nursing*[16] diskutiert, mit dem nicht nur die primäre pflegerische Versorgungsnotwendigkeit eines Pflegebedürftigen in den Mittelpunkt gestellt wird, sondern darüber hinaus auch das sozialräumliche Umfeld der Menschen in den Blick genommen wird.[17] Damit soll nicht zuletzt eine wohnortnahe pflegerische Versorgung sichergestellt werden, sondern insbesondere den Pflegebedürftigen ermöglicht werden, möglichst lange im eigenen häuslichen Umfeld wohnen zu können. Darüber

hinaus sollen Community Health Nurses einen Beitrag zur Sicherstellung der Versorgung in unterversorgten Regionen leisten.

Unabhängig von der sozialräumlichen Einbettung bzw. Verortung der Erbringung von Pflegeleistungen kann als Basismodell zur modelltheoretischen ökonomischen Analyse des Verhaltens der beteiligten Akteure und bestehender Zielkonflikte das in Abb. 1.5 dargestellte Modell zugrunde gelegt werden.

Es wird deutlich, dass drei Akteursgruppen an der pflegerischen Versorgung beteiligt sind: Zuerst sind die Pflegebedürftigen selbst zu nennen, die das Ziel einer optimalen bzw. bestmöglichen pflegerischen Versorgung haben. Ferner sind die Pflegeleistungserbringer zu nennen, die das Ziel einer angemessenen Honorierung verfolgen. Hier ist es wichtig zu unterscheiden zwischen den professionellen Pflegeleistungserbringern (Pflegende in stationären Pflegeeinrichtungen und ambulanten Pflegediensten) und den nicht-professionellen Pflegeleistungserbringern (z. B. pflegende Angehörige, Freunde, Nachbarn und Bekannte). Zwar verfolgen alle Pflegeleistungserbringer das Ziel einer angemessenen Honorierung der erbrachten Pflegeleistungen, allerdings kann sich das Verständnis von Honorierung hier deutlich unterscheiden: Während professionell Pflegende eine Honorierung in Form einer finanziellen Vergütung erhalten, werden nicht-professionell Pflegende hingegen nicht zwingend eine finanzielle Vergütung erwarten, aber sicherlich eine

---

[16]Ein Konzept für Community Health Nursing in Deutschland, das von der Agnes-Karll-Gesellschaft mit Unterstützung der Robert Bosch Stiftung entwickelt wurde, wurde im November 2017 auf einer Tagung in Berlin vorgestellt. Darauf aufbauend wurden konzeptionelle Ansatzpunkte für ein Berufsbild und ein Curriculum für Community Health Nursing in Deutschland entwickelt (Vgl. Agnes-Karll-Gesellschaft 2017 und 2018). Aktuell wurden Bestrebungen zur Implementierung von Masterstudiengängen zu Community Health Nursing in Deutschland intensiviert, in denen die erforderlichen Kompetenzen für Community Health Nursing vermittelt werden sollen. Auch die Entwicklung dieser Studiengänge wird von der Robert Bosch Stiftung gefördert (Vgl. DBfK 2019).

[17]Eine umfangreiche Auseinandersetzung mit dem Thema Alter und Pflege im Sozialraum findet sich bei Bleck et al. (2018). Zur Darstellung erweiterter Rollen und Aufgaben der Pflege in der Primärversorgung (Advanced Nursing Practice) vgl. exemplarisch Schaeffer (2017) sowie zu kooperativen Versorgungsmodellen im internationalen Kontext vgl. Schaeffer und Hämel (2017).

angemessene Honorierung in nicht monetärer Form, beispielsweise in Form eines Lächelns oder in Form von Dankbarkeit. Und schließlich sind die Pflegeversicherungen zu nennen, die das Ziel der Wirtschaftlichkeit verfolgen. Pflegeleistungen sollen ausreichend und zweckmäßig sein, aber das Maß des Notwendigen nicht übersteigen.

Es wird unmittelbar deutlich, dass hier ein Zielkonflikt zwischen den beteiligten Akteuren besteht. In der Regel werden nicht alle drei Ziele gleichzeitig verfolgt werden können: Beispielsweise, wenn der Pflegeleistungserbringer eine maximale Vergütung erwartet, die Pflegeversicherung aber nur begrenzte Honorarsätze erstattet, oder die vom Pflegebedürftigen gewünschten Pflegeleistungen nicht vom Pflegeversicherungsschutz abgedeckt sind.

1.6　Zusammenfassung

1. Es gibt keinen Widerspruch zwischen Gesundheit, Pflege und Ökonomie. Vielmehr bedingen sie einander.
2. **Ökonomie in der Pflege ist weder unnötig noch unethisch.** Vielmehr ist sie zwingend erforderlich, um Verschwendung zu vermeiden und damit allen Pflegebedürftigen eine gerechte und notwendige Versorgung zukommen zu lassen. Ressourcen, die bei einem Pflegebedürftigen verschwendet wurden, fehlen bei der pflegerischen Versorgung eines anderen Pflegebedürftigen.
3. Pflegebedürftigkeit ist ein allgemeines Lebensrisiko, für das Vorsorge getroffen werden muss. **Etwa jeder zweite Mann und etwa zwei von drei Frauen werden im Verlaufe ihres Lebens pflegebedürftig.** Im Jahr 2017 waren in Deutschland etwa 3,4 Mio. Menschen pflegebedürftig. Für das Jahr 2050 wird ein Anstieg auf etwa 4,5 Mio. Pflegebedürftige prognostiziert.
4. **Pflege ist ein Wachstumsmarkt!** Die pflegerische Versorgung ist personalintensiv, damit sichert Pflegebedürftigkeit für viele Menschen einen Arbeitsplatz.
5. Die Pflege ist gemessen am Ausgabenvolumen der drittgrößte Bereich des Gesundheitswesens, wodurch eine eigenständige Pflegeökonomik gerechtfertigt und erforderlich ist. Die Pflegeökonomie befindet sich noch in der Entwicklung. Sie ist ein sehr junger Zweig der Ökonomie. Hier werden bestehende ökonomische Modelle und Konzepte auf den Bereich der Pflege übertragen, angepasst oder neu entwickelt werden.
6. Pflegeökonomik ist eine volkswirtschaftliche Disziplin, die sich der Analyse wirtschaftlicher Aspekte des Pflegesystems widmet. Sie verwendet dazu Methoden und Theorien aus der Ökonomie und wendet diese unter Hinziehung der Erkenntnisse der Pflegewissenschaft an.
7. Bei der Betrachtung von Pflege muss unterschieden werden in pflegerischen Tätigkeiten, die einerseits als Teil einer kurativen Versorgung (Akut-Pflege) erbracht werden und denen, die andererseits als pflegerische Versorgung aufgrund von Pflegebedürftigkeit (Langzeit-Pflege) erbracht werden.
8. Gegenstand der Pflegeökonomie sind die Gestaltung des Pflegesystems (Analyse und Auswahl ordnungspolitischer Prinzipien), die Produktion und Verteilung von Pflegeleistungen (Allokation und Distribution) und die Ausgestaltung von Steuerungsansätzen und -instrumenten im Pflegesystem.
9. Zwischen den Zielen der beteiligten Akteure besteht ein Zielkonflikt: Pflegebedürftige wünschen sich eine optimale pflegerische Versorgung, Pflegende möchten angemessen honoriert werden und die Pflegeversicherungen verfolgen das Ziel einer wirtschaftlichen Versorgung.

Literatur

Agnes-Karll-Gesellschaft für Gesundheitsbildung und Pflegeforschung mbH (2017) Fachtagung Community Health Nursing – Ein Beitrag zur Sicherung der gesundheitlichen Versorgung, Dokumentation 29./30. November 2017 in Berlin. https://www.dbfk.de/de/themen/Community-Health-Nursing.php. Zugegriffen: 11. März 2019

Agnes-Karll-Gesellschaft für Gesundheitsbildung und Pflegeforschung mbH (2018) Community Health Nursing in Deutschland – Konzeptionelle Ansatzpunkte für Berufsbild und Curriculum. https://www.dbfk.de/media/docs/Bundesverband/CHN-Veroeffentlichung/Community-Health-Nursing-in-Deutschland_10_4_2018_final.pdf. Zugegriffen: 11. März 2019

Arnold R, Rothgang H (2012) Pflegefinanzierung: Ein Modell für alle. G+G – Gesund Ges 1:16–17

Arrow KJ (1963) Uncertainty and the welfare economics of medical care. Am Econ Rev 53:941–973

Arrow KJ (1968) The economics of moral hazard: further comment. Am Econ Rev 58:537–539

Arrow KJ (1970) Essays in the theory of risk-bearing. North-Holland, Amsterdam

Arrow KJ (1986) Agency and the Market. In: Arrow KJ, Intrilligator MD (Hrsg) Handbook of mathematical economics, vol 3. North-Holland, Amsterdam, S 1183–1195

Auth D (2012) Ökonomisierung von Pflege in Großbritannien, Schweden und Deutschland. Z Gerontol Geriat 45:618–623. https://doi.org/10.1007/s00391-012-0389-0

Auth D (2013) Ökonomisierung der Pflege – Formalisierung und Prekarisierung von Pflegearbeit. WSI Mitteilungen 2013:412–422

Auth D (2017) Pflegearbeit in Zeiten der Ökonomisierung – Wandel von Care-Regimen in Großbritannien, Schweden und Deutschland. Westfälisches Dampfboot, Münster

Becker K, Lenz S, Thiel M (2016) Pflegearbeit zwischen Fürsorge und Ökonomie, Längsschnittanalyse eines Klassikers der Pflegeausbildung. Berl J Soziol 26:501–527. https://doi.org/10.1007/s11609-016-0317-z

Bleck C, van Rießen A, Knopp R (2018) Zukunft Alter und Pflege im Sozialraum: Theoretische Erwartungen und empirische Bewertungen aus multidisziplinären Perspektiven. Springer, Berlin

Breyer F, Zweifel P, Kifmann M (2013) Gesundheitsökonomik. 6., vollst. erw. u. überarb. Aufl. Springer Gabler, Berlin

Brüggenjürgen B (2014) Gesundheitsökonomie und medizinische Ethik. In: Matusiewicz D, Wasem J (Hrsg) Gesundheitsökonomie. Bestandsaufnahme und Entwicklungsperspektiven. Duncker und Humblot, Berlin, S 281–298

DBfK – Deutscher Berufsverband für Pflegeberufe (2019) Community Health Nursing – Was ist Community Health Nursing? https://www.dbfk.de/de/themen/Community-Health-Nursing.php?sn=sn069145f08893018d8a7b0341510cf3. Zugegriffen: 11. März 2019

Destatis (2017) Pflegestatistik 2015 – Pflege im Rahmen der Pflegeversicherung. Deutschlandergebnisse.

Destatis (2018) Pflegestatistik 2017 – Pflege im Rahmen der Pflegeversicherung. Deutschlandergebnisse. https://www.destatis.de/DE/Themen/Gesellschaft-Umwelt/Gesundheit/Pflege/_inhalt.html;jsessionid=38AD-87161BDA990FEA91F80C4DC9A4E6.internet742#sprg234062. Zugegriffen: 24. März 2019

Deutscher Ethikrat (2011) Nutzen und Kosten im Gesundheitswesen – Zur normativen Funktion ihrer Bewertung, Berlin, 27. Januar 2011

Güntert BJ (2013) 50 Jahre Gesundheitsökonomik – höchste Zeit für eine Gesundheitsökonomik 2.0. In: Szucs K (Hrsg) Brennpunkt Gesundheitssystem – 10 Jahre Schweizerischer Kongress für Gesundheitsökonomie und Gesundheitswissenschaften. Schweizerische Gesellschaft für Gesundheitspolitik (SGGP), Bern

Güntert BJ, Thiele G (2008) Gibt es eine Unterfinanzierung in der Pflege? In: Bauer U, Büscher A (Hrsg) Soziale Ungleichheit und Pflege. Beiträge sozialwissenschaftlich orientierter Pflegeforschung. Gesundheit und Gesellschaft. VS Verlag, Wiesbaden, S 154–179

Güntert BJ, Thiele G (2013) Soziale (Gesundheits-)Ökonomik, Public Health Forum, 21, Heft 81, Elsevier, S 28–29. http://dx.doi.org/10.1016/j.phf.2013.09.026

Hellman G, Thiele G, Bettig U, Land B (2017) Pflegewirtschaftslehre für Krankenhäuser, Pflege-, Vorsorge- und Rehabilitationseinrichtungen, 4., Neu bearbeitete u. erweiterte Aufl. medhochzwei, Heidelberg

Hoffer H (2017) Der neue Pflegebedürftigkeitsbegriff im Recht der Pflegeversicherung – Paradigmenwechsel (auch) für die pflegerische Versorgung. In: Jacobs K, Kuhlmey A, Greß S, Klauber J, Schwinger A (Hrsg) Pflege-Report 2017. Die Versorgung der Pflegebedürftigen. Schattauer, Stuttgart, S. 13–23.

Krampe E-M (2014) Professionalisierung der Pflege im Kontext der Ökonomisierung. In: Manzei A, Schmiede R (Hrsg) 20 Jahre Wettbewerb im Gesundheitswesen. Theoretische und empirische Analysen zur Ökonomisierung von Medizin und Pflege. Springer, Wiesbaden, S 179–197

Lüngen M (2012) Vollversicherung in der Pflege – Quantifizierung von Handlungsoptionen. Gutachten. https://www.verdi.de/++file++50a3affa6f6844778600001c/download/Gutachten_Pflegeversicherung.pdf. Zugegriffen: 24. März 2019

Matusiewicz D, Paquet R, Wasem J (2014) Gesundheitsökonomie in Deutschland – Historie, Entwicklungen und Berufsbilder. In: Matusiewicz D, Wasem J (Hrsg) Gesundheitsökonomie. Bestandsaufnahme und Entwicklungsperspektiven. Duncker und Humblot, Berlin, S 9–28

Nägler H, Wehkamp K-H (2018) Medizin zwischen Patientenwohl und Ökonomisierung. Krankenhausärzte und Geschäftsführer im Interview. MWV, Berlin

Newhouse JP (1974) The health insurance study: response to Hester and Leveson. Inquiry II(3):236–241

Newhouse JP (1993) Free for all? Lessons from RAND, health insurance experiment. Harvard University Press, Cambridge

Newhouse JP, Manning WG, Duan N et al (1987) Findings of the RAND health insurance experiment – a response to Welch et al. Med Care 25(2):157–179

Norton EC (2000) Long-term care. In: Culyer AJ, New-house JP (Hrsg) Handbook of health economics, Bd 1B. North Holland, Amsterdam, S 955–994

Oberender P, Ecker T, Zerth J, Engelmann A (2012) Grundelemente der Gesundheitsökonomie, 3. Aufl. P.C.O, Bayreuth

Österle A, Rothgang H (2010) Long-Term Care. In: Castles FG, Leibfried S, Lewis J, Obinger H, Pierson C (Hrsg) The Oxford handbook of the welfare state. Oxford University Press, Oxford, S 405–417

Pauly MV (1968) The economics of moral hazard: comment. Am Econ Rev 58:531–537

Pauly MV (1974) Overinsurance and public provision of insurance: the roles of moral hazard and adverse selection. Quart J Econ 88:44–62

Pauly MV (1982) Is medical care different? In: Luke RD, Bauer JC (Hrsg) Issues in health economics. Aspen Systems Corporation, Rockville, S 3–24

Pauly MV (1988) Is medical care different? Old questions, new answers. J Health Polit Policy Law 13:227–237

Pauly MV (1990) The rational nonpurchase of long-term care insurance. J Polit Econ 98:153–168

Pauly MV (1996) Almost optimal social insurance for long-term care. In: Eisen R, Sloan FA (Hrsg) Long-term care: economic issues and policy solutions. Kluwer, Boston, S 307–329

Pauly MV (2000a) Insurance Reimbursement. In: Culyer AJ, Newhouse JP (Hrsg) Handbook of health economics, Bd 1A. North Holland, Amsterdam, S 537–562

Pauly MV (2000b) Optimal health insurance. The Geneva Papers on Risk and Insurance 25(2000):116–127

Rothgang H (2009) Theorie und Empirie der Pflege-sicherung. Die sozialstaatliche Absicherung des Pflegerisikos am Beispiel der Bundesrepublik Deutschland. LIT, Münster

Rothgang H, Kalwitzki T (2017) Alternative Aus-gestaltung der Pflegeversicherung – Abbau der Sektorengrenzen und bedarfsgerechte Leistungs-struktur. Gutachten im Auftrag der Initiative Pro-Pflegereform. https://www.pro-pflegereform.de/gutachten/. Zugegriffen: 10. März 2019

Rothgang H, Larisch J (2014) Pflegeökonomie – eine neue Subdisziplin der Gesundheitsökonomie? In: Matusiewicz D, Wasem J (Hrsg) Gesundheitsökonomie. Bestandsaufnahme und Entwicklungsperspektiven. Duncker und Humblot, Berlin, S 211–240

Rothgang H, Müller R, Unger R (2012a) Themenreport „Pflege 2030". Was ist zu erwarten – was ist zu tun?. Bertelsmann-Stiftung, Gütersloh

Rothgang H, Müller R, Unger R, Weiß C, Wolter A (2012b) Barmer GEK Pflegereport 2012, Siegburg

Rothgang H, Müller R, Unger R (2013) BARMER GEK Pflegereport 2013, Siegburg

Schaeffer, D. (2017). Advanced Nursing Practice – Erweiterte Rollen und Aufgaben der Pflege in der Primärversorgung in Ontario/Kanada. In: Pflege & Gesellschaft (P&G) – Zeitschrift für Pflegewissenschaft; 22 Jg, H. 1, Weinheim, Beltz, S 18–35

Schaeffer D, Hämel K (2017) Kooperative Versorgungsmodelle. Eine international vergleichende Betrachtung. In: Jungbauer-Gans M (Hrsg) Handbuch Gesundheitssoziologie. Springer, Wiesbaden, S 1–18

Schöffski O (2012) Die Entwicklung der Gesundheitsökonomie und ihre methodischen Ansätze. In: Schöffski O, von der Schulenburg J-MG (Hrsg) Gesundheitsökonomische Evaluation, 4. Aufl. Springer, Berlin, S 13–21

Simon M (2014) Ökonomisierung und soziale Ungleichheit in Organisationen des Gesundheitswesens – Das Beispiel des Pflegedienstes im Krankenhaus. In: Manzei A, Schmiede R (Hrsg) 20 Jahre Wettbewerb im Gesundheitswesen. Theoretische und empirische Analysen zur Ökonomisierung von Medizin und Pflege. Springer, Wiesbaden, S 157–177

Slotala L (2014) Modernisierung und Widerborstigkeit – Strategien der Pflegenden im Umgang mit wirtschaftlichen Vorgaben in der ambulanten Versorgung. In: Manzei A, Schmiede R (Hrsg) 20 Jahre Wettbewerb im Gesundheitswesen. Theoretische und empirische Analysen zur Ökonomisierung von Medizin und Pflege. Springer, Wiesbaden, S 199–216

Statistische Ämter des Bundes und der Länder (2010) Demografischer Wandel in Deutschland. Auswirkungen auf Krankenhausbehandlungen und Pflegebedürftige im Bund und in den Ländern. Destatis, Wiesbaden

Thiele G (2004) Ökonomik des Pflegesystems. Economica, zugl, Heidelberg. Dissertation, Universität Bielefeld

Thiele G, Güntert BJ (2014) Sozialökonomie – Pflege- und Gesundheitsökonomie. Oldenbourg Wissenschaftsverlag, München

Ulrich V (2012) Entwicklung der Gesundheitsökonomie in Deutschland. Bundesgesundheitsblatt 55:604–613. https://doi.org/10.1007/s00103-012-1478-3

von der Schulenburg J-MG, Greiner W (2000) Gesundheitsökonomik. Mohr Siebeck, Tübingen

von der Schulenburg J-MG, Greiner W (2013) Gesundheitsökonomik, 3. Aufl. Mohr Siebeck, Tübingen

Zdrowomyslaw N, Dürig W (1999) Gesundheitsökonomie – Einzel- und gesamtwirtschaftliche Einführung, 2., unwesentlich veränderte Aufl. Oldenbourg, München

Weiterführende Literatur

Baartmans P (2003) Pflege und Ökonomie: Plädoyer für eine Pflegeökonomie. Manag Care 6:8–9

Fleßa S, Greiner W (2013) Grundlagen der Gesundheitsökonomie – Eine Einführung in das wirtschaftliche Denken im Gesundheitswesen, 3. Aufl. Springer Gabler, Berlin

Gerlinger T, Röber M (2009) Die Pflegeversicherung. Huber, Bern

Oberender P, Zerth J, Engelmann A (2017) Wachstumsmarkt Gesundheit, 4. Komplett überarbeitete Aufl. UTB, Stuttgart

Paff (2011) Pflegestatistik 2011, Pflege im Rahmen der Pflegeversicherung, Deutschlandergebnisse. Statistisches Bundesamt (Hrsg). http://www.gpverbund.de/images/publikationen/fremd/destatis-pflegeergebnisse-deutschland-2011.pdf. Zugegriffen: 24. März 2019

Rice (2004) Stichwort: Gesundheitsökonomie – Eine kritische Auseinandersetzung, Deutsche Erstausgabe. KomPart Verlagsgesellschaft, Bonn (Titel der Originalausgabe: The economics of health reconsidered)

Rychlik (1999) Gesundheitsökonomie – Grundlagen und Praxis. Enke, Stuttgart

SVR (2007) Kooperation und Verantwortung – Voraussetzungen einer zielorientierten Gesundheitsversorgung. Sachverständigenrat zur Begutachtung der Entwicklung im Gesundheitswesen (SVR), Bonn

SVR (2009) Koordination und Integration – Gesundheitsversorgung in einer Gesellschaft des längeren Lebens. Sachverständigenrat zur Begutachtung der Entwicklung im Gesundheitswesen (SVR), Bonn

SVR (2012) Wettbewerb an der Schnittstelle zwischen ambulanter und stationärer Gesundheitsversorgung – Sondergutachten. Sachverständigenrat zur Begutachtung der Entwicklung im Gesundheitswesen (SVR), Bonn

SVR (2014) Bedarfsgerechte Versorgung – Perspektiven für ländliche Regionen und ausgewählte Leistungsbereiche. Sachverständigenrat zur Begutachtung der Entwicklung im Gesundheitswesen (SVR), Bonn

van der Beek K, van der Beek G (2011) Gesundheitsökonomik – Einführung. Oldenbourg Verlag, München

Ökonomische Grundlagen – Eine Einführung

2

Inhaltsverzeichnis

Bevor wir uns mit den speziellen ökonomischen Herausforderungen von Pflegeleistungen auseinandersetzen, sollen in diesem Kapitel zunächst die wichtigsten ökonomischen Grundlagen kurz erläutert werden. Auch wenn in diesem Kapitel bereits erste Beispiele aus der Pflege zur Veranschaulichung herangezogen werden, werden wir die ökonomischen Grundlagen erst in den darauffolgenden Kapiteln konkret auf Pflegeleistungen übertragen.

Lernziele

Wenn Sie dieses Kapitel gelesen haben.

- erkennen Sie den Gegenstand der Ökonomie und können zwischen der Allokation von Ressourcen sowie der Distribution produzierter Güter unterscheiden.
- können Sie einen einfachen Wirtschaftskreislauf skizzieren sowie Unterschiede zwischen einer Marktwirtschaft und einer Zentralverwaltungs-/Planwirtschaft erläutern.
- erkennen Sie die Grundannahmen und Methoden von Ökonomen und Sie können die Denkweise von Ökonomen nachvollziehen.
- können Sie den Unterschied zwischen dem Minimal- und dem Maximalprinzip erklären sowie diese Prinzipien auf konkrete Situationen in der pflegerischen Versorgung übertragen.

© Springer-Verlag GmbH Deutschland, ein Teil von Springer Nature 2019
M. Wessels, *Pflegeökonomie*, Studium Pflege, Therapie, Gesundheit,
https://doi.org/10.1007/978-3-662-59394-3_2

- können Sie das mikroökonomische Modell von Angebot und Nachfrage auf einem Markt erläutern.
- sind Sie in der Lage zu beschreiben, wie eine Angebots- bzw. Nachfragefunktion grafisch dargestellt werden kann und können Veränderungen von Angebot bzw. Nachfrage skizzieren und erläutern.
- können Sie erklären was ein Marktgleichgewicht ist, wie es zustande kommt und Sie können Veränderungen des Marktgleichgewichtes skizzieren sowie erläutern.
- können Sie erklären, welche Aufgabe der Preismechanismus auf einem Markt erfüllt.
- sind Sie in der Lage zu erläutern, was unter dem Begriff der Elastizität zu verstehen ist und Sie können eine elastische von einer unelastischen Nachfrage unterscheiden.

2.1 Grundannahmen und Methoden von Ökonomen

Bevor auf die Grundannahmen der Ökonomie eingegangen wird, soll zunächst geklärt werden, was Gegenstand der Ökonomie ist. Die Ökonomie als Wirtschaftswissenschaft gehört zu den Geistes- und Sozialwissenschaften und wird gemeinhin in die Disziplinen Volkswirtschaftslehre und Betriebswirtschaftslehre unterschieden. Während die Volkswirtschaftslehre sich mit gesamtwirtschaftlichen Phänomenen wie Wachstum, Konjunktur oder Beschäftigung auseinandersetzt, nimmt die Betriebswirtschaftslehre den einzelnen Betrieb oder Unternehmen in den Blick und beschäftigt sich mit den Grundlagen, die konkret in einem Unternehmen gebraucht werden, wie Finanzierung, Management, Controlling, Personalwesen, Steuerlehre, etc.

Übertragen auf den Pflegesektor bedeutet dies, dass wir uns aus einer volkswirtschaftlichen Perspektive eher mit der Pflegeökonomie und aus einer betriebswirtschaftlichen

Perspektive eher mit dem Pflegemanagement auseinandersetzen. Der Schwerpunkt dieses Buches liegt auf der Pflegeökonomie, daher werden wir uns zunächst noch einmal mit der volkswirtschaftlichen Perspektive beschäftigen:

Gegenstand der Volkswirtschaftslehre ist die Beschreibung und Analyse von Märkten, bei denen es um zwei zentrale Problemstellungen geht:

1. **Verwendung der knappen verfügbaren Ressourcen *(Allokation)*,** d. h., hier geht es um die Frage, wie die knappen Ressourcen (Produktionsmittel) verwendet werden, um zur Bedürfnisbefriedigung der Beteiligten in einer Volkswirtschaft Güter und Dienstleistungen zu produzieren.
2. **Verteilung der Produktion in der Gesellschaft *(Distribution)*,** d. h., hier geht es um die Frage, wie die produzierten Güter und Dienstleistungen zwischen den Angehörigen einer Gesellschaft verteilt werden.

Diese Beschreibung hört sich zunächst relativ komplex an und soll daher im Folgenden noch weiter erläutert werden.

Bedürfnisse als Triebfeder ökonomischen Handelns

Jeder Mensch hat individuelle **Bedürfnisse,** die er befriedigen möchte. Bedürfnisse sind der Ursprung bzw. die Triebfeder ökonomischen Handelns. In der Ökonomie werden Bedürfnisse definiert als das Empfinden eines Mangels, den das Individuum beseitigen möchte. Bedürfnisse haben also für das Individuum einen Antriebscharakter. Dabei ist die Stärke der individuellen Bedürfnisse von der jeweiligen demografischen, epidemiologischen, sozialen und wirtschaftlichen Situation des Individuums abhängig.

Nach *A. Maslow* werden verschiedene Ebenen von Bedürfnissen unterschieden:

- *Grund- und Existenzbedürfnisse,* z. B. Hunger, Durst, Schlaf, Sexualität. Sie werden daher auch als physiologische Bedürfnisse bezeichnet, die an Bedeutung verlieren, wenn sie konstant befriedigt werden.

- *Sicherheitsbedürfnisse,* z. B. Sicherheit, Stabilität, Ordnung, Schutz, Freiheit von Angst und Chaos, Struktur, Gesetz. Diese Bedürfnisse bestimmen weitgehend unser Verhalten, wenn zwar die physiologischen Bedürfnisse befriedigt sind, die Sicherheitsbedürfnisse aber nicht. Die meisten Individuen wünschen sich eine vorhersagbare Welt und werden von Inkonsistenzen und Ungerechtigkeit verunsichert. Sie bevorzugen das Bekannte gegenüber dem Unbekannten.
- *Soziale Bedürfnisse,* vor allem Zugehörigkeits- und Liebesbedürfnis, z. B. Zuneigung und Geborgenheit.
- *Individualbedürfnisse,* z. B. Anerkennung und Wertschätzung. Neben den Wünschen nach (mentaler und körperlicher) Stärke, Erfolg, Unabhängigkeit und Freiheit wünschen sich die Menschen Ansehen, Prestige, Wertschätzung, Achtung und Wichtigkeit. Letztere haben insofern eine passive Komponente, als sie nur von anderen Menschen uns gegenüber erfüllt werden können.
- *Bedürfnis nach Selbstverwirklichung,* d. h. der Wunsch bzw. das Streben danach, das eigene Potenzial auszuschöpfen, sofern dies nach den eigenen Fähigkeiten und Veranlagungen

möglich ist. Insofern ist dieses Bedürfnis im höchsten Maße individuell und insofern von jedem einzelnen Individuum abhängig.

- *Transzendenzbedürfnis,* d. h. das Bedürfnis bzw. die Suche nach Gott. In einer späteren Version erweiterte Maslow seine Bedürfnispyramide (siehe folgende Abb. 2.1) um diese Ebene, in der das Individuum nach einer das individuelle Selbst überschreitenden Dimension sucht, die außerhalb des beobachtbaren Systems liegt.

Als **Bedarf** wird der Wunsch bezeichnet, einen empfundenen Mangel durch den Konsum eines bestimmten Gutes zu beseitigen und damit das individuelle Bedürfnis zu befriedigen. Bedarf richtet sich also auf ein konkretes Gut, das in der Lage ist, einen empfundenen Mangel zu beseitigen oder anders ausgedrückt: ein Bedürfnis zu befriedigen. Erst wenn dieser Bedarf des Individuums mit einer entsprechenden Kaufkraft hinterlegt ist, mit der sich das Individuum die gewünschten Güter (Präferenzen) kaufen kann, wird aus dem Bedarf eine **Nachfrage.**

Unter einem **Gut** verstehen Ökonomen jedes Mittel, das geeignet und in der Lage ist,

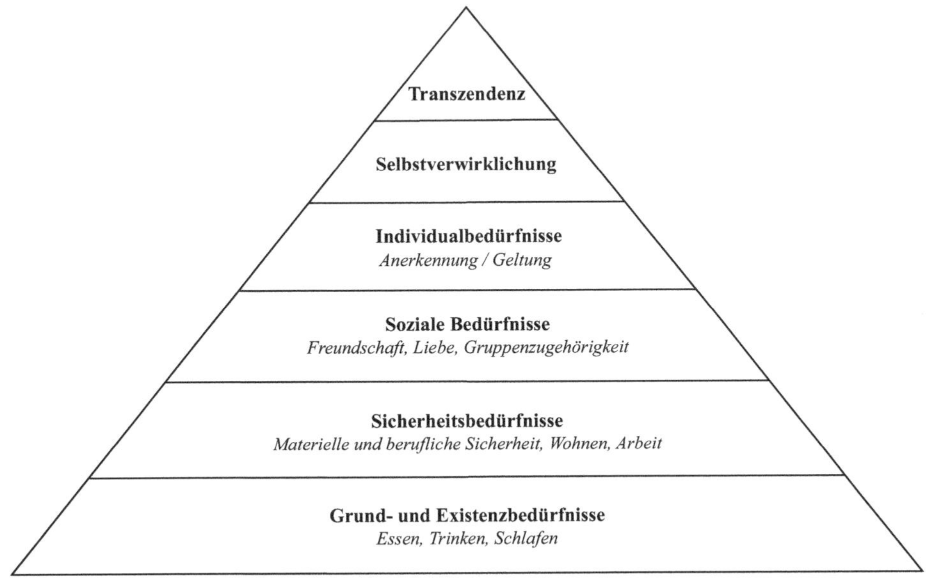

Abb. 2.1 Maslow'sche Bedürfnispyramide

Bedürfnisse zu befriedigen, d. h. einen **Nutzen** zu stiften. Der Begriff Gut umfasst daher auch Dienstleistungen. Dabei wird in **freie Güter** und **knappe bzw. wirtschaftliche Güter** unterschieden. Als freie Güter werden solche Güter bezeichnet, die unbegrenzt vorhanden sind und von deren Konsum niemand ausgeschlossen werden kann, d. h. bei Bedarf können diese Güter von jedem unbegrenzt in Anspruch genommen werden. Exemplarisch hierfür sind die Atemluft und das Sonnenlicht. Allerdings können auch für diese Güter Szenarien entworfen werden, in denen diese Güter auszugehen drohen und damit knapp werden. Dies verdeutlicht das folgende Beispiel (Abb. 2.2).

Wenn Güter also nicht unbegrenzt zur Verfügung stehen, handelt es sich um knappe Güter. Bei diesen Gütern können Dritte vom Konsum dieses Gutes ausgeschlossen werden, bzw. der Konsum des Gutes nur gegen Zahlung eines entsprechenden Entgelts gewährt werden. Aufgrund der Knappheit wird das Gut damit zu einem wirtschaftlichen Gut, weil das Gut nur bei entsprechend vorhandener **Kaufkraft** konsumiert und erst damit ein Nutzen gestiftet werden kann. Die Kaufkraft ergibt sich aus dem Verhältnis zwischen Einkommen und Preis und hat quasi eine Art Filterfunktion zwischen Bedarf und Nachfrage. Fehlende Kaufkraft führt – selbst bei hohem Bedarf – zu einer geringen Nachfrage.

Atemluft und Sonnenlicht als knappe Güter

Wenn wir uns in unserem gewohnten Umfeld aufhalten, machen wir uns in der Regel nicht bewusst, dass wir die Atemluft und das Sonnenlicht zum täglichen Überleben benötigen. Das liegt unter anderem daran, dass es freie Güter sind, wir also nicht dafür bezahlen müssen und uns niemand vom Konsum dieser Güter ausschließen kann.

Es sind aber durchaus auch Situationen vorstellbar, in denen diese freien Güter knapp und damit zu wirtschaftlichen Gütern werden. Beispielhaft kann hier die

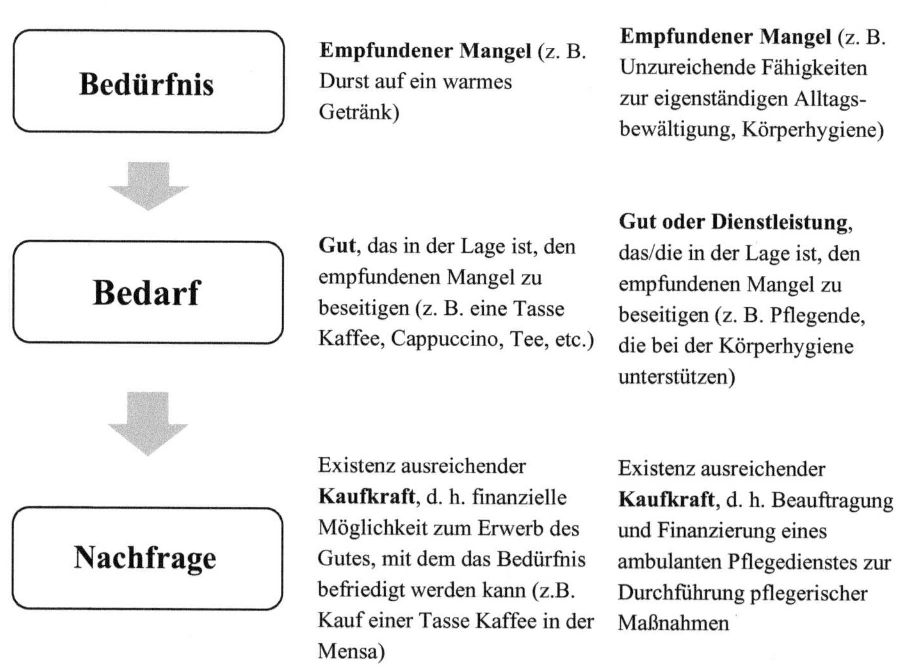

Abb. 2.2 Abgrenzung: Bedürfnis, Bedarf, Nachfrage. (Quelle: Erweiterte Darstellung nach van der Beek und van der Beek 2011, S. 5)

begrenzte Atemluft an Bord eines U-Bootes genannt werden.

Die meisten von uns kennen den Film „Das Boot" von Wolfgang Petersen und können sich an die Szene erinnern, in der das U-Boot von Wasserbomben beschädigt wird und auf den Meeresgrund sinkt. Der Kapitän befiehlt seiner Besatzung, sich so wenig wie möglich zu bewegen, um Sauerstoff zu sparen. Nur der Teil der Besatzung, der zwingend für die Instandsetzung des U-Bootes erforderlich ist, darf die Kojen verlassen. Letztlich ist dieser Befehl des Kapitäns nichts anderes als eine ökonomische Abwägung, wie mit dem knappen Sauerstoffvorrat optimal umgegangen werden kann, um den größten Nutzen – hier die Instandsetzung des U-Bootes und damit die Rettung der gesamten Besatzung – zu erreichen.

Zugegebenermaßen ist in diesem Beispiel keine monetäre Bewertung des Nutzens und damit kein Preis vorhanden. Dieser Aspekt kann in einem Beispiel aufgenommen werden, wenn wir uns bewusst machen, dass U-Boote heute technisch in der Lage sind, sehr lange Zeiträume von mehreren Tagen und Wochen vollständig unter Wasser zu verbringen. Da ist das Bedürfnis der Besatzung nachvollziehbar, bei einem Auftauchen des Bootes nach Möglichkeit Zeit auf Deck mit frischer Atemluft und (bei Tage) unter Sonnenlicht zu verbringen. Wenn nun aber die Zeit des Auftauchens so knapp bemessen ist, dass nicht allen Besatzungsmitgliedern die Möglichkeit gegeben werden kann, das Deck aufzusuchen, wird sich in der Besatzung – sofern der Kapitän keine Auswahl anordnet, wer an Deck gehen darf – eine Art Schwarzmarkt bilden, auf dem das knappe Gut des „Deckgangs" gehandelt wird. Als Währung werden hier vielleicht andere Vergünstigungen wie Essensrationen, Zeitschriften, Zigaretten, Süßigkeiten, Alkohol, etc. herangezogen. Die Besatzungsmitglieder werden untereinander eine Nutzenmaximierung erzielen, indem die individuellen Präferenzen der Besatzungsmitglieder (Wird das Bedürfnis nach dem Deckgang höher bewertet als zusätzliche Essensrationen, Alkohol, etc.?) berücksichtigt werden. Das eine Besatzungsmitglied wird auf einen Deckgang verzichten, wenn es dafür von den anderen eine bestimmte Menge an zusätzlichen Essensrationen, Alkohol, etc. erhält. Ein anderes Besatzungsmitglied wird den Nutzen aus einem Deckgang höher bewerten und bereit sein, dafür in der Schwarzmarkt-Währung zu bezahlen.

Die Knappheit als Ursache für die Allokationsnotwendigkeit

Die Ausgangssituation der Ökonomie, bzw. die **Ursache** jeglichen ökonomischen Handels ist das Problem der **Knappheit.** Die Gesundheits- bzw. Pflegeökonomie ist insofern eine eigenständige Teildisziplin der Wirtschaftswissenschaften, die Ihren Fokus auf die ökonomische Analyse von Märkten und Gütern im Gesundheitswesen legt. Wie auch in der Volks- und Betriebswirtschaftslehre ist **die Knappheit** der zur Verfügung stehenden Ressourcen das zentrale Ausgangsproblem. Weil die Ressourcen nicht unbegrenzt zur Verfügung stehen, müssen wir uns täglich Gedanken darüber machen, wie mit dem Problem der Knappheit bestmöglich umgegangen werden kann, um unseren **Nutzen zu maximieren.** Dieses Problem trifft auch und gerade im Gesundheitswesen und in der Pflege zu.

Die Knappheit bei einem wirtschaftlichen Gut führt in Verbindung mit einer nicht ausreichend vorhandenen Kaufkraft dazu, dass der vorhandene Bedarf nicht als Nachfrage am Markt artikuliert wird und damit nicht alle vorhandenen Bedürfnisse befriedigt werden (können).

Fast alle Güter und insbesondere auch Gesundheitsgüter, die der Mensch zum Überleben benötigt und die ihm einen Nutzen verschaffen, sind knapp. Daraus ergibt sich die Notwendigkeit, mit den vorhandenen Ressourcen so wirtschaftlich wie möglich umzugehen. Ziel ist es, die **Verschwendung von Ressourcen** zu vermeiden. Über den Erfolg einer Wirtschaftsordnung bzw. die Ausgestaltung eines Gesundheitssystems (die idealtypische Ausgestaltung von Gesundheits- und Pflegesystemen wird in Abschn. 7.1 beschrieben) entscheidet deshalb, wie gut mit dem Knappheitsproblem umgegangen wird.

Die **Knappheit** kann nicht nur als ökonomisches, sondern auch als ein soziales Problem beschrieben werden. Dieser Problembeschreibung liegt die Definition des Naturzustandes zugrunde, dass die **Bedürfnisse der Menschen unendlich,** aber die Mittel, die zu ihrer Befriedigung zur Verfügung (Ressourcen) stehen, hingegen endlich (begrenzt) sind. Die Bedürfnisse der Menschen sind divers, d. h. unterschiedlich. Ressourcen können ebenfalls unterschiedlich verwendet werden, sie können also zur Befriedigung unterschiedlicher Bedürfnisse herangezogen werden; allerdings häufig nicht zeitgleich oder mehrfach.

In der Ökonomie wird dies als klassisches **Allokationsproblem** beschrieben: *Wie können die benötigten Ressourcen in der optimalen Menge zum richtigen Zeitpunkt am richtigen Ort zusammengeführt werden?*

Da die Ressourcen begrenzt und damit knapp sind, können nicht alle Bedarfe erfüllt, also nicht alle Bedürfnisse befriedigt werden. Das Allokationsproblem besteht also in der Frage, wie die knappen Ressourcen so eingesetzt werden können, dass die dringlichsten Bedarfe erfüllt werden.

Erfolgt die Allokation über den Markt, wie in den meisten westlichen Industrienationen vorherrschend, geht es vorrangig um individuelle Bedarfe der einzelnen Haushalte bzw. Unternehmen, sofern diese über ausreichend Kaufkraft verfügen und damit ihre Nachfrage am Markt artikulieren können. Es geht also nicht um kollektive, aus sozialpolitischer bzw. ethischer Sicht definierte Bedarfe. Somit bestimmt die finanzielle Potenz, also die Kaufkraft, wer am Markt welche Güter in welcher Menge in Anspruch nehmen kann.

Ein anderes Allokationsverfahren wurde und wird in sozialistischen Ländern praktiziert, in denen die Allokation über den Staat erfolgte bzw. noch erfolgt. Dort definiert der Staat einen (vermeintlichen) objektiven Bedarf, bestimmt die Produktion und damit auch, wer welche Güter in welcher Menge konsumieren kann.

Auf die Unterschiede zwischen marktwirtschaftlicher und zentralistischer (planwirtschaftlicher) Allokation wird ergänzend in Abschn. 2.2 eingegangen. Aber schon an dieser Stelle soll darauf hingewiesen werden, dass gerade in solidarischen sozialen Sicherungssystemen, wie der gesetzlichen Krankenversicherung (GKV) und der Sozialen Pflegeversicherung (SPV) die Allokationen in nicht unerheblichem Umfang nicht über Märkte erfolgt.

Analog verhält es sich bei der Frage der Distribution, also der Verteilung der produzierten Güter auf die Akteure eines Wirtschaftssystems bzw. einer Gesellschaft. Produzierte Güter können demnach entweder über Märkte durch eine kaufkräftige Nachfrage auf die Gesellschaftsmitglieder verteilt werden, oder durch Zuweisung durch den Staat (Abb. 2.3).

Die Knappheit von Ressourcen zwingt dazu zwingt, das Verhältnis aus dem erreichbaren Nutzen und den dafür einzusetzenden Ressourcen zu optimieren. Anders formuliert streben wir danach, das Spannungsverhältnis zwischen unendlichen Bedürfnissen und begrenzten Mitteln so weit wie möglich zu reduzieren.

In der ökonomischen Theorie wird dabei vom Modell des sog. **„homo oeconomicus"** ausgegangen, d. h. einem Individuum, das rational entscheidet und danach strebt, seinen Nutzen zu maximieren. Voraussetzung dafür ist in diesem Modell, dass das Individuum über individuelle Präferenzen verfügt und diese selbst kennt sowie über vollständige Informationen verfügt, um auf veränderte Rahmenbedingungen und Restriktionen entsprechend reagieren zu können. Der Homo oeconomicus handelt demnach eigennützig und rational, d. h., vor einer Entscheidung sammelt er vorab alle relevanten Informationen, wägt Kosten und Nutzen ab und entscheidet sich immer für die nutzenmaximierende Variante.

Dies wird in den Wirtschaftswissenschaften als das **ökonomische Prinzip** beschrieben. Es werden zwei Ausprägungen des ökonomischen Prinzips unterschieden: Das **Minimalprinzip** und das **Maximalprinzip.**

Das Minimalprinzip beschreibt eine Handlungsweise, bei der versucht wird, ein vorgegebenes Ziel mit möglichst geringem

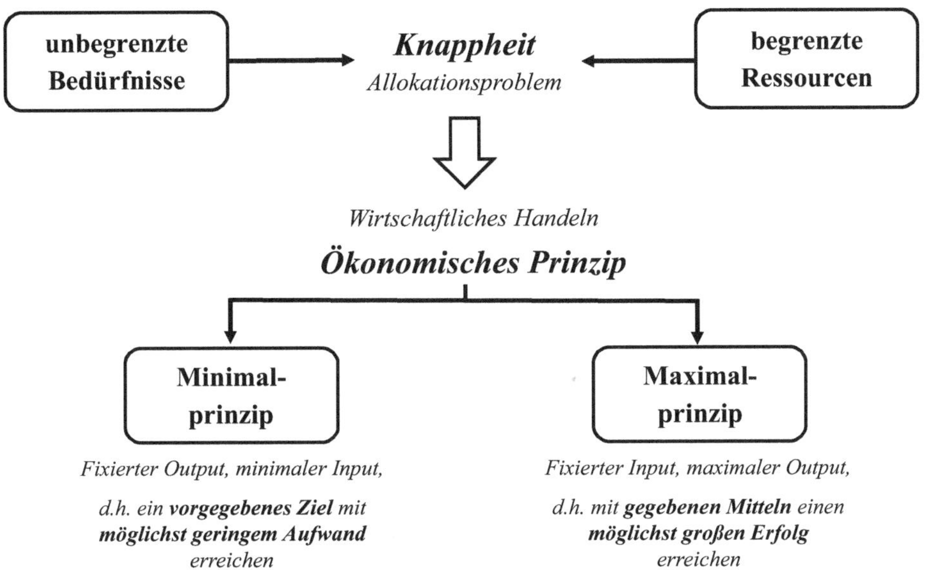

Abb. 2.3 Das Ökonomische Prinzip

Aufwand zu erreichen. Ökonomisch beschrieben wird ein **vorgegebener (fixierter) Output mit minimalem Input** erreicht. Mit dem Maximalprinzip hingegen wird beschrieben, dass mit den vorhandenen Mitteln ein möglichst großer Erfolg erzielt werden soll. Hier wird aus ökonomischer Sicht mit **vorgegebenem (fixiertem) Input ein maximaler Output** generiert.

Wichtig ist bei der Anwendung des ökonomischen Prinzips, dass immer eine Variable, also entweder der Input oder der Output, fix sein muss. Eine Kombination des Minimal- und des Maximalprinzips, die dem in der Alltagswelt geläufigen Satz entspräche, man wolle „mit geringstmöglichem Aufwand das bestmögliche Ergebnis erzielen", ist nicht möglich. Mathematisch beschrieben wäre das eine Gleichung mit zwei extremen Variablen, bei der für den geringstmöglichen Aufwand die Null (0) und für das bestmögliche Ergebnis Unendlich (∞) eingesetzt werden könnte. In die Alltagssprache übersetzt würde das bedeuten, dass alles ohne Aufwand zu erreichen ist.

Keine Kombination von Minimal- und Maximalprinzip

Eine Kombination des Minimal- und des Maximalprinzips ist nicht zulässig, da dies (mathematisch) unlogisch wäre. Im Ergebnis würde das bedeuten, dass Alles, nämlich unendlich Viel, mit Nichts erreicht werden kann. Dies verdeutlichen zwei einfache Beispiele:

Es ist unmittelbar einleuchtend, dass es nicht möglich ist, ohne dafür zu Arbeiten (geringstmöglicher Aufwand) unendlich viel Geld zu verdienen (bestmögliches Ergebnis).

Oder aus der Perspektive von Studierenden: Eine Kombination des Minimal- und des Maximalprinzips würde bedeuten, dass ohne zu Lernen (geringstmöglicher Aufwand) im Laufe des Studiums alle Prüfungen mit der Bestnote sehr gut (bestmögliches Ergebnis) absolviert werden könnten.

Das ökonomische Modell unterscheidet zwischen Präferenzen (Wünsche bzw. Vorlieben) des Individuums und Restriktionen (faktische Beschränkung der knappen vorhandenen Ressourcen). Die zentrale Fragestellung lautet daher: Wie können die vorhandenen Bedürfnisse (Präferenzen) unter den gegebenen Verhältnissen so gut wie möglich befriedigt werden? Oder anders ausgedrückt: Wie können wir die relative Knappheit der Güter reduzieren?

Das Ökonomische Prinzip und die Versorgung von Patienten

Auch im Gesundheitswesen kommt das Ökonomische Prinzip zur Anwendung. Beispielsweise ist die in der Medizin beschriebene *Triage* geradezu ein Musterbeispiel für das Maximalprinzip.

Das Wort Triage stammt vom französischen Verb trier, das übersetzt so viel wie einteilen oder sortieren bedeutet. Triage kann daher ins Deutsche etwa mit Sichtung oder Einteilung übersetzt werden. Der Begriff stammt aus der Notfallmedizin und bezeichnet die ethisch schwierige Aufgabe, bei einem Massenanfall von Verletzten oder anderweitig Kranken (z. B. in einer zivilen Katastrophensituation oder bei militärischen Konflikten) darüber zu entscheiden, wie die knappen Mittel (personelle und materielle Ressourcen) bestmöglich aufzuteilen, also in welcher Reihenfolge die Patienten zu behandeln sind, um möglichst viele Opfer zu retten.

Die Triage kommt also grundsätzlich dann zur Anwendung, wenn die Zahl der Opfer die Zahl der Helfer und der zur Verfügung stehenden Hilfsmittel übersteigt, wie dies z. B. am 3. Juni 1998 der Fall war, als bei Eschede der ICE „Wilhelm Conrad Röntgen" entgleiste und 101 Verstorbene und 88 schwer Verletzte zu beklagen waren.

Da vor Ort die Zahl der Verletzten die Zahl der Helfer überstieg, wurde zunächst die Behandlungsdringlichkeit, die Transportdringlichkeit und die Überlebenswahrscheinlichkeit der Katastrophenopfer beurteilt, bevor mit den eigentlichen medizinischen Maßnahmen begonnen wurde. Nicht alle Patienten konnten mit dem medizinisch Notwendigen versorgt werden. Die Knappheit der medizinischen Ressourcen (fixierter Input) war eine Tatsache, an der die Akteure kurzfristig nichts ändern konnten. Daher hatten die Retter vor Ort die Entscheidung zu treffen, wer (zunächst) unversorgt blieb, um möglichst viele Opfer zu retten (maximaler Output).

Bereits hier lässt sich erahnen, dass die von vielen Akteuren im Gesundheitswesen immer wieder als Bedrohung und eingangs aufgezeigte „Ökonomisierung des Gesundheitswesens" bzw. die „Ökonomisierung der Pflege" kein Schreckensszenario, sondern eine schlichte Notwendigkeit ist.

Effektivität und Effizienz

Im Zusammenhang mit dem ökonomischen Prinzip, also dem Minimal- bzw. Maximalprinzip, werden häufig die Begriffe der Effektivität und der Effizienz verwendet. Umgangssprachlich werden diese Begriffe häufig synonym verwendet, in der Ökonomie ist es jedoch notwendig, diese Begriffe deutlich abzugrenzen, denn sie meinen etwas Unterschiedliches.

Unter dem Begriff der *Effektivität* ist ein Maß für die *Wirksamkeit* von Maßnahmen zu verstehen. Es vergleicht den erreichten Nutzen der erbrachten Leistungen, also das Ergebnis (Outcome) mit dem angestrebten Ziel. Konnte mit einer Maßnahme ein Ziel erreicht werden, ist sie effektiv, konnte das Ziel nicht erreicht werden, ist sie nicht effektiv oder ineffektiv. Im Bereich der Pflege würde das Kriterium der Effektivität beispielsweise prüfen, ob die Beauftragung eines ambulanten Pflegedienstes (Maßnahme) geeignet ist, dem Pflegebedürftigen ein Leben im gewohnten häuslichen Umfeld zu ermöglichen (Ziel). Daraus folgt, dass es eine Steigerung des Wortes effektiv, wie es umgangssprachlich häufig genutzt wird, aus ökonomischer Sicht nicht gibt. Entweder, das gewünschte Ziel wird erreicht, dann ist die Maßnahme geeignet (effektiv), oder eben nicht, dann ist sie ungeeignet (ineffektiv).

Mit dem Versuch der Steigerung des Wortes effektiv, ist intuitiv in der Regel etwas Anderes gemeint, nämlich die Effizienz. Der Begriff *Effizienz* ist ein Maß für die *Wirtschaftlichkeit* des Mitteleinsatzes. Hier werden über das Kriterium der Zielerreichung hinaus die Kosten einer Maßnahme betrachtet und die eingesetzten Mittel in Relation zum erreichten Ergebnis gesetzt. Mit dem Kriterium der Effizienz wird das Verhältnis von Input zu Output bewertet. Es werden also zwei oder mehr Maßnahmen, die im Hinblick auf die Erreichung eines Zieles geeignet, also effektiv sind, im Hinblick auf die eingesetzten Ressourcen (Kosten) bewertet. Effektivität ist also eine Voraussetzung für Effizienz. Oder anders formuliert: Maßnahmen die nicht effektiv sind, können nicht effizient sein.

Durch das Kriterium der Effizienz wird also ein Vergleich von verschiedenen Maßnahmen möglich. Eine Maßnahme, die bei gleicher Zielerreichung einen geringeren Kostenaufwand bzw. Ressourcenverbrauch verursacht, ist effizienter als andere Maßnahmen. Analog zum ökonomischen Prinzip (Minimal- bzw. Maximalprinzip) ist im Vergleich mit anderen effektiven Maßnahmen die Maßnahme am effizientesten, die entweder mit den gleichem Kosten- bzw. Ressourcenaufwand (Input) das beste Ergebnis (Output) erreicht, oder die ein definiertes Ergebnis (Output) mit dem geringsten Kosten- bzw. Ressourcenaufwand (Input) erreicht.

Anreize
Neben der Annahme, dass der *homo oeconomicus* eigennützig und rational handelt, kommt hinzu, dass der homo oeconomicus den Anreizen folgt, die ihm ein nutzenmaximierendes Ergebnis in Aussicht stellen. Anders ausgedrückt, kann das Verhalten des homo oeconomicus insofern gesteuert bzw. vorhergesagt werden, wenn bestehende Anreizsysteme transparent sind. Daraus kann geschlussfolgert werden, dass die Rahmenbedingungen, also die Anreize für das einzelne Individuum so ausgestaltet sein sollten, dass auch für alle anderen beteiligten Nutzer ein nutzenmaximierendes Ergebnis entsteht. Gerade in der Sozialpolitik, ist hier der Staat in der Pflicht, entsprechende Anreizsysteme zu gestalten.

Als Beispiel kann exemplarisch die Zinspolitik der Notenbank angeführt werden. Wünscht der Staat beispielsweise aus sozialpolitischen Gründen, dass Altersvorsorge zunehmen durch den Erwerb von Eigenheimen betrieben werden soll und ist darüber hinaus bekannt, dass der Erwerb von Immobilien bei niedrigen Zinsen gewinnbringender ist, als die Anlage des Geldes auf Sparkonten, wird ein Absenken der Zinsen durch die Notenbank mutmaßlich zunehmend Sparer dazu verleiten, das Geld in Eigenheime zu investieren. Damit handelt das Individuum rational und für sich nutzenmaximierend, und folgt gleichzeitig dem staatlichen bzw. kollektiven sozialpolitischen Zielen des Staates.

Opportunitätskosten
Wie oben aufgezeigt, sind Bedürfnisse divers und die knappen Ressourcen können unterschiedlichen Verwendungsmöglichkeiten zugeführt werden. Die Existenz von verschiedenen Alternativen, oder auch Opportunitäten genannt, stellt uns vor die viel zitierte Qual der Wahl. Aufgrund der begrenzten vorhandenen Ressourcen können nicht alle Alternativen in Anspruch genommen werden, d. h., wir sind gezwungen Wahlentscheidungen zu treffen.

Damit ist bei zwei Wahlalternativen (Opportunitäten) aber auch klar, dass die Entscheidung für die eine Alternative, automatisch auch eine Entscheidung gegen die andere Alternative ist. Ich kann also den Nutzen der einen Alternative in Anspruch nehmen, gleichzeitig entgeht mir aber der Nutzen der anderen Alternative. Diesen Nutzenentgang bezeichnen Ökonomen als Opportunitätskosten sind also keine Kosten im monetären Sinne, sondern ein ökonomisches Konstrukt zur Quantifizierung des entgangenen Nutzens für nicht in Anspruch genommene Alternativen. Es ist also der Nutzen aus den Gütern, die ich aufgeben muss, um den Nutzen eines anderen Gutes in Anspruch zu nehmen.

Das ökonomische Konstrukt der Opportunitätskosten kann nicht nur aus einer individuellen, sondern auch aus einer systemischen Perspektive verwendet werden. Sind nicht nur die individuellen, sondern auch die volkswirtschaftlichen oder systemischen Ressourcen begrenzt, muss eine Wahlentscheidung zwischen den zu produzierenden Gütern getroffen werden.

Opportunitätskosten
Konkret auf die Pflege bezogen, können Opportunitätskosten exemplarisch verdeutlicht werden, wenn beispielsweise zwischen den beiden Alternativen entschieden werden

muss, (begrenzte) finanzielle Ressourcen entweder für die Einrichtung einer zusätzlichen Planstelle für Pflegende einzusetzen, oder die Beschaffung pflegetechnischer Hilfsmittel, wie beispielsweise eines neuen Badewannenliftes für alle Waschräume einer Einrichtung zu verwenden. Wenn Sie sich für die zusätzliche Planstelle im Pflegeteam entscheiden, entgeht Ihnen der Nutzen durch den Einsatz des neuen Badewannenliftes in allen Waschräumen (und umgekehrt).

Oder um noch einmal auf das weiter oben angeführte Beispiel mit der Verwendung Ihrer begrenzten Zeit einzugehen: Die Entscheidung, Ihre begrenzte Zeit mit der Lektüre dieses Buches zu verbringen, führt gerade zu den Opportunitätskosten des entgangenen Nutzens eines Kino- oder Theaterbesuchs, dass Sie nicht mit Ihren Kindern spielen, nicht mit Ihrem Freund oder Ihrer Freundin telefonieren, oder… Hier ließe sich vermutlich eine unendlich lange Liste individueller Opportunitätskosten auflisten. Und wenn Sie nachher das Buch zur Seite legen und nicht mehr lesen, sind die Opportunitätskosten einer alternativen Verwendungsmöglichkeit Ihrer Zeit so stark gestiegen, dass Sie es für sinnvoller (nutzenmaximierender) halten, nicht mehr zu lesen, sondern etwas anderes zu tun. Wozu ich Sie an dieser Stelle aber natürlich nicht auffordern möchte.

Positive und normative Analyse

In der (Mikro-) Ökonomie wird zwischen der *positiven* und der *normativen Analyse* unterschieden. Mit einer positiven Analyse werden (unter Anwendung von Theorien und Modellen) die *Auswirkungen von Entscheidungen* untersucht, beispielsweise die Auswirkungen von Importzöllen für ausländische Autos auf den Absatz inländischer Autos. Oder auf den Bereich der Pflegeökonomie übertragen: die Auswirkungen einer Erhöhung des Beitragssatzes zur Pflegeversicherung auf die Einkommenshöhe der privaten Haushalte.

Im Unterschied zur positiven Analyse zielt die normative Analyse nicht auf die Auswirkungen von Entscheidungen ab, sondern geht

der Frage nach, *wie etwas sein sollte.* Beispielsweise der Frage, ob zuckerhaltige Getränke stärker besteuert werden sollten? Auch hier auf den Bereich der Pflegeökonomie übertragen: Sollte die Pflegeversicherung nur einen Teil oder den gesamten Bedarf von Pflegeleistungen abdecken?

Durch die erste Betrachtungsweise wird versucht, das Verständnis für (pflege-) ökonomische Zusammenhänge zu erhöhen, während die zweite Betrachtungsweise dazu dienen soll, eine ökonomische Grundlage für pflegepolitische Entscheidungen zu finden.

Ceteris paribus

Die Formulierung *ceteris paribus* stammt aus dem lateinischen und bedeutet „alles andere bleibt gleich", oder sinngemäß übersetzt: „unter sonst gleichen Rahmenbedingungen". In der Ökonomie besagt die ceteris paribus-Klausel, dass nur genau eine Variable in einem System geändert wird, während die restlichen Variablen konstant, also gleich gehalten werden. Im Anschluss wird beobachtet, welche Auswirkungen sich aus der Änderung dieser einen Variable ergeben. Die ceteris paribus-Klausel soll dazu dienen, kausale Zusammenhänge zu beschreiben. Um einen Kausalschluss ziehen zu können, müssen beobachtete Effekte eindeutig auf eine bestimmte Veränderung zurückgeführt und eventuelle Einflüsse anderer Variablen ausgeschlossen werden können.

Daher erfordert die ceteris paribus-Klausel, dass alle anderen Bedingungen konstant bleiben müssen, um auszuschließen, dass eine oder mehrere weitere Variablen den beobachteten Effekt ebenfalls beeinflussen könnten. Damit wird sichergestellt, dass die aufgetretenen Ergebnisse rein den Zusammenhang zwischen erster (abhängiger) und zweiter (unabhängiger) Variable beschreiben.

Wenn wir also herausfinden möchten, wie sich ceteris paribus eine Erhöhung des Beitragssatzes zur Pflegeversicherung (erste Variable) auf das verfügbare Einkommen der privaten Haushalte (zweite Variable) auswirkt, müssen wir mehrere Situationen darstellen, in denen beide Variablen auftauchen. Während alle übrigen Angaben (mögliche weitere Variablen wie beispielsweise die Höhe des Beitragssatzes zur Krankenversicherung oder die zu zahlenden Steuern) zur Ermittlung des verfügbaren Einkommens privater Haushalte konstant gehalten werden, können wir berechnen, wie sich eine Anhebung des Beitragssatzes zur Pflegeversicherung auswirkt, indem wir ausschließlich den Beitragssatz (die erste Variable) verändern.

Grenzbetrachtungen: Grenznutzen, Grenzerlös und Grenzkosten

In der Ökonomie werden Entscheidungen unter Berücksichtigung der Betrachtung bzw. Analyse von Grenzkosten und Grenznutzen getroffen.

Der *Grenznutzen* ist der Nutzenzuwachs, den wir durch den Konsum einer (zusätzlichen) Einheit eines Gutes erfahren. Dies soll an einem Beispiel verdeutlicht werden: In der Regel treffen wir unsere Entscheidungen nicht umfassend im Voraus, sondern schrittweise. Wenn wir uns beispielsweise überlegen, heute Abend Rotwein trinken zu wollen, entscheiden wir nicht sofort, ob wir die ganze Flasche trinken oder nicht, sondern vielmehr, ob wir (noch) ein Glas Rotwein trinken. Unsere Entscheidung für das (nächste) Glas Rotwein wird anders ausfallen, wenn wir vorher schon ein oder mehrere Gläser Rotwein getrunken haben oder nicht.

In der Ökonomie wird dieses schrittweise Vorgehen für Entscheidungen als *Grenzbetrachtung* bezeichnet. Nachfrager werden ein Gut nur dann kaufen, wenn ihnen der Konsum einer (weiteren) Einheit dieses Gutes eine Nutzensteigerung stiftet. Erhöht sich der Nutzen durch eine zusätzliche Einheit nicht, werden Nachfrager ein Gut nicht (mehr) kaufen.

Als pflegeökonomisches Beispiel kann die Häufigkeit von Hausbesuchen durch einen Pflegedienst angeführt werden: Ambulante Pflegedienste suchen Pflegebedürftige je nach Schweregrad der Pflegebedürftigkeit mehrmals pro Woche oder sogar ein- oder mehrmals pro Tag auf. Ein Pflegebedürftiger (bzw. dessen Vertreter) werden sich nur dann für einen zusätzlichen Hausbesuch durch einen Pflegedienst entscheiden, wenn durch einen zusätzlichen Hausbesuch die Nutzensituation des Pflegebedürftigen, z. B. durch die Unterstützung bei der Körperpflege verbessert wird. Kann sich der Pflegebedürftige noch ausreichend selbstständig versorgen ist ein (zusätzlicher) Hausbesuch nicht notwendig und wird dann keinen positiven Nutzen stiften.

Die *Grenzkosten* hingegen bezeichnen die Veränderung der Kosten bei Erhöhung der Produktion um eine zusätzliche Einheit. Unternehmer werden eine (zusätzliche) Einheit eines Gutes nur produzieren, wenn der erwartete Erlös, der mit dem Verkauf der zusätzlich produzierten Einheit erzielt werden kann *(Grenzerlös)*, höher ist, als die Kosten, die durch die Produktion der zusätzlichen Einheit entstehen *(Grenzkosten)*.

Als Beispiel aus dem Bereich der Pflegeökonomie soll hier die Entscheidung zum Angebot eines zusätzlichen Pflegeplatzes in einer stationären Pflegeeinrichtung angeführt werden. Die Betreiber der stationären Pflegeeinrichtung werden einen zusätzlichen Pflegeplatz nur dann anbieten, wenn sie erwarten, dass der Erlös aus diesem zusätzlichen Pflegeplatz (Grenzerlös), die entstehenden Kosten (z. B. Personal und Materialkosten) für das Angebot eines zusätzlichen Pflegeplatzes (Grenzkosten) übersteigen wird.

Abgrenzung Makro- und Mikroökonomie

Die Volkswirtschaftslehre lässt sich in zwei Teilgebiete unterteilen: Die Makroökonomie und die Mikroökonomie. Die Makroökonomie beschäftigt sich mit gesamtwirtschaftlichen Zusammenhängen („Vogelperspektive") und die Mikroökonomie mit Verhalten einzelner wirtschaftlicher Akteure bzw. Einheiten („Froschperspektive").

Die *Makroökonomie* betrachtet gesamtwirtschaftliche Zusammenhänge und damit die Volkswirtschaft als Ganzes. Dazu werden gleichartige Wirtschaftssubjekte (wie Haushalte und Unternehmen) zu Sektoren zusammengefasst und deren Aktivitäten in aggregierten Variablen dargestellt, wie beispielsweise gesamtwirtschaftlicher Konsum und gesamtwirtschaftliches Güterangebot. Demzufolge befasst sich die Makroökonomie mit gesamtwirtschaftlichen Fragestellungen, wie beispielsweise der

Entstehung des Volkseinkommens. Allerdings sind die Grenzen zur Mikroökonomie zum Teil fließend, da auch in der Makroökonomie Märkte betrachtet und zum Teil theoretische Ansätze mit starker mikroökonomischer Fundierung verwendet werden.

In der *Mikroökonomie* geht es um das Verhalten einzelner Wirtschaftssubjekte. Es wird analysiert, wie und warum die Wirtschaftssubjekte wirtschaftliche Entscheidungen treffen. Beispielsweise wird damit erklärt, wie Konsumenten ihre Kaufentscheidungen treffen und wie diese Kaufentscheidungen durch sich ändernde Preise und Einkommen beeinflusst werden. Ebenfalls erklären lässt sich, wie einerseits Unternehmen entscheiden, wie viele Arbeitnehmer sie einstellen und andererseits die Arbeitnehmer entscheiden, wie viel und wo sie arbeiten. Darüber hinaus liefert die Mikroökonomie Erklärungen, wie Wirtschaftssubjekte zur Bildung größerer Einheiten (Märkte und Branchen) interagieren. Durch Analyse des Verhaltens und der Interaktion verschiedener Akteure zeigt die Mikroökonomie auf, wie Branchen und Märkte funktionieren, wie sie sich entwickeln, wie sie sich unterscheiden und wie sie durch staatliche Eingriffe beeinflusst werden (können).

2.2 Ein gesamtwirtschaftliches Modell: Der Wirtschaftskreislauf

Nach Zdrowomyslaw und Dürig (1999) stellen sich in jedem Wirtschaftssystem infolge begrenzter Produktionsmittel (Ressourcen) mit alternativen Verwendungsmöglichkeiten, also infolge der Knappheit von Gütern, drei zentrale Fragen:

1. Was soll in welchen Mengen (Güter und Dienstleistungen) produziert werden?
2. Wie sollen die Güter und Dienstleistungen produziert werden?
3. Für wen sollen die Güter und Dienstleistungen produziert werden?

Übertragen auf den Bereich der Pflegewirtschaft lassen sich daraus die folgenden Fragen ableiten:

1. Welche *Pflegegüter* und *Pflegedienstleistungen*[1] sollen in welchen Mengen produziert werden?

Vordergründig, scheint es hier um eine banale Fragestellung zu gehen: Welche alternativen Pflegeleistungen sollen in welchen Mengen hergestellt werden? Die Antwort scheint so naheliegend, natürlich die Pflegeleistungen, die von den Pflegebedürftigen benötigt werden. Aber auch in der Pflege sind wir in einer (eigentlich komfortablen) Situation, in der wir mehr Pflegeleistungen erbringen können, als wir finanzieren können. Aber wer ist „wir"? An der Stelle wird die scheinbar banale Frage komplex: Wer entscheidet über die Erstellung und Finanzierung von Pflegeleistungen: die Konsumenten (die Pflegebedürftigen oder deren Angehörigen), die Produzenten (Krankenhäuser, ambulante und/oder stationäre Pflegeeinrichtungen) oder der Staat? Die Pflegewirtschaft konkurriert bei der Verwendung knapper Ressourcen mit anderen Wirtschaftsbereichen, beispielsweise der Ernährungs-, Bekleidungs- und Konsumgüterindustrie (Lebensmittel, Schuhe, Spielekonsolen, Kühlschränke, etc.), aber auch anderen gesellschaftlichen Bereichen, wie der Sicherheit (Polizei, Militär), Bildung (Schulen, Hochschulen, Universitäten, etc.), Verkehr (Straßen- und Schienennetze, öffentlicher Personennahverkehr, Flughäfen, etc.) und der Kunst (Theater, Opern, Museen, etc.). Wo ist die Verwendung der knappen Ressourcen am sinnvollsten? Sollte die Produktion von Konsumgütern eingeschränkt werden und stattdessen mehr in Pflege (z. B. Pflegeplätze, Pflegende), Produktionsanlagen

---

[1]Unter Pflegegütern werden (technische) Pflegehilfsmittel verstanden, wie beispielsweise ein Pflegebett oder Rollator, wohingegen unter Pflegedienstleistungen tatsächlich an Pflegebedürftigen durchgeführte Maßnahmen wie beispielsweise die Körperhygiene oder das Anreichen von Essen verstanden werden. Im weiteren Verlauf wird nicht durchgängig zwischen Pflegegütern und Pflegedienstleistungen unterschieden und stattdessen der Begriff *Pflegeleistungen* verwendet.

(z. B. Maschinen, Fabrikanlagen) oder in Bildung investiert werden, also kurzfristig auf Konsum verzichtet werden, um langfristig die Produktivität und damit den Wohlstand zu erhöhen?

2. Wie sollen diese Pflegeleistungen produziert werden?

Wenn die erste Frage zugunsten der Erstellung von Pflegeleistungen getroffen worden ist, stellt sich die Frage, wie diese produziert werden sollen. Welche Produktionsfaktoren (z. B. Rohstoffe, Kapital) sollen in welcher Menge zur Erstellung von Pflegeleistungen eingesetzt werden? Mit wie viel bzw. welchem Personal (Fachkräften) soll produziert werden? Mit welcher Technik soll produziert werden? Wo soll produziert werden? Wer entscheidet über die Produktion von Pflegeleistungen: die (privatwirtschaftlichen) Produzenten oder der Staat?

3. Für wen sollen diese Pflegeleistungen produziert werden?

Wenn schließlich geklärt ist, wie Pflegeleistungen erstellt werden sollen, stellt sich die Frage, wer in den Genuss der bereitgestellten Pflegeleistungen kommen soll? Hier geht es also nicht mehr, wie bei den ersten beiden Fragen, um die Allokation der knappen Ressourcen, sondern um die Distribution, also die Verteilung der erstellten Pflegeleistungen. Wie sollen die Pflegeleistungen unter den Pflegebedürftigen verteilt werden? Sollen Reiche und Arme im gleichen Maße profitieren, oder wollen wir zulassen, dass die Inanspruchnahme von Pflegeleistungen nicht vom pflegerischen Bedarf, sondern von den finanziellen Möglichkeiten der Pflegebedürftigen abhängig ist?

Aus den vorherigen Ausführungen ist deutlich geworden, dass die Fragestellungen zur Produktion von Pflegeleistungen nicht trivial sind, sondern einerseits eine gesamtwirtschaftliche (kollektive) Dimension haben und andererseits eine einzelwirtschaftliche (individuelle) Dimension haben. Daher soll in diesem Kapitel zunächst auf die gesamtwirtschaftliche Dimension aus einer makroökonomischen perspektive eingegangen werden, die mikroökonomische Perspektive folgt dann im nächsten Kapitel.

Ein erstes, stark vereinfachtes Modell für die (makro-) ökonomischen Zusammenhänge in einer Volkswirtschaft ist die folgende schematische Darstellung eines Wirtschaftskreislaufes (Abb. 2.4).

Geschlossener Wirtschaftskreislauf (ohne Staat; ohne Ausland):
Einfache Darstellung des Zusammenspiels von Wirtschaftseinheiten

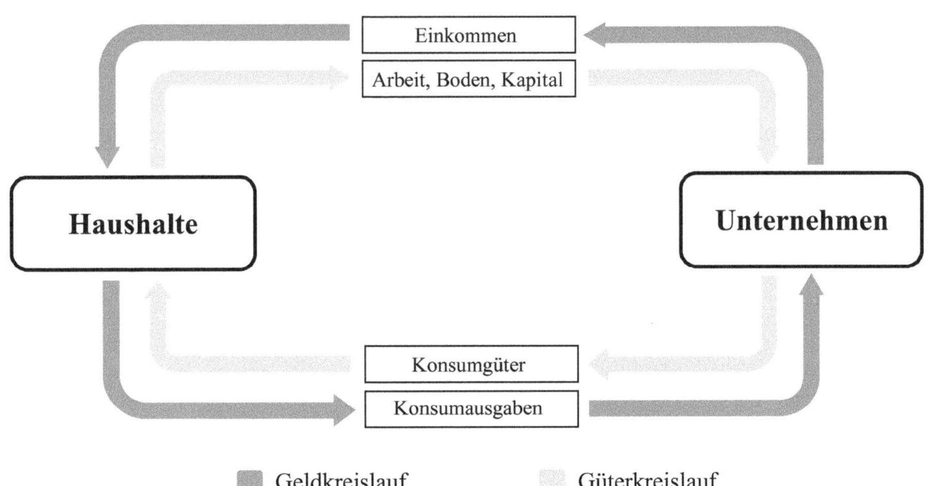

Abb. 2.4 Einfacher Wirtschaftskreislauf. (Quelle: Eigene Darstellung in Anlehnung an Zdrowomyslaw und Dürig 1999, S. 20)

Der Wirtschaftskreislauf dient zur Darstellung der Austauschprozesse (Transaktionen) zwischen den einzelnen Wirtschaftssubjekten, die Güter und Dienstleistungen gegen Geld tauschen. Um nicht unendlich viele einzelne Tauschvorgänge darstellen zu müssen, werden gleichartige Wirtschaftssubjekte zu Sektoren zusammengefasst. In diesem vereinfachten Modell sind das die Sektoren der Haushalte (d. h., die Gesamtheit aller privaten Haushalte) und der Unternehmen (d. h., die Gesamtheit aller Unternehmen). Zwischen diesen erfolgen die Geld- und Güterströme, die jeweils als Geldkreislauf und als Güterkreislauf skizziert sind.

Die privaten Haushalte verfügen über Ressourcen, die sog. **Produktionsfaktoren (Arbeit, Boden und Kapital),** die sie den Unternehmen zur Verfügung stellen. Stellen die Haushalte ihre Arbeitskraft zur Verfügung, erhalten sie für erbrachte Arbeitsleistungen als Gegenleistung ein Einkommen in Form eines Arbeitslohnes; stellen die Haushalte den Unternehmen Kapital, sowohl in monetärer Form als auch in Form von Grund und Boden zur Verfügung, erhalten sie auch dafür ein Einkommen, in Form von Zinsen, Dividenden, Mieten und Pachten. Das erzielte Einkommen setzen die Haushalte ein, um die von den Unternehmen produzierten Güter und Dienstleistungen für den persönlichen Gebrauch (Konsum) zu erwerben. Zur Produktion dieser Güter und Dienstleistungen benötigen die Unternehmen Produktionsfaktoren, die sie wiederum von den privaten Haushalten (gegen Geld) erhalten.

Diese Austauschbeziehungen finden auf zwei verschiedenen Märkten statt. Zum Ersten auf dem **Konsumgütermarkt,** also dem Markt für Güter und Dienstleistungen, auf dem die Unternehmen die produzierten Güter und Dienstleistungen verkaufen und die Haushalte diese kaufen. Zum Zweiten auf dem **Faktormarkt,** auf dem die Unternehmen die benötigten Produktionsfaktoren kaufen und die Haushalte diese Produktionsfaktoren, also ihre Arbeitskraft, Boden und Kapital verkaufen.

Der hier dargestellte einfache Wirtschaftskreislauf (geschlossene Wirtschaft) berücksichtigt nur die Sektoren der Haushalte und Unternehmen. Dieser einfache Wirtschaftskreislauf geht von der idealtypischen Annahme aus, dass die Haushalte ihr Einkommen vollständig für Konsum ausgeben und nicht sparen. Sollen auch Spareinlagen berücksichtigt werden, muss der einfache Wirtschaftskreislauf um einen Bankensektor erweitert werden. Das Modell wird zu einem sogenannten erweiterten Wirtschaftskreislauf (offene Wirtschaft), wenn zusätzlich der staatliche Sektor (Bund, Länder, Gemeinden, Sozialversicherung) und Austauschbeziehungen mit dem Ausland einbezogen werden.[2]

Für die Beantwortung der zuvor skizzierten Fragestellungen, insbesondere im Hinblick auf die Zuständigkeit bzw. Entscheidungskompetenz der einzelnen Akteure (Konsument, Produzent oder Staat), ist die Ausgestaltung eines Wirtschaftssystems von zentraler Bedeutung. Hier stellt sich die Frage: Wie viel Staat ist nötig, wie viel Markt ist möglich?

Diese Fragestellung impliziert bereits, dass prinzipiell zwei idealtypische Ordnungsformen zur Ausgestaltung eines Wirtschaftssystems existieren, um die Austauschbeziehungen zwischen den Haushalten und den Unternehmen zu koordinieren. Einerseits die dezentrale Koordination über Märkte, die Marktwirtschaft, und andererseits die zentrale Koordination über Pläne, die als Zentralverwaltungswirtschaft oder auch als Planwirtschaft bezeichnet wird. Diese Ordnungsformen stellen Idealtypen dar, die in dieser Reinform in der Realität nahezu nicht vorkommen. Zwar orientieren sich die realen Wirtschaftsordnungen der verschiedenen Staaten in der Realität an diesen Idealtypen, weisen aber in der Regel zahlreiche Modifikationen auf und sind daher eher Mischformen aus beiden Idealtypen in den unterschiedlichsten Konstellationen bzw. Zusammensetzungen.

---

[2]Auf die Darstellung eines erweiterten Wirtschaftskreislaufes, inklusive der Sektoren Banken, Staat und Ausland wird an dieser Stelle verzichtet. Eine entsprechende Darstellung findet sich bei Zdrowomyslaw und Dürig (1999, S. 19 f.).

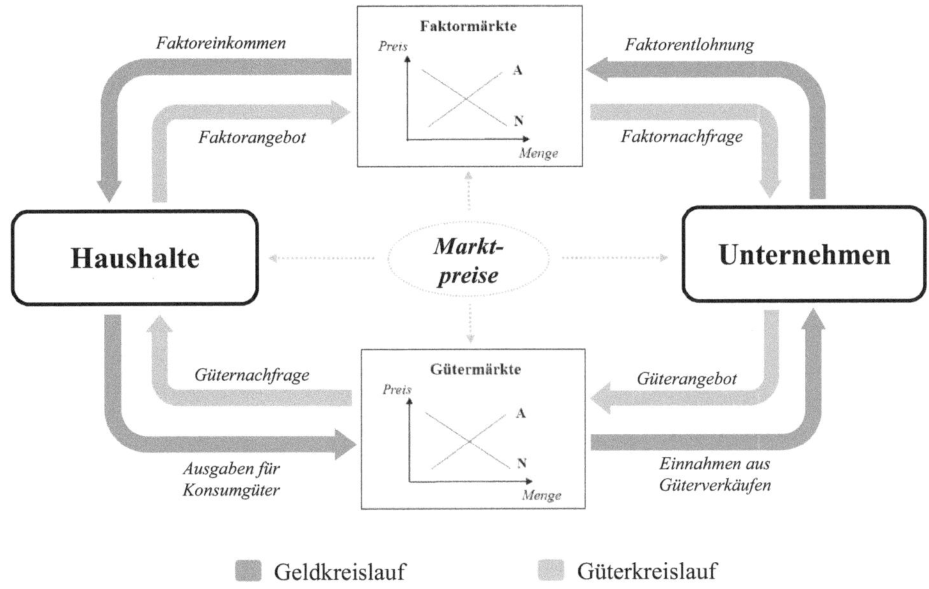

Abb. 2.5 Einfacher Wirtschaftskreislauf in einer Marktwirtschaft. (Quelle: Eigene Darstellung in Anlehnung an Zdrowomyslaw und Dürig 1999, S. 20)

Die freie Marktwirtschaft

Im Mittelpunkt der Marktwirtschaft steht das Individuum als Wirtschaftssubjekt. Haushalte und Unternehmen entscheiden (dezentral) über Konsum und Produktion. Die Konsum- und Produktionspläne werden über den Preis koordiniert. Die Marktwirtschaft ist demnach ein Wirtschaftssystem, in dem alle ökonomischen Prozesse auf dem Wege der Koordinierung individueller Konsum und Produktionspläne auf Märkten (Zusammentreffen von Angebot und Nachfrage) durch den Preismechanismus bzw. die jeweiligen Marktpreise gesteuert werden. Folglich entscheiden alle Haushalte und Unternehmen, dezentral gesteuert durch den Preismechanismus[3] auf den (Konsum-) Gütermärkten und den Faktormärkten darüber, *was, wie und für wen* produziert wird.

Eine freie Marktwirtschaft ist damit durch individuelle Planung, aber auch individuelle Tragung von Risiken gekennzeichnet. Der Staat spielt nur eine minimale und damit untergeordnete Rolle. Es herrscht ein freier Wettbewerb, d. h. der Preis wird ausschließlich über das Zusammentreffen von Angebot und Nachfrage auf Märkten bestimmt, der Staat greift nicht in die Preisbildung ein. Auf den Märkten agieren viele Anbieter und Nachfrager (Polypol), es werden homogene Güter gehandelt, es handelt sich um vollkommene Märkte[4] (d. h., es herrschen Transparenz und es liegen keine Präferenzen vor). Zu diesen Märkten besteht für alle Teilnehmer (Haushalte und Unternehmen) ein freier Marktzugang. Alle Marktteilnehmer streben nach maximalem Gewinn. Voraussetzung ist eine freiheitliche, demokratische Gesellschaftsordnung, in der das Recht auf Privateigentum und eine freie Berufswahl gewährleistet ist (Abb. 2.5).

Der Staat ist folglich kaum in den Wirtschaftsprozess involviert, dezentrale Koordinierungsinstanz in der freien Marktwirtschaft ist der Markt (über die jeweiligen Marktpreise). Oder kurz: ***Ein Minimum an Staat, ein Maximum an Markt.***

---

[3]Eine vertiefende Darstellung des Preismechanismus folgt in Abschn. 2.3.5.

[4]Zu den Anforderungen bzw. Voraussetzungen für einen vollkommenen Markt siehe auch Abschn. 2.3.

Die Zentralverwaltungs- oder Planwirtschaft
Der Gegenentwurf zum Modell einer freien Marktwirtschaft ist das Modell der Zentralverwaltungswirtschaft, die auch als Planwirtschaft bezeichnet wird. Der Name resultiert aus der Tatsache, dass der Koordinierungsprozess nicht über Märkte erfolgt, sondern über eine zentrale staatliche Planungsbehörde. Diese zentrale Planungsbehörde macht nicht nur Vorgaben zum geplanten Konsum und der dafür erforderlichen Produktion, sondern plant auch die Höhe der Preise für Güter und Dienstleistungen sowie die Höhe der Einkommen der Haushalte. Im Mittelpunkt steht also nicht das Individuum, sondern das Kollektiv; die Koordinierung erfolgt nicht über den Markt, sondern über den Staat. Folglich entscheidet der Staat darüber bzw. steuert zentral durch Vorgabe in (Jahres-) Plänen, *was, wie und für wen* produziert wird.

Diese Wirtschaftsordnung ist durch geringe Freiheiten der Wirtschaftssubjekte, also der Haushalte und Unternehmen, gekennzeichnet. Die Produktionsmittel befinden sich im staatlichen Eigentum. Die gesamte Produktion wird durch eine Kollektivplanung über Ein- und Mehrjahrespläne koordiniert. Das gesamte Marktgeschehen ist staatlich reguliert, d. h. sowohl Angebot und Nachfrage werden staatlich gelenkt, als auch Preise und Investitionen. Die Wahl des Berufes und des Arbeitsplatzes werden staatlich reguliert. In dieser Wirtschaftsordnung stehen nicht die individuellen Bedarfe der Unternehmen und Haushalte im Mittelpunkt, sondern eine staatlich gelenkte Bedarfsplanung. Diese Wirtschaftsordnung setzt eine totalitäre Gesellschaftsordnung voraus.

Der Staat agiert als zentrale und oberste Lenkungsinstanz und nimmt damit eine sehr zentrale Rolle ein. Eine dezentrale Koordinierung über freie Märkte ist weitestgehend unterbunden (Ausnahme ist der sog. Schwarzmarkt). Oder kurz: *Ein Maximum an Staat, ein Minimum an Markt* (Abb. 2.6).

Eine synoptische Gegenüberstellung der idealtypischen Wirtschaftsordnungen einer freien Marktwirtschaft und einer Zentralverwaltungs-/Planwirtschaft ist in Tab. 2.1 dargestellt.

In Abschn. 7.1 wird es dann darum gehen, deutlich zu machen, dass unser Gesundheits-/Pflegesystem weder in Reinform dem Modell einer Zentralverwaltungs-/Planwirtschaft entspricht, noch dem Modell einer freien Marktwirtschaft zugeordnet werden kann. Vielmehr soll deutlich werden, dass in unserem Gesundheits-/Pflegesystem zeitgleich und parallel verschiedene Ordnungssysteme/-instrumentarien zur Anwendung kommen und es sich in sofern um eine gemischte Wirtschaftsordnung handelt.

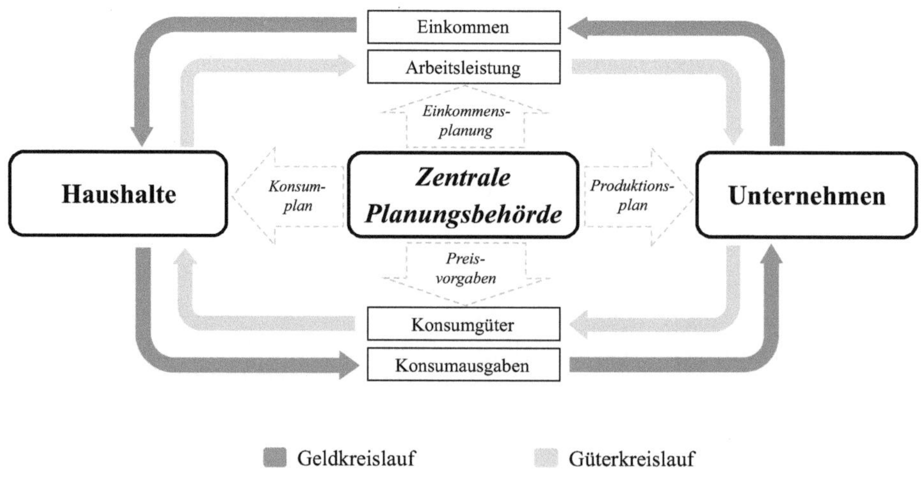

Abb. 2.6 Einfacher Wirtschaftskreislauf in einer Planwirtschaft. (Quelle: Eigene Darstellung in Anlehnung an Zdrowomyslaw und Dürig 1999, S. 20)

Tab. 2.1 Wirtschaftsordnungen

Merkmale	Freie Marktwirtschaft	Zentralverwaltungswirtschaft
Wettbewerb	Freier Wettbewerb (erzwingt rationales Verhalten)	Eingeschränkter Wettbewerb
Preisbildung	Wettbewerbsbestimmt	Staatlich gelenkt
Planung	Markt (dezentrale Planung)	Staat (zentrale Planung)
Produktionsverfahren	Einsatz nach Gewinn und Verlust	Einsatz nach Plan ohne Rücksicht auf Gewinn und Verlust
Eigentum	Privat	Staatlich kollektiv
Zielsetzung	Bedarfsdeckung durch individuelle Nutzen- und Gewinnmaximierung	Bedarfsdeckung durch Planerfüllung

2.3 Idealtypische Marktallokation

In freiheitlichen Gesellschaften erfolgt die Koordinierung, also die Allokation der Ressourcen über Märkte. Daher werden in diesem Kapitel die Rahmenbedingungen und ökonomischen Grundannahmen von Märkten unter der Annahme von Wettbewerbsbedingungen näher erläutert.

2.3.1 Konsumentensouveränität

Die Bürgerinnen und Bürger können grundsätzlich frei entscheiden, was sie kaufen möchten und was nicht. Diese Freiheit zur Entscheidung nennen Ökonomen Konsumentensouveränität. Die Konsumenten entscheiden, welche Güter sie zur Befriedigung ihrer Bedürfnisse in Anspruch nehmen, und welche nicht. Das bedeutet zugleich, dass sie entscheiden, wie sie die zur Verfügung stehenden Mittel – ihr finanzielles Budget – zwischen verschiedenen Alternativen aufteilen.

Zur Vereinfachung stellen wir uns eine Situation vor, in der sich der Konsument zwischen zwei Alternativen entscheiden kann: Der Inanspruchnahme von Pflegeleistungen (PL) oder von Konsumgütern (X). Wobei unterstellt wird, dass die Pflegeleistungen (PL) alle möglichen Pflegeleistungen (beispielsweise die Inanspruchnahme eines ambulanten Pflegedienstes, der Erwerb von Pflegehilfsmitteln, etc.) umfassen. Die Konsumgüter (X) umfassen alle übrigen denkbaren Verwendungsmöglichkciten (bcispiclswcisc Theater- oder Kinobesuche, Urlaub, etc.). Dementsprechend sind in der folgenden Abbildung auf den Achsen die Pflegeleistungen (PL) und die Konsumgüter (X) abgetragen.

Nach seinen individuellen Präferenzen kann der Konsument nun sein Budget, also das ihm zur Verfügung stehenden Einkommen (Y) auf die beiden Alternativen aufteilen. Allerdings muss ihm dabei klar sein, dass die Mittel, die er für die Inanspruchnahme von Pflegeleistungen verwendet hat, nicht mehr für Konsumgüter ausgegeben werden können – und umgekehrt. Mit der Entscheidung für eine der beiden Alternativen, entstehen also automatischen Opportunitätskosten in Höhe des entgangenen Nutzens durch die Nicht-Inanspruchnahme der anderen Alternative.

Die Entscheidung für eine der beiden Alternativen wird aber nicht nur durch die individuellen Präferenzen beeinflusst, sondern auch durch den jeweiligen Preis für die Alternativen, also den Preis (p) für die Pflegeleistungen (PL) und den Preis (q) für die Konsumgüter (X). Darüber hinaus wird die Inanspruchnahme durch das zur Verfügung stehende Einkommen (Y) limitiert. Selbst wenn der Konsument sich entscheidet, alles, also das gesamte Budget für eine der beiden Alternativen zu verwenden, kann er maximal die Menge in Anspruch nehmen, die sich bei dem Preis der jeweiligen Alternative maximal damit finanzieren lässt. Diese maximale Inanspruchnahme wird in der Abb. 2.7 durch den Schnittpunkt auf der jeweiligen Achse dargestellt: PL_{max} steht für die maximal mögliche Menge an Pflegeleistungen, wenn das gesamte

Abb. 2.7 Budgetgerade

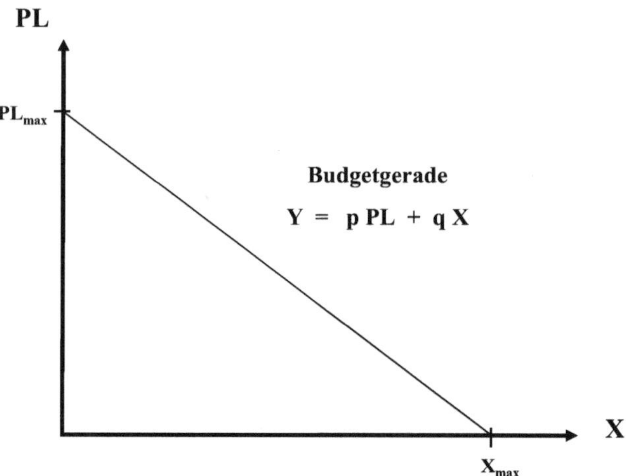

zur Verfügung stehende Einkommen für Pflegeleistungen verwendet wird und X_{max} steht für die maximal mögliche Menge an Konsumgütern, wenn das gesamte zur Verfügung stehende Einkommen für Konsumgüter verwendet wird. Grafisch dargestellt, ergibt die Verbindung dieser beiden Schnittpunkte die Budgetgerade. Als Formel ausgedrückt:

$$Y = pPl + qX$$

Dabei wird allerdings unterstellt, dass der Konsument das gesamte zur Verfügung stehende Einkommen auch tatsächlich ausgibt und nicht einen Teil des Einkommens spart, die Sparquote also 0 beträgt. Methodisch ist die Berücksichtigung einer Sparquote aber ohnehin unproblematisch, denn eine Sparquote reduziert lediglich das ursprüngliche Einkommen auf das tatsächlich (noch) zur Verfügung stehende Einkommen.

Analog würde ein sinkendes Einkommen durch eine Verschiebung der Budgetgeraden in Richtung Ursprung des Koordinatensystems („nach links") dargestellt werden können. Ein gestiegenes Einkommen würde durch eine Verschiebung der Budgetgeraden vom Ursprung weg („nach rechts") dargestellt.

Aufteilung des Einkommens

Ein Konsument hat ursprünglich 1200,- € zur Verfügung, spart aber 200,- €. Demnach stehen ihm tatsächlich 1000 € zur Verfügung, die er für Pflegeleistungen (PL) oder Konsumgüter (X) ausgeben kann.

Nehmen wir an, der Preis (p) für Pflegeleistungen beträgt 100,- € und der Preis (q) für Konsumgüter beträgt 50,- €. Was heißt das, für die Aufteilung seines Budgets? (Abb. 2.8)

Entscheidet sich ein nicht pflegebedürftiger Konsument, sein gesamtes Budget, also das tatsächlich zur Verfügung stehende Einkommen in Höhe von 1000,- € für Konsumgüter (X) zu verwenden, kann er damit bei einem Preis von q=50,- € maximal 20 Einheiten finanzieren.

Wenn dieser Konsument nun älter und pflegebedürftig wird, könnten sich seine Präferenzen ändern und er entscheidet sich, 2 Einheiten Pflegeleistungen (PL) in Anspruch zu nehmen. Für die 2 Einheiten müsste er 200,- € seines Einkommens aufwenden, sodass ihm nur noch 800,- € zur Verfügung stehen, um davon Konsumgüter zu kaufen. In der Folge müsste der Konsument also seinen Konsum von Konsumgütern einschränken, da er mit 800,- € nur noch 16 Einheiten Konsumgüter finanzieren kann. Wenn er dazu nicht bereit ist, hätte nur noch die Alternative bestanden, auf das Sparen zu verzichten, und diese 200 € zur Finanzierung der Pflegeleistungen zu verwenden.

Bei fortschreitender Pflegebedürftigkeit, würde der Konsument immer mehr

Abb. 2.8 Budgetgerade (mit Sparquote)

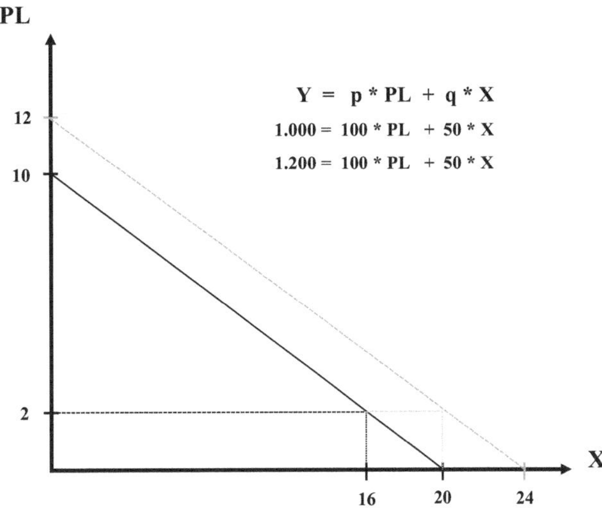

Pflegeleistungen in Anspruch nehmen (müssen). Unter der Annahme, dass der Konsument nicht mehr spart und ihm insofern ein Einkommen in Höhe von 1200,- € tatsächlich zur Verfügung steht, könnten mit diesem Einkommen bei einem Preis von $p = 100$,- € pro Pflegeleistung maximal 12 Einheiten an Pflegeleistungen in Anspruch genommen werden.

An dieser Stelle sollte noch einmal verdeutlicht werden, dass aus einem Bedarf erst dann eine konkrete Nachfrage am Markt werden kann, wenn diese mit einer entsprechenden Kaufkraft versehen ist. Oder anders formuliert: Selbst wenn ein Individuum den Bedarf hat, Konsumleistungen in Anspruch zu nehmen, kann dieser Bedarf beispielsweise nicht befriedigt werden, wenn die finanziellen Mittel dafür nicht zur Verfügung stehen, weil stattdessen Pflegeleistungen in Anspruch genommen werden (müssen).

Im folgenden Kapitel werden wir uns daher nun der Nachfrage zuwenden.

2.3.2 Die Marktnachfrage

Nach den Ausführungen im vorherigen Kapitel kann festgehalten werden, dass die Entscheidung eines Konsumenten und damit die Nachfrage nach einem bestimmten Gut von verschiedenen Faktoren abhängt, und zwar von

- den **Präferenzen,** d. h., den individuellen Zielen und der Bedürfnisstruktur des Nachfragers (abhängig von Alter, Beruf, Status, etc.),
- dem **Preis** des nachgefragten bzw. angebotenen Gutes,
- dem Preis anderer Güter (Komplementär-/ Substitutionsgüter),
- dem verfügbaren **Einkommen,**
- den Erwartungen von zukünftigen Ausgaben und damit einhergehend die „Sparquote" bzw. der Anteil des **Sparens** bezogen auf das Einkommen (dieser Aspekt ist insofern bereits im vorherigen Punkt enthalten, weil eine Sparquote lediglich das zur Verfügung stehende Einkommen um die Höhe des gesparten Betrages reduziert) und
- der Entwicklung der **Anzahl** der Nachfrager.

Natürlich ist die Nachfrage besonders von den individuellen Zielen und Bedürfnissen abhängig. Insofern wird sich die Nachfrage nach ein und demselben Gut zwischen verschiedenen Nachfragern auch in Abhängigkeit von deren individuellen Zielen und Bedürfnissen unterscheiden. Während der eine lieber Kartoffeln ist, sind dem anderen Nudeln lieber.

Aber insbesondere der Preis spielt eine zentrale Rolle. Gewöhnlich sind Konsumenten bereit mehr zu kaufen, wenn der Preis niedrig ist. So kann ein niedriger Preis einerseits dazu führen, dass Konsumenten, die dieses Gut schon gekauft

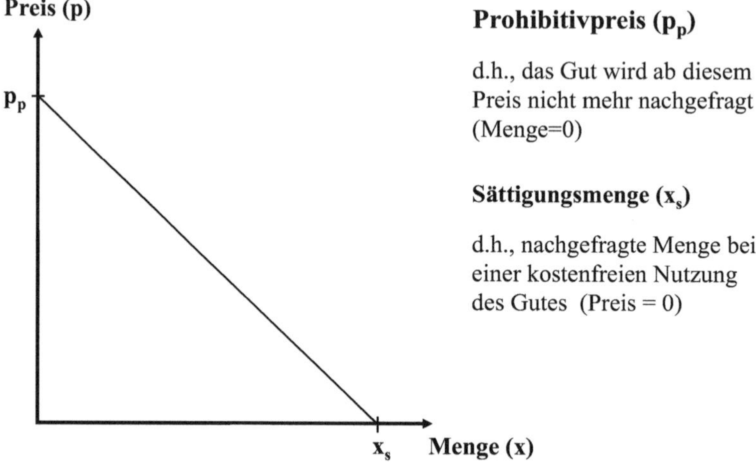

Abb. 2.9 Lineare Nachfrage

haben, bei einem niedrigen Preis größere Mengen von diesem Gut konsumieren und andererseits, dass Konsumenten, die sich das Gut zuvor nicht leisten konnten, es nun kaufen können.

Vereinfacht kann festgehalten werden: Je niedriger der Preis, desto größer die nachgefragte Menge; je höher der Preis, desto niedriger die nachgefragte Menge. Dieses Verhältnis zwischen Preis und gekaufter Menge kann grafisch in Form einer Nachfragekurve, oder wie in der folgenden Abb. 2.9 vereinfacht als lineare Nachfragefunktion dargestellt werden.

Auch wenn diese Abbildung große Ähnlichkeiten mit der Abb. 2.7 aufweist, und insofern eine gewisse Verwechslungsgefahr besteht, ist hier keine Budgetgerade, sondern eine lineare Nachfrage dargestellt. Auf den Achsen sind

nicht wie im vorherigen Kapitel alternative Güter dargestellt. Die Abb. 2.9 bezieht sich nur auf ein bestimmtes Gut, beispielsweise das Gut Pflegeleistungen; soll die Nachfrage nach mehreren Gütern dargestellt werden, so wäre für jedes Gut jeweils eine eigenständige grafische Darstellung erforderlich. Auf den beiden Achsen ist einerseits der **Preis (p)** für dieses Gut dargestellt und andererseits die in Anspruch genommene **Menge (x)** dieses Gutes. Die Nachfrage gibt daher an, welche Menge eines Gutes die Konsumenten zu einem bestimmten Preis kaufen wollen.

Aus der Abb. 2.9 wird deutlich, dass die Nachfrage negativ geneigt ist. Ökonomen sprechen hier von einem inversen Zusammenhang zwischen Preis und Menge[5]:

- Sinkt der Preis eines Gutes, dann steigt die nachgefragte Menge.
- Steigt der Preis eines Gutes, dann sinkt die nachgefragte Menge.

Der Schnittpunkt mit der Preisachse stellt dabei den sog. **Prohibitivpreis (p_p)** dar. So bezeichnen Ökonomen den Preis, ab dem ein Gut nicht mehr nachgefragt wird, d. h. die Menge gleich null ist. Grund hierfür ist, dass ab dem Prohibitivpreis und bei jedem Preis der darüber liegt, der Preis als zu hoch empfunden wird und daher das Gut nicht mehr gekauft wird. Erst wenn der Preis unter den Prohibitivpreis fällt, wird das Gut nachgefragt. Demgegenüber stellt der Schnittpunkt mit der

---

[5]Ein inverser Preis-Mengen-Zusammenhang gilt in der Ökonomie als *„normale"* Nachfrage. In der ökonomischen Literatur werden aber auch *„unnormale"* Nachfragen mit einem umgekehrten Preis-Mengen-Zusammenhang beschrieben, bei dem die nachgefragte Menge umso größer wird, je höher der Preis ist. Dies trifft beispielsweise auf Luxusgüter zu, mit denen ein bestimmter Status verbunden wird und man sich von all denen abgrenzen möchte, die sich dieses Luxusgut nicht leisten können. Exemplarisch können hier Luxusuhren genannt werden. Eine vergleichbar unnormale Nachfrage kann auch bei Innovationen entstehen, beispielsweise, wenn das neue iPhone präsentiert wird und die Nachfrage trotz eines extrem hohen Preises kaum befriedigt werden kann.

Mengenachse die sog. **Sättigungsmenge** (x_S) dar, d. h. selbst wenn der Preis gleich null wäre und das Gut kostenlos zur Verfügung gestellt würde, würden die Konsumenten nicht mehr als die Sättigungsmenge nachfragen.

Sättigungsmenge

Achtung! Zur Sättigungsmenge ist ein häufiges Missverständnis anzutreffen: So wird vermutet, bei einem Preis von 0, also wenn ein Gut kostenlos zur Verfügung gestellt wird, würden die Nachfrager unendlich viel in Anspruch nehmen („alles was geht"). Demzufolge dürfte es keinen Schnittpunkt mit der Mengenachse geben, also keine Sättigungsmenge vorliegen. Dass diese Vermutung unzutreffend ist, kann mit einfachen Beispielen verdeutlicht werden:

Stellen Sie sich eine Pflegeeinrichtung oder eine Hochschule vor, in der für die Pflegenden bzw. die Studierenden kostenlos Kaffee angeboten wird. Die Pflegekräfte bzw. Studierenden würden nicht unendlich viel Kaffee trinken, sondern nur so viel, bis der individuelle Kaffeedurst gestillt, der Bedarf also befriedigt ist. Natürlich wird das bei jedem Pflegenden bzw. Studierenden erst bei einer unterschiedlichen Menge der Fall sein. Bei einigen wird der Kaffeedurst schon nach einer Tasse Kaffee gestillt sein, andere werden sogar vier, fünf oder noch mehr Tassen Kaffee trinken. Aber niemand wird unendlich viel Kaffee trinken. Nach spätestens zwei bis drei Kannen Kaffee dürfte vermutlich niemand mehr Lust auf noch eine weitere Tasse Kaffee verspüren.

Als zweites Beispiel kann die Flatrate bei einem Mobilfunkvertrag angeführt werden: Natürlich führt die Flatrate dazu, dass nach einmaliger Entrichtung des Preises für die Flatrate, keine weiteren Gebühren anfallen und daher die Kunden häufiger und länger telefonieren, als wenn jedes Gespräch zu einem festen Minutenpreis abgerechnet würde. Aber niemand wir unendlich viel, also ununterbrochen telefonieren (können).

Eine Nachfragefunktion verdeutlicht, dass zu einem hohen Preis relativ wenig Menge des Gutes nachgefragt wird. Je mehr der Preis sinkt, desto mehr Menge des betreffenden Gutes wird nachgefragt. Dieses inverse Preis-Mengenverhältnis der Nachfrage wird durch eine Bewegung entlang oder auf der Nachfragefunktion dargestellt. Es wird also nicht eine Veränderung der Nachfrage (!) dargestellt, sondern lediglich eine Veränderung der nachgefragten Menge infolge einer Preisänderung (siehe Abb. 2.10).

Veränderung der Nachfrage: Verschiebung der Nachfragefunktion

Eine Veränderung der Nachfrage wird hingegen dargestellt, indem die Nachfragefunktion

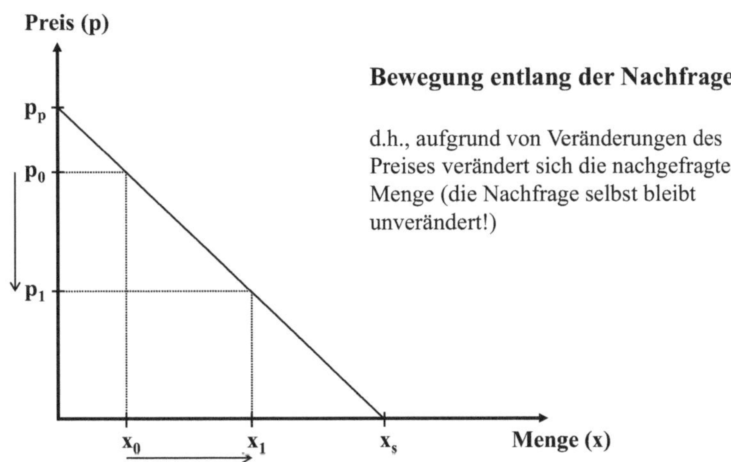

Abb. 2.10 Veränderung der nachgefragten Menge

insgesamt verändert wird. In der folgenden Abb. 2.11 ist eine Veränderung der Nachfrage dargestellt, in der die Nachfrage von N_0 auf N_1 steigt. Eine derartige Veränderung der Nachfrage kann beispielsweise aus einer Veränderung des zur Verfügung stehenden Einkommens resultieren. Selbst bei unveränderten Präferenzen und bei einem gleichbleibenden Preis, kann ein höheres Einkommen beispielsweise dazu führen, dass die Konsumenten eine größere Menge nachfragen, weil sie es sich durch ein höheres Einkommen leisten können.

In Abb. 2.11 stellt die Verschiebung von N_0 auf N_1 eine gestiegene Nachfrage und die Verschiebung von N_0 auf N_2 eine gesunkene Nachfrage beispielsweise infolge eines gesunkenen Einkommens. Die Nachfrage und damit die nachgefragte Menge sind demnach auch von der Höhe des zur Verfügung stehenden Einkommens abhängig. So kann unterstellt werden, dass Konsumenten bei einem gestiegenen Einkommen ceteris paribus bereit sind, mehr von einem Gut nachzufragen. Bei einem gesunkenen Einkommen würde analog entsprechend weniger nachgefragt.

Anders herum kann argumentiert werden, dass eine veränderte Nachfrage Auswirkungen auf die Zahlungsbereitschaft hat. So werden Konsumenten bereit sein, bei einer gestiegenen Nachfrage (N_1) einen höheren Preis (p_1) für die gleiche Menge (x_0) zu zahlen. Bei einer gesunkenen Nachfrage (N_2) hingegen, werden die Konsumenten nur noch bereit sein, für die gleiche Menge (x_0) einen geringeren Preis (p_2) zu zahlen (Abb. 2.12).

Eine Veränderung der Nachfrage wäre aber auch denkbar als Folge veränderter Präferenzen: So wird beispielsweise die Nachfrage nach Eis im Winter tendenziell eher niedrig und im Sommer eher hoch sein.

Substitutions- und Komplementärgüter
Ebenfalls von Bedeutung für die Nachfrage bzw. die nachgefragte Menge von Gütern sind die Preise anderer Güter. Allerdings müssen hier grundsätzlich zwei mögliche Situationen unterschieden werden:

1. Steigt der Preis für Gut A, dann sinkt die nachgefragte Menge von Gut A und die nachgefragte Menge von Gut B steigt (**Substitutionsgüter**).
2. Steigt der Preis für Gut A, dann sinkt die nachgefragte Menge von Gut A und die nachgefragte Menge von Gut B sinkt ebenfalls (**Komplementärgüter**).

In der ersten Situation handelt es sich um ähnliche Güter, die untereinander austauschbar sind. Als Beispiel aus dem pflegerischen Alltag

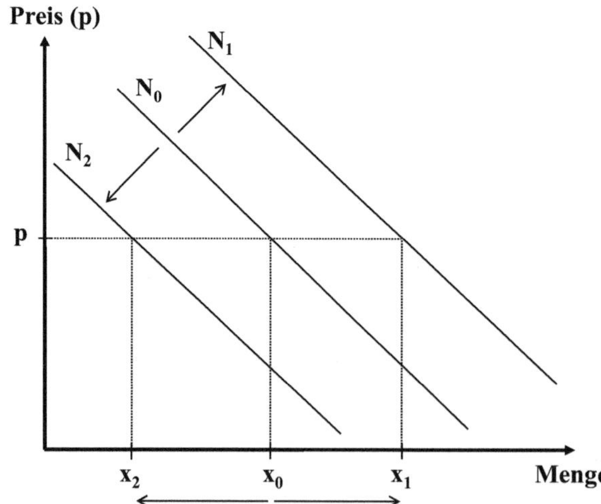

Nachfrage (N_0)
d.h., ursprüngliche Nachfrage in der Ausgangssituation

Nachfrage (N_1)
d.h., gestiegene Nachfrage: gestiegene nachgefragte Menge (x_1) bei gleichem Preis

Nachfrage (N_2)
d.h., gesunkene Nachfrage: gesunkene nachgefragte Menge (x_2) bei gleichem Preis

Abb. 2.11 Veränderung der Nachfrage

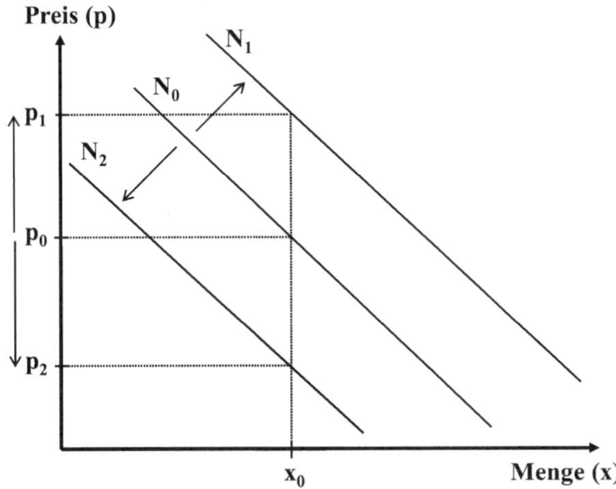

Abb. 2.12 Veränderte Zahlungsbereitschaft

können hier Heparin-Spritzen zur Thrombose-prophylaxe angeführt werden, die es entweder als in der erforderlichen Dosierung bereits vorgefertigte Einmalspritzen oder in Großdosierungen in Form von Stechampullen gibt, aus denen die erforderlichen Dosierungen von den Pflegenden selbst aufgezogen werden müssen. Steigt nun der Preis für die Einmalspritzen, werden sich Pflegeeinrichtungen dazu entscheiden, weniger vordosierte Einmalspritzen zu verwenden und diese durch Stechampullen zum Aufziehen durch die Pflegenden zu ersetzen. Durch den Preisanstieg bei den Einmalspritzen wird die nachgefragte Menge von Stechampullen steigen. Ökonomen sprechen hier von der Substitution eines Gutes oder auch Substitutionsgütern. Diese setzen voraus, dass die Konsumenten bereit sind, bei Preissteigerungen eines Gutes ihre Nachfrage auf ein anderes Gut zu verlagern.

Hingegen in der zweiten Situation handelt es sich nicht um ähnliche Güter, die sich gegenseitig ersetzen können, sondern um Güter, deren Verwendung aneinander gekoppelt ist. Als Beispiel können Blutzuckermessgeräte und Blutzuckerteststreifen angeführt werden. Steigt der Preis für Blutzuckermessgeräte, sinkt nicht nur die nachgefragte Menge an Blutzuckermessgeräten, sondern in der Folge auch, weil weniger Blutzuckermessgeräte zum Einsatz kommen, die nachgefragte Menge an Blutzuckerteststreifen.

Hier sprechen Ökonomen von Komplementärgütern.

Anzahl der Nachfrager

Und schließlich hat auch die Veränderung der Anzahl von Nachfragern Auswirkungen auf die Nachfrage bzw. die nachgefragte Menge.

Das Statistische Bundesamt hat für die kommenden Dekaden einen deutlichen Rückgang der Bevölkerungszahl in Deutschland vorausgesagt. Das wird voraussichtlich dazu führen, dass die Nachfrage nach Konsumgütern wie Lebensmittel oder Bekleidung ebenfalls entsprechend zurückgehen wird. Das entspräche in den vorangegangenen Abbildungen einer Verschiebung der Nachfragekurve von N_0 auf N_2 („nach links").

Gleichzeitig wurde vom Statistischen Bundesamt aber auch eine steigende Lebenserwartung der Bevölkerung und ein Anstieg des Anteils der älteren Bevölkerung vorhergesagt. Voraussichtlich wir daher die Anzahl der Pflegebedürftigen in Deutschland in den nächsten Dekaden und damit auch die Nachfrage nach Pflegeleistungen ansteigen. Dies wiederum entspräche in den vorangegangenen Abbildungen einer Verschiebung der Nachfragekurve von N_0 auf N_1 („nach rechts").

Abschließend kann festgehalten werden, dass sich die Veränderungen der nachgefragten Menge infolge von Preisänderungen durch Bewegungen auf bzw. entlang der Nachfragefunktion darstellen lassen. Resultieren Veränderungen jedoch aus anderen Nachfrage bestimmenden Faktoren, wird eine Veränderung der Nachfragefunktion selbst notwendig. Um zwischen diesen beiden grafischen Unterschieden zu trennen, verwenden Ökonomen die Formulierung „Verschiebung der Nachfragefunktion" für eine Veränderung der Nachfrage, während die Formulierung „Veränderung der nachgefragten Menge" für eine Bewegung auf bzw. entlang der nachfragefunktion verwendet wird.

2.3.3 Das Marktangebot

Ähnlich wie bei der Nachfrage, hängt auch das Angebot eines Gutes von verschiedenen Faktoren ab, und zwar von

- den **Präferenzen,** d. h., den individuellen Zielen und der Bedürfnisstruktur der Anbieter,
- dem **Preis** des angebotenen Gutes,
- dem Preis anderer Güter (Komplementär-/ Substitutionsgüter),
- den **Faktorkosten** (Kosten der Produktionsfaktoren),
- den Erwartungen der Anbieter über Gewinn und zukünftige Entwicklungen,
- der Wettbewerbssituation (Anzahl der Anbieter, d. h., Anzahl der Konkurrenten bzw. Mitbewerber), und
- dem Stand der Technik (Innovationsfähigkeit).

Auch für Anbieter am Markt können die Annahmen des *homo oeconomicus* unterstellt werden. So werden Unternehmer sich ebenfalls rational verhalten und das Ziel verfolgen, ihren Gewinn zu maximieren. Im Vergleich zur Nachfrage ist die Relation zwischen Preis und angebotener Menge jedoch umgekehrt: Gewöhnlich sind Anbieter bereit mehr zu verkaufen, wenn der Preis hoch ist.

Vereinfacht ausgedrückt: Je höher der Preis, desto größer ist die angebotenen Menge; je niedriger der Preis, desto geringer ist die angebotene Menge. Das Verhältnis zwischen Preis und angebotener Menge kann grafisch in Form einer Angebotskurve, oder wie in der folgenden Abb. 2.13 vereinfacht als lineare Angebotsfunktion dargestellt werden.

Auf den beiden Achsen ist wieder einerseits der **Preis (p)** für dieses Gut dargestellt und andererseits die angebotene **Menge (x)** dieses Gutes. Der Schnittpunkt des Angebots mit der Preisachse stellt dabei den sog. **Markteintrittspreis (p_{ME})** dar. So bezeichnen Ökonomen den Preis, ab dem Anbieter erstmalig bereit oder in der Lage ist eine Menge anzubieten. Hintergrund ist, das auch bereits für die erste angebotene Einheit schon sogenannte Vorlaufkosten (z. B. für die Entwicklung eines Produktes, Investitionen in die Produktionskapazitäten, die Beschaffung von Material zur Fertigung, Marketing, etc.) anfallen, die es für Anbieter nicht möglich machen, unter dem Markteintrittspreis wirtschaftlich anzubieten.

Abb. 2.13 Lineares Angebot

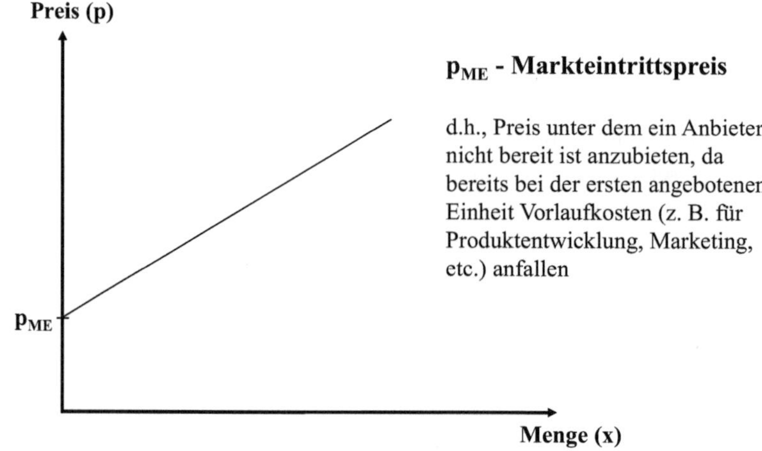

p_{ME} - Markteintrittspreis

d.h., Preis unter dem ein Anbieter nicht bereit ist anzubieten, da bereits bei der ersten angebotenen Einheit Vorlaufkosten (z. B. für Produktentwicklung, Marketing, etc.) anfallen

Ferner wird aus der Abbildung deutlich, dass das Angebot positiv geneigt ist, also ansteigt. Ökonomen sprechen hier von einem gleichgerichteten Preis-Mengen-Zusammenhang. Das Angebot gibt also an, welche Menge eines Gutes die Anbieter zu einem bestimmten Preis anbieten können und wollen. Oder einfach formuliert: Je höher der Preis ist, desto mehr können und wollen Unternehmen produzieren und verkaufen.

- Steigt der Preis eines Gutes, dann steigt die angebotene Menge.
- Sinkt der Preis eines Gutes, dann sinkt die angebotene Menge.

So kann ein höherer Preis einerseits bereits am Markt agierende Anbieter in die Lage versetzen, die Produktion auszuweiten, indem beispielsweise zusätzliche Arbeitskräfte eingestellt, Überstunden angeordnet oder zusätzliche Kapazitäten durch den Erwerb neuer Fertigungsanlagen (Investitionen) geschaffen werden. Und andererseits neue Anbieter in den Markt locken, für die ein Angebot zu niedrigeren Preisen zuvor nicht wirtschaftlich gewesen wäre.

Veränderungen der angebotenen Menge ergeben sich vorrangig aus Veränderungen des Preises. Je höher der Preis steigt, desto mehr Menge des betreffenden Gutes wird angeboten.

Dieses gleichgerichtete Preis-Mengenverhältnis des Angebots wird durch eine Bewegung entlang oder auf der Angebotsfunktion dargestellt. Es wird also keine Veränderung des Angebots dargestellt, sondern lediglich eine Veränderung der angebotenen Menge infolge einer Preisänderung (siehe Abb. 2.14).

Veränderung des Angebots: Verschiebung der Angebotsfunktion

Eine Veränderung des Angebots wird hingegen dargestellt, indem die Angebotsfunktion selbst verändert wird. In der folgenden Abb. 2.15 ist eine Veränderung des Angebots dargestellt, in der das Angebot von A_0 auf A_1 steigt. Eine derartige Veränderung des Angebots kann beispielsweise aus einer Veränderung der Produktionskosten oder Innovationen in den Produktionsverfahren resultieren. Wenn die Produktionskosten sinken, beispielsweise weil die Beschaffungskosten für benötigte Rohstoffe sinken, wir die angebotenen Menge bei gleichen Preisen auf x_1 steigen, weil mehr Anbieter in der Lage und bereit sind, zu niedrigeren Preisen anzubieten. Steigen hingegen die Produktionskosten, beispielsweise weil die Löhne und Gehälter der Arbeitnehmer gestiegen sind, wird das Angebot von A_0 auf A_2 sinken. Die angebotene Menge wird daher bei gleichen Preisen auf x_2 sinken.

Umgekehrt kann argumentiert werden, dass ein verändertes Angebot Auswirkungen auf die

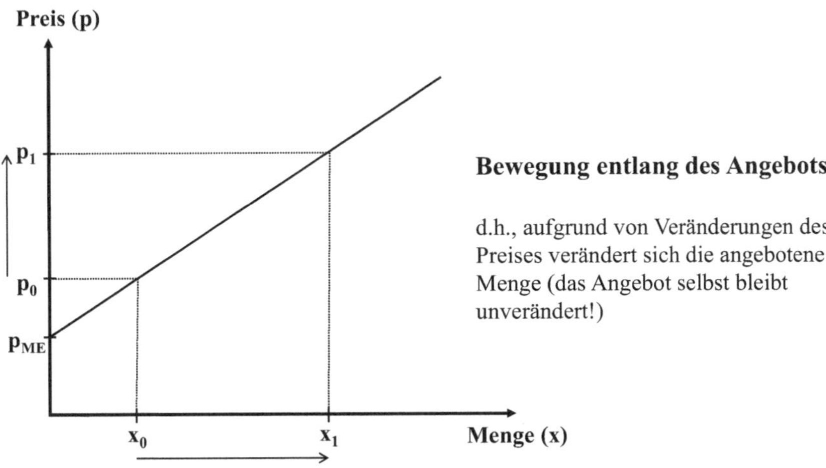

Abb. 2.14 Veränderung der angebotenen Menge

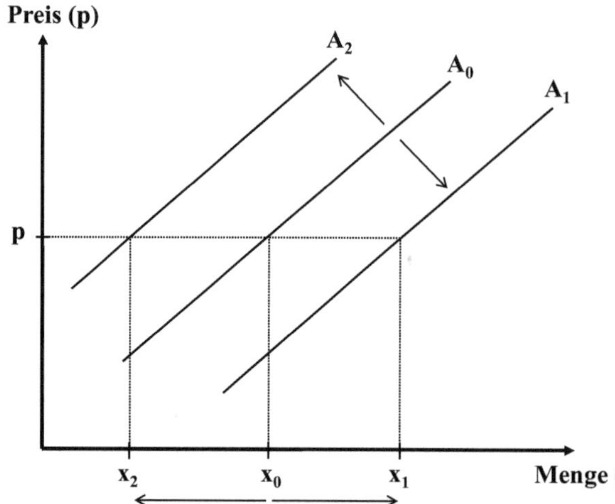

Abb. 2.15 Angebot: Veränderung der Menge

Preisakzeptanz hat. So werden Anbieter bereit sein, bei einem gestiegenen Angebot (A_1) die gleiche Menge (x_0) zu einen niedrigeren Preis (p_1) anzubieten. Bei einem gesunkenen Angebot (A_2) hingegen, werden die Anbieter nur noch bereit sein, die gleiche Menge (x_0) anzubieten, wenn der Preis (p_2) entsprechend höher ist.

Anzahl der Anbieter

Und schließlich hat auch die Veränderung der Anzahl von Anbietern Auswirkungen auf das Angebot bzw. die angebotene Menge.

Steigt das Angebot und damit die angebotene Menge weil mehr Anbieter auf dem Markt tätig werden, kann dies zu unterschiedlichen Auswirkungen führen. Das hängt von der vorherigen Auslastung der Produktionskapazitäten, also der relativen Knappheit eines Gutes im Markt, ab. Lag eine Unterversorgung vor, wird die zusätzliche Menge zu gleichbleibenden Preisen angeboten (und auch von den Konsumenten nachgefragt) werden. Dies entspricht der Verschiebung des Angebots in Abb. 2.16 von A_0 auf A_1 („nach rechts") und damit einer Erhöhung der angebotenen Menge von x_0 auf x_1. Als Beispiel können hier die seit Jahren steigenden Kapazitäten der ambulanten und stationären Pflegeeinrichtungen angeführt werden,

bei denen trotz stetig steigenden Angebots keine unausgelasteten Pflegeplätze vorhanden sind.

Der vorhandene oder sogar steigende Fachkräftemangel in der Pflege kann als Beispiel für die gegenteilige Entwicklung angeführt werden. Wenn die Anzahl der Pflegenden zurückgeht, bedeutet dies einen Rückgang des Angebots in Abb. 2.16 von A_0 auf A_2 („nach links"), d. h., bei gleich bleibendem Preis wird die angebotene Menge an Pflegeleistungen von x_0 auf x_2 sinken. Oder anders ausgedrückt: Die gleiche Menge an Pflegeleistungen x_0 wird bei einem gesunkenen Angebot von A_0 auf A_2 („nach links") nur noch zu höheren Preisen angeboten werden (siehe Abb. 2.16).

Abschließend kann festgehalten werden, dass sich die Veränderungen der angebotenen Menge infolge von Preisänderungen durch Bewegungen auf bzw. entlang der Angebotsfunktion darstellen lassen. Resultieren Veränderungen jedoch aus anderen angebotsbestimmenden Faktoren, wird eine Veränderung der Angebotsfunktion selbst notwendig. Um zwischen diesen beiden grafischen Unterschieden zu trennen, verwenden Ökonomen die Formulierung „Verschiebung der Angebotsfunktion" für eine Veränderung des Angebots, während die Formulierung „Veränderung der angebotenen Menge" für eine Bewegung auf bzw. entlang der Angebotsfunktion verwendet wird.

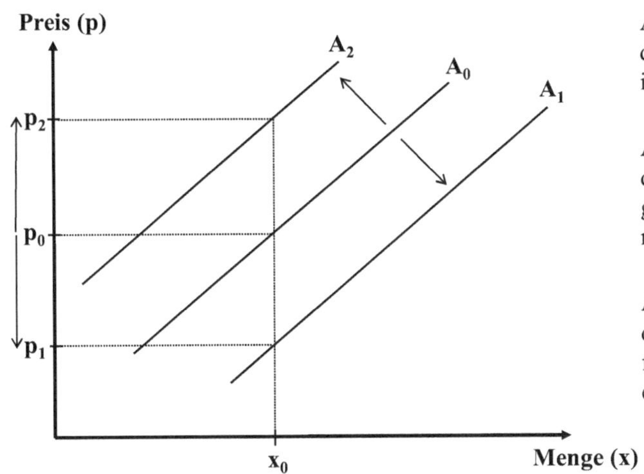

Abb. 2.16 Angebot: Veränderung des Preises

2.3.4 Der Markt – Zusammentreffen von Angebot und Nachfrage

In Abschn. 2.2 wurde dargestellt, dass in einer freien Marktwirtschaft die Koordinierung über Märkte erfolgt. Aufgabe des Marktes ist es, für den Austausch der gewünschten und der produzierten Güter zu sorgen. Dabei haben wir aber bislang nicht definiert, was eigentlich unter einem Markt zu verstehen ist. Das soll hier nun nachgeholt werden:

Durch die Interaktion von Käufern und Verkäufern zum Verkauf bzw. Erwerb eines Gutes entsteht ein Markt. Als Markt kann demnach der Ort des Zusammentreffens von Angebot und Nachfrage eines bestimmten Gutes bezeichnet werden. Potenzielle Käufer bekunden ihr Kaufinteresse zu ihren individuellen Preisvorstellungen (Nachfrage) und die Verkäufer bekunden ihrerseits ihre Preisvorstellungen zum Verkauf (Angebot) eines Gutes.

Lokale und globale Märkte

Es kann unterschieden werden, zwischen lokalen, regional begrenzten Märkten auf der einen Seite, beispielsweise einem klassischen Wochenmarkt oder ein Benzinmarkt, und auf der anderen Seite nicht lokal begrenzten, globalen Märkten. Die Anbieter von regionalen Bio-Lebensmitteln im Münsterland befinden sich nur in einem sehr begrenzten Wettbewerb mit Anbietern in Oberbayern. Das gleiche gilt für Tankstellen im Ruhrgebiet, die nicht im Wettbewerb mit Tankstellen in der sächsischen Schweiz stehen. Hier wäre es bei einem geringen Preisvorteil von wenigen Cent pro Liter schlichtweg unwirtschaftlich, den Weg aus dem Ruhrgebiet auf sich zu nehmen, um in der sächsischen Schweiz einmal voll zu tanken.

Dies kann analog auch auf den Markt für ambulante Pflegedienste übertragen werden. Sicherlich gibt es eine Konkurrenz vor Ort, wo die Anbieter ambulanter Pflegeleistungen untereinander im Wettbewerb um die pflegebedürftigen Kunden stehen. Da aber die Pflegeleistungen vor Ort erbracht werden und lange Wegstrecken zunehmend unwirtschaftlich sind, ist auch hier von einem regional begrenzten Markt auszugehen.

Auf der anderen Seite existieren globale Märkte, auf denen Anbieter und Nachfrager weltweit miteinander im Wettbewerb stehen, beispielsweise Märkte für Getreide und Stahl. Zunehmend muss darüber hinaus auch konstatiert werden, dass im Rahmen der Globalisierung und insbesondere durch die digitale Vernetzung über das Internet die Grenzen regional begrenzter Märkte überwunden werden. Hier bekommen Anbieter und Nachfrager weltweit Informationen zu Produkten und Preisen, sodass sich zunehmend globale (Welt-) Märkte bilden, auf denen Anbieter und Nachfrager weltweit miteinander konkurrieren. Dadurch werden zunehmend auch kleine Anbieter, die bislang nur regional begrenzt agiert haben, in die Lage versetzt, Ihre Güter weltweit anzubieten und zu verkaufen.

Nachdem wir in den beiden vorherigen Kapiteln die Nachfrage und das Angebot zunächst separat betrachtet haben, besteht der nächste Schritt nun darin, Die Nachfragefunktion und die Angebotsfunktion gemeinsam grafisch darzustellen. Das Grundmodell von Angebot und Nachfrage, wie in der folgenden Abb. 2.17 dargestellt, ist das grundlegende Instrumentarium der Mikroökonomie bzw. der Volkswirtschaftslehre.

Mit diesem Modell soll verdeutlicht werden, wie Angebot und Nachfrage zu einem Marktgleichgewicht führen. Das Modell von Angebot und Nachfrage verbindet zwei wichtige Konzepte: Die Angebotsfunktion (A) und die Nachfragefunktion (N). Der Schnittpunkt der Angebots- und der Nachfragefunktion stellt das Marktgleichgewicht dar, in dem jeder Kaufwillige sowie jeder Verkaufswillige zum Zuge kommt. Da so ein Gleichgewicht zwischen Anbietern und Nachfragern hergestellt

wird, wird auch vom Marktgleichgewicht gesprochen. Dieser Punkt wird bestimmt vom sogenannten **Gleichgewichtspreis (p_g)**, der auch als **markträumender Preis** bezeichnet wird, weil zu diesem Preis von den Nachfragern das gesamte Angebot aufgekauft und der Markt damit geräumt („leer") ist. Daher bildet die **Gleichgewichtsmenge (x_G)** die maximal absetzbare Menge ab. Dies lässt sich aus der Abb. 2.17 ablesen, weil in diesem Punkt die nachgefragte und die angebotene Menge gleich sind, Ökonomen sprechen daher auch von der **Gleichgewichtsmenge (x_G)**. Im Gleichgewichtspreis (p_G) oder auch markträumenden Preis ist also die angebotene Menge identisch mit der nachgefragten Menge. In dieser Situation sind alle Marktteilnehmer zufrieden. Denn alle Nachfrager, die bereit sind bis zu diesem Preis nachzufragen, erhalten das Gut und alle Anbieter, die bereit für diesen Preis das Gut anzubieten, können es auch verkaufen.

Ist das Angebot größer als die Nachfrage, sprechen Ökonomen von einem **Angebotsüberhang.** Ein Angebotsüberhang ist bei allen Preisen oberhalb des Gleichgewichtspreises zu finden, weil oberhalb des Gleichgewichtspreises das Angebot immer größer als die Nachfrage ist (Abb. 2.18).

Ist hingegen die Nachfrage größer als das Angebot, sprechen Ökonomen von einem **Nachfrageüberhang.** Am Markt liegt eine Knappheit

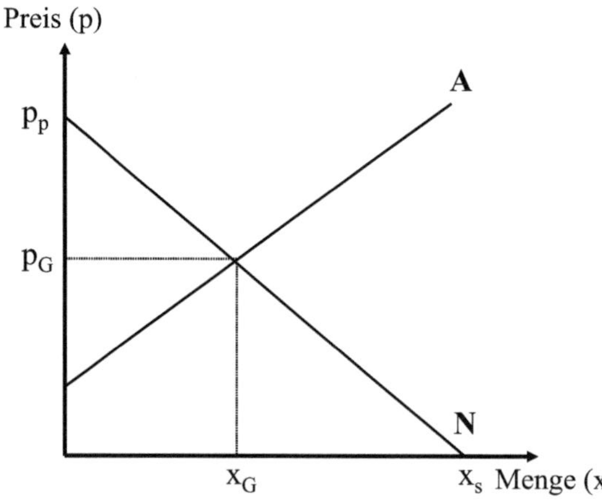

Abb. 2.17 Marktgleichgewicht

- **A – Angebot**
- **N – Nachfrage**
- **Gleichgewichtspreis (p_G)**
- **Gleichgewichtsmenge (x_G)**
- p_G definiert den maximal erreichbaren Absatz x_G (im Gleichgewicht)
- **Marktgleichgewicht,** d.h., jeder Kaufwillige sowie jeder Verkaufswillige kommen im Marktgleichgewicht zum Zuge

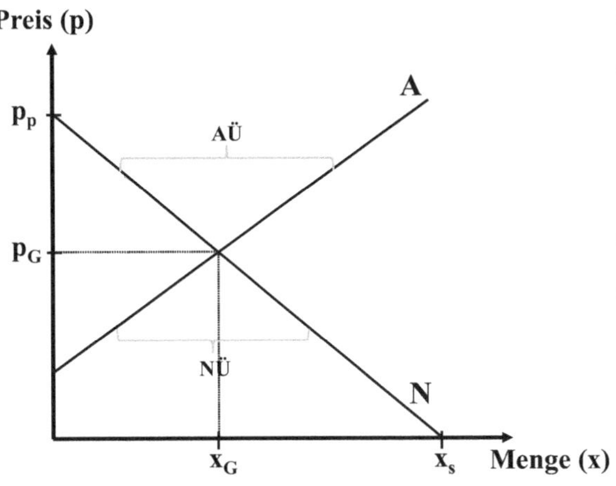

Abb. 2.18 Angebots- und Nachfrageüberhang

vor, d. h. nicht alle Nachfrager konnten zufrieden gestellt werden.

Marktgleichgewichte sind allerdings ein theoretisches Konstrukt und in der Realität kaum zu beobachten. Das liegt daran, dass Märkte nicht statisch sind und sich die Rahmenbedingungen stetig verändern, beispielsweise durch Veränderungen der Preise, des Angebots, der Nachfrage und der Anzahl der Marktteilnehmer (Anbieter und Nachfrager). Auch wenn also der Idealzustand eines Marktgleichgewichtes nicht statisch sondern flüchtig ist, streben die Akteure auf dem Markt stets nach dieser Gleichgewichtssituation. Daher hat dieses theoretische Modell dennoch eine grundlegende Bedeutung für die Analyse von Märkten, da mit seiner Hilfe die Zusammenhänge dargestellt und auf dieser Grundlage Ergebnisse von Veränderungen prognostiziert werden können.

Das Zusammenwirken von Angebot und Nachfrage sowie die Bedeutung des Preismechanismus werden im folgenden Kapitel beschrieben.

2.3.5 Der Preismechanismus: Stabilität des Marktgleichgewichts

Ökonomen beschreiben einen systematischen Zusammenhang zwischen den Marktpreisen, der Kaufkraft der Nachfrager (d. h., dem zur Verfügung stehenden Einkommen) und der nachgefragten bzw. angebotenen Gütermenge. Im vorherigen Kapitel wurde dargestellt, dass in dem Punkt, wo Angebot und Nachfrage auf einem Markt ein Geleichgewischt entsteht und ein Gleichgewichtspreis entsteht. Dieser Vorgang wird von Ökonomen als Preisbildung bezeichnet. Oder einfach ausgedrückt: Angebot und Nachfrage bestimmen den Preis.

Dieser Vorgang ist elementar für die Analyse von Märkten und dem Verhalten der Marktakteure. Daher sollen der Preismechanismus und die Preisentstehung im Folgenden vertiefend dargestellt werden.

Nehmen wir zunächst an, dass auf einem Markt keine Gleichgewichtssituation besteht. Diese Annahme ist nicht unzutreffend, sondern im Gegenteil wird das in der Regel der Zustand auf Märkten sein. Was ist aber dann die Folge? Grundsätzlich können zwei Situationen unterschieden werden:

• Entweder ist mehr angebotene Menge im Markt vorhanden, als die Nachfrager bereit sind zu kaufen, es herrscht ein Überangebot oder ökonomisch ausgedrückt: ein **Angebotsüberhang.**

• Oder es wird weniger Menge auf dem Markt angeboten, als die Nachfrager bereit wären zu kaufen, es herrscht eine Knappheit oder ökonomisch ausgedrückt: ein **Nachfrageüberhang.**

Wie in diesen Situationen die Akteure, also die Anbieter und Nachfrager, auf dem Markt reagieren und damit durch den Preismechanismus ein Ausgleich des Angebots- bzw. Nachfrageüberhangs stattfindet, wird in den folgenden Abbildungen grafisch dargestellt und erläutert.

In Abb. 2.19 ist zunächst die Situation eines Angebotsüberhanges dargestellt, d. h. die Anbieter bleiben auf Ihren Gütern sitzen und konnten diese bislang nicht veräußern. Stellen Sie sich in dieser Situation bitte die Situation auf einem Wochenmarkt kurz vor Ende des Wochenmarktes, also beispielsweise freitags abends gegen 17.00 Uhr vor. Die Anbieter regionaler Bio-Lebensmittel konnten nicht die gesamte Menge absetzen, möchten diese aber nicht wieder mitnehmen und einlagern, weil dadurch Aufwand bzw. Kosten entstehen, sie möchten ihre Ware also nach Möglichkeit noch verkaufen.

Die beschriebene Situation ist in der Abb. 2.19 durch den Preis p_1 gekennzeichnet, der oberhalb des Gleichgewichtspreises (p_g) liegt und in dem am Markt ein Angebotsüberhang vorliegt. Dieser Angebotsüberhang wird durch das Auseinanderfallen der nachgefragten Menge (x_N) und der angebotenen Menge (x_A) verdeutlicht. Die Anbieter reagieren auf diesen Angebotsüberhang mit Preissenkungen. In der Folge werden zu einem niedrigeren Preis mehr Nachfrager bereit sein, das Gut zu kaufen. Auf

der anderen Seite wird es aber auch vielleicht den einen oder anderen Anbieter geben, der nicht mehr bereit ist, seine Güter zu diesem niedrigen Preis zu „verramschen" und wird es daher nicht mehr anbieten. Die Folge ist, dass einerseits die Nachfrager mehr Menge nachfragen und die Anbieter andererseits weniger Menge anbieten, d. h. die Diskrepanz zwischen angebotener und nachgefragter Menge wird mit sinkendem Preis immer geringer. In der Grafik wird das dadurch deutlich, dass sich der Preis und damit die nachgefragte bzw. angebotene Menge in Richtung Gleichgewicht bewegen.

Auf den Bereich der Pflege übertragen könnte eine vergleichbare Situation eines Angebotsüberhangs bestehen, wenn ambulante oder stationäre Pflegeanbieter freie Kapazitäten haben, also beispielsweise Plätze in Pflegeheimen aufgrund eines hohen Preises nicht belegt werden konnten. Wenn sich nun Anbieter entscheiden, den Preis zu senken, werden mutmaßlich eher Nachfrager bereit sein, freie Plätze zu einem niedrigeren Preis in Anspruch zu nehmen. Aktuell erscheint diese Situation aufgrund der Knappheit von freien Plätzen und des diskutierten Pflegemangels in Pflegeeinrichtungen in Deutschland allerdings mutmaßlich kaum oder gar nicht realistisch. Hier erscheint eher die umgekehrte Situation, nämlich die Knappheit von Plätzen in Pflegeeinrichtungen und damit

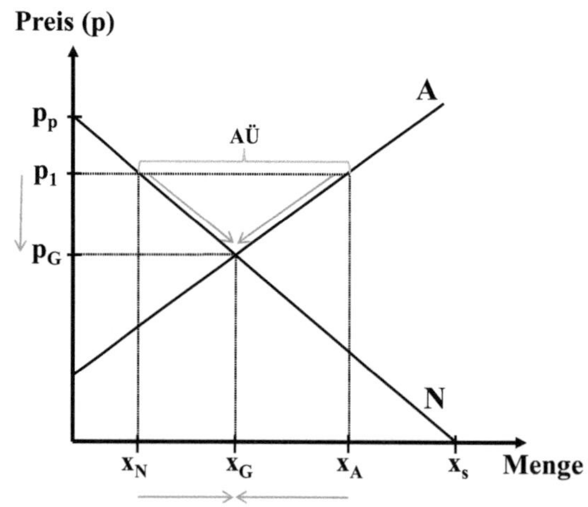

Abb. 2.19 Preismechanismus bei Angebotsüberhang

ein Nachfrageüberhang realistisch zu sein. Stellen wir uns also eine Situation vor, in der zahlreiche Pflegebedürftige versuchen, einen Platz in einer Pflegeeinrichtung zu bekommen, diese aber nicht im ausreichenden Maße zur Verfügung stehen. Es liegt also eine Knappheit an freien Plätzen und damit ein Nachfrageüberhang vor. Wie reagieren nun die Akteure am Markt?

Auch in dieser Situation kennzeichnet der Preis p_1 in der Abb. 2.20 die Ausgangssituation, in der er unterhalb des Gleichgewichtspreises (p_g) liegt und in dem am Markt ein Nachfrageüberhang vorliegt. Dieser Nachfrageüberhang wird durch das Auseinanderfallen der angebotenen Menge (x_A) und der nachgefragten Menge (x_N) verdeutlicht. Die Anbieter befinden sich nun in einer komfortablen Situation, wenn sie erkennen, dass mehr Pflegebedürftige einen Platz in Anspruch nehmen möchten, als Plätze vorhanden sind. Sie reagieren daher auf diesen Nachfrageüberhang mit Preiserhöhungen. In Maße, wie nun die Preise steigen, werden zu einem höheren Preis weniger Nachfrager bereit sein, das Gut zu kaufen, also einen Pflegeplatz in Anspruch zu nehmen. Auf der anderen Seite werden steigende Preise aber auch Anbieter motivieren, zu investieren und neue Pflegeplätze anzubieten. Die Folge ist also, dass einerseits die Nachfrager weniger Menge nachfragen und die Anbieter andererseits mehr Menge anbieten,

d. h. die Diskrepanz zwischen angebotener und nachgefragter Menge wird mit steigendem Preis immer geringer. In der Grafik wird das dadurch deutlich, dass sich der Preis und damit die nachgefragte bzw. angebotene Menge in Richtung Gleichgewicht bewegen.

Den hier beschriebenen Preismechanismus hat Adam Smith als „invisible hand", also die unsichtbare Hand des Marktes bezeichnet (Smith 1976), die den Markt koordiniert und für einen Ausgleich zwischen Angebot und Nachfrage sorgt. Es kann daher festgehalten werden, dass Märkte immer in Richtung eines Gleichgewichts tendieren und damit versuchen einen Überschuss (Angebotsüberhang) bzw. eine Knappheit (Nachfrageüberhang) abzubauen oder zumindest zu minimieren.

Dem Preis kommen durch den Preismechanismus in einem Markt daher verschiedene zentrale Funktionen zu:

- die **Koordinationsfunktion,** d. h., die Abstimmung zwischen Angebot und Nachfrage
- die **Informationsfunktion** (oder auch Signalfunktion), d. h., der Preis dient als Gradmesser bzw. Anzeiger für die Knappheit. Je niedriger der Preis, umso weniger knapp ist ein gut, je höher der Preis umso knapper ist ein Gut. Damit beeinflusst der Preis Veränderungen von Angebot und Nachfrage.

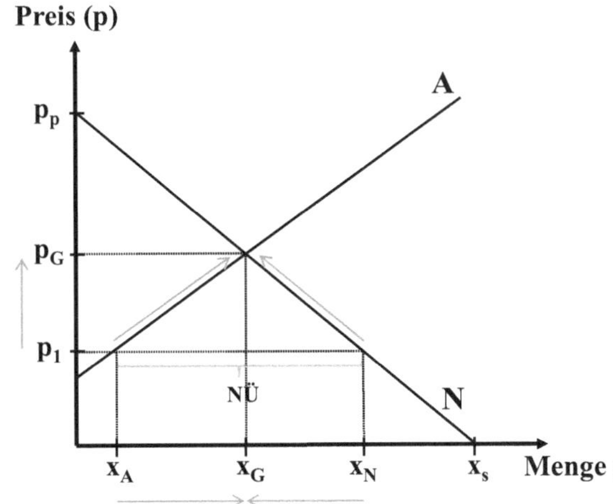

- NÜ – **Nachfrageüberhang**
- p_1 – **Ausgangspreis,** d. h., der Preis mit Nachfrageüberhang
- p_G – **Gleichgewichtspreis**
- x_A – **angebotene Menge**
- x_N – **nachgefragte Menge**
- x_G – **Gleichgewichtsmenge**

Abb. 2.20 Preismechanismus bei Nachfrageüberhang

- die **Zuteilungsfunktion,** d. h., die Nachfrager erhalten das Gut entsprechend ihrer Zahlungsbereitschaft, die aus der Dringlichkeit eines Bedürfnisses entsteht. Voraussetzung ist allerdings, dass die Zahlungsbereitschaft auch mit einer entsprechenden Kaufkraft, also Zahlungsfähigkeit hinterlegt ist.
- die **Selektionsfunktion,** d. h., der Preis selektiert nicht wettbewerbsfähige Anbieter aus, wenn diese bei einem (sinkenden) Marktpreis nicht mehr wirtschaftlich, also mindestens kostendeckend, anbieten können und infolgedessen aus dem Markt ausscheiden.
- die **Allokationsfunktion,** d. h. Lenkung der Produktionsfaktoren (knappe Ressourcen) in die produktivste Verwendung.

Das Funktionieren des Preismechanismus ist allerdings an verschiedene Voraussetzungen gebunden, und zwar an die Existenz eines sogenannten vollkommenen Marktes. Auf einem vollkommenen Markt sind zahlreiche Anbieter und Nachfrager aktiv, sodass der einzelne das Gefühl hat den Markt kaum beeinflussen zu können, es liegt ein sog. Wettbewerbs- oder Konkurrenzmarkt vor. Ökonomen sprechen von einem **Polypol** bei vollständiger Konkurrenz. Dieses wird durch folgende Marktbedingungen charakterisiert:

- Homogenität des Angebotes, d. h. auf dem Markt werden gleiche Güter gehandelt
- Markttransparenz, alle Marktteilnehmer kennen die Marktbedingungen, sind also vollständig informiert über alle entscheidungsrelevanten Faktoren (z. B. Preis, Qualität, etc.)
- Abwesenheit von persönlichen und sachlichen Präferenzen (kein Anbieter oder Nachfrager wird bevorzugt)
- Preis ist das einzige Auswahlkriterium
- Sofortige Reaktion bei Marktveränderungen

Bereits an dieser Stelle sei darauf hingewiesen, dass diese Voraussetzungen für einen vollkommenen Markt in vielen zentralen Bereichen der gesundheitlichen und pflegerischen Versorgung nicht gegeben sind. Folge ist, dass

diese Bereiche nicht dem Markt und damit dem Preismechanismus ausgesetzt werden. So müssen Pflegeeinrichtungen beispielsweise die vom Staat festgelegten bzw. mit den Kostenträgern verhandelten Preisvorgaben einhalten und können nicht beliebig mit Preisänderungen auf Überkapazitäten bzw. Engpässe reagieren. Lediglich im Bereich der Privat- bzw. Wahlleistungen ist es für Unternehmen im Pflegemarkt möglich, die Preiskalkulation entsprechend an der Nachfrage bzw. dem Angebot auszurichten.

Die Voraussetzungen für die Existenz eines vollkommenen Marktes werden in Abschn. 3.4 noch einmal vertiefend erläutert.

2.3.6 Veränderungen des Marktgleichgewichts

Wir haben uns in den vorangegangenen Kapiteln damit auseinandergesetzt, wie sich Angebots- und Nachfragefunktionen als Reaktion auf Veränderungen von verschiedenen Faktoren (z. B. Preis, Einkommen, Präferenzen, etc.) verschieben. Wie sich ein Gleichgewicht am Markt durch den Preismechanismus einstellt wurde ebenfalls erläutert. Im Folgenden werden wir uns nun anschauen, wie Veränderungen von Angebot und Nachfrage sich auf das Marktgleichgewicht auswirken und wie in diesen Situationen der Preismechanismus funktioniert. Grundsätzlich sind mehrere unterschiedliche Veränderungen von Angebot und Nachfrage denkbar:

- die Nachfrage steigt (die Nachfrage sinkt)
- das Angebot steigt (das Angebot sinkt)
- Angebot und Nachfrage verändern sich zeitgleich

Betrachten wir zunächst die Verschiebung einer Nachfragekurve und deren Auswirkungen auf ein Marktgleichgewicht, so wird in Abb. 2.21 deutlich, dass eine **gestiegene Nachfrage** nach Pflegeleistungen, beispielsweise infolge zunehmender Pflegebedürftigkeit im Alter, durch Verschiebung der Nachfragekurve von N_1

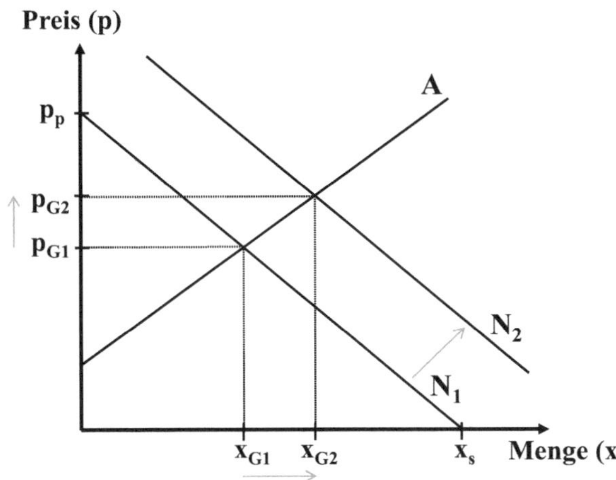

Abb. 2.21 Marktgleichgewicht: Gestiegene Nachfrage

auf N_2 („nach rechts") dargestellt wird. In diesem Beispiel bleibt das Angebot (A) an Pflegeleistungen konstant. Dadurch ergibt sich ein neuer Schnittpunkt zwischen dem Angebot (A) und der gestiegenen Nachfrage (N_2). Tragen wir nun diesen Schnittpunkt auf die Preis- und die Mengenachse ab, so wird einerseits deutlich, dass der Gleichgewichtspreis von p_{G1} auf p_{G2} steigt. Dies kann damit erklärt werden, dass bei gleichbleibendem Angebot und gestiegener Nachfrage eine Knappheit entstanden ist, die durch einen steigenden Preis signalisiert wird. Es ist also ein Nachfrageüberhang entstanden. Der Preismechanismus setzt ein und führt zu dem gestiegenen Preis. Andererseits steigt die Gleichgewichtsmenge von x_{G1} auf x_{G2}. Daraus lässt sich ableiten, dass durch die gestiegene Nachfrage eine größere Menge an Pflegeleistungen benötigt wird und die Nachfrager trotz des gestiegenen Preises bereit sind, diese größere Menge an Pflegeleistungen in Anspruch zu nehmen.

Auf eine gesonderte grafische Darstellung einer gesunkenen Nachfrage wird an dieser Stelle verzichtet. So kann ein gesunkenes Angebot genau gegenläufig (umgekehrt) zum gestiegenen Angebot erläutert werden, d. h. die zuvor dargestellten und erläuterten Veränderungen müssen nur umgekehrt werden. Die Nachfrage würde demnach bei einer angenommenen Senkung der Nachfrage von N_2 auf N_1 sinken („nach links verschoben"). Dementsprechend würde der Gleichgewichtspreis von p_{G2} auf p_{G1} sinken und Gleichgewichtsmenge würde von x_{G2} auf x_{G1} sinken.

Ein **gestiegenes Angebot,** beispielsweise weil in stationäre Pflegeeinrichtungen investiert worden ist und zusätzliche ambulante Pflegedienste eröffnet wurden, die nun beide zusätzliche Kapazitäten zur Versorgung Pflegebedürftiger anbieten, wird in Abb. 2.22 dargestellt. In dieser Situation bleibt die Nachfrage (N) unverändert. Das gestiegene Angebot wird durch die Verschiebung der Angebotsfunktion von A_1 auf A_2 („nach rechts") dargestellt. Es ergibt sich ein neuer Schnittpunkt der gestiegenen Angebotsfunktion (A_2) mit der Nachfrage (N). Aus diesem neuen Schnittpunkt lässt sich einerseits auf der Preisachse ein gesunkener Gleichgewichtspreis von p_{G1} auf p_{G2} abtragen und andererseits eine gestiegene Gleichgewichtsmenge von x_{G1} auf x_{G2}. Der gesunkene Gleichgewichtspreis kommt zustande, weil in unsrem Beispiel zwar die Nachfrage konstant geblieben ist, also noch genauso viel Pflegeleistungen wie zuvor benötigt werden, aber durch das gestiegene Angebot mehr Anbieter am Markt vorhanden sind. Dadurch intensiviert sich der Wettbewerb um die Nachfrager und die Anbieter sind bereit, den Preis zu senken. Aus deren Sicht ist es besser, einen geringeren Erlös (Preis) zu

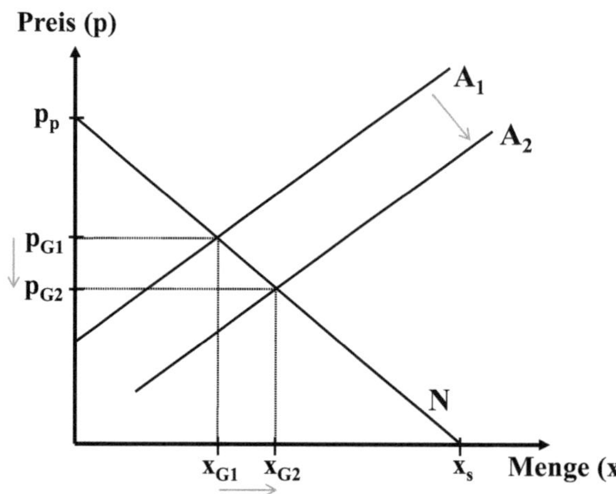

Abb. 2.22 Marktgleichgewicht: Gestiegenes Angebot

erhalten, als gar keinen. Die Bereitschaft der Anbieter, den Preis zu senken, erklärt sich also aus der Befürchtung, nicht zum Zuge zu kommen, d. h. dass nicht das eigene Angebot an Pflegeleistungen von Nachfragern in Anspruch genommen werden, sondern die Nachfrager das Angebot eines Mitbewerbers in Anspruch nehmen. Das gestiegene Angebot führt also zu einem Preiswettbewerb zwischen den Anbietern.

Auch hier kann auf eine gesonderte grafische Darstellung eines gesunkenen Angebots verzichtet werden, da es genau gegenläufig (umgekehrt) zum gestiegenen Angebot erläutert werden kann, d. h. die zuvor dargestellten und erläuterten Veränderungen müssen nur umgekehrt werden. Die Nachfrage würde konstant bleiben und das Angebot demnach von A_2 auf A_1 sinken („nach links verschoben"). Der Gleichgewichtspreis würde von p_{G2} auf p_{G1} steigen und die Gleichgewichtsmenge würde von x_{G2} auf x_{G1} sinken.

Im Grunde sind mit den vorstehenden Erläuterungen bereits die zentralen Auswirkungen, die sich aus Veränderungen des Angebots und der Nachfrage ergeben können ausreichend dargestellt. Als zusätzliche Möglichkeit wurde ergänzend noch auf eine zeitgleiche Veränderung von Angebot und Nachfrage verweisen. Im Grunde ist eine gesonderte Darstellung für eine zeitgleiche Veränderung aus ökonomischer Sicht nicht zwingend

erforderlich, weil das Resultat auch mit dem beschriebenen Instrumentarium bereits in zwei aufeinanderfolgenden Schritten erreicht werden kann, indem zunächst in einem ersten Schritt die Veränderung der Nachfrage und im zweiten Schritt die Veränderung des Angebots dargestellt werden (oder umgekehrt). Im nächsten Schritt geht es nun darum, diese beiden Veränderungen von Angebot und Nachfrage nicht mehr zeitlich nacheinander, sondern zeitgleich in einer Abbildung darzustellen.

In der folgenden Abb. 2.23 ist daher ein zeitgleicher Anstieg von Angebot und Nachfrage dargestellt. Dazu werden die Nachfragefunktion von N_1 auf N_2 und die Angebotsfunktion von A_1 auf A_2 („nach rechts") verschoben. Das ursprüngliche Marktgleichgewicht ist im Schnittpunkt zwischen der Nachfragefunktion N_1 und der Angebotsfunktion von A_1 dargestellt. In diesem Marktgleichgewicht ergibt sich der Gleichgewichtspreis p_1 und die Gleichgewichtsmenge x_1. Durch die zeitgleiche Verschiebung der Nachfrage- und der Angebotsfunktion ergibt sich ein neuer Schnittpunkt zwischen N_2 und A_2. Dieser Schnittpunkt stellt das neue Marktgleichgewicht dar. In der Folge ergibt sich hier ein Anstieg des Gleichgewichtspreises von p_{G1} auf p_{G2} und eine gestiegene Gleichgewichtsmenge von x_{G1} auf x_{G2}.

Aus der Abb. 2.23 lässt sich aber nicht nur der Schnittpunkt dieses neuen

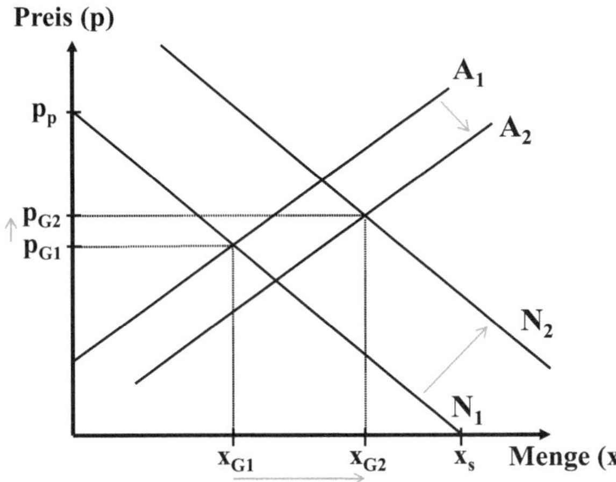

Abb. 2.23 Gleichzeitiger Anstieg von Nachfrage und Angebot

Marktgleichgewichtes entnehmen. Vielmehr existieren zwei weitere Schnittpunkte. Diese Schnittpunkte stellen quasi die Zwischenschritte dar, die sich ergeben hätten, wenn die Steigerung von Nachfrage und Angebot nicht wie hier zeitgleich in einer Abbildung, sondern in zwei Schritten und damit in zwei getrennten Abbildungen dargestellt worden wären.

So ergibt sich einerseits der Schnittpunkt zwischen dem ursprünglichen Angebot (A_1) und der gestiegenen Nachfrage (N_2). Dieser Schnittpunkt entspricht dem Grunde der Darstellung der gestiegenen Nachfrage in Abb. 2.23 und hätte sich als Zwischenschritt ergeben, wenn zuerst die Nachfrage und dann das Angebot gesteigert worden wäre. Und andererseits ergibt sich ein Schnittpunkt aus der ursprünglichen Nachfrage N_1 und dem gestiegenen Angebot A_2. Dieser Schnittpunkt entspricht dem Grunde der Darstellung des gestiegenen Angebots in Abb. 2.23 und hätte sich als Zwischenschritt ergeben, wenn zuerst das Angebot und dann die Nachfrage gesteigert worden wäre. In diesen beiden Schnittpunkten hätte sich jeweils als Zwischenschritt ein neues Marktgleichgewicht mit jeweils eigenem Gleichgewichtspreis und eigener Gleichgewichtsmenge eingestellt. Diese Gleichgewichte wurden in der Abb. 2.23 nicht gesondert markiert, um die Abbildung nicht zu überfrachten und noch unübersichtlicher zu machen.

Darüber hinaus ist der Abb. 2.23 zu entnehmen, dass die Steigerung des Gleichgewichtspreises von p_{G1} auf p_{G2} geringer ausfällt, als die Steigerung der Gleichgewichtsmenge von x_{G1} auf x_{G2}. Die Gleichgewichtsmenge ist in unserem Beispiel deutlich stärker gestiegen, als der Gleichgewichtspreis. Das ist jedoch nicht zwangsläufig immer zu erwarten. Es hätte sich auch die umgekehrte Situation ergeben können, in der die Gleichgewichtsmenge weniger stark gestiegen wäre als der Gleichgewichtspreis oder auch die Situation, dass der Gleichgewichtspreis im Gleichschritt mit der Gleichgewichtsmenge steigt. Wenn man der Frage nachgeht, wovon das abhängt, wird man schnell auf die Steigung der Nachfrage- und Angebotsfunktion kommen. Hätten wir die Nachfrage- und Angebotsfunktion mit einer anderen Steigung (steiler oder flacher) eingezeichnet, hätte sich eine andere Auswirkung ergeben.

Damit wird deutlich, dass ein Zusammenhang besteht zwischen der Steigung der Nachfrage- bzw. Angebotsfunktion und der Veränderung der Gleichgewichtsmenge, die sich infolge einer Veränderung des Gleichgewichtspreises ergibt. In diesem Kontext sprechen Ökonomen von Elastizität. Die Effekte der Elastizität sind Gegenstand des folgenden Kapitels.

2.3.7 Elastizitäten

In den vorherigen Kapiteln haben wir gesehen, dass die Nachfrage nach einem Gut nicht nur von dessen Preis, sondern auch von weiteren Faktoren (wie beispielsweise dem Einkommen, dem Preis anderer Güter, etc.) beeinflusst wird. Auch das Angebot ist nicht nur vom Preis, sondern auch von weiteren Faktoren (z. B. den Produktionskosten) abhängig. In den Kapiteln zum Marktgleichgewicht und zum Preismechanismus haben wir gelernt, dass bei einem steigenden Preis für Pflegeleistungen die nachgefragte Menge zurückgeht und die angebotene Menge steigt. Aber zugegebenermaßen ist diese Aussage noch wenig konkret. Denn schließlich ist es interessant zu wissen, um wie viel genau bei einem bestimmten Preisanstieg die nachgefragte Menge zurückgehen bzw. die angebotene Menge steigen wird. Um wie viel wird die nachgefragte Menge bei einem Preisanstieg von zehn Prozent zurückgehen? Wie viel mehr Menge werden die Produzenten bei einer Preissteigerung von fünf Prozent anbieten?

Den Zusammenhang oder auch die Korrelation zwischen einer Preisänderung und einer Mengenänderung wird ökonomisch als *Elastizität* bezeichnet. Der Terminus der „Elastizität" geht auf Alfred Marschall zurück, der diesen Begriff mit seinem Werk *„Principles of Economics"* (1890) in der Wirtschaftstheorie durchgesetzt hat. Die Elastizität misst die Empfindlichkeit einer Variablen im Hinblick auf die Veränderung einer anderen Variablen. In der Regel handelt es sich dabei um eine Zahl, mit der die prozentuale Änderung einer Variablen als Reaktion auf die Veränderung einer anderen Variablen angegeben wird. So misst die Elastizität der Nachfrage die Wirkung einer Preisänderung eines Gutes bzw. einer Dienstleistung auf deren Inanspruchnahme an. Die Nachfrage ist demnach unelastisch, wenn die Inanspruchnahme nicht oder nur geringfügig auf eine Preisänderung reagiert. Sie ist umso elastischer, je stärker die Inanspruchnahme auf Preisänderungen reagiert.

Der Begriff Elastizität mag für den einen oder anderen zunächst ein wenig sperrig und schwer verständlich klingen. Zumindest mag sich nicht immer gleich die Relevanz des Begriffes für konkrete (ökonomische) Probleme sofort erschließen.

Vermutlich werden die meisten von uns den Begriff „elastisch" bislang eher mit bestimmten Materialien, wie beispielsweise Kunststoff oder Gummi, in Verbindung gebracht haben. Jeder wird sofort zustimmen, dass Eisen eher nicht elastisch ist, während ein Ball aus (weichem) Kunststoff elastisch ist. Was meinen wir damit: Eisen lässt sich nicht verformen, der weiche Kunststoffball sehr wohl. Mit Elastizität geben wir hier also an, wie stark sich Eisen oder ein Kunststoffball mit einer bestimmten Kraftanstrengung verformen lassen. Und genau diese intuitive Definition lässt sich recht gut auf die Ökonomie übertragen.

Ökonomen definieren die Elastizität wie folgt:

Prozentuale Veränderung einer Variablen infolge der Änderung einer anderen Variablen um ein Prozent.

Gemeint ist also bei der Elastizität der Nachfrage, wie stark sich infolge einer Preisänderung die nachgefragte Menge ändert.

Ein weiteres Beispiel, um unterschiedliche Elastizität zu veranschaulichen können Gummibänder sein. Wenn wir ein handelsübliches Gummiband nehmen, mit dem Sie sonst üblicherweise das Papier um ein Pausenbrot befestigen, und sie befestigen an diesem Gummiband ein Gewicht von 10 g, entsteht der Effekt, dass das Gummiband nachgibt und deutlich länger wird; es ist elastisch. Wenn Sie stattdessen ein Gummiband verwenden, dass unsere Großmütter früher verwendet haben, um Früchte aus dem eigenen Garten in Gläser einzuwecken, und daran ebenfalls ein Gewicht von 10 g befestigen, werden Sie feststellen, dass dieses Gummiband zum Einwecken kaum länger wird, weil es viel weniger elastisch ist.

Übertragen auf unser Beispiel entspricht die Nachfrage dem elastischen und unelastischen Gummiband. Das Anhängen des Gewichtes von 10 g entspricht der Preisänderung. Die Beobachtung der Veränderung des Gummibandes *(Um wie viel wird es länger?)* entspricht der Veränderung der nachgefragten Menge *(Wie viel mehr oder weniger wird nachgefragt?)*.

Die Elastizität misst, wie stark Angebot und Nachfrage auf Veränderungen anderer Größen reagieren. Am häufigsten werden dabei die Preiselastizität und die Einkommenselastizität der Nachfrage, sowie die Preiselastizität des Angebotes betrachtet:

- **Preiselastizität der Nachfrage,** d. h., Prozentuale Veränderung der nachgefragten Menge infolge einer Veränderung des Preises um ein Prozent.
- **Einkommenselastizität der Nachfrage,** d. h., Prozentuale Veränderung der nachgefragten Menge infolge einer Veränderung des Einkommens um ein Prozent.
- **Preiselastizität des Angebots,** d. h., Prozentuale Veränderung der angebotenen Menge infolge einer Veränderung des Preises um ein Prozent.

Steigt beispielsweise die nachgefragte Menge (prozentual) stärker als die zugrunde liegende Veränderung von Preis oder Einkommen, sprechen Ökonomen von einem elastischen Verlauf. Steigt hingegen die nachgefragte Menge im umgekehrten Fall weniger stark als die zugrunde liegende Veränderung von Preis oder Einkommen, sprechen Ökonomen von einem unelastischen Verlauf. Fallen die (prozentuale) Preis- und die (prozentuale) Mengenänderung identisch aus, sprechen Ökonomen von einem isoelastischen Verlauf.

Das Konstrukt der Elastizität soll im Folgenden exemplarisch an der Preiselastizität näher

betrachtet werden. Betrachten wir also Preis (p) und Menge (x) eines beliebigen Gutes, beispielsweise von Pflegeleistungen. Dann kann die Preiselastizität (E_p) der Nachfrage für dieses Gut wie folgt angegeben werden:

$$E_p = \frac{\text{Prozentuale Veränderung der nachgefragten Menge}}{\text{Prozentuale Veränderung des Preises}}$$

$$= \frac{\%\Delta x}{\%\Delta p} = \frac{\frac{\Delta x}{x}}{\frac{\Delta p}{p}}$$

In dieser Formel steht $\%\Delta x$ für die „prozentuale Veränderung der nachgefragten Menge" und $\%\Delta p$ für die „prozentuale Veränderung des Preises". Das Symbol Δ ist der griechische Großbuchstabe Delta und steht für „die Veränderung von". Somit bedeutet Δx soviel wie „die Veränderung der Variablen x". Die prozentuale Veränderung einer Variablen x ergibt sich aus der absoluten Veränderung (Δx) geteilt durch den ursprünglichen Wert dieser Variable (x).

Bei einer Preiselastizität (E_p) mit einem Wert größer als 1 bezeichnen Ökonomen die Nachfrage als *preiselastisch,* da der prozentuale Rückgang der nachgefragten Menge (x) größer als der prozentuale Anstieg des Preises (p) ist. Anderenfalls, also bei einer Preiselastizität (E_p) mit einem Wert kleiner als 1 bezeichnen Ökonomen die Nachfrage als *preisunelastisch.* Bei einem Wert der Preiselastizität (E_p) von genau 1 bezeichnen Ökonomen die Nachfrage als *isoelastisch.*

Aber wovon hängt die Preiselastizität eines Gutes ab? Letztendlich hängt die Preiselastizität der Nachfrage im allgemeinen von der Möglichkeit ab, ein Gut durch ein anderes ersetzen, also substituieren zu können. Bei **Existenz von Substitutionsgütern** bzw. von Substitutionsmöglichkeiten führt eine Preiserhöhung dazu, dass die Nachfrager weniger von diesem Gut nachfragen und stattdessen eine größere Menge des Substitutionsgutes kaufen. In dem Fall, dass Substitutionsmöglichkeiten vorhanden sind, ist die Nachfrage also elastisch, liegen keine Substitutionsmöglichkeiten vor, ist die Nachfrage tendenziell unelastisch.

Übertragen auf den idealtypischen Verlauf einer linearen Nachfragefunktion kann festgehalten werden, dass die Elastizität von der Steigung der Nachfragefunktion abhängig ist: *Je steiler die Nachfragefunktion, desto geringer die Elastizität der Nachfrage.* Dieser Zusammenhang soll im Folgenden grafisch dargestellt werden.

Die Nachfrage nach Gütern, für die eine relativ große Anzahl an potenziellen Substitutionsgütern existiert, z. B. bei Autos und Lebensmitteln, ist elastisch. In Abb. 2.24 wird das durch den flachen Verlauf der Nachfragefunktion verdeutlicht. Der Abbildung ist zu entnehmen, dass bei einem flachen Verlauf eine elastische Nachfrage vorliegt, weil bereits eine relativ geringe Preisänderung zu einer überproportionalen Mengenänderung führt. Sinkt der Preis bei einer elastischen Nachfrage auch nur gering, steigt die nachgefragte Menge relativ stark. Im umgekehrten Fall sinkt bei einer geringen Preissteigerung die nachgefragte Menge relativ stark.

Die meisten Güter sind (mehr oder weniger stark) preiselastisch und können bei einer Erhöhung des Preises substituiert werden. Wenn der Preis für Kartoffeln steigt, kann ich auf Nudeln oder Reis umsteigen. Gesundheitsgüter sind nur „schwach elastisch". Dies kann aber nicht für alle Gesundheits- und Pflegedienstleistungen in gleichem Maße unterstellt werden. Zwar gibt es sicherlich auch im Gesundheits- und Pflegebereich viele substituierbare Güter, beispielsweise Medikamente mit einer Vielzahl von Generika, Pflaster oder Verbandmaterial von vielen unterschiedlichen Herstellern, etc. Aber viele Gesundheitsgüter stellen eine lebensnotwendige Maßnahme dar. Steigt deren Preis, wird sich die Nachfrage (wenn überhaupt) nur kurzfristig reduzieren lassen, aber langfristig wird der Konsument eher auf etwas anderes verzichten (müssen). Beispielhaft kann hier eine Blinddarmoperation angeführt werden, die in der Regel medizinisch notwendig ist und die ich nicht substituieren kann, indem ich eine andere medizinische Maßnahme, beispielsweise ein Zahnimplantat in Anspruch nehme. Eine tendenziell eher unelastische Nachfrage ist in der folgenden Abb. 2.25 dargestellt.

In der Abb. 2.25 ist dargestellt, dass bei einem steilen Verlauf eine tendenziell unelastische Nachfrage vorliegt, weil eine relativ große Preisänderung zu einer geringen bzw. unterproportionalen Mengenänderung führt. Selbst wenn der Preis bei einer unelastischen Nachfrage relativ stark sinkt, fällt die Steigerung der nachgefragten Menge relativ gering aus. Im umgekehrten Fall sinkt bei einer unelastischen Nachfrage trotz einer starken Preissteigerung die nachgefragte Menge kaum.

Die Preiselastizität der Nachfrage war definiert, als die prozentuale Änderung der nachgefragten Menge als Reaktion auf eine Veränderung des Preises in Höhe von ein Prozent. Insofern kann mit Bezug zu den beiden

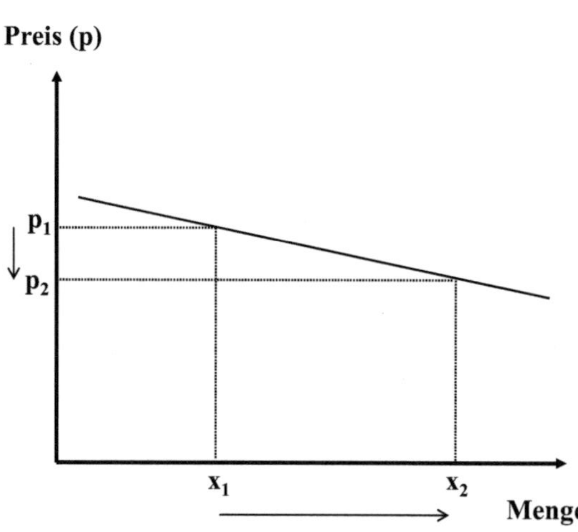

- Nachgefragte Menge steigt mit sinkendem Preis

- Flacher Verlauf bedeutet eine *hohe Preisempfindlichkeit*

- Hohe Anzahl gleichwertiger Substitutionsmöglichkeiten

- Eine **geringe Preissenkung** ($p_1 \rightarrow p_2$) führt zu einer relativ **höheren Mengenänderung** ($x_1 \rightarrow x_2$)

Abb. 2.24 Elastische Nachfrage

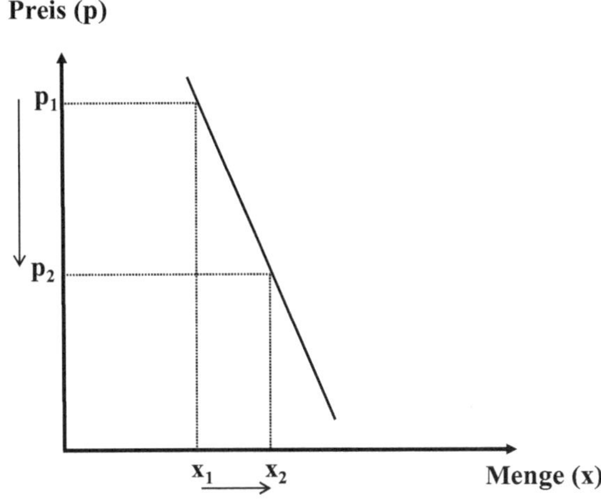

Abb. 2.25 Unelastische Nachfrage

vorherigen Abbildungen kritisiert werden, dass sie jeweils eine nicht gleich große Veränderung des Preises enthalten. Daher werden in der folgenden Abbildung eine elastische und eine unelastische Nachfrage gegenübergestellt, und die Mengenänderung infolge einer gleich großen Preisänderung dargestellt (Abb. 2.26).

Aus der vorherigen Abbildung wird deutlich, dass die Steigung der beiden Nachfragefunktionen unterschiedlich verläuft: Während auf der linken Seite der Verlauf der elastischen Nachfrage tendenziell eher flach verläuft, ist der Verlauf der unelastischen Nachfrage auf der rechten Seite tendenziell eher steil. Auf beiden Seiten erfolgt eine identische Reduzierung des Preises von p_1 auf p_2. Daraus resultiert bei der elastischen Nachfrage auf der linken Seite eine überproportional große Steigerung der nachgefragten Menge von x_1 auf x_2, während hingegen bei der unelastischen Nachfrage auf der rechten Seite nur eine unterproportionale Ausweitung der nachgefragten Menge von x_1 auf x_2 zu beobachten ist.

Darüber hinaus werden Nachfrageelastizitäten nicht nur vom Preis und den Eigenschaften der nachgefragten Güter beeinflusst, sondern auch von den Präferenzen der Nachfrager. Präferenzen sind nicht statisch und können sich im Zeitablauf erheblich ändern. Dies trifft auch und gerade für Gesundheitsgüter und Pflegedienstleistungen zu. Ein gesundes bislang nicht pflege-

bedürftiges Individuum wird seine Präferenzen erheblich ändern, wenn die Gesundheit so stark beeinträchtigt ist, dass eine Pflegebedürftigkeit vorliegt. Die Einschätzung, was als notwendiges Gut eingeschätzt wird, ändert sich mit dem Gesundheitszustand: Während Pflegedienstleistungen von nicht pflegebedürftigen Personen als nicht notwendig betrachtet werden, werden diese bei eintretender Pflegebedürftigkeit als notwendig eingeschätzt werden, d. h. die Nachfrage wird unelastisch.

Besonders deutlich wird die Veränderung der Preiselastizität der Nachfrage in medizinischen Notfällen. Individuen, die bis gerade eben noch (völlig) gesund waren, gelangen in eine dramatische medizinische Situation, beispielsweise in Folge eines Schlaganfalls oder eines Herzinfarktes. In dieser Situation werden umgehend medizinische Maßnahmen benötigt, die ein Überleben sicherstellen. Es ist unmittelbar einleuchtend, dass in dieser Situation keine Substitutionsmöglichkeiten bestehen. Die medizinischen Maßnahmen, die ihr Überleben sichern, sind zwingend notwendig und können nicht durch andere medizinische Maßnahmen ersetzt werden. Ihre Nachfrage nach diesen medizinischen Maßnahmen, war zuvor elastisch, weil nicht notwendig. Im Moment des Notfalls aber sind sie zwingend notwendig und damit unelastisch. Bei einer vollkommen unelastischen Nachfrage, sprechen Ökonomen auch von einer

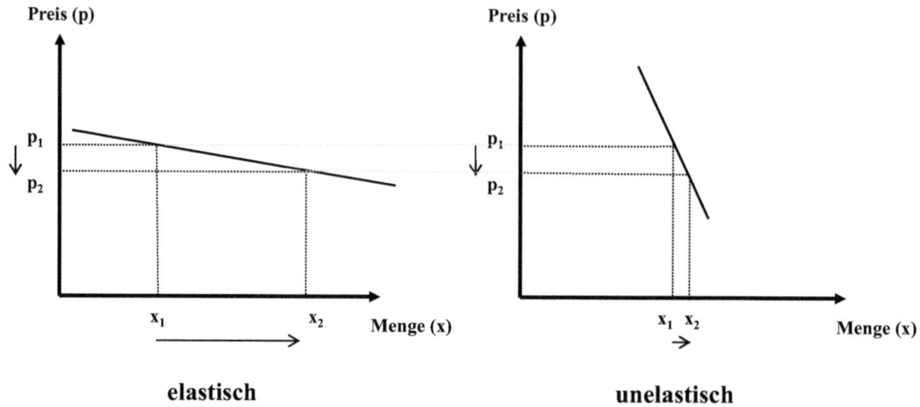

***Bei einer gleich großen Preisänderung ergibt sich je nach Elastizität eine
unterschiedlich große Änderung der nachgefragten Menge!***

Abb. 2.26 Synopse: Elastische und unelastische Nachfrage

starren Nachfrage. Diese Veränderung einer zuvor elastischen Nachfrage zu einer vollkommen unelastischen bzw. starren Nachfrage ist in Abb. 2.27 dargestellt.

In einer Notfallsituation verläuft die Nachfrage senkrecht, d. h. sie ist vollkommen unabhängig vom Preis und damit starr. Das verdeutlicht die Tatsache, dass die Menge, an der die senkrechte Nachfragefunktion die Mengenachse schneidet, genau die Menge an Gesundheitsleistungen angibt, die in dieser Notfallsituation vom Nachfrager zum Überleben benötigt werden. Die Notfallnachfrage

entspricht in dieser Situation der individuellen Sättigungsmenge, die vollkommen preisunelastisch ist. Egal wie hoch der Preis ist, es wird immer die Sättigungsmenge im Notfall nachgefragt.

Dadurch, dass die Notfall-Nachfrage starr ist, also senkrecht verläuft, existiert kein Schnittpunkt mit der Preisachse, es existiert kein Prohibitivpreis. Kein Preis wird als zu hoch bzw. so hoch empfunden, dass die nachgefragte Menge auf null sinkt. Damit wird noch einmal die Preisunabhängigkeit der Notfall-Nachfrage unterstrichen. Die Sättigungsmenge im Notfall

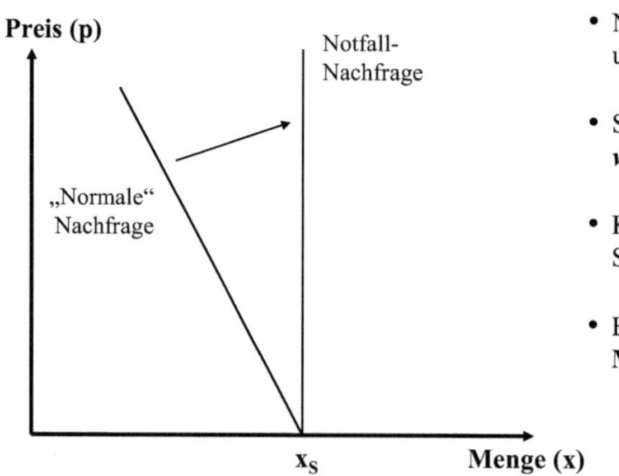

- Nachgefragte Menge ist konstant, unabhängig vom Preis

- Senkrechter Verlauf bedeutet eine ***vollständige Preisunempfindlichkeit***

- Keine gleichwertigen Substitutionsmöglichkeiten

- Eine **Preisänderung** führt zu **<u>keiner</u> Mengenänderung**

Abb. 2.27 Starre Nachfrage im Notfall

wird zwingend benötigt um zu überleben. Eine Änderung des Preises würde damit im Notfall zu keiner Mengenänderung führen. Oder überspitzt formuliert: Im medizinischen Notfall fangen Sie nicht an, mit dem Notarzt oder Notfallsanitäter über den Preis der medizinischen Leistungen zu verhandeln!

Bei einem medizinischen Notfall handelt es sich um ein akut eintretendes, zeitlich begrenztes Ereignis. Das impliziert auch, dass die Nachfrage kurzfristig unelastisch und starr sein kann, sich aber langfristig wieder in eine elastische Nachfrage, wie vor dem Ereignis entwickeln kann. Daraus wird deutlich, dass für die Betrachtung von Elastizitäten auch der Zeitraum maßgeblich ist. Ökonomen sprechen hier von kurzfristiger und langfristiger Elastizität.

Besonders relevant ist die Unterscheidung von kurzfristiger und langfristiger Elastizität bei der Veränderung der Angebotsmenge. Kurzfristig ist in der Regel eine Änderung der Angebotsmenge nur möglich, wenn und soweit noch freie Produktionskapazitäten vorhanden sind. Bei steigender Nachfrage würde es kurzfristig zu einem Nachfrageüberhang (Knappheit) kommen, auf den die Anbieter kurzfristig mit Preissteigerungen reagieren könnten. Mittel- und langfristig könnten steigende Preise neue Anbieter in den Markt locken, d. h., entweder

erfolgt die Ausweitung der Produktionskapazität durch zusätzliche Einstellungen und Ausbau der vorhandenen Produktionsmöglichkeiten bei den bisher schon im Markt aktiven Anbieter oder neue Anbieter treten in den Markt ein und erhöhen die Produktionskapazität.

Kurzfristig werden demnach Anbieter in der Regel tendenziell nur unelastisch auf Preisänderungen reagieren (können), während mittel- und langfristig eine elastische Reaktion der angebotenen Menge auf Preisänderungen möglich ist (siehe Abb. 2.28).

Übertragen auf die Pflegewirtschaft heißt das, dass ambulante Pflegedienste kurzfristig zusätzliche Pflegebedürftige nur durch Überstunden versorgen und damit ein zusätzliches Angebot nur in einem deutlich limitierten Umfang anbieten können. Wenn aber langfristig mit einer entsprechenden Nachfrage dauerhaft gerechnet werden kann, könnten zusätzliche Angebotskapazitäten aufgebaut werden, indem investiert wird, beispielsweise durch die Einstellung zusätzlicher Pflegender, den Kauf oder das Leasen zusätzlicher Dienstfahrzeuge, etc. Alternativ wäre möglich, dass neue ambulante Pflegedienste und damit neue Konkurrenten in den Markt eintreten.

Um noch einmal auf das vorherige Beispiel der Notfallsituation zurückzukommen: Die kurzfristig vollkommen unelastische Nachfrage

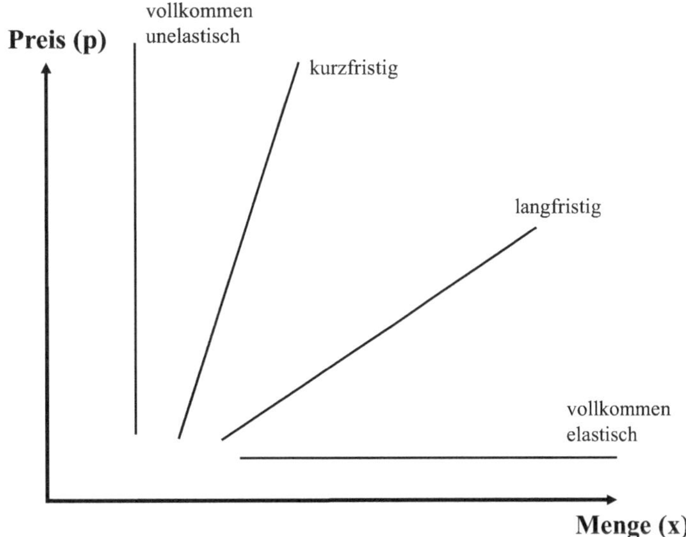

Abb. 2.28 Preiselastizität des Angebots. (Quelle: Hajen et al. 2011, S. 53)

in einer Notfallsituation, in der ein Individuum die nachgefragten Güter zum Überleben benötigt und diese nicht anderweitig substituieren kann, setzt voraus, dass entsprechende Kapazitäten vorhanden sind und jederzeit in Anspruch genommen werden können. Wenn also das Überleben in derartigen Notfällen gesichert sein soll, müssen für diese Potenzialnachfrage in entsprechend ausreichender Menge Leerkapazitäten vorhanden sein. Denn aufgrund eines kurzfristig vollkommen unelastischen Angebotes wäre andernfalls die Versorgung im Notfall nicht adäquat sichergestellt, da die erforderlichen Kapazitäten kurzfristig nicht aufgebaut werden können. Oder einfach formuliert: Es wäre zu spät, mit dem Bau eines Rettungswagens erst dann zu beginnen, wenn der Notruf bereits in der Rettungswache eingegangen ist.

2.4 Zusammenfassung

1. Die Tatsache, dass Bedürfnisse unendlich, die Ressourcen aber begrenzt sind, führt zu einer Knappheit, die ökonomisches Handeln erfordert.
2. Ökonomisches Handeln kann in Form des *Minimal- und Maximalprinzips* erfolgen. Das Minimalprinzip besagt, dass ein vorgegebenes Ziel, mit minimalem Aufwand erreicht werden soll. Das Maximalprinzip besagt, dass mit gegebenen Mitteln ein bestmögliches (maximales) Ziel erreicht werden soll.
3. Ökonomie betrachtet einerseits die Verwendung knapper Ressourcen *(Allokation)* im Rahmen des Produktionsprozesses und andererseits die Verteilung der produzierten Güter und Dienstleistungen in der Gesellschaft *(Distribution)*.
4. Die Ausgestaltung des Wirtschaftssystems kann einerseits in Form eines marktwirtschaftlichen Modells und andererseits einer Zentralverwaltungswirtschaft (Planwirtschaft) erfolgen. In einer Marktwirtschaft erfolgt die Koordinierung der Wirtschaft über Angebot und Nachfrage auf freien Märkten, in einer Zentralverwaltungswirtschaft durch Pläne einer zentralen Planungsinstitution.
5. Ein Markt ist der Ort des Zusammentreffens von Angebot und Nachfrage. Der Preismechanismus führt durch einen Ausgleich zwischen Angebot und Nachfrage zu einem Marktgleichgewicht.
6. Durch Veränderungen von Angebot und Nachfrage kommt es auf Märkten zu einer Veränderung des Marktgleichgewichtes.
7. Die Preiselastizität der Nachfrage wird definiert, als die prozentuale Änderung der nachgefragten Menge als Reaktion auf eine Veränderung des Preises.
8. In einem medizinischen Notfall ist die Nachfrage vollkommen unelastisch und kann auch als starre Nachfrage bezeichnet werden, d. h. der Notfallpatient benötigt unabhängig von der Höhe des Preises eine bestimmte Menge medizinischer Leistungen zum Überleben.
9. Bei starker Pflegebedürftigkeit kann ebenfalls von einer weitestgehend unelastischen Nachfrage ausgegangen werden.

Literatur

Hajen L, Paetow H, Schumacher H (2011) Gesundheitsökonomie: Strukturen – Methoden – Praxisbeispiele, 6., überarbeitete u. erw. Aufl. Kohlhammer, Stuttgart
Smith A (1976) An inquiry into the nature and causes of the wealth of nations. Volume I an II. Edited by WB Todd, General editors: RH Campbell, DD Raphael and AS Skinner. Oxford University Press, Oxford
van der Beek K, van der Beek G (2011) Gesundheitsökonomik – Einführung. Oldenbourg, München
Zdrowomyslaw N, Dürig W (1999) Gesundheitsökonomie – Einzel- und gesamtwirtschaftliche Einführung, 2., unwesentlich veränderte Aufl. Oldenbourg, München

Weiterführende Literatur

Breyer F, Zweifel P, Kifmann M (2013) Gesundheitsökonomik, 6., vollst. erw. u. überarb. Aufl. Springer Gabler, Berlin
Bücker T (2011) Angewandte Gesundheitsökonomie – Praxisbuch für Angehörige nicht-ärztlicher Berufe in der stationären und ambulanten Versorgung. Kohlhammer, Stuttgart
Fleßa S, Greiner W (2013) Grundlagen der Gesundheitsökonomie – Eine Einführung in das wirtschaftliche

Denken im Gesundheitswesen, 3. Aufl. Springer Gabler, Berlin

Loffing C, Geise S (2010) Management und Betriebswirtschaft in der ambulanten und stationären Altenpflege – Lehrbuch für Führungskräfte, Weiterbildungsteilnehmer und Studenten, 2., vollst. überarb. u. erw. Aufl. Huber, Bern

Marshall A (2006) Principles of economics. Abridged Edition. Cosimo Classics, New York

Oberender P, Ecker T, Zerth J, Engelmann A (2012) Grundelemente der Gesundheitsökonomie, 3. Aufl. P.C.O, Bayreuth

Pindyck R, Rubinfeld D (2009) Mikroökonomie, 7. Aufl. Pearson, München

Rice (2004) Stichwort: Gesundheitsökonomie – Eine kritische Auseinandersetzung (Deutsche Erstausgabe). KomPart Verlagsgesellschaft, Bonn (Titel der Originalausgabe: The economics of health reconsidered)

Rychlik R (1999) Gesundheitsökonomie – Grundlagen und Praxis. Enke, Stuttgart

von der Schulenburg J-MG, Greiner W (2013) Gesundheitsökonomik, 3. Aufl. Mohr Siebeck, Tübingen

Inhaltsverzeichnis

In diesem Kapitel sollen nun die im vorherigen Kapitel vorgestellten allgemeinen ökonomischen Grundlagen konkret auf den Kontext Pflege angewandt werden. Hierzu ist es erforderlich, die Besonderheiten des Gutes Pflege bzw. von Pflegeleistungen zu berücksichtigen.

Lernziele

Nach dem Lesen dieses Kapitels

- können Sie beschreiben, wie die Nachfrage nach Pflegeleistungen entsteht und wovon diese Nachfrage abhängig ist.
- *können Sie zwischen subjektivem und objektivem Pflegebedarf („needed care" und „wanted care") unterscheiden.*

- können Sie erklären, warum Pflegeleistungen nicht nur einen konsumtiven, sondern auch einen investiven Charakter haben.
- können Sie allgemeine Annahmen der Nachfrage auch auf Pflegeleistungen übertragen.
- sind Sie in der Lage darzulegen, warum mit zunehmender Pflegebedürftigkeit die Elastizität der Nachfrage nach Pflegeleistungen sinkt.
- sind Sie in der Lage, Besonderheiten der Nachfrage nach Pflegegütern bzw. Pflegedienstleistungen zu benennen und zu erläutern.

© Springer-Verlag GmbH Deutschland, ein Teil von Springer Nature 2019
M. Wessels, *Pflegeökonomie,* Studium Pflege, Therapie, Gesundheit,
https://doi.org/10.1007/978-3-662-59394-3_3

3.1   Entstehen der Nachfrage nach Pflegeleistungen

Die in Abschn. 2.3.2 beschriebenen Annahmen für die Nachfrage sind unabhängig von der Art eines Gutes allgemein zutreffend und daher grundsätzlich auch auf Pflegeleistungen übertagbar. Um eine Abgrenzung zu anderen Gütern vorzunehmen bzw. um die Besonderheiten von Pflegeleistungen darzustellen, soll zunächst unterschieden werden zwischen dem *Bedarf* an Pflegeleistungen und der *Nachfrage* nach Pflegeleistungen.

Ein Markt für Pflegeleistungen entsteht aufgrund der Tatsache, dass Menschen pflegebedürftig werden, d. h. sich nicht mehr selbstständig ausreichend versorgen können und auf die Pflege durch andere angewiesen sind. Die eingeschränkte Fähigkeit, sich selbst ausreichend zu pflegen, lässt das Bedürfnis[1] entstehen, diesen als Mangel empfundenen Zustand zu beseitigen. Daraus lässt sich der Bedarf an Pflegeleistungen ableiten, die ein Pflegebedürftiger in Anspruch nehmen möchte. Diese Pflegeleistungen können entweder durch Angehörige oder durch professionelle Pflegedienstleister wie ambulante Pflegedienste oder stationäre Pflegeeinrichtungen erbracht werden. Allerdings kann eine Nachfrage nach Pflegeleistungen auf dem Markt für Pflegeleistungen erst dann artikuliert werden, wenn der Bedarf mit einer ausreichenden Kaufkraft versehen ist, d. h. der Pflegebedürftige über genug Geld verfügt, um sich die gewünschten bzw. notwendigen Pflegeleistungen einkaufen zu können.

Die Inanspruchnahme von Pflegeleistungen hat aus pflegeökonomischer Sicht nicht nur einen *konsumtiven,* sondern auch einen *investiven* Charakter. Wenn Pflegeleistungen in Anspruch genommen werden und damit das individuelle Bedürfnis nach einer pflegerischen Versorgung befriedigt wird, wird der konsumtive Charakter unmittelbar deutlich, weil der Pflegebedürftige eine Pflegeleistung konsumiert. Der investive Charakter hingegen besteht darin, dass durch die pflegerische Versorgung eines Pflegebedürftigen die Voraussetzung dafür geschaffen wird, dass der Pflegebedürftige im Rahmen seiner Möglichkeiten am (gesellschaftlichen) Leben teilnehmen kann. Ein Pflegebedürftiger, der sich selbst nicht ausreichend waschen kann, wird sich vermutlich mit zunehmendem Grad der Ungepflegtheit (bis hin zur Verwahrlosung) für seine Situation schämen und nicht mehr an gemeinsamen gesellschaftlichen Aktivitäten teilnehmen. Demnach ist die Inanspruchnahme von Pflegeleistungen pflegeökonomisch eine Investition in den eigenen körperlichen Zustand, mit dem der Grad der individuellen Pflegebedürftigkeit möglichst gering gehalten werden soll. Dies kann als Voraussetzung dafür gesehen werden, am gesellschaftlichen Leben teilnehmen oder einer Erwerbstätigkeit nachgehen zu können. So kann beispielsweise bei einem jungen Pflegebedürftigen im erwerbsfähigen Alter, bei dem in Folge eines Motorradunfalls eine Querschnittslähmung der unteren Extremitäten entstanden ist, durch die Inanspruchnahme von Pflegeleistungen die individuelle körperliche Situation so weit stabilisiert werden, dass im Rahmen der individuellen Möglichkeiten wieder die Teilnahme am Erwerbsleben möglich und damit die Voraussetzung geschaffen wird, ein Einkommen zu erzielen.

Damit können Pflegeleistungen ökonomisch betrachtet als Kapitalgut betrachtet und dem individuellen Humankapital[2] zugerechnet werden. Für viele ist der Begriff des *Humankapitals* schon deswegen negativ besetzt, weil er zum Unwort des Jahres 2004 gewählt wurde.[3]

---

[1]Zur Abgrenzung der Begriffe *Bedürfnis, Bedarf* und *Nachfrage* sei an die Ausführungen in Abschn 2.1 und Abb. 2.2 erinnert.

[2]Der Begriff des Humankapitals geht auf einen Ansatz von A. Grossmann zurück. Für eine ausführliche Darstellung vgl. Grossmann (2000): The Human Capital Modell, in: Culyer, A. (Hrsg.) Handbook of Health Economics, Bd. 1, (S. 347–408).

[3]Als Begründung für die Wahl des Begriffes „Humankapital" wurde angeführt, dass der Gebrauch dieses Wortes aus der Wirtschaftsfachsprache sich zunehmend auch in nichtfachlichen Bereichen ausbreite und damit die primär ökonomische Bewertung aller denkbaren Lebensbezüge fördere. Der Begriff Humankapital degradiere nicht nur Arbeitskräfte in Betrieben, sondern Menschen überhaupt zu nur noch ökonomisch interessanten Größen (Vgl. www.unwortdesjahres.net).

Häufig wird der Begriff als negativ empfunden, weil er einen Menschen lediglich auf die Ressourcen bzw. Fähigkeiten zu reduzieren scheint, zu gesellschaftlichem Wohlstand beitragen zu können. Im Kontext der Pflege erscheint dies zunächst auch unmittelbar einleuchtend zu sein, weil gerade Pflegebedürftige in der Regel körperlich nicht mehr so fit sind, um im gleichen Maße Wohlstand produzieren zu können, wie Nicht-Pflegebedürftige. Interessanterweise wird der Begriff Ressourcen auch in der Pflegewissenschaft verwendet, und zwar im Sinne von Fähigkeiten bzw. Möglichkeiten zur Alltagsbewältigung. Genau diese Ressourcen sind bei Pflegebedürftigen in der Regel eingeschränkt oder ökonomisch gesprochen knapp. Insofern unterscheiden sich Pflege und Ökonomie an der Stelle nicht: Die Pflege möchte die Ressourcen des Pflegebedürftigen aktivieren, um ihm eine bestmögliche Teilnahme am sozialen Leben oder in der Alltagsbewältigung ermöglichen und die Ökonomie versucht mit begrenzten Ressourcen den größtmöglichen Nutzen zu erreichen.

Und genau deswegen ist dieser Ansatz auch aus pflegeökonomischer Perspektive relevant: Denn der individuelle körperliche Zustand eines Pflegebedürftigen, als Voraussetzung für die Teilnahme am gesellschaftlichen Leben oder am Erwerbsleben, ist nicht statisch, sondern wird durch die Inanspruchnahme von Pflegeleistungen beeinflusst, kann sich also im Zeitablauf verändern. Mit der Inanspruchnahme von Pflegeleistungen produzieren wir einen besseren Pflegezustand. Dabei *nutzen wir einerseits Ressourcen* (konsumptiver Charakter) indem wir Pflegeleistungen in Anspruch nehmen (Pflegende, Pflegehilfsmittel) und *schaffen andererseits Ressourcen* (investiver Charakter) indem wir den Pflegezustand des Pflegebedürftigen verbessern und ihm dadurch eine aktive Teilnahme am sozialen Leben ermöglichen.

Darüber hinaus kann der Bedarf an Pflegeleistungen aus einer *objektiven* und einer *subjektiven* Sicht betrachtet werden. Das, was ein Pflegebedürftiger sich aus seiner subjektiven Sicht wünscht (oder auch nicht) kann durchaus von dem abweichen, was professionell Pflegende aus einer objektiven Sicht für pflegerisch bzw. pflegewissenschaftlich erforderlich halten. Beispielsweise mag es einerseits Pflegebedürftige geben, die gerne in Ruhe gelassen werden möchten, weil sie die aus pflegerischer Sicht objektiv erforderliche morgendliche Körperhygiene als Belästigung empfinden und ablehnen. Und andererseits mag es Pflegebedürftige geben, die mehrmals am Tag geduscht werden möchten, was aus pflegerischer Sicht aber in der Regel nicht notwendig ist.

In der folgenden Abb. 3.1 ist das, was aus einer objektiven Sicht für pflegerisch bzw. pflegewissenschaftlich erforderlich gehalten wird als *„needed care"* dargestellt und das, was sich der Pflegebedürftige vielleicht wünscht, aber nicht zwingend erforderlich ist, als „wanted care" dargestellt. Diese Unterscheidung in *needed* und *wanted* care wird von Bedeutung, wenn der Frage nachgegangen wird, wie die pflegerischen Leistungen finanziert werden sollen. Sollen pflegerische Leistungen vom Pflegebedürftigen selbst bezahlt werden, oder sollen Pflegeleistungen von einer Solidargemeinschaft wie der Sozialen Pflegeversicherung in Deutschland übernommen werden? Diese Frage ist letztlich ein gesellschaftlicher Aushandlungsprozess, inwieweit die Gesellschaft solidarisch ist und für den einzelnen eintritt oder inwieweit dem Einzelnen eine Eigenverantwortung zugemutet werden soll bzw. kann.

Auf diese Frage sowie die Ausgestaltung einer Pflegeversicherung wird ergänzend in Kap. 4 eingegangen. Aber vor dem Hintergrund, dass die Pflegeversicherung in Deutschland bereits bei ihrer Einführung[4] im Jahr 1995 von Anfang an nicht als Voll-Versicherung, also mit dem Ziel einer vollständigen Kostenübernahme bei Pflegebedürftigkeit konzipiert war, wird unmittelbar deutlich, dass die Abgrenzung von Pflegeleistungen, die im Rahmen der Pflegeversicherung solidarisch finanziert werden und Pflegeleistungen, die Pflegebedürftige voll oder

---

[4]Für eine umfangreiche Darstellung zur Einführung und Ausgestaltung der Pflegeversicherung vgl. Simon (2017, S. 262–286), Rothgang (2009); Gerlinger und Röber (2009).

Abb. 3.1 „needed care"
und „wanted care". (Quelle:
Adaptierte Darstellung nach
Weitkamp und Ziller 2002,
S. 23 und SVRKAiG 2001,
S. 28)

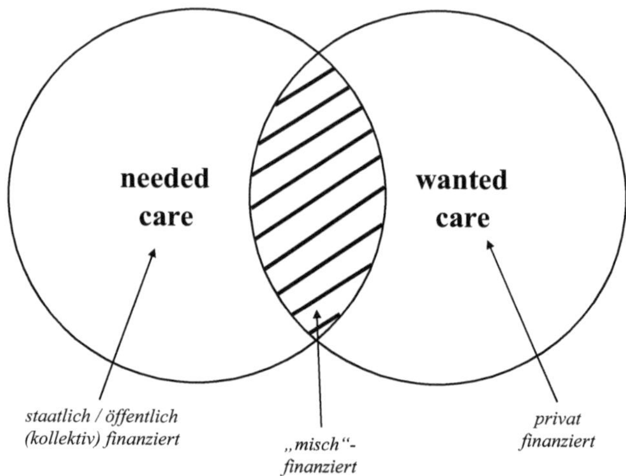

zumindest anteilig privat finanzieren müssen,
zwingend erforderlich ist.

Bevor jedoch aufgezeigt werden kann,
welchen Einfluss die Existenz einer Pflegeversicherung auf die Inanspruchnahme von
Pflegeleistungen hat (dies wird der Schwerpunkt
in Kap. 4 sein), soll zunächst darauf verwiesen
werden, von welchen unterschiedlichen Faktoren die Nachfrage nach Pflegeleistungen beeinflusst wird. Die wichtigsten Faktoren sind

- der Grad der individuellen Pflegebedürftigkeit (Abschn. 3.2),
- der Preis von Pflegeleistungen (Abschn. 3.3),
- die Existenz einer Versicherung (Kap. 4) und
- die Nachfrage, die durch Anbieter von Pflegeleistungen induziert wird (Abschn. 5.4).

3.2 Grad der individuellen Pflegebedürftigkeit

Der bedeutendste Faktor für die Inanspruchnahme von Pflegeleistungen ist zweifellos der
Grad der individuellen Pflegebedürftigkeit,
der wiederum vom individuellen körperlichen
Zustand abhängt. Je schlechter der körperliche
Zustand ist, umso höher wird der Grad der individuellen Pflegebedürftigkeit und damit die
nachgefragte Menge an Pflegeleistungen sein.
Die Determinanten, die den Grad der Pflegebedürftigkeit eines Individuums sowie auch der

Bevölkerung beeinflussen sind heterogen und
können in die folgenden Hauptdeterminanten
unterschieden werden:

- Demografische und sozioökonomische Deter-
  minanten
- Individuelle Determinanten
- Strukturelle Determinanten
- Pflegespezifische bzw. pflegewissenschaft-
  liche Determinanten

Zu den *demografischen und sozioökonomischen Determinanten* zählen beispielsweise Alter, Geschlecht, Familienstand und
-größe, Bildung, Beruf, Einkommen, Wohnsituation, etc. Dabei ist es offensichtlich,
dass insbesondere das Alter stark mit Pflegebedürftigkeit korreliert und insofern bei einer
steigenden Lebenserwartung zu erwarten ist,
dass auch die Pflegebedürftigkeit steigen wird.
Das Geschlecht ist relevant, weil Frauen länger leben als Männer und dadurch sowohl häufiger pflegebedürftig werden als auch häufiger
nicht vom Partner gepflegt werden können,
weil dieser bereits verstorben ist. Der Familienstand bzw. die Familiengröße ist für die Frage
von Bedeutung, ob bei Pflegebedürftigkeit
Angehörige die Pflegeleistungen übernehmen
können, oder ob professionelle Pflegeleistungen
durch ambulante Pflegedienste oder stationäre Einrichtungen erbracht werden müssen.
Auch die berufliche Situation, die Höhe des

Einkommens und die Wohnsituation entscheiden mit darüber, ob bei Pflegebedürftigkeit die Pflege in der häuslichen Umgebung möglich ist oder ein Umzug in eine stationäre Pflegeeinrichtung erforderlich wird bzw. überhaupt finanziert werden kann.

Unter den *individuellen Determinanten* sind beispielsweise genetische Veranlagung (Prädisposition), Krankheitsgeschichte, Lebensstil, Ernährung, etc. zu verstehen. Einerseits handelt es sich also um Determinanten, die ein Individuum bereits mit der Geburt innehat und insofern nicht (oder nur nachträglich) beeinflussen kann. Andererseits haben die Ernährung und der Lebensstil erhebliche Auswirkungen auf den körperlichen Zustand und damit den Grad der individuellen Pflegebedürftigkeit, beispielsweise, wenn sich das Individuum ungesund ernährt, Tabak und Alkohol konsumiert oder risikobehaftete Sportarten betreibt. Diese Determinanten können maßgeblich vom Individuum selbst beeinflusst werden.

Die *strukturellen Determinanten* umfassen beispielsweise Umwelt-, Arbeits- und Lebensbedingungen, staatliche Ausgaben für Pflege, Versicherungsschutz, etc. Von ganz zentraler Bedeutung für das Auftreten von Pflegebedürftigkeit sind die Umwelt-, Arbeits- und Lebensbedingungen, bei denen ein inverser Zusammenhang angenommen werden kann, d. h. je besser die Umwelt-, Arbeits- und Lebensbedingungen sind, umso besser wird der Gesundheitszustand sein, und damit im Umkehrschluss umso geringer der Grad der individuellen aber auch gesamtgesellschaftlichen Pflegebedürftigkeit sein. Aus pflegeökonomischer Sicht ist aber sicherlich die Existenz eines Versicherungsschutzes am bedeutendsten, da er die finanzielle Belastung der Pflegebedürftigen erheblich beeinflusst. Bei Existenz eines Versicherungsschutzes werden die Pflegebedürftigen mehr Pflegeleistungen nachfragen (können) als ohne Versicherungsschutz. Dieses Phänomen nennen Ökonomen die *„versicherungsinduzierte Nachfrage"* auf die umfassend in Kap. 4 eingegangen wird.

Zu den *pflegespezifischen bzw. pflegewissenschaftlichen* Determinanten zählen beispielsweise Verfügbarkeit pflegerischer Einrichtungen, Nutzung von Pflegeleistungen, Entwicklung der Pflegewissenschaft, Professionalisierung der Pflege, etc. Maßgeblich für einen gleichen und gerechten Zugang zu Pflegeleistungen ist die Verfügbarkeit, also das Angebot pflegerischer Einrichtungen. Nur dort, wo diese Einrichtungen vorhanden sind können sie auch genutzt werden. Das klingt zwar zunächst trivial, bekommt aber vor dem Hintergrund der aktuellen Debatte um einen Fachkräftemangel in der Pflege eine erhebliche Brisanz. Darüber hinaus befindet sich die Pflege in Deutschland im Umbruch. Sie verändert sich durch die Professionalisierung und Akademisierung der Pflege und insbesondere durch die fortschreitende Entwicklung der Pflegewissenschaft. Je besser das Wissen über Pflegeleistungen, die Verfügbarkeit pflegerischer Einrichtungen und je höher die Nutzung von Pflegeleistungen ist, umso besser wird die individuelle aber auch gesamtgesellschaftliche pflegerische Versorgung sein.

3.3 Nachfrage und Preis von Pflegeleistungen

Im vorherigen Kapitel ist bereits angeklungen, dass die Nachfrage nach Pflegeleistungen nicht nur vom Grad der Pflegebedürftigkeit abhängt, sondern auch vom Preis. Auch bei Pflegeleistungen können wir auf einem Wettbewerbsmarkt grundsätzlich von einem inversen Zusammenhang zwischen dem Preis und der nachgefragten Menge ausgehen, d. h., je höher der Preis für eine Pflegeleistung ist, desto niedriger ist die nachgefragte Menge – und umgekehrt.

Um diesen Zusammenhang nun mit dem im vorherigen Kapitel beschriebenen Grad der individuellen Pflegebedürftigkeit in Zusammenhang zu bringen, greifen wir auf den in Abschn. 2.3.7 vorgestellten Begriff der Elastizität zurück. Wir erinnern uns: Die Elastizität beschreibt den Zusammenhang zwischen einer Preisänderung und der daraus resultierenden Änderung der nachgefragten Menge. Je flacher der Verlauf der Nachfrage, umso elastischer ist sie; je steiler der Verlauf wird, umso unelastischer wird die Nachfrage.

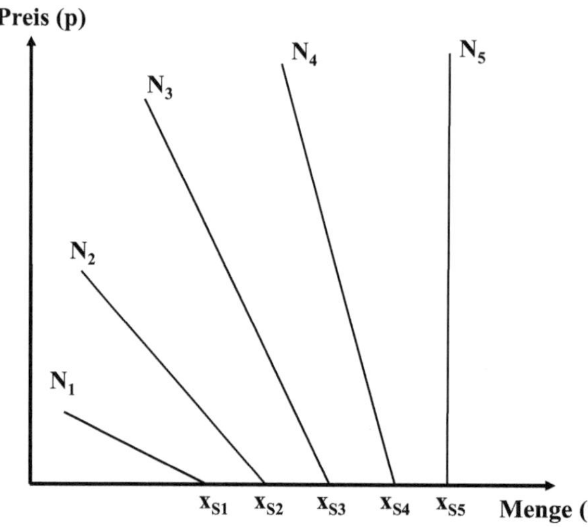

Abb. 3.2 Elastizität der Nachfrage nach Pflegeleistungen

Die Elastizität der Nachfrage nach Pflegeleistungen verändert sich in Abhängigkeit des Grades der individuellen Pflegebedürftigkeit, oder einfacher formuliert: Je stärker die Pflegebedürftigkeit ist, umso weniger hängt die Inanspruchnahme von Pflegeleistungen vom Preis ab. Dieser Zusammenhang ist in der folgenden Abb. 3.2 dargestellt:

Wir gehen also davon aus, dass die Nachfrage umso unelastischer wird, je größer die Pflegebedürftigkeit des Nachfragers ist. Die Nachfrage N_1 entspricht daher in der vorherigen Abbildung einem sehr geringen Grad individueller Pflegebedürftigkeit und die Nachfrage N_5 dem Grad vollständiger individueller Pflegebedürftigkeit. Oder anders formuliert, stellt die Elastizität der Nachfrage dar, wie stark das Individuum auf die Pflegeleistungen angewiesen ist. Ein Individuum mit der Nachfrage N_1 würde sehr stark auf eine Preisänderung reagieren, könnte aufgrund der sehr geringen Pflegebedürftigkeit also eher auf die Inanspruchnahme von Pflegeleistungen verzichten, während ein Individuum mit der Nachfrage N_5 so stark pflegebedürftig ist, dass es bei einer Preisänderung nicht auf Pflegeleistungen verzichten kann. Der senkrechte Verlauf der Nachfrage N_5 stellt eine starre Nachfrage dar, d. h. das Individuum ist auf die Pflegeleistungen vollständig angewiesen, und fragt daher unabhängig vom Preis stets die identische Menge nach.

Aus der Abb. 3.2 wird ebenfalls deutlich, dass bei zunehmender Pflegebedürftigkeit eine immer größere Menge an Pflegeleistungen in Anspruch genommen wird. Dieser Umstand wird dadurch veranschaulicht, dass die Nachfrage von N_1 bis N_5 steigt, also nach außen („nach rechts") verschoben wird. Dies spiegelt sich auch in der jeweils steigenden Sättigungsmenge von x_{S1} bis x_{S5} wieder. Gleichzeitig wird das Individuum mit der höchsten Pflegebedürftigkeit (N_5) zu jedem Preis stets die höchste Menge nachfragen.

Dieser Zusammenhang einer inversen Nachfrage nach Pflegeleistungen unterscheidet sich insoweit dem Grunde nach nicht von anderen Gütern, d. h. die in Kap. 2 angeführten grundlegenden ökonomischen Annahmen haben wir auch für Pflegeleistungen angewendet. Die Annahme von Wettbewerbsbedingungen eines Marktes treffen so aber in der Realität für Pflegeleistungen nicht vollständig zu. Insofern wird es im folgenden Kapitel darum gehen, welche Besonderheiten bei der Marktallokation von Pflegeleistungen existieren und insofern bei der Analyse mit ökonomischen Instrumentarien berücksichtigt werden müssen.

3.4 Besonderheiten der Nachfrage von Pflegeleistungen

In diesem Kapitel hinterfragen wir, inwiefern auf Märkten für Pflegeleistungen Besonderheiten bestehen, die ggf. einer Allokation über Märkte entgegenstehen oder diese gar unmöglich machen. Es geht also um die Frage, ob Pflegeleistungen Güter sind, die wie andere Güter auf Märkten gehandelt werden können bzw. sollten?

3.4.1 Der unvollkommene Markt für Pflegeleistungen

Für das Funktionieren eines idealtypischen Marktes müssen folgende Bedingungen (vgl. Abschn. 2.3) erfüllt sein:

- Es herrscht *Wettbewerb* (Polypol), d. h. auf dem Markt treffen so viele Anbieter und Nachfrager aufeinander, dass der einzelne keinen Einfluss auf den Preis hat (ein Monopolist könnte den Preis alleine bestimmen).
- Die Marktteilnehmer (Anbieter und Nachfrager) handeln rational und unabhängig voneinander, d. h. für die Nachfrage kann eine *Konsumentensouveränität* unterstellt werden, weil der Nachfrager autonom entscheiden kann.
- Das Angebot ist homogen, d. h. auf dem Markt werden (vollkommen) gleiche Güter gehandelt und es bestehen keine persönlichen oder sachlichen Präferenzen, d. h. kein Anbieter oder Nachfrager wird bevorzugt.
- Es herrscht *Markttransparenz,* d. h. alle Marktteilnehmer kennen sämtliche Marktbedingungen, sind also über alle entscheidungsrelevanten Faktoren (z. B. Preis, Qualität, etc.) *vollständig informiert.*
- Die Auswirkungen (Kosten und/oder Nutzen) erstrecken sich nur auf die Beteiligten (Anbieter und Nachfrager) und nicht auf Dritte.
- Der Preis ist das einzige Auswahlkriterium, alle Marktteilnehmer (Anbieter und Nachfrager) könne sofort auf Marktveränderungen reagieren.

Gemessen an diesen Bedingungen, wird sofort deutlich, dass der Markt für Pflegeleistungen **kein vollkommener Markt** ist. Er ist in weiten Teilen reguliert und geprägt von nicht oder zumindest nur begrenzt vorhandener Transparenz. Die Qualität der erbrachten Pflegeleistungen ist nicht identisch und eine Konsumentensouveränität der Nachfrager von Pflegeleistungen kann nicht generell angenommen werden, insbesondere bei Pflegebedürftigen die demenziell erkrankt sind, wird diese eingeschränkt sein.

Wenn der Markt für Pflegeleistungen gerade kein vollkommener Markt ist, könnte die Schlussfolgerung naheliegen, dass bei Pflegeleistungen aufgrund der Gefahr des Marktversagens nicht nur eine staatliche Regulierung erforderlich ist, sondern die Besonderheiten von Pflegeleistungen eine Anwendung der ökonomischen Theorie grundsätzlich nicht zulassen bzw. sich Pflegeleistungen vollständig einer ökonomischen Analyse entziehen. Diese Schlussfolgerung wäre sicherlich voreilig und zu pauschal. Insofern lohnt es sich, dass wir uns die zentralen Punkte noch einmal genauer anschauen.

Bei der Bereitstellung von Pflegeleistungen werden staatliche Interventionen und damit die Abweichung vom marktwirtschaftlichen System durch Regulierung häufig damit begründet, dass Pflegeleistungen besondere, mit anderen Gütern nicht vergleichbare Merkmale aufweisen, die zu einem Marktversagen führen würden. Als mögliche Ursache für ein Marktversagen und damit als Begründung für eine staatliche Intervention zur Regulierung des Marktes für Pflegeleistungen können insbesondere die folgenden Punkte angeführt werden:

- Es liegt eine asymmetrische Wissensverteilung *(Informationsasymmetrie)* vor, die zu einer *eingeschränkten Konsumentensouveränität* führt.
- Der Konsum von Gesundheits- und Pflegeleistungen ist mit *externen Effekten* verbunden.
- Es bestehen Unsicherheiten im Hinblick auf Pflegebedürftigkeit und Pflegeleistungen, daher haben Pflegeleistungen einen *Optionsgutcharakter.*

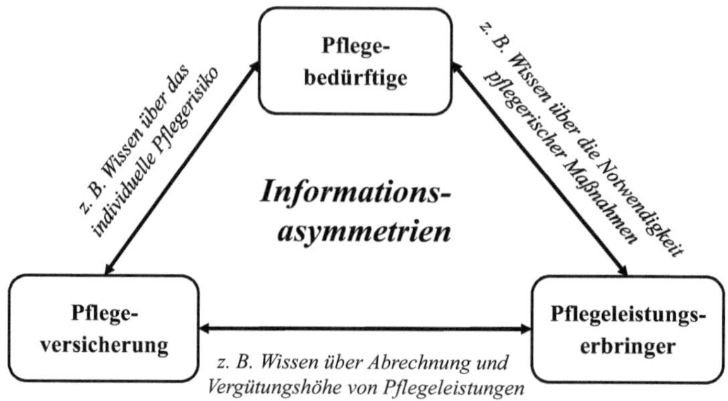

Abb. 3.3 Informationsasymmetrien

- Die *Minderschätzung zukünftiger Bedürfnisse* führt zu einer zu geringen Eigenvorsorge, daher handelt es sich bei Pflegeleistungen um *meritorische (öffentliche) Güter.*
- Pflegeleistungen sind durch das *Uno-actu Prinzip* gekennzeichnet, d. h. die Produktion bzw. Erstellung der Pflegeleistung kann nur erfolgen, wenn der Anbieter und der Nachfrager zusammenwirken.

In den folgenden Kapiteln wird noch einmal detailliert auf diese Punkte eingegangen, um bewerten zu können, inwiefern staatliche Interventionen gerechtfertigt sind und inwiefern ggf. ergänzend eine Bereitstellung von Pflegeleistungen über den Markt sinnvoll und zielführend sein kann.

3.4.2 Informationsasymmetrien

In Abschn. 1.5 wurde ein Zielkonflikt der beteiligten Akteure in der Pflege beschrieben. Auch im Hinblick auf das Vorhandensein von Informationsproblemen zwischen diesen Akteuren soll an dieser Stelle noch mal auf Abb. 1.5 zurückgegriffen werden. Zwischen den dort dargestellten Akteuren bestehen unterschiedliche Informationsstände, sogenannte asymmetrische Informationen. Diese unterschiedlichen Informationsstände führen zu unterschiedlichen Phänomenen im Gesundheitswesen, wie beispielsweise

den Phänomenen des *Moral Hazard* und der *Adversen Selektion.* Diese werden ausführlich in Abschn. 4.4.2 und 4.3.2 beschrieben. An dieser Stelle sollen zunächst die unterschiedlichen Inforationsasymmetrien zwischen den einzelnen Akteuren beschrieben und näher erläutert werden (Abb. 3.3).

Unterschiedliche Informationen zwischen Pflegebedürftigen und Pflegenden

Der klassische Informationsunterschied, der in der gesundheitsökonomischen Literatur zu diesem Thema zuerst (leider manchmal auch als einziger) angeführt wird, stammt aus dem Bereich der Medizin und ist der unterschiedliche medizinische Wissensstand von Arzt und Patient. Es liegt in der Natur der Sache, dass ein Patient in der Regel über weniger medizinisches Wissen verfügt, als der Arzt. Daher ist die medizinische Behandlung für den Patienten häufig ein **Vertrauensgut,** weil der Patient sich auf das medizinische Wissen des Arztes verlässt und ihm im Hinblick auf eine adäquate Behandlung vertraut. Dieser Informationsunterschied kann zu einer sogenannten **angebotsinduzierten Nachfrage** führen, wenn der Patient Leistungen auf Anraten des Arztes in Anspruch nimmt, die er aber vielleicht nicht in Anspruch genommen hätte, wenn er über ausreichend Informationen verfügt hätte. Das Phänomen der angebotsinduzierten Nachfrage wird ausführlich in Abschn. 5.4 beschrieben.

Die beschriebene Situation lässt sich grundsätzlich auch auf die Pflege übertragen, denn auch hier ist es zweifelsohne der Fall, dass examinierte (und ggf. akademisierte) Pflegende über mehr Kenntnisse der Pflege und Pflegewissenschaft verfügen als der Pflegebedürftige selbst. Auch hier kann sicherlich unterstellt werden, dass der Pflegebedürftige den Pflegenden vertraut, dass diese die Pflege in der erforderlichen und gebotenen Qualität erbringen. Anders als bei medizinischen Leistungen, wie beispielsweise einer Blinddarmentfernung (Appendektomie) ist bei Pflegeleistungen allerdings davon auszugehen, dass diese wiederholt bzw. regelmäßig in Anspruch genommen werden und es sich insofern hier nicht mehr um ein reines Vertrauensgut handelt, sondern um ein **Erfahrungsgut,** d. h. der Patient kann mit zunehmender wiederholter Inanspruchnahme der Pflegeleistungen immer besser deren Qualität einschätzen. Insofern wird das Phänomen der angebotsinduzierten Nachfrage in der Pflege mutmaßlich eine geringere Bedeutung haben, als in der Medizin.

Aus diesem Informationsunterschied über medizinisches Wissen hat in der Vergangenheit letztendlich auch ein **paternalistisches Arzt-Patienten-Verhältnis** resultiert, in dem der unmündige Patient dem „Halbgott in Weiß" stets gefolgt ist und dessen Anweisungen befolgt hat. Hier zeichnet sich in den vergangenen Jahren ein Paradigmenwechsel ab, in dem versucht wird, die Patienten besser zu informieren und so zu befähigen, gleichberechtigt mit dem Arzt Entscheidungen über die weitere Therapie einer eingetretenen Erkrankung zu treffen. Für diese Befähigung der Patienten hat sich in der gesundheitsökonomischen Literatur der Begriff des *Patient Empowerment* und für die Einbeziehung in den Entscheidungsprozess der Begriff der *Partizipativen Entscheidungsfindung* etabliert. Auch dies wird in der Pflege von eher untergeordnete Bedeutung sein, da es zwischen Pflegenden und Pflegebedürftigen zwar zweifellos häufig ein gewisses Abhängigkeitsverhältnis, aber nie ein derart paternalistisches Verhältnis gegeben haben dürfte.

Letztlich soll aber nicht unerwähnt bleiben, dass auch der Patient gegenüber dem Arzt über einen Informationsvorteil verfügen kann,

beispielsweise wenn es um die Herkunft bzw. Entstehung einer Erkrankung geht. Der Patient selbst weiß vielleicht, wann die Erkrankung genau eingetreten ist, wie lange sie bereits besteht, ob eventuell Vorerkrankungen bestehen oder ob vielleicht gar keine Erkrankung besteht und nur eine Erkrankung vorgetäuscht wird, um eine Arbeitsunfähigkeitsbescheinigung zur Vorlage beim Arbeitgeber zu erhalten. Hier ist der Arzt auf die Informationsweitergabe des Patienten angewiesen. Gleiches gilt sicherlich auch für die Pflege. Zwar werden ein Teil der Bedarfe objektiv für Pflegende erkennbar sein, aber viele Bedürfnissen und die daraus resultierenden Bedarfe von Pflegebedürftigen sind nicht ohne weiteres erkennbar und Pflegende daher auf eine entsprechende Artikulation dieser Bedarfe durch die Pflegebedürftigen angewiesen. Aber gerade in der Altenpflege, in der Pflegende häufig mit dementen und/oder anderweitig kognitiv eingeschränkten Pflegebedürftigen konfrontiert sind, wird die Artikulation der Bedarfe durch die Pflegebedürftigen nur eingeschränkt möglich sein.

Unterschiedliche Informationen zwischen Pflegebedürftigen und Pflegeversicherung:

Auch im Hinblick auf die Beziehung zur Pflegeversicherung hat der Pflegebedürftige bzw. der Versicherte einen Informationsvorteil. Vermutlich wird der Versicherte sein individuelles Pflegerisiko, das versichert werden soll, genauer und besser einschätzen können als die Versicherung. Dies wird insbesondere beim Abschluss von Verträgen in der privaten Pflegeversicherung deutlich: Die private Pflegeversicherung versucht anhand von Fragebögen ein möglich genaues Bild über das zu versichernde Risiko zu erhalten, ist dabei jedoch darauf angewiesen, dass der Antragsteller die erforderlichen Informationen auch zur Verfügung stellt und nicht – beispielsweise Vorerkrankungen – verschweigt.

Durch diesen Informationsunterschied entsteht das Phänomen der **adversen Selektion.** Danach versuchen Versicherte mit einem sogenannten guten (weil geringen) Krankheits- bzw. Pflegerisiko Versicherungsverträge, die als zu teuer empfunden werden, zu verlassen und günstigere Verträge zu erhalten. Versicherte mit einem schlechten (weil hohen) Krankheits-bzw. Pflegerisiko werden hingegen in den Verträgen bleiben, weil die Verträge im Verhältnis zu ihrem Risiko als günstig empfunden werden. Dadurch verbleiben die schlechten Risiken in dem Versicherungstarif, während die guten Risiken den Versicherungstarif verlassen, was letztlich zu einem Prämienanstieg führen muss. Das Phänomen der *adversen Selektion* wird ausführlich in Abschn. 4.3.2 beschrieben.

Auf der anderen Seite verfügen die Pflegeversicherungen über Erfahrungswerte, die sie aus bereits bestehenden Versicherungsverhältnissen generieren können. Dadurch können die Pflegeversicherungen beispielsweise Durchschnittswerte in Versicherungstarifen ermitteln und so zumindest näherungsweise eine Abschätzung des zu versichernden Risikos vornehmen. Wenn Pflegeversicherungen dadurch gute von schlechten Risiken unterscheiden können und versuchen, nur noch gute Risiken zu versichern, wird in der gesundheitsökonomischen Literatur von **Risikoselektion**, dem sogenannten **Cream Skimming** gesprochen. Das Phänomen der *Risikoselektion* wird ausführlich in Abschn. 4.3.1 beschrieben.

Unterschiedliche Informationen zwischen Pflegeversicherung und Pflegenden:

In diesem Verhältnis haben unterschiedliche Informationsstände insbesondere Auswirkungen auf die Abrechnung von Leistungen und den Abschluss von Versorgungsverträgen. Im Hinblick auf die korrekte Abrechnung von Leistungen hat einerseits der einzelne Leistungserbringer einen Informationsvorteil, denn nur er weiß wirklich, ob die abgerechneten Leistungen auch tatsächlich so erbracht wurden. Auf der anderen Seite sind die Versicherungen im Vorteil, weil sie durch die Vielzahl der Abrechnungen über Erfahrungs- und Durchschnittswerte verfügen und so leicht Leistungserbringer identifizieren können, die deutlich über- oder unterdurchschnittliche Leistungsmengen abrechnen.

Im Ergebnis führt die unvollkommene Information bezüglich des individuellen Pflegerisikos dazu, dass von den Individuen ihr Pflegerisiko und damit ihr (zukünftiger) Bedarf an Pflegeleistungen falsch eingeschätzt werden. Das wird dazu führen, dass Individuen nicht ausreichend vorsorgen, d. h. beispielsweise keinen ausreichenden Versicherungsschutz nachfragen oder nicht ausreichend sparen.

Die beschriebenen Phänomene der *Risikoselektion* und der *Adversen Selektion* können dazu führen, dass ein funktionierender Markt entweder gar nicht erst zustande kommt, oder zumindest zu unerwünschten Ergebnissen führt. Um dies zu verhindern, müsste der Staat intervenieren und ggf. geänderte Rahmenbedingungen schaffen. Die Risikoselektion durch die Versicherungen kann beispielsweise reduziert werden, indem der Staat einen *Kontrahierungszwang* einführt, d. h. die Versicherungen werden verpflichtet, Antragsteller zu versichern und dürfen diese nicht ablehnen. Die Adverse Selektion, wenn sich gute Risiken einer Versicherung entziehen, kann verhindert werden, indem der Staat eine *Versicherungspflicht* einführt. Trotz dieser staatlichen Intervention ist aber durchaus eine begleitende Allokation über den Markt möglich, wenn beispielsweise zwar eine Versicherungspflicht eingeführt wird, aber mehrere Anbieter von Pflegeversicherungen zugelassen werden, die auf dem Markt untereinander konkurrieren. Insofern liegt hier kein vollständiges Marktversagen vor, das eine staatliche Bereitstellung von Pflegeleistungen erfordert. Sehr wohl muss der Staat aber die Rahmenbedingungen des Wettbewerbes (beispielsweise durch Kontrahierungszwang und eine Versicherungspflicht) so ausgestalten, dass es auf dem Markt nicht zu unerwünschten Ergebnissen kommt.

3.4.3 Fehlende Konsumentensouveränität

Die beschriebenen Informationsasymmetrien führen aufseiten der Konsumenten, also der Pflegebedürftigen, zu einer eingeschränkten Konsumentensouveränität, weil nicht alle Informationen, die für ein rationales Entscheidungsverhalten erforderlich wären, vorhanden sind.

Hinzu kommt, dass insbesondere demente und kognitiv eingeschränkte Pflegebedürftige nicht in der Lage sind, als souverän entscheidende Konsumenten auf Märkten zu agieren.

Vor diesem Hintergrund wird deutlich, dass das Konstrukt des *homo oeconomicus* hier nicht gelten kann. Denn es geht davon aus, dass der souveräne Konsument frei entscheiden kann und unter angebotenen Alternativen mittels rationaler Abwägung diejenige Alternative aussuchen kann, die unter Berücksichtigung der damit verbundenen Kosten seinen Nutzen maximiert. Ein weiterer Grund für das „Versagen" freier Märkte für Pflegeleistungen kann also, neben den unvollkommenen Informationen, in der Unfähigkeit des Konsumenten gesehen werden, die rationale bzw. seinen Nutzen maximierende Nachfrageentscheidung zu treffen: Dies wird in der gesundheitsökonomischen Literatur einerseits als die *Unfähigkeit zu rationaler Entscheidung* und andererseits als die *Minderschätzung zukünftiger Bedürfnisse* beschrieben.

Die *Unfähigkeit zu rationalen Entscheidungen* ist gerade im Bereich der Pflege von Bedeutung und kann noch weiter differenziert werden:

- Eine **weitgehende** Fähigkeit zu einer rationalen Entscheidung kann bei Pflegebedürftigkeit unterstellt werden, wenn lediglich körperliche, aber keine kognitiven Einschränkungen vorliegen und dadurch die rationale Entscheidung nicht erheblich eingeschränkt sein wird.
- Eine *eingeschränkte* Fähigkeit zu einer rationalen Entscheidung kann bei lebensbedrohenden Erkrankungen vorliegen, selbst wenn die geistig kognitive Kapazität nicht eingeschränkt ist. Pflegebedürftige sind hier gegenüber den Leistungserbringern (Ärzten, Pflegenden, Therapeuten) in einer tendenziell schwächeren Position.
- Eine *vollkommene* Unfähigkeit zu einer rationalen Entscheidung liegt beispielsweise bei Bewusstlosigkeit, psychischen Erkrankungen oder bei Demenz vor. In diesen Situationen sind Betroffene ggf.

überhaupt nicht entscheidungsfähig – an deren Stelle entscheidet ein naher Verwandter oder Vormund.

Eine vollkommene Unfähigkeit zu einer (rationalen) Entscheidung liegt darüber hinaus auch im Falle einer vollständigen Pflegebedürftigkeit mangels ausreichender Alternativen vor, weil die Nachfrage starr (d. h. unelastisch) ist, der Pflegebedürftige also keine Wahlalternative hat, sondern die benötigten Pflegeleistungen vollständig und unabhängig vom Preis nachfragen muss.

Unter der *Minderschätzung zukünftiger Bedürfnisse* wird verstanden, dass Individuen nicht ausreichend vorsorgen. Da die meisten Menschen zukünftigen Konsum geringer bewerten, als den gegenwärtigen, kommt es nur zu einer Unterschätzung des zukünftig eintretenden Bedarfs und es wird nicht ausreichend vorgesorgt, d. h. nicht genügend finanzielle Mittel für eine potenziell eintretende Pflegebedürftigkeit angespart. Im Alter würde dieses unterlassene Sparen dann zu einer Unterversorgung führen, da keine ausreichenden finanziellen Ressourcen vorhanden sind.

Die Minderschätzung zukünftiger Bedürfnisse würde dazu führen, dass der Staat eine Unterversorgung erwarten muss, weil Pflegebedürftige nicht ausreichend vorsorgen, d. h. nicht ausreichend finanzielle Mittel angespart haben, um ihren Bedarf an Pflegeleistungen am Markt als Nachfrage zu artikulieren. Die Folge wäre, dass pflegerische Bedarfe unversorgt blieben. Dem kann der Staat durch die Einführung einer obligatorischen Pflegeversicherung, also einer Versicherungspflicht entgegenwirken

3.4.4 Externalitäten bzw. Externe Effekte

Externe Effekte verteilen sich auf mehrere Nutznießer. Es existieren sowohl positive wie auch negative externe Effekte. Bei Gesundheits- bzw. Pflegeleistungen sind am ehesten **positive externe Effekte** relevant. Der Konsum einer Gesundheits- oder Pflegeleistung durch ein Individuum kann auch den Gesundheits- bzw. Pflegezustand eines anderen Individuums verbessern (*physischer* externer Effekt) oder einfach zu einer höheren Zufriedenheit führen (*psychischer* externer Effekt). Gesundheits- und Pflegeleistungen können verschiedene externe Effekte aufweisen, beispielsweise

- kann die Krankheit Einzelner Folgen für unmittelbar nicht betroffene Mitglieder einer Gesellschaft haben, die eine Gesellschaft nicht bereit ist hinzunehmen (z. B. Ausbreitung ansteckender Krankheiten).
- löst das Bewusstsein von der Existenz bzw. der Anblick von leidenden und hilfebedürftigen Menschen bei den meisten Menschen Mitleids-, Angst- oder Abscheureaktionen hervor, die schwer zu ertragen oder zu verdrängen sind. Es entsteht der uneigennützige Wunsch bzw. Antrieb, dass diesen Menschen geholfen wird (**Altruismus**).
- würde die Gesellschaft in einem Solidarsystem die Übernahme der Kosten für Krankheit und Pflegebedürftigkeit nicht ablehnen. Krankheit und Pflegebedürftigkeit würde dann zu externen Effekten in Form von Einkommenstransfers führen.
- kann die gesundheitliche und pflegerische Versorgung von Menschen auch zur Erweiterung des medizinischen und pflegewissenschaftlichen Erfahrungsschatzes führen, und damit zu einer Fortentwicklung der Medizin bzw. der Pflegewissenschaft beitragen. Dadurch entstehen positive externe Effekte zugunsten zukünftiger Patienten.

Bei Existenz externer Effekte führt der Markt bei vollkommener Konkurrenz nicht zu einer paretooptimalen Allokation. Ein Pareto-Optimum ist dann nicht gegeben, wenn in die Preisfindung bzw. in das Marktgleichgewicht der Nutzengewinn/-verlust des zweiten Individuums, das von den externen Effekten betroffen ist, nicht einbezogen wird. Das heißt, der Nutzen, den das zweite Individuum aus den externen Effekten gezogen hat, müsste mit eingepreist werden.

Es muss also berücksichtigt werden, inwieweit durch die Inanspruchnahme einer Gesundheitsleistung durch ein Individuum auch ein weiteres Individuum positiv oder negativ beeinflusst werden kann bzw. worden ist.

Physischer externer Effekt

In einem Zwei-Personen-Beispiel, in dem sich Person A gegen Grippe impfen lässt, hätte beispielsweise auch Person B einen Vorteil von der Grippeschutzimpfung, da das individuelle Ansteckungsrisiko an Grippe zu erkranken, durch die Impfung von A auch für Person B sinkt. Und zwar ohne, dass B für diesen Nutzen Kosten entstanden sind. Ein Pareto-Optimum ließe sich dadurch herstellen, dass Person B einen Zuschuss zu den Impfkosten an Person A zahlt.

Genau das passiert, wenn in einer solidarischen Krankenversicherung alle Versicherten eine Impfung zu Lasten der Krankenversicherung in Anspruch nehmen können. Die Kosten der Impfungen aller Versicherten, die sich impfen lassen, werden von den Beiträgen aller zahlenden Mitglieder finanziert, also auch von denen, die selbst keine Impfung in Anspruch nehmen (obwohl sie laut Leistungskatalog grundsätzlich das Recht dazu gehabt hätten).

Ein *Physischer* externer Effekt entsteht beispielsweise durch die Prophylaxe oder die Therapie ansteckender Krankheiten. Dadurch vermindert sich die Ansteckungsgefahr anderer, wodurch nicht nur die behandelte Person selbst profitiert, sondern auch die Personen, die nun weniger von der Ansteckungsgefahr bedroht sind.

Ein *Psychischer* externer Effekt spiegelt sich beispielsweise im Nutzenniveau eines „altruistischen Individuums" wieder, wenn das Nutzenniveau eines Individuums nicht nur von dessen eigenem Güterkonsum abhängt, sondern auch positiv vom Güterkonsum eines anderen Individuums beeinflusst wird.

Gerade dieser psychische externe Effekt ist in der Pflege von Bedeutung: Stellen wir uns eine Situation vor, in der ein Teil der Bevölkerung (z. B. aufgrund unzureichender Informationen oder einer Minderschätzung zukünftiger Bedürfnisse) eine nicht ausreichende Vorsorge für den Fall der Pflegebedürftigkeit betrieben hat. Werden diese Individuen pflegebedürftig, droht ihnen nicht nur eine finanzielle Verarmung, sondern auch eine nicht ausreichende Pflege, die zu einer körperlichen Verwahrlosung oder im schlimmsten Fall zum Tod führen kann. Diese Situation kann nun bei anderen Individuen in der Bevölkerung zu einem negativen psychischen externen Effekt führen, weil deren Wissen über die Existenz nicht ausreichend versorgter Pflegebedürftiger auch ihr Wohlbefinden negativ beeinflusst. Die meisten von uns werden sich vermutlich an eine Situation erinnern können, in der wir einem alten, verwahrlosten Obdachlosen begegnet sind. Wenn uns diese Situation unangenehm war, betroffen machte, weil wir beispielsweise Mitleid mit dieser Person hatten, ist genau damit ein negativer psychischer externer Effekt beschrieben.

Demnach kann mit der Existenz negativer psychischer externer Effekte die Forderung nach Umverteilung allokativ begründet werden, auch Individuen ohne ausreichende Zahlungsfähigkeit Pflegeleistungen zur Verfügung zu stellen.

3.4.5 Unsicherheit

Die Besonderheiten von Gesundheitsleistungen hat Arrow (1963) schon Anfang der 70er Jahre des letzten Jahrhunderts in den Mittelpunkt seiner Untersuchungen gestellt und ist dabei zu dem Ergebnis gekommen

> „[…] the special economic problems of medical care can be explained as adaptions to the existence of uncertainty in the incidence of disease and in the efficacy of treatment." (Arrow 1963, S. 941)

In Analogie zu Arrow können die besonderen ökonomischen Probleme der medizinischen und pflegerischen Versorgung demnach mit der Unsicherheit im Hinblick auf das Auftreten von Erkrankungen und Pflegebedürftigkeit sowie im Hinblick auf die Wirksamkeit der Versorgung erklärt werden.

Neben der Unsicherheit hinsichtlich des Eintritts einer Erkrankung und der Unsicherheit über den Erfolg einer Therapie zur Behandlung der eingetretenen Erkrankung, hat Arrow als weitere Besonderheiten u. a. die zwischen dem Patienten und dem Behandler bestehende asymmetrische Wissensverteilung hinsichtlich der angemessenen Behandlung einer Erkrankung sowie die zeitgleich zusammenfallende Produktion und den Konsum von Gesundheitsleistungen angeführt. Dieses zeitliche Zusammenfallen von Produktion sowie Konsum von Gesundheitsdienstleistungen wird in der gesundheitsökonomischen Literatur als *Uno-acto-Prinzip* bezeichnet, d. h. die Produktion kann nur erfolgen, wenn der Anbieter und der Nachfrager (gleichzeitig) zusammenwirken (Breyer et al. 2013, S. 181). Den Heilungserfolg kann ein Arzt demnach nicht alleine garantieren, sondern vielmehr ist der Arzt auf die Mitarbeit des Patienten angewiesen (Compliance). Gerade in der Pflege ist das Uno-actu-Prinzip von Bedeutung, weil eine pflegerische Versorgung schlichtweg nicht ohne den Pflegebedürftigen durchgeführt werden kann.

Unsicherheit besteht also sowohl im Hinblick auf den **Eintritt** einer Erkrankung bzw. eines medizinischen Behandlungsbedarfs, als auch im Hinblick auf die **Intensität** des Bedarfs. Darüber hinaus besteht in der Regel auch Unsicherheit im Hinblick auf die **Dauer** einer Erkrankung. Und auch das lässt sich unverändert auf die Pflege adaptieren: Auch wenn wir wissen, dass die Wahrscheinlichkeit[5], mit zunehmendem Alter pflegebedürftig zu werden vergleichsweise groß ist, besteht dennoch Unsicherheit zum einen über den konkreten Zeitpunkt des Eintritts der Pflegebedürftigkeit sowie über den Schweregrad der

---

[5]In Abschn. 1.3.3 wurde zur Lebenszeitprävalenz von Pflege ausgeführt, dass etwa jeder zweite Mann und zwei von drei Frauen im Verlauf ihres Lebens pflegebedürftig werden. Insofern besteht zwar keine Sicherheit, dass Pflegebedürftigkeit eintritt, aber immerhin eine hohe Wahrscheinlichkeit. Und trotzdem bleiben der Zeitpunkt und die Intensität unsicher.

Pflegebedürftigkeit. Hinsichtlich der Dauer von Pflegebedürftigkeit besteht dann allerdings im Unterschied zu anderen Krankheiten der Unterschied, dass Pflegebedürftigkeit tendenziell nicht vorrübergehender Natur ist, sondern dauerhaft, in der Regel bis zum Lebensende bestehen bleibt und tendenziell mit zunehmender Dauer auch schwerwiegender wird.

3.4.6 Optionsgutcharakter

Der **Optionsgutcharakter** von Pflegeleistungen resultiert letztendlich aus der im vorherigen Kapitel beschriebenen Unsicherheit über den Zeitpunkt, die Intensität und die Dauer eines pflegerischen Bedarfs. Auch wenn das Entstehen von Pflegebedürftigkeit eher ein schleichend verlaufender Prozess ist, der mehr oder weniger schnell voranschreiten kann und in der Regel mit dem zunehmenden Alter zusammenhängt, ist unklar und damit nur begrenzt planbar, wann letztlich Pflegebedürftigkeit eintritt, die die Inanspruchnahme von Pflegeleistungen erforderlich macht.

Der tatsächliche Bedarf des einzelnen Individuums an Pflegeleistungen ist daher nicht exakt vorhersagbar. Bei Eintritt einer Pflegebedürftigkeit ist der Versorgungsbedarf dann aber unter Umständen sehr dringlich, wenn beispielsweise Pflegebedürftigkeit in Folge eines medizinischen Ereignisses wie eines Schlaganfalls oder in Folge eines Unfalls im Straßenverkehr bzw. bei der Arbeit auftritt. Kapazitäten, die für die Behandlung eines eingetretenen Pflegebedarfs erforderlich sind, können dann in der Regel nicht kurzfristig geschaffen werden, sondern müssen langfristig geplant und für den Bedarfsfall vorgehalten werden.

Die Folge ist, dass **Reservekapazitäten** vorgehalten werden müssen. Diese stiften dann einen sogenannten **Optionsnutzen.** Reservekapazitäten müssen finanziert werden, sind aber im Fall der Nichtnutzung aus betriebswirtschaftlicher Sicht erst einmal unrentabel. Dennoch stiftet aber bereits allein die Existenz dieser Optionsgüter beim Konsumenten einen Nutzen, beispielsweise durch ein Gefühl der Sicherheit,

dass im Fall einer eintretenden Pflegebedürftigkeit ausreichend Kapazitäten in ambulanten und stationären Pflegeeinrichtungen bzw. genügend Pflegende für eine pflegerische Versorgung zur Verfügung stehen.

Aktuell ist die Situation in Deutschland allerdings eher von einem Pflegemangel gekennzeichnet, d. h. es werden nicht ausreichend (Reserve-)Kapazitäten vorgehalten um den aktuellen und einen zukünftig mutmaßlich steigenden Pflegebedarf adäquat adressieren zu können.

3.4.7 Meritorik und Verteilungsgerechtigkeit

Die besonderen Eigenschaften von Pflegeleistungen, die beispielsweise bei der Existenz von externen Effekten beschrieben wurden, können zu einem Marktversagen führen, wenn beispielsweise in der Notfallambulanz eines Krankenhauses oder in besonderen stationären Pflegeeinrichtungen nicht nur Versicherte versorgt werden, sondern auch Nicht-Versicherte, sobald sie in eine Notlage geraten. Wenn bekannt ist, dass in einem Notfall oder bei einer besonders schweren Pflegebedürftigkeit Pflegeleistungen auch ohne Existenz einer Versicherung in Anspruch genommen werden können, sinkt der Anreiz, selbst eine Versicherung mit entsprechenden Kosten abzuschließen, da die Behandlung quasi als **öffentliches Gut** (meritorisches Gut) wahrgenommen wird und als frei zugänglich gilt. Damit wäre auf Dauer die Finanzierung der Pflegeleistungen nicht mehr gewährleistet und der Markt würde zusammenbrechen, d. h. versagen.

Öffentliche Güter oder sogenannte Kollektivgüter weisen die besonderen Merkmale auf, dass

- niemand vom Konsum bzw. Profit eines öffentlichen Gutes ausgeschlossen werden kann, wenn es erst einmal produziert wurde, und
- Nutzen auch bei mehreren Nutznießern gestiftet wird und sich durch die mehrfache Nutzung für den einzelnen nicht verringert.

Bei öffentlichen Gütern besteht also eine **Nicht-Rivalität** im Konsum und ein Nicht-Ausschlussprinzip vom Konsum. Als Beispiel kann der Bau eines Deiches angeführt werden. Ist der Deich erst einmal gebaut, sind alle, die hinter diesem Deich wohnen, vor einer Sturmflut geschützt und niemand der hinter dem Deich wohnt, kann von diesem Schutz ausgeschlossen werden. Und auch wenn mehrere Personen diesen Schutz in Anspruch nehmen verringert sich der Schutz für den Einzelnen dadurch nicht.

Im Gesundheitswesen können Krankheiten Einzelner individuelle oder gesellschaftliche Folgen haben. Gesundheit stellt somit zu einem gewissen Grad ein öffentliches Gut dar, was durch folgende Beispiele verdeutlicht werden kann:

- Impfungen und Behandlungen von Infektionskrankheiten schützen auch Personen, die nicht an der Impfung bzw. Behandlung teilgenommen haben (positive externe Effekte).
- Die Pflege als „Erfahrungswissenschaft" erweitert ihren Erfahrungsschatz durch die Versorgung Pflegebedürftiger, wodurch bei der Pflege aktuell Pflegebedürftiger positive Effekte für zukünftige Pflegebedürftige und Generationen entstehen (positive externe Effekte).
- Pflegebedürftigkeit kann zur Störung von Betriebsabläufen und Produktionsausfällen führen. In der Folge kann es zu einer Abschwächung der gesamtwirtschaftlichen Leistungsfähigkeit und damit auch zu Einbußen bzw. Auswirkungen für Nicht-Pflegebedürftige kommen (negative externe Effekte).

Gerade bei öffentlichen Gütern mit positiven Effekten kann der Staat die Bereitstellung durch Subvention fördern (oder selbst übernehmen), um ein Marktversagen zu vermeiden. Das heißt zwar nicht zwingend, dass eine Bereitstellung über Märkte generell nicht möglich wäre; aber der Staat muss zumindest die Rahmenbedingungen so setzen, dass ein Marktversagen ausgeschlossen wird. Dieser Aspekt ist insbesondere im Hinblick

auf die Bereitstellung einer obligatorischen staatlichen Pflegeversicherung relevant, weil damit die Einführung einer obligatorischen Pflegeversicherung (sowohl aus allokativer wie auch distributiver Sicht) begründet werden kann:

Als *allokative* Begründung kann angeführt werden, dass bei Existenz einer Mindestabsicherung, wie sie beispielsweise vor Einführung der Pflegeversicherung über Sozialhilfeleistungen sichergestellt wurde, Pflegeleistungen als öffentliches Gut wahrgenommen werden. Pflegeleistungen können dann quasi kostenfrei in Anspruch genommen werden, was dazu führt, dass ein Teil der Bevölkerung darauf verzichtet, selbst eine mit Kosten verbundene Pflegeversicherung abzuschließen. Sie vertrauen darauf, dass sie bei Eintritt von Pflegebedürftigkeit Pflegeleistungen (als steuerfinanzierte Fürsorgeleistungen über die Sozialhilfe) erhalten.

Auch aus *distributiver* Sicht kann die Forderung nach Einführung einer obligatorischen Pflegeversicherung begründet werden: So wird eine Mindestabsicherung aus steuerfinanzierten Fürsorgeleitungen über die Sozialhilfe unter Aspekten der Verteilungsgerechtigkeit als unangemessen empfunden. Die Inanspruchnahme steuerfinanzierter Fürsorgeleistungen über die Sozialhilfe ist in der Regel an eine Bedürftigkeitsprüfung gebunden, d. h. Bedürftigkeit liegt erst dann vor, wenn zuvor bestehendes eigenes Vermögen aufgezehrt wurde. Dieser erzwungene Vermögensverzehr wird häufig als Vernichtung der eigenen Lebensleistung empfunden und als unfair angesehen. Mit dieser Argumentation wird dann aus verteilungspolitischen Gründen eine obligatorische Pflegeversicherung gefordert.

3.5 Zusammenfassung

1. Durch Eintritt von Pflegebedürftigkeit entsteht ein Bedarf an Pflegeleistungen. Um diesen Bedarf als Nachfrage zu äußern, müssen ausreichend finanzielle Mittel (Kaufkraft) vorhanden sein.
2. Die Inanspruchnahme von Pflegeleistungen hat aus pflegeökonomischer Sicht nicht nur

einen *konsumtiven,* sondern auch einen *investiven* Charakter.

3. Es kann zwischen einem *objektiven* und einem *subjektiven* Bedarf an Pflegeleistungen unterschieden werden („needed care" und „wanted care").

4. Die wichtigsten Faktoren für die Inanspruchnahme von Pflegeleistungen sind der Grad der individuellen *Pflegebedürftigkeit,* der *Preis* von Pflegeleistungen, die Existenz einer *Versicherung* und die Nachfrage, die durch die *Anbieter* von Pflegeleistungen induziert wird.

5. Pflegebedürftigkeit wird hauptsächlich von folgenden Determinanten beeinflusst: *Demografische* und *sozioökonomische* Determinanten, *Individuelle* Determinanten, *Strukturelle* Determinanten, *Pflegespezifische* bzw. *pflegewissenschaftliche* Determinanten.

6. Die Nachfrage nach Pflegeleistungen wird mit zunehmender Pflegebedürftigkeit unelastischer, d. h. je stärker die Pflegebedürftigkeit ist, umso weniger hängt die Inanspruchnahme von Pflegeleistungen vom Preis ab.

7. Pflegeleistungen sind besondere Güter. Diese Besonderheiten können zu einem Marktversagen führen.

8. Bei Pflegeleistungen sind insbesondere folgende Besonderheiten zu berücksichtigen: Informationsasymmetrien, fehlende Konsumentensouveränität, Externe Effekte, Unsicherheit, Optionsgut-Charakter, Öffentliche Güter und Verteilungsgerechtigkeit.

Literatur

Arrow KJ (1963) Uncertainty and the welfare economics of medical care. Am Econ Rev 53:941–973

Breyer F, Zweifel P, Kifmann M (2013) Gesundheitsökonomik – 6., vollst. erw. u. überarb. Aufl. Springer Gabler, Berlin

Gerlinger T, Röber M (2009) Die Pflegeversicherung. Huber, Bern

Grossmann (2000) The human capital modell. In: Culyer A (Hrsg) Handbook of health economics, Bd. 1, S 347–408

Rothgang H (2009) Theorie und Empirie der Pflegesicherung. Die sozialstaatliche Absicherung des Pflegerisikos am Beispiel der Bundesrepublik Deutschland. Lit, Münster

Simon M (2017) Das Gesundheitssystem in Deutschland: Eine Einführung in Struktur und Funktionsweise, 6., vollst. aktual. u. überarb. Aufl. Huber, Bern

SVRKAiG – Sachverständigenrat für die Konzertierte Aktion im Gesundheitswesen (2001): Bedarfsgerechtigkeit und Wirtschaftlichkeit, Bd. III, Über-, Unter und Fehlversorgung, III.4 Zahn-, Mund- und Kieferkrankheiten, Baden Baden (Erstveröffentlichung 2000)

Weitkamp J, Ziller S (2002) Die präventionsorientierte Zahn-, Mund- und Kieferheilkunde in neuer Systematik. Zahnärztebl Westfal-Lippe 3(2002):22–24

Weiterführende Literatur

Behrens J (2008) Gibt es eine Unterfinanzierung in der Pflege? In: Bauer U, Büscher A (Hrsg) Soziale Ungleichheit und Pflege. Beiträge sozialwissenschaftlich orientierter Pflegeforschung. Gesundheit und Gesellschaft. VS Verlag, Wiesbaden, S 180–211

Böhm K, Tesch-Römer C, Ziese T (2009) Gesundheit und Krankheit im Alter. Robert-Koch-Institut, Berlin. https://www.rki.de/DE/Content/Gesundheitsmonitoring/ Gesundheitsberichterstattung/GBEDownloadsB/alter_gesundheit.pdf?__blob=publicationFile. Zugegriffen: 4. März 2019

Fleßa S, Greiner W (2013) Grundlagen der Gesundheitsökonomie – Eine Einführung in das wirtschaftliche Denken im Gesundheitswesen, 3. Aufl. Springer Gabler, Berlin

Greß S, Stegmüller K (2017) Abschluss der Pflegereform: Ist die Pflegeversicherung zukunftsfest? ifo Schnelld 70(5):3–6

Hajen L, Paetow H, Schumacher H (2011) Gesundheitsökonomie: Strukturen – Methoden – Praxisbeispiele, 6., überarb. u. erw. Aufl. Kohlhammer, Stuttgart

Lauterbach KW, Stock S, Brunner H (2009) Gesundheitsökonomie – Lehrbuch für Mediziner und andere Gesundheitsberufe, 2. Aufl. Huber, Bern

Lauterbach KW, Stock S, Brunner H (2013) Gesundheitsökonomie – Lehrbuch für Mediziner und andere Gesundheitsberufe, 3., vollst. überarb. Aufl. Huber, Bern

Lüngen M, Büscher G (2015) Gesundheitsökonomie. Kohlhammer, Stuttgart

Oberender P, Zerth J (2005) Gesundheitsökonomie – Überblick und Perspektive. In: Kerres A, Seeberger B (Hrsg) Gesamtlehrbuch Pflegemanagement. Springer, Heidelberg, S 213–234

Oberender P, Ecker T, Zerth J, Engelmann A (2012) Grundelemente der Gesundheitsökonomie, 3. Aufl. P.C.O, Bayreuth

Rice (2004) Stichwort: Gesundheitsökonomie – Eine kritische Auseinandersetzung, Deutsche Erstausgabe,

KomPart Verlagsgesellschaft, Bonn (Titel der Originalausgabe: The Economics of Health Reconsidered).

Rothgang H, Larisch J (2014) Pflegeökonomie – eine neue Subdisziplin der Gesundheitsökonomie? In: Matusiewicz D, Wasem J (Hrsg) Gesundheitsökonomie. Bestandsaufnahme und Entwicklungsperspektiven. Duncker und Humblot, Berlin, S 211–240

Rothgang H, Kalwitzki T (2017) Alternative Ausgestaltung der Pflegeversicherung – Abbau der Sektorengrenzen und bedarfsgerechte Leistungsstruktur. Gutachten im Auftrag der Initiative Pro-Pflegereform. https://www.pro-pflegereform.de/gutachten/. Zugegriffen: 10. März 2019

Rychlik R (1999) Gesundheitsökonomie – Grundlagen und Praxis. Enke, Stuttgart

Strassl W (1988) Externe Effekte auf Versicherungsmärkten – eine allokationstheoretische Begründung staatlicher Regulierung. Mohr, zugl. Dissertation, Ludwig-Maximilians-Universität München, Tübingen

Thiele G (2004) Ökonomik des Pflegesystems. Heidelberg: Economica, zugl. Dissertation, Universität Bielefeld

Thiele G, Güntert BJ (2014) Sozialökonomie – Pflege- und Gesundheitsökonomie. Oldenbourg Wissenschaftsverlag, München

Thiele G, Büche V, Roth M, Bettig U (2010) Pflegewirtschaftslehre für Krankenhäuser, Pflege-, Vorsorge- und Rehabilitationseinrichtungen, 3., Neu bearb. u erw. Aufl. Neckar medhochzwei, Heidelberg

van der Beek K, van der Beek G (2011) Gesundheitsökonomik – Einführung. Oldenbourg, München

van der Beek K, van der Beek G (2014) Die Trade Offs bei Reformen von Gesundheitssystemen. In: Matusiewicz D, Wasem J (Hrsg) Gesundheitsökonomie. Bestandsaufnahme und Entwicklungsperspektiven. Duncker und Humblot, Berlin, S 299–313

von der Schulenburg J-MG, Greiner W (2013) Gesundheitsökonomik, 3. Aufl. Mohr Siebeck, Tübingen

Pflegeversicherung

4

Inhaltsverzeichnis

In den vorangegangenen Kapiteln wurde dargelegt, dass Pflegeleistungen bestimmte Besonderheiten aufweisen, die auf freien Wettbewerbsmärkten zu unerwünschten Ergebnissen führen können und insofern die Absicherung des Risikos der Pflegebedürftigkeit durch staatliche Interventionen gerechtfertigt werden kann. Eine mögliche staatliche Intervention kann beispielsweise die Einführung einer Pflegeversicherung sein. Daher werden wir uns in diesem Kapitel nun ansehen, welche Auswirkungen sich durch den Abschluss bzw. die Existenz eines Pflegeversicherungsschutzes ergeben.

Lernziele

Nach der Lektüre dieses Kapitels

- können Sie die Pflegeversicherung ordnungspolitisch einordnen und von anderen Vorsorgemöglichkeiten abgrenzen.
- sind Sie in der Lage zu illustrieren, wie die Existenz einer (Pflege-) Versicherung die Nachfrage nach bestimmten (Pflege-) Gütern verändert.
- können Sie erläutern, was unter einer versicherungsinduzierten Nachfrage zu

© Springer-Verlag GmbH Deutschland, ein Teil von Springer Nature 2019
M. Wessels, *Pflegeökonomie,* Studium Pflege, Therapie, Gesundheit,
https://doi.org/10.1007/978-3-662-59394-3_4

verstehen ist und Sie sind in der Lage, Maßnahmen zu skizzieren, mit denen eine versicherungsinduzierte Nachfrage verhindert oder zumindest minimiert werden kann.

- können Sie die Effekte, die sich durch Einführung von Selbstbeteiligungen ergeben, benennen, voneinander abgrenzen und erläutern.
- können Sie den Unterschied zwischen Risikoselektion und Adverser Selektion skizzieren und erläutern.

4.1 Ordnungspolitische Einordnung einer Pflegeversicherung

Durch das Eintreten von Pflegebedürftigkeit können einerseits erhebliche Kosten für die Inanspruchnahme von Pflegeleistungen anfallen, es besteht also ein *Pflegekostenrisiko.* Und andererseits kann durch Pflegebedürftigkeit die Fähigkeit, ein Einkommen zu erzielen, beeinträchtigt werden, es besteht also ein *Einkommensausfallrisiko.* Im Ergebnis müssen bei beiden Risiken Vorsorgemaßnahmen gegen finanzielle Auswirkungen getroffen werden, mit denen der finanzielle Bedarf eines Individuums im Falle der Pflegebedürftigkeit abgedeckt werden kann.

Hierzu kann ordnungspolitisch grundsätzlich zwischen einer *individuellen* und einer *kollektiven* (sozialen) Ausgestaltung der Risikovorsorge unterschieden werden (vgl. Abb. 4.1). Das *„Individualprinzip"* geht dabei davon aus, dass Individuen eigenverantwortlich vorsorgen, während das *„Solidarprinzip"* von einer kollektiven Risikovorsorge ausgeht, indem das Risiko des Einzelnen von allen Mitgliedern einer Solidargemeinschaft getragen wird. Eine Zwischenform bildet das sogenannte „Subsidiaritätsprinzip". Diese Prinzipien werden im weiteren Verlauf noch näher erläutert.

Wie wir im vorherigen Kapitel festgehalten haben, können die Besonderheiten von Pflegeleistungen einige gezielte Eingriffe durch den Staat rechtfertigen, um eine adäquate Versorgung mit Pflegeleistungen sicher zu stellen.

Werden Pflegeleistungen nicht über Steuern finanziert, müssen diese durch die einzelnen Individuen selbst gezahlt bzw. abgesichert werden. Ein erhebliches Problem besteht darin, dass Kosten für Pflegeleistungen zu einem nicht vorhersagbaren Zeitpunkt anfallen und in ihrer Höhe für den Einzelnen nicht abzuschätzen sind (Unsicherheit). Eine Lösung für dieses Problem kann darin bestehen, dass die Individuen einen Pflegeversicherungsschutz erhalten. Hier muss abgewogen werden, inwiefern der Abschluss von Pflegeversicherungen den einzelnen Individuen überlassen werden sollte, also freiwillig erfolgen kann. Oder, ob der Staat vor dem Hintergrund der Befürchtungen um eine zukünftig nicht ausreichende Absicherung der Bevölkerung (Minderschätzung zukünftiger Bedürfnisse) eine obligatorische Pflegeversicherung einführt, d. h.

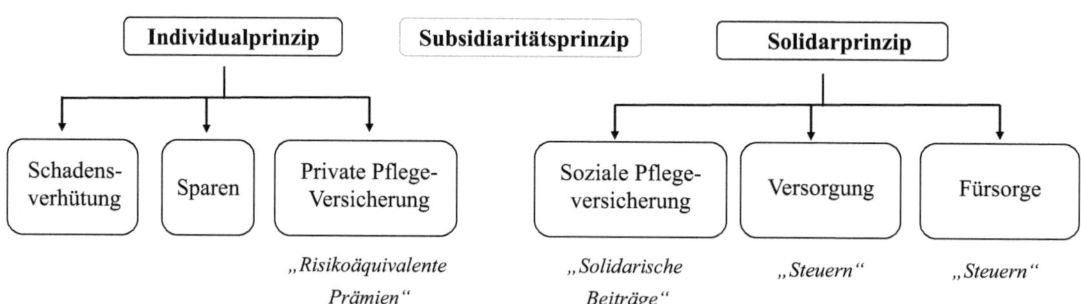

Abb. 4.1 „Gestaltungsprinzipen der Risikovorsorge". (Quelle: Eigene Darstellung in Anlehnung an Oberender et al. 2012, S. 29)

die Individuen gegen das Pflegerisiko pflichtversichert sind.

Die Herausforderungen auf dem Versicherungsmarkt bestehen also darin, einerseits für die Individuen eine Absicherung des Pflegerisikos und der damit einhergehenden finanziellen Belastung durch hohe Pflegeausgaben bereitzustellen und andererseits gesamtgesellschaftlich vor dem Hintergrund der individuellen Minderschätzung des zukünftigen Bedarfs an Pflegeleistungen für eine insgesamt ausreichende Absicherung zu sorgen.

Es geht also letztlich um die Frage, wie das Pflegerisiko abgesichert werden kann und worin die gesellschaftliche Aufgabe besteht? Ist zur Vorsorge gegen das Pflegerisiko eine individuelle Absicherung auf dem privaten Versicherungsmarkt ausreichend, oder ist eine kollektive Absicherung durch eine vom Staat verordnete obligatorische Pflegeversicherung erforderlich?

Bevor wir uns mit den Auswirkungen einer Pflegeversicherung auseinandersetzen, soll zunächst noch einmal der Blick darauf gelenkt werden, welche Möglichkeiten der Staat grundsätzlich zur Daseinsvorsorge bzw. Risikoabsicherung der Pflegebedürftigkeit hat. Wie kann bzw. soll das Risiko Pflegebedürftigkeit abgesichert werden?

4.1.1 Individualprinzip

Im Individualprinzip wird davon ausgegangen, dass ein Individuum selbstständig in der Lage ist, eigenverantwortlich Vorsorge zu betreiben, indem es beispielsweise Maßnahmen zur *Schadensverhütung* ergreift. Das Individuum versucht, den Eintritt einer Pflegebedürftigkeit zu verhindern oder zumindest heraus zu zögern. Ist der Schaden, also Pflegebedürftigkeit eingetreten, wird versucht, die Auswirkungen möglichst gering zu halten (vgl. Abb. 4.1).

Alternativ könnte das Individuum Vorsorge durch *Sparen* betreiben. Einerseits indem tatsächlich finanzielle Mittel angespart werden, also ein Vermögen aufgebaut wird, das im Pflegefall zur Finanzierung von Pflegeleistungen verwendet

werden kann. Denn die finanziellen Auswirkungen einer Pflegebedürftigkeit sind für Individuen nur insoweit problematisch, wie sie nicht durch Vermögen abgedeckt sind. Andererseits könnten sogenannte *Pflegearrangements* mit Dritten (Angehörigen, Freunden, Nachbarn), in der Regel den Kindern, getroffen werden, in denen beispielsweise eine Absprache getroffen wird, dass diese Dritte in einer besonderen Weise im Testament, d. h. bei dem im Sterbefall zu erwartenden Erbe berücksichtigt werden, und dafür als Gegenleistung zu Lebzeiten Pflegeleistungen erbringen. Hier würde der Pflegebedürftige also die Kosten sparen, die anfallen würden, wenn die Pflegeleistungen bei professionellen Pflegeanbietern eingekauft werden müssten.

Darüber hinaus besteht die Möglichkeit, dass Individuen individuell vorsorgen, indem sie freiwillig eine *private Pflegeversicherung* abschließen. Im Rahmen einer privaten Versicherung findet dann eine Übertragung des individuellen Risikos auf eine Versichertengemeinschaft statt, in der das individuelle Risiko der Pflegebedürftigkeit dann gemeinsam, also kollektiv getragen wird. Insofern handelt es sich bei einer privaten Pflegeversicherung um eine gemischte Form der Risikovorsorge, in der das Individuum zwar individuell die am jeweiligen Risiko orientierte, d. h. risikoäquivalente Versicherungsprämie aufbringt, sich dafür aber den Versicherungsschutz einer Versichertengemeinschaft einkauft, in der das Risiko kollektiv getragen wird.

Aus einer sozialpolitischen Perspektive muss allerdings angemerkt werden, dass sowohl die Vorsorgemöglichkeit des Sparens als auch der Abschluss einer privaten Pflegeversicherung voraussetzen, dass der Einzelne über ausreichend finanzielle Mittel verfügt, um entweder einen ausreichenden Betrag ansparen zu können oder eine private Pflegeversicherung am Versicherungsmarkt nachfragen zu können. Dadurch wird unmittelbar deutlich, dass die Risikovorsorge gegen Pflegebedürftigkeit im Rahmen des Individualprinzips nur begrenzt möglich und damit aus distributiver Sicht sozialpolitisch problematisch ist.

4.1.2 Solidarprinzip

Wie bereits beschrieben, besteht die Gefahr, dass Individuen nicht ausreichend vorsorgen. Beispielsweise, weil sie ihren zukünftigen Bedarf zu gering einschätzen oder weil es aus ihrer Sicht rational erscheint, keine individuelle Versicherung abzuschließen, weil Pflegeleistungen als meritorisches und damit frei zugängliches Gut empfunden werden. Um dem gerecht zu werden, besteht die Möglichkeit einer kollektiven Vorsorge, d. h. die Vorsorge erstreckt sich dann nicht auf ein einzelnes Individuum, sondern umfasst auch andere Individuen. Demnach wird das individuelle Risiko des Einzelnen auf eine Gruppe von Individuen übertragen. Eine kollektive Absicherung kann im Rahmen des *(Sozial-) Versicherungsprinzips,* des *Vorsorgeprinzips* oder des *Fürsorgeprinzips* erfolgen.

Die staatlich verordnete obligatorische (Sozial-) Versicherung ist das idealtypische Beispiel für eine kollektive Vorsorge. Im Rahmen einer Versicherung erfolgt die kollektive Absicherung, als Übertragung des individuellen Risikos eines einzelnen Individuums auf die Mitglieder einer Gemeinschaft, die sich gegenseitig Hilfe und Unterstützung gewähren, also das Risiko gemeinsam tragen. Die Finanzierung kann dabei grundsätzlich nach dem *Äquivalenzprinzip* oder nach dem *Solidarprinzip* erfolgen.

Bei einem *kollektiven Äquivalenzprinzip* zahlen alle Mitglieder eine identische Prämie, die in der Summe aller Prämien dem zu versichernden Risiko aller Mitglieder entspricht. Der Unterschied zum individuellen Äquivalenzprinzips besteht darin, dass die risikoäquivalente Prämie bei der individuellen Absicherung auch dem individuellen Risiko des Einzelnen entspricht, hingegen bei der kollektiven Absicherung die risikoäquivalente Prämie sich auf das insgesamt zu versichernde Risiko aller Mitglieder der Versicherung bezieht und daher alle Mitglieder der Versicherung eine Prämie in identischer Höhe zahlen. Die Zahlung erfolgt damit (sowohl beim individuellen wie auch beim kollektiven Äquivalenzprinzip) einkommensunabhängig.

Im *Solidarprinzip* hingegen erfolgt eine einkommensabhängige Berechnung der solidarischen Beiträge. Hier wird das zu versichernde Risiko aller Mitglieder der Solidargemeinschaft durch einen prozentualen Beitrag des Einkommens finanziert. Dabei zahlen zwar alle Mitglieder denselben Prozentsatz, tatsächlich aber unterschiedlich viel. Dabei wird unterstellt, dass Mitglieder mit einem höheren Einkommen leistungsfähiger sind, weil sie mehr verdienen, und daher auch mehr Beiträge in die Versicherung zahlen können.

Solidarischer Beitrag

Angenommen, der Prozentsatz einer solidarischen Pflegeversicherung beträgt für die Versicherten 2 %:

Dann würde ein Individuum mit einem Einkommen von 1000 EUR einen Beitrag in Höhe von 20 EUR zahlen, während ein Individuum mit einem Einkommen von 4000 EUR einen Beitrag in Höhe von 80 EUR bezahlen würde.

Weiter angenommen, für den solidarischen Beitrag wurde ein Höchstbetrag in Form einer Beitragsbemessungsgrenze in Höhe von 4500 EUR festgelegt: Dann müsste ein Individuum mit einem Einkommen von 6000 EUR nicht 2 % aus dem tatsächlichen Einkommen bezahlen (120 EUR), sondern lediglich 2 % aus 4500 EUR, also 90 EUR. Das heißt, dass 1500 EUR nicht zur Beitragsberechnung herangezogen werden, das Individuum also einen „Beitragsrabatt" in Höhe von 30 EUR erhält.

Die Festlegung einer Beitragsbemessungsgrenze kann sinnvoll sein, um für Gutverdiener, die mit ihrem hohen Beitrag maßgeblich zur Umverteilung innerhalb einer Solidargemeinschaft beitragen, einen Anreiz zu bieten, in der Solidargemeinschaft zu verbleiben und nicht in eine private Versicherung zu wechseln.

Da aber alle Mitglieder einer Solidargemeinschaft im Bedarfsfall einen identischen Leistungsanspruch haben, kommt dadurch eine Umverteilung zustande: Und zwar zum einen zwischen den Gesunden und den Kranken, weil sowohl Gesunde wie auch Kranke ihren Beitrag einzahlen, aber nur die Kranken Leistungen benötigen und erhalten. Und zum andern, zwischen den Reichen und den Armen, weil im Bedarfsfall Reiche und Arme die gleichen Leistungen erhalten, aber der Reiche mehr Beiträge zahlt als der Arme. Die Inanspruchnahme von Leistungen orientiert sich an dem tatsächlichen Versorgungsbedarf und ***nicht*** danach, wie viel ein Mitglied an Beiträgen gezahlt hat.

Damit kann das Solidarprinzip wie folgt definiert werden: Im Solidarprinzip erfolgt die ***Zahlung nach Leistungsfähigkeit*** (prozentual vom Einkommen), die ***Inanspruchnahme nach Bedarf.***

▶ Im Solidarprinzip erfolgt die **Zahlung nach Leistungsfähigkeit** (prozentual vom Einkommen), die **Inanspruchnahme nach Bedarf.**

Eine weitere Besonderheit ist die beitragsfreie Familienversicherung: Wenn für Angehörige eines Mitglieds der Solidargemeinschaft, beispielsweise Partner und Kinder, eine beitragsfreie Familienversicherung vorgesehen ist – wie dies in der Kranken- und Pflegeversicherung in Deutschland tatsächlich der Fall ist – erfolgt zusätzlich eine Umverteilung zwischen kinderlosen Individuen und Individuen mit Kindern. Denn familienversicherte Angehörige haben denselben Leistungsanspruch wie alle übrigen Mitglieder der Versicherung, haben dafür aber weder selbst, noch der Versicherte, bei dem sie mitversichert sind, einen (zusätzlichen) Beitrag zahlen müssen.

Als weitere Möglichkeiten der kollektiven Vorsorge sind die ***Versorgung*** und die ***Fürsorge*** angeführt worden.

Unter ***Versorgung*** ist zu verstehen, dass alle Mitglieder einer Gebietskörperschaft bei einem definierten Bedarfsfall, beispielsweise einer Pflegebedürftigkeit, dieselben Leistungen erhalten, und zwar unabhängig von deren finanziellen Leistungsfähigkeit, d. h. unabhängig vom Einkommen. Als Beispiele können exemplarisch die Versorgung von Architekten oder Ärzten, sowie die Beihilfe für Landes- bzw. Bundesbeamte angeführt werden. Die Finanzierung der Versorgung kann demnach über Beiträge (z. B. Architekten, Ärzte) oder durch den Staat aus Steuermitteln (Beamte) erfolgen. Die Versorgungsberechtigten finanzieren ihre Ansprüche über Beiträge oder Steuern (anteilig) selbst. Träger der Versorgung ist immer eine staatliche Instanz, z. B. das Versorgungswerk der Architektenkammer, die Beihilfestelle einer staatlichen Institution.

Im Rahmen der ***Fürsorge*** werden hingegen individualisierte Leistungen nach einer vorherigen Bedürftigkeitsprüfung geleistet. Die Fürsorge ist eine Form der Hilfeleistung, die sich nach der individuellen Besonderheit des Einzelfalls richtet. Voraussetzung für die Leistungsgewährung ist daher stets eine individuelle Bedürftigkeitsprüfung. Die Fürsorge wird aus Steuermitteln finanziert und ist als letztes soziales Sicherungsnetz zu verstehen. Damit wird zugleich deutlich, dass die Fürsorge nur subsidiär leistungsverantwortlich ist, d. h. Fürsorgeleistungen werden nur dann gewährt, wenn keine oder nicht ausreichende Daseinsvorsorge durch andere vorrangige Möglichkeiten besteht. Als bedeutendste Fürsorgeleistung in Deutschland kann exemplarisch die Sozialhilfe genannt werden.

4.1.3 Subsidiaritätsprinzip

Das ***Subsidiaritätsprinzip*** stammt ursprünglich aus der katholischen Soziallehre und ist im Grunde eine Mischform des Individualprinzips und des Solidarprinzips. Es wird auch als das Prinzip der Nachrangigkeit bezeichnet, wodurch deutlich gemacht werden soll, dass Individuen zunächst für sich selbst verantwortlich sind, und weitergehende Leistungen von anderen Stellen nachrangig (subsidiär) erst dann beansprucht werden können, wenn sie selbst überfordert sind. Es gilt der Grundsatz: *„Eigenverantwortung vor Fremdverantwortung!"*.

Soziale Solidarität und Unterstützung sollen nicht die Eigenverantwortung und Fähigkeit zur Selbsthilfe des Einzelnen vollständig ersetzen. Nach dem Subsidiaritätsprinzip besteht eine Rangfolge der Verantwortlichkeit, d. h. Lasten, die von Individuen getragen werden können, müssen auch von diesen übernommen werden. Die jeweils größere Solidargemeinschaft tritt erst ein, wenn die kleinere Gemeinschaft überfordert ist. In § 1 des fünften Sozialgesetzbuches (SGB V) stehen unter der Überschrift „Solidarität und Eigenverantwortung" das Solidarprinzip und das Subsidiaritätsprinzip gleichberechtigt nebeneinander.

Während die Gesetzliche Krankenversicherung (GKV), die einen vergleichsweise umfassenden Krankenversicherungsschutz zur Absicherung des Krankheitsrisikos bietet, sehr stark vom Solidarprinzip geprägt ist, ist in der Sozialen Pflegeversicherung (SPV), die bei ihrer Einführung von Anfang an keine vollständige Absicherung des Pflegerisikos bewirken sollte, eher das Subsidiaritätsprinzip dominierend. Dies kann an dem folgenden Beispiel verdeutlicht werden, in dem die Nachrangigkeit der Zuständigkeiten für die Finanzierung von Pflegeleistungen verdeutlicht wird:

So ist nach dem Subsidiaritätsprinzip ein alternder und langsam pflegebedürftig werdender Mensch in Deutschland zunächst selbst dafür verantwortlich, mit den (auch und gerade finanziellen) Einschränkungen, die sich aus der sich langsam entwickelnden Pflegebedürftigkeit ergeben, umzugehen. Wenn der Mensch das nicht mehr alleine leisten kann, soll zunächst der Partner bzw. die Partnerin unterstützen, dann ggf. weitere Angehörige aus der Familie. Wenn die Auswirkungen der Pflegebedürftigkeit so stark werden, dass nach Begutachtung durch den Medizinischen Dienst ein Pflegegrad festgestellt wird, besteht ein Leistungsanspruch gegenüber der Pflegekasse. Solange die Pflegebedürftigkeit noch nicht zu gravierend ist, kann die Pflege noch im häuslichen Umfeld durch pflegende Angehörige und/oder einen ambulanten Pflegedienst sichergestellt werden. Hierfür besteht dann ggf. Anspruch auf Pflegesachleistungen oder Pflegegeld. Verschlechtert sich der Zustand weiter und der Mensch wird so stark pflegebedürftig, dass die Pflege nicht mehr im häuslichen Umfeld sichergestellt werden kann, erfolgt der Umzug in eine stationäre Pflegeeinrichtung. Die Ansprüche gegenüber der

Pflegeversicherung werden dann in der Regel (unabhängig vom jeweils tatsächlichen vorliegenden Pflegegrad) nicht mehr ausreichen, um die anfallenden Kosten für die stationäre Pflegeeinrichtung vollständig abzudecken, d. h. Kosten, die über den Leistungssatz der Pflegekasse hinausgehen, sind vom Pflegebedürftigen selbst zu finanzieren. Erst wenn sein individuelles Vermögen nicht mehr ausreicht, besteht ggf. nach einer Bedürftigkeitsprüfung Anspruch auf Fürsorge durch den Staat, d. h. auf anteilige Kostenübernahme durch die Sozialhilfe.

Die Kaskade der nachrangigen Unterstützung im Rahmen des Subsidiaritätsprinzips sieht also wie folgt aus: Zunächst ist das *Individuum* eigenverantwortlich zuständig, dann *die Partnerin oder der Partner,* dann weitere *Familienangehörige,* dann die *Versicherung* und erst dann der *Staat* im Rahmen der Fürsorge.

4.2 Idealtypische Ausgestaltung eines Versicherungsvertrages

4.2.1 Struktur der Austauschbeziehungen

Wie in Abschn. 2.3.4 dargestellt, ist der Markt das Aufeinandertreffen von Angebot und Nachfrage. Der Preis hat die Funktion des Ausgleichs zwischen Angebots- oder Nachfrageüberhängen. Es ergibt sich ein Marktgleichgewicht, in dem zum Gleichgewichtspreis eine bestimmte Gleichgewichtsmenge angeboten und auch nachgefragt wird. Auf einem idealtypischen Markt besteht demnach eine zweiseitige Austauschbeziehung, zwischen Nachfrager und Anbieter.

Diese Situation war auch für den Pflegemarkt vor Einführung der Pflegeversicherung kennzeichnend. So haben Pflegebedürftige (Nachfrager) bei Pflegenden (Anbieter) auf dem Markt für Pflegeleistungen die ihrem individuellen Pflegebedarf entsprechende Menge an Pflegeleistungen nachgefragt, die sie zum jeweiligen Preis finanzieren konnten.

Auch heute ist diese Situation noch für alle Pflegeleistungen zutreffend, die nicht über eine Pflegeversicherung abgedeckt sind.

Bei Abschluss bzw. Existenz einer Pflegeversicherung ändert sich aber dieses zweiseitige Vertragsverhältnis zwischen Pflegebedürftigem und Pflegendem. Durch den Abschluss einer Versicherung – unabhängig davon, ob diese Versicherung freiwillig abgeschlossen oder staatlich „verordnet" (obligatorische Zwangsversicherung) wird – entsteht ein dreiseitiges Verhältnis zwischen dem Pflegebedürftigem, dem Pflegendem (Pflegeleistungserbringer) und der Pflegeversicherung. Entweder sind die Austauschbeziehungen durch das **Kostenerstattungsprinzip** oder durch das **Sachleistungsprinzip** gekennzeichnet.

Im Kostenerstattungsprinzip hat sich der Pflegebedürftige (Versicherte) gegen Zahlung eines Beitrags bzw. einer Prämie einen Versicherungsschutz eingekauft und erhält durch seinen Versicherungsschutz einen Anspruch auf Übernahme der Kosten (vgl. Abb. 4.2). Nimmt er nun Pflegeleistungen bei einem Pflegeleistungserbringer in Anspruch, erhält er eine Rechnung, die er zunächst bezahlt. Diese Rechnung reicht er dann bei seiner Versicherung ein und bekommt die Kosten, ggf. unter Abzug einer im Versicherungsvertrag vereinbarten oder gesetzlich vorgeschriebenen Zuzahlung, erstattet.

Auch im Sachleistungsprinzip hat sich der Pflegebedürftige (Versicherte) gegen Zahlung eines Beitrags bzw. einer Prämie einen Versicherungsschutz eingekauft und erhält durch seinen Versicherungsschutz einen Anspruch

auf unmittelbare Inanspruchnahme von Pflegeleistungen, ohne dafür zunächst selbst bezahlen zu müssen (vgl. Abb. 4.3). Dazu weist der Pflegebedürftige dem Pflegeleistungserbringer seinen Versicherungsschutz nach, beispielsweise durch Vorlage eines Berechtigungsscheines oder einer Versicherungskarte. Der Pflegeleistungserbringer kann dann nach Überprüfung der Leistungsberechtigung die Pflegeleistungen als Sachleistung erbringen und diese gegenüber der Pflegeversicherung abrechnen. Der Pflegebedürftige (Versicherte) selbst muss ggf. lediglich eine vertraglich vereinbarte oder gesetzlich vorgeschriebene Zuzahlung zur in Anspruch genommen Pflegeleistung zahlen. Die Pflegeleistungserbringer rechnet gegenüber der Pflegeversicherung ab und erhält von der Pflegeversicherung die Vergütung, ggf. unter Abzug der zuvor vom Versicherten direkt erhaltenen Zuzahlung.

Unabhängig davon, ob der Pflegebedürftige (Versicherte) durch seine Versicherung nun einen Anspruch auf Kostenerstattung oder Sachleistung erhält, hat der Abschluss bzw. die Existenz einer Pflegeversicherung maßgebliche Auswirkungen auf die Austauschbeziehungen zwischen den beteiligten Akteuren. Zu Beginn des Kapitels sind wir davon ausgegangen, dass sich in einem zweiseitigen Verhältnis zwischen Nachfrager (Pflegebedürftigem) und Anbieter (Pflegeleistungserbringer) Austauschbeziehungen auf einem Markt ergeben, und zwar dem Markt für Pflegeleistungen. Durch das

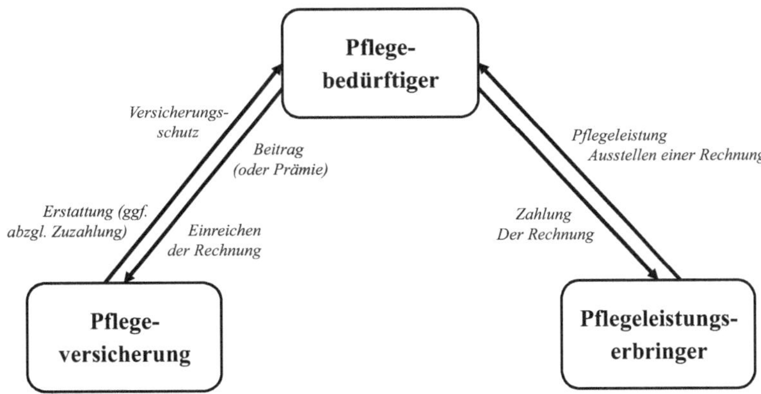

Abb. 4.2 Kostenerstattungsprinzip

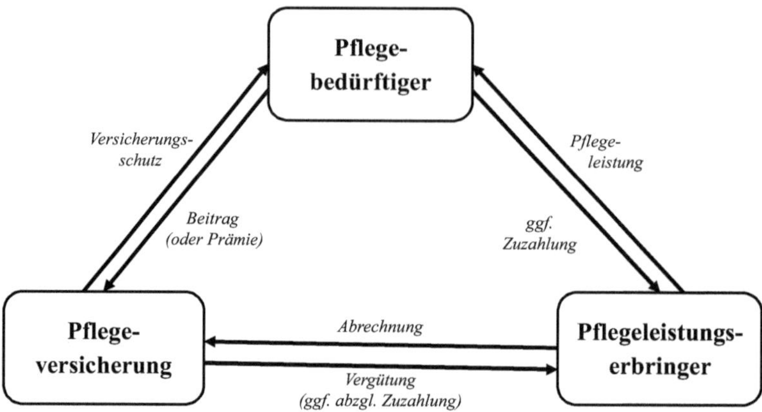

Abb. 4.3 Sachleistungsprinzip

Hinzutreten der Pflegeversicherung entstehen nun weitere Märkte, und zwar zum einen der Markt für Pflegeversicherungen und zum anderen der Markt für Versorgungsverträge.

Vor dem Hintergrund der in Abschn. 3.4 beschriebenen Besonderheiten der Nachfrage nach Pflegeleistungen ergeben sich durch die Existenz einer Versicherung verschiedene Auswirkungen auf dem Markt für Pflegeversicherungen und dem Markt für Pflegeleistungen, und zwar (vgl. Abb. 4.4):

- *Risikoselektion,* d. h. Pflegeversicherungen unterscheiden Versicherte anhand des zu erwartenden Pflegerisikos (siehe Abschn. 4.3.1).
- *Adverse Selektion,* d. h. Versicherte mit guten Risiken verlassen einen Vertrag, weil sie ihn für nicht notwendig halten (siehe Abschn. 4.3.2).
- *Versicherungsinduzierte Nachfrage,* d. h. durch die Existenz einer Versicherung nehmen einerseits Pflegebedürftige selbst mehr Pflegeleistungen in Anspruch als ohne Versicherung und andererseits versuchen Pflegeleistungserbringer mehr Pflegeleistungen anzubieten, wenn sie wissen, dass Pflegebedürftige versichert sind (siehe Abschn. 4.4).
- *Angebotsinduzierte Nachfrage,* d. h. Pflegeleistungserbringer nutzen ihre Informations-

vorteile gegenüber Pflegebedürftigen aus, indem sie zusätzliche Pflegeleistungen anbieten (siehe Abschn. 5.4).

Eine Übersicht zu den verschiedenen Auswirkungen gibt die folgende Abb. 4.4. Die einzelnen Auswirkungen werden in den folgenden Kapiteln näher erläutert.

Bevor wir uns mit den Auswirkungen aufgrund der Besonderheiten der Nachfrage nach Pflegeleistungen auseinandersetzen, nehmen wir zunächst die verschiedenen Märkte in den Blick. Wir gehen dabei davon aus, dass es sich jeweils um Wettbewerbsmärkte handelt, d. h. einer großen Anzahl von Nachfragern steht eine große Zahl von Anbietern gegenüber.

Aus der Perspektive der *Pflegebedürftigen (Versicherten)* findet Wettbewerb einerseits auf dem Markt für Pflegeversicherungen statt, in dem die Versicherten auf der Suche nach der Pflegeversicherung mit dem besten Preis-Leistungs-Verhältnis sind. Andererseits nehmen sie am Wettbewerb auf dem Markt für Pflegeleistungen teil, auf dem die Pflegebedürftigen nach dem für sie besten Pflegeleistungserbringer suchen, d. h. den ambulanten Pflegedienst oder die stationäre Pflegeeinrichtung, die am ehesten den jeweiligen Bedürfnissen des Pflegebedürftigen entsprechen.

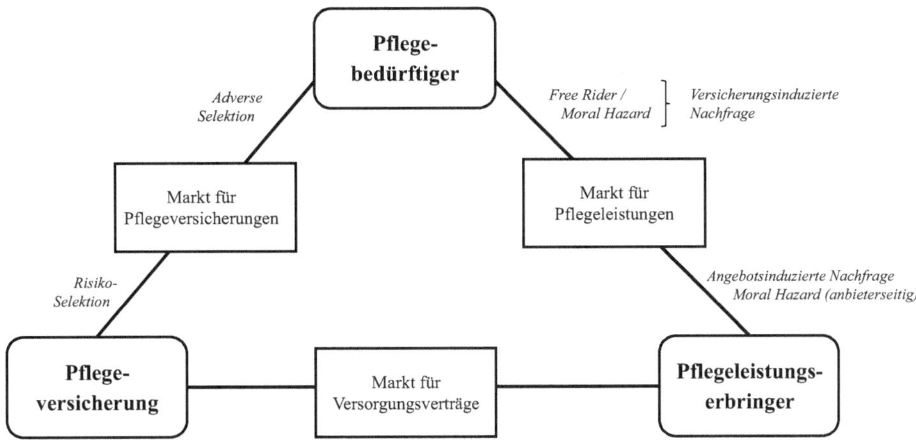

Abb. 4.4 „Märkte und Auswirkungen". (Quelle: Eigene Darstellung in Anlehnung an van der Beek, K. und van der Beek, G. 2014, S. 301)

Auch aus der Perspektive der *Pflegeversicherungen* findet Wettbewerb auf zwei Ebenen statt: Zum einen der Wettbewerb um die Pflegebedürftigen (Versicherten) und damit um Marktanteile auf dem Markt für Pflegeversicherungen. Zum anderen auf dem Markt für Versorgungsverträge der Wettbewerb um die besten Pflegeleistungserbringer, um für die jeweils eigenen Versicherten ein möglichst attraktives Versorgungsangebot im Vergleich zu den übrigen Pflegeversicherungen (Mitbewerbern) anbieten zu können.

Hinzu kommt, dass auch zwischen den Pflegeversicherungen ein Wettbewerb um die „attraktivsten" Versicherten stattfindet, d. h. um die Versicherten mit dem günstigsten Pflegerisiko. Und zwar sowohl ein Systemwettbewerb, zwischen der gesetzlichen und der privaten Pflegeversicherung, als auch zwischen den einzelnen Pflegekassen und privaten Pflegeversicherungen untereinander.

Für die *Pflegeleistungserbringer* ergeben sich ebenfalls zwei Wettbewerbsperspektiven. Einerseits stehen die Pflegeleistungserbringer auf dem Markt für Pflegeleistungen untereinander im Wettbewerb um die Pflegebedürftigen. Andererseits treten die Pflegeleistungserbringer zukünftig zunehmend in einen Wettbewerb um Versorgungsverträge mit den Pflegeversicherungen.

4.2.2 Bestandteile eines Versicherungsvertrages

In der Sozialen Pflegeversicherung (SPV) erfolgt die Versicherung kraft Gesetzes, d. h. der einzelne Versicherte schließt keinen gesonderten Vertrag mit seiner Pflegekasse. In der privaten Pflegeversicherung wird hingegen jeweils zwischen Pflegeversicherung und Versichertem ein Versicherungsvertrag geschlossen. Wenn auf dem Markt für Pflegeversicherungen nun ein solcher Versicherungsvertrag geschlossen werden soll, unabhängig ob es sich um die gesetzliche Soziale Pflegeversicherung oder einen individuellen Vertrag mit einer privaten Pflegeversicherung handelt, so sind darin mindestens die folgenden Punkte zu regeln:

- Der *Versicherungsfall* (Wann tritt die Pflegeversicherung ein?)
- Der *Leistungskatalog* (Welche Leistungen stellt die Pflegeversicherung für den Versicherten bereit?)
- Der *Preis* (Welchen Pflegeversicherungsbeitrag bzw. welche Pflegeversicherungsprämie muss der Versicherte zahlen?)

Die Definition des Versicherungsfalls einer Pflegeversicherung erscheint zunächst trivial: So sollte klar sein, dass der Versicherungsfall der Eintritt von Pflegebedürftigkeit ist. Aber wann genau tritt Pflegebedürftigkeit ein? Ohne diese Frage hier im Detail zu beantworten, soll an dieser Stelle zumindest auf die lange Debatte um die Definition des Begriffs Pflegebedürftigkeit verwiesen werden.[1] Darüber hinaus muss sicherlich auch unterschieden werden, zwischen einer *pflegewissenschaftlichen* Definition von Pflegebedürftigkeit und einer *leistungsauslösenden* Definition, beispielsweise im SGB XI. Für einen Versicherungsvertrag ist zweifelslos letztere erforderlich.

Leistungskatalog

In der SPV wird ein weitestgehend vereinheitlichter und damit für alle Versicherten gültiger Leistungskatalog vorgegeben, der bei den einzelnen Pflegekassen lediglich über zusätzliche Satzungsleitungen geringfügig ergänzt werden kann. In der privaten Pflegeversicherung hingegen wird für jeden Versicherten ein individueller Vertrag und damit auch ein individueller Leistungskatalog festgelegt. Allerdings gilt in der privaten Pflegeversicherung, dass die Verträge mindesten den Leistungsumfang der SPV abdecken müssen.

Ausgestaltung von Versicherungsverträgen

Bei jedem Versicherungsvertrag, unabhängig ob gesetzlich oder privat, treten externe Effekte in Form von Risikostreuung zugunsten der übrigen Versicherten auf. Deshalb ist die (gesetzliche) Pflegeversicherung in Deutschland als Pflichtversicherung ausgestaltet. Sie sichert jedem Mitglied eine pflegerische Mindestversorgung unabhängig vom individuellen Einkommen. Die Mitglieder müssen die Risiken aller Mitversicherten mittragen und insofern externe Effekte zu eigenen Lasten in Kauf nehmen. In diesem Kontext hat der Einzelne nicht die Möglichkeit, einen abweichenden individuellen Leistungskatalog zu vereinbaren. Grundsätzlich gilt: Eine Pflegeversicherung muss erst

dann eine Versicherungsleistung zur Verfügung stellen, wenn die genauen Bedingungen des Versicherungsfalles definiert und die Voraussetzungen erfüllt sind.

Versicherungsleistungen werden in der privaten Pflegeversicherung nahezu ausschließlich als Geldleistung ausgestaltet. In der SPV können Versicherungsleistungen als Geld- oder Sachleistungen erfolgen. Sie decken den entstandenen Schaden (Pflegebedürftigkeit) in Höhe des versicherten Umfangs, jedoch nicht in voller Höhe ab. Die versicherten Leistungen können jeweils in unterschiedlichen Formen erbracht werden, z. B. als

- *Geldleistung,* d. h., der Versicherte erhält für einen entstandenen Schaden eine finanzielle Entschädigung ausbezahlt, über die er dann frei verfügen kann; er kann die finanziellen Mittel vollständig zum Ersatz des Schadens einsetzen oder auf den Ersatz verzichten.

- *Sachleistung,* d. h., der Versicherte weist die Berechtigung zur Leistungsinanspruchnahme nach (z. B. Krankenversicherungskarte, elektronische Gesundheitskarte, etc.) und ist dann berechtigt, Leistungen in Anspruch zu nehmen, ohne dafür (abgesehen von Selbstbeteiligungen) in Vorleistung zu müssen.

- *Kostenerstattungsverfahren,* d. h., der Versicherte nimmt eine Leistung in Anspruch und erhält dafür vom Leistungserbringer eine Rechnung, die er selbst begleichen muss. Anschließen reicht er diese Rechnung bei seiner Versicherung zur Erstattung ein und bekommt von der Versicherung eine Erstattung in Höhe des Versicherungsumfangs. Es kann vorkommen, dass der Versicherte nicht den gesamten Rechnungsbetrag erstattet bekommt, sondern einen Teil der Rechnung selbst tragen muss, z. B. wenn Selbstbeteiligungen von der Versicherung abgezogen werden oder Leistungen in Anspruch genommen wurden, die nicht im Versicherungsumfang abgedeckt bzw. enthalten waren.

- Besonderheit der SPV ist, dass unter bestimmten Rahmenbedingungen eine *Kombination aus Geld- und Sachleistungen* in

---

[1]Vgl. exemplarisch Hoffer 2017, S. 13–23 und Zimmermann 2012, S. 37–43.

Anspruch genommen werden kann. Der Versicherte hat dann einen Anspruch darauf, einen Teil der Pflegeleistungen als Sachleistungen in Anspruch zu nehmen und sich die Differenz bis zur Höhe des in dem jeweiligen Pflegegrad zustehenden Leistungsumfang als Geldleistung auszahlen zu lassen.

Verträge: Beitrag oder Prämie?

Versicherungsverträge dienen der Übertragung des Pflegekostenrisikos auf die Pflegeversicherung, um das Individuum im Schadensfall finanziell zu entlasten. Dies kann grundsätzlich in zwei Varianten erfolgen: Zum einen über eine vom Staat verpflichtend vorgegebene und damit obligatorische gesetzliche Pflegeversicherung oder über eine private Pflegeversicherung.

Für die Festlegung des Preises werden in der gesetzlichen und privaten Pflegeversicherung zwei unterschiedliche Prinzipien zugrunde gelegt: Das *Solidarprinzip* und das *Äquivalenzprinzip*. In der SPV werden damit solidarische Beiträge und in der privaten Pflegeversicherung risikoäquivalente Prämien entrichtet.

Das **Solidarprinzip** richtet sich nicht nach dem zu versichernden Risiko und ist damit unabhängig von erwarteten Schadenskosten im Einzelfall. Der Beitrag richtet sich nach der individuellen Leistungsfähigkeit des Versicherten, er wird prozentual vom Bruttoeinkommen des Versicherten berechnet.

Das **Äquivalenzprinzip** hingegen richtet sich nach dem zu versichernden Risiko und legt daher einen Schadenserwartungswert zu Grunde, der sich nach dem jeweiligen individuellen Risiko richtet. Die Versicherungsprämien der Versicherten werden äquivalent zum zu versichernden Risiko erhoben. Das Risiko wird aus individuellen Risikofaktoren, wie beispielsweise dem (Eintritts-) Alter sowie existierenden Vorerkrankungen berechnet. Um eine Prämie zu reduzieren, können Tarife mit verschiedenen Selbstbehalten vereinbart werden. In der Vergangenheit wurde eine Risikodifferenzierung auch nach dem Geschlecht vorgenommen; diese Praxis der Prämienermittlung wurde jedoch vom Europäischen Gerichtshof EuGH als diskriminierend und daher als nicht zulässig

erachtet.[2] Daher müssen die privaten Versicherungen seit dem 21.12.2012 Einheitstarife, sog. Unisex-Tarife unabhängig vom Geschlecht anbieten.

Die Prämienermittlung erfolgt entsprechend des zu versichernden Risikos. Hierzu wird für den potenziell eintretenden Schaden ein sog. Erwartungswert ermittelt. Dazu bildet der Leistungskatalog die Grundlage für den kollektiven **Erwartungswert** der Schäden; hieraus lässt sich der Wert möglicher Schadensfälle ableiten. Schadensfälle werden nicht in allen Versicherungsfällen auftreten, sondern nur zu einer bestimmten Wahrscheinlichkeit. Die individuellen Werte der Schadenswahrscheinlichkeiten werden aufsummiert und dadurch eine durchschnittliche Eintrittswahrscheinlichkeit ermittelt.

Risikoäquivalente Prämie

Nehmen wir an: Laut Leistungskatalog muss ein Krankenversicherer im Schadensfall eine Leistung von 200 EUR zahlen. Der potenzielle Schadenswert beträgt somit 200 EUR.

Die Wahrscheinlichkeit des Eintretens des Schadensfalles kann beispielsweise anhand der Prävalenz von Erkrankungen oder Pflegebedürftigkeit erhoben werden. Nehmen wir in unserem Beispiel an, dass die Wahrscheinlichkeit bei 10 % liegt. Dann berechnet sich der Erwartungswert folgendermaßen:

$$200\,\text{EUR} \times 0{,}1 = 20\,\text{EUR}$$

Damit beträgt die Nettoprämie 20 EUR. Zuzüglich zu dieser Nettoprämie kalkulieren die Versicherungen in der Regel noch einen gewissen Aufschlag, beispielsweise für den erwarteten Gewinn oder Verwaltungskosten.

Das **individuelle Risiko** eines Schadenseintritts spiegelt sich also in der **Prämie** wieder. Versicherte mit einem hohen Risiko haben eine hohe Prämie zu zahlen, Versicherte mit einem niedrigen Risiko haben eine niedrige Prämie zu zahlen.

---

[2]Vgl. EuGH 2011, Rechtssache C-236/09

Grundlage für die Versicherungsprämie ist die **Nettoprämie,** sie bildet den Anteil des Versicherten am Erwartungswert des Gesamtschadens der Versicherungsperiode ab. Hinter der Nettoprämie steht das **kollektive Äquivalenzprinzip.** Die Einnahmen des Versicherungsgebers müssen insgesamt mindestens die Summe des Gesamtschadens abdecken, damit der Versicherer keinen wirtschaftlichen Schaden erleidet.

Während in der gesetzlichen Pflegeversicherung nur ein einheitlicher Versicherungsumfang angeboten wird, können in der privaten Pflegeversicherung differenzierte Leistungsumfänge sowie Teil- oder Zusatzversicherungen angeboten werden. Differenzierungen bzw. Unterschiede in (privaten) Versicherungsverträgen können sich durch die Art des in Anspruch genommenen Gesundheitsgutes, durch den in Anspruch genommenen Leistungserbringer und die Höhe der Erstattung der Kosten durch die Versicherung ergeben. Bei einer Differenzierung der Versicherungsleistung können beispielsweise globale Beschränkungen der Leistungen vereinbart werden, d. h. der Versicherungsumfang kann ganze Leistungskategorien ausschließen.

Die Versicherungsleistung kann auch in Abhängigkeit vom Leistungserbringer differenzieren. So können sich private Versicherungen das Recht vorbehalten, Kosten nur zu erstatten, wenn die Leistungen von einem bestimmten Anbieter erbracht wurden, wenn dies zuvor vertraglich geregelt wurde. In der gesetzlichen Pflegeversicherung können nur Behandlungen bei zugelassenen Pflegeleistungserbringern abgerechnet werden.

Weitere Unterschiede in der Versicherung können sich aufgrund des Umfangs von abgedeckten Versicherungsleistungen und in der Höhe der erstattungsfähigen Kosten ergeben. Einschränkungen können individuell vereinbart werden, beispielsweise

- im Hinblick auf die **Menge** der in Anspruch genommenen Leistungen pro Zeiteinheit, (z. B. pro Jahr oder Quartal)

- im Hinblick auf den **Preis** der in Anspruch genommenen Leistungen (z. B. Festbetrag für Arzneimittel)
- im Hinblick auf **Selbstbeteiligungen** bei der Inanspruchnahme von Leistungen (z. B. eine feste Gebühr pro Quartal, ein fester oder prozentualer Eigenanteil pro Leistungseinheit).

Die Ausgestaltung und Wirkung von Selbstbeteiligungen werden ausführlich im folgenden Abschn. 4.5 dargestellt und erläutert.

4.3 Angebot und Nachfrage von Pflegeversicherungen

Auf dem *Markt für Pflegeversicherungen* findet Wettbewerb einerseits aus Sicht der (potenziell) Pflegebedürftigen um den besten Versicherungsschutz statt, d. h. die (potentiell) Pflegebedürftigen suchen sich den Versicherungsanbieter aus, der einen Versicherungsschutz anbietet, der am besten ihren Vorstellungen eines bestmöglichen Preis-Leistungs-Verhältnisses entspricht. Andererseits konkurrieren die verschiedenen Anbieter von Pflegeversicherungen untereinander um die Versicherten und damit letztlich um Marktanteile.

Wie in Abb. 4.4 angedeutet, führt die Existenz einer Pflegeversicherung auf dem Markt für Pflegeversicherungen zu zwei Effekten: Zum einen die *Risikoselektion,* die von den Krankenversicherungen durchgeführt wird, und zum anderen die *Adverse Selektion,* die von den Versicherten ausgeht.

4.3.1 Risikoselektion („Cream Skimming")

Das Geschäftsmodell von Versicherungen besteht darin, Risiken, die das Individuum nicht alleine tragen kann oder möchte, abzusichern. Bei der Risikoselektion geht es aus Sicht der Versicherungen nun darum, das Risiko, das versichert werden soll, abzuschätzen. Risikoselektion heißt also, die Versicherungen unterscheiden ihre (potenziellen) Versicherten hinsichtlich des individuellen Risikos in hohe Risiken und niedrige Risiken, häufig auch als gute Risiken und schlechte Risiken bezeichnet. Stark vereinfacht formuliert sind gute Risiken die Versicherten, die einen hohen Beitrag bzw. eine hohe Prämie zahlen und gleichzeitig ein möglichst geringes Risiko haben, pflegebedürftig zu werden. Umgekehrt sind schlechte Risiken solche Versicherte, die ein vergleichsweise niedrigen Beitrag bzw. Prämie zahlen und zugleich ein sehr hohes Risiko aufweisen, pflegebedürftig zu werden.

Kranken- und Pflegeversicherungen, die untereinander im Wettbewerb stehen, haben den Anreiz, ausschließlich um gute Risiken, d. h. potenzielle Versicherte mit geringem Erkrankungs- bzw. Pflegerisiko und hohem Einkommen zu werben. Versicherte mit hohem Krankheits- bzw. Pflegerisiko und geringer Kaufkraft wären für die Versicherungen schlechte Risiken.

In der privaten Kranken- und Pflegeversicherung ist die Risikoselektion auf den ersten Blick unproblematisch, weil die Versicherungen auch für Versicherte mit einem hohen Risiko kostendeckende Tarife anbieten können. Hierzu dienen die risikoäquivalenten Prämien, die bei steigendem Risiko entsprechend höher ausfallen. Versicherte mit einem höheren Risiko zahlen also höhere Prämien. Problematisch wird dies allerdings, wenn die Prämien so hoch ausfallen, dass Versicherte sich diese Prämien nicht mehr leisten können, weil sie nicht über ausreichend Kaufkraft verfügen. Darüber hinaus besteht für die privaten Versicherungen die Möglichkeit, Antragsteller mit einem als zu hoch eingeschätzten Risiko abzulehnen, d. h. nicht zu versichern. In beiden Fällen blieben die Antragsteller unversichert, d. h. gerade Menschen mit einem hohen Risiko, die also vergleichsweise dringend auf einen entsprechenden Versicherungsschutz angewiesen sind, erhalten diesen nicht.

Ohne weitere staatliche Regulierung würde dies dazu führen, dass die Versicherungen Menschen mit hohem Risiko unversichert lassen würden. Denn gerade in einer solidarischen Kranken- und Pflegeversicherung wäre das

ein Problem, weil die Kranken- und Pflegekassen einen solidarischen und daher bei hohen Risiken nicht zwingend kostendeckenden Beitrag erhalten. Durch den Wettbewerb zwischen den Kranken- und Pflegekassen wäre die Benachteiligung von Menschen mit einem hohen Risiko die Folge, also ein rationales, wenn auch zweifelsohne unethisches Verhalten. Um dem entgegenzuwirken, hat der Staat nicht nur eine Versicherungspflicht in der gesetzlichen Kranken- und Pflegeversicherung eingeführt, sondern darüber hinaus auch für die gesetzlichen Kranken- und Pflegekassen einen sogenannten Kontrahierungszwang mit Diskriminierungsverbot eingeführt. Darunter ist zu verstehen, dass die Kranken- und Pflegekassen gesetzlich verpflichtet sind, neue Mitglieder unabhängig von deren Alter, Geschlecht, Gesundheitszustand und deren finanzieller Leistungsfähigkeit zu versichern. Wählen Versicherte eine Kranken- bzw. Pflegekasse, darf diese die Versicherten nicht ablehnen. Die privaten Kranken- und Pflegeversicherungen unterliegen hingegen keinem Kontrahierungszwang.

Zusätzlich ist das Diskriminierungsverbot erforderlich, das regelt, dass alle Versicherten von den Kranken- und Pflegekassen gleich zu behandeln sind, d. h. gute Risiken dürfen nicht bevorzugt werden oder schlechte Risiken benachteiligt werden. Denn ansonsten hätten die Kranken- und Pflegekassen den Anreiz, Versicherte mit hohem Risiko schlecht zu behandeln, damit diese unzufrieden sind und kündigen, um in eine andere Kranken- und Pflegekasse zu wechseln. Das Diskriminierungsverbot soll also die Versicherten davor schützen, aufgrund ihres Risikos benachteiligt zu werden.

Der Gesetzgeber hat in der GKV als ergänzende Maßnahme den Morbiditätsorientierten Risikostrukturausgleich (Morbi-RSA) eingeführt hat, der eine Umverteilung der Beitragseinnahmen zwischen den Krankenkassen entsprechend der Risikostruktur der Versicherten vornehmen soll. Die Zuweisungen aus dem Gesundheitsfonds werden pro Kopf kalkuliert; dazu wird eine Grundpauschale ermittelt, die durch Zuschläge für Erkrankungen erhöht sowie bei Gesundheit um Abschläge abgesenkt werden. Weitere Kriterien neben der Morbidität der Versicherten sind das Alter, das Geschlecht und der Bezug einer Erwerbsminderungsrente.

4.3.2 Adverse Selektion

Die im vorherigen Kapitel betrachtete Risikoselektion wurde von den Versicherungen durchgeführt. In diesem Kapitel geht es nun um das Phänomen der adversen Selektion, die von Versicherten durchgeführt wird und daher auch als Selbstselektion oder negative Selektion bezeichnet wird. *Wie kommt es zur adversen Selektion durch Versicherte?*

Adverse Selektion entsteht aus einer asymmetrischen Information über das zu versichernde Risiko. Da gute und schlechte Risiken (Risiken mit einer hohen und niedrigen Schadenserwartung) in der Regel in einer Risikogruppe bzw. in einem Versicherungstarif zusammengefasst werden und der Versicherer nicht oder nur sehr eingeschränkt zwischen guten und schlechten Risiken unterscheiden kann, wird die Versicherung für alle zu einer durchschnittlichen Prämie angeboten. Das hat zur Folge, dass die guten Risiken zu viel und die schlechten Risiken zu wenig für die Versicherung bezahlen.

Dies ist so lange unproblematisch, wie die Versicherten selbst nicht einschätzen können, ob sie ein gutes oder schlechtes Risiko sind, also ob sie zu viel oder zu wenig bezahlen. Erhalten die Versicherten hiervon Kenntnis, besteht für die guten Risiken der Anreiz, den Versicherungstarif zu verlassen und sich anderweitig günstiger (oder sogar gar nicht) zu versichern. Dieser Prozess der Selbstselektion der Versicherten wird als *negative* oder *adverse Selektion* bezeichnet.

Beispiel für Adverse Selektion

Adverse Selektion im Gesundheitswesen tritt beispielsweise an der Versicherungspflichtgrenze, der sog. „Friedensgrenze" zwischen GKV und PKV auf. Nehmen wir an, eine junge gesunde Versicherte in der GKV

erhält eine Gehaltserhöhung, wodurch ihr Einkommen die Versicherungspflichtgrenze dauerhaft übersteigt. Damit ist sie nicht mehr versicherungspflichtig in der GKV, sondern erhält ein Wahlrecht, sich weiterhin freiwillig in der GKV zu versichern, oder in die PKV zu wechseln.

Wenn sich diese junge gesunde Frau nun dazu entscheidet, in die private Versicherung zu wechseln, weil sie aufgrund ihres sehr guten Gesundheitszustandes nur ein geringes Risiko darstellt und daher in der PKV nur eine geringe Prämie zu zahlen hat, ist das Adverse Selektion.

Als Folge des Phänomens der adversen Selektion muss bei der Anwendung des Solidarprinzips eine Zwangsmitgliedschaft eingeführt werden, weil ansonsten kein Individuum einer Sozialversicherung beitreten würde, wenn die zu zahlenden Versicherungsbeiträge das individuelle Risiko übersteigen. Für niedrige Risiken besteht der Anreiz sich so günstig wie möglich oder gar nicht zu versichern. Hohe Risiken dagegen werden froh sein überhaupt einen Versicherungsschutz zu haben, weil sich dieser deutlich mehr bezahlt macht, als für niedrige Risiken. Ohne Zwangsversicherung würden die guten Risiken keine Versicherung in Anspruch nehmen. Das Phänomen der *adversen Selektion* kann also bereits im Vorfeld einer möglichen Versicherung auftreten und dadurch im schlimmsten Fall zu einem Marktversagen in der Form führen, dass für bestimmte Risiken kein Versicherungstarif angeboten würde. Dies soll anhand des folgenden Beispiels erläutert werden.

Marktversagen durch Adverse Selektion

Gehen wir davon aus, dass auf einem Versicherungsmarkt ein bestimmtes Krankheitsrisiko versichert werden soll. Diese Krankheit sei nicht ansteckend, sondern vererbbar, d. h. entweder man ist Merkmalsträger dieser Krankheit oder nicht. Merkmalsträger werden sicher im Verlauf ihres Lebens an dieser Krankheit erkranken, Personen die nicht Merkmalsträger sind werden sicher nicht erkranken. Wir haben also die Wahrscheinlichkeiten, dass die Erkrankung entweder sicher eintritt ($P = 1$) oder sicher nicht eintritt ($P = 0$). Äußerlich ist den Menschen nicht anzusehen, on sie Merkmalsträger sind, oder nicht.

Nehmen wir nun an, dass eine Population von 1000 Menschen gegen dieses Krankheitsrisiko versichert werden soll. *In welcher Höhe müsste die Versicherung die Prämie kalkulieren?*

Zur Kalkulation der Prämie benötigen wir weitere Angaben. Um den Erwartungswert für den Schaden zu berechnen benötigen wir die durchschnittliche Höhe des Schadens und die Häufigkeit, wie häufig ein derartiger Schaden eintritt. Nehmen wir also weiter an, dass die Prävalenz dieser Erkrankung bei 3 % liegt und ein Schadensfall im Durchschnitt 10.000 EUR beträgt. Die Prävalenz von 3 % bedeutet, dass in unserer Population voraussichtlich 30 Personen Merkmalsträger sind und 970 Personen kein Merkmalsträger sind. Insofern müssen wir davon ausgehen, das bei 30 Personen einen Schaden von jeweils 10.000 EUR entstehen wird, sodass wir insgesamt von einem Erwartungswert für den Gesamtschaden in Höhe von 300.000 EUR ($= 30 \times 10.000$ EUR) ausgehen müssen. Dieser zu erwartende Schaden wird nun auf die zu versichernde Population von 1000 Personen umgelegt, d. h. jeder einzelne hat (unter der Annahme dass lediglich eine Kostendeckung erreicht werden soll und die Versicherung weder einen Gewinn- noch einen Verwaltungskostenaufschlag erhebt) eine Prämie von 300 EUR (300.000 EUR/1000 Personen) zu zahlen.

Solange niemand in der Population weiß, ob er Merkmalsträger ist oder nicht, kann eine derartige Versicherung funktionieren. Nehmen wir nun aber an, dass eine Pharma-Firma einen Schnelltest entwickelt hat, der mit absoluter Sicherheit durch eine einfache Speichelprobe herausfinden kann, ob eine Person Merkmalsträger ist oder nicht. Nehmen wir weiter an, dass 100 Personen aus dem Tarif auf eigene Kosten diesen Schnelltest durchführen lassen. *Wie wird das Ergebnis ausfallen?*

Aufgrund der Prävalenz von 3 % können wir annehmen, dass der Test bei 3 Personen voraussichtlich positiv ausfallen wird, d. h. diese 3 Personen wissen nun sicher, dass sie Merkmalsträger dieser Krankheit sind. Bei den übrigen 97 Personen wird der Test negativ ausfallen, d. h. diese 97 Personen wissen nun sicher, dass sie kein Merkmalsträger sind. *Wie werden sich diese Personen verhalten?*

Die 3 Personen, die sicher wissen, dass sie Merkmalsträger sind, werden in dem Versicherungstarif verbleiben, weil sie sicher wissen, dass ihnen voraussichtlich durch die Krankheit ein Schaden von 10.000 EUR entstehen wird. Für sie lohnt sich die Versicherung. Die übrigen 97 Personen wissen sicher, dass ihnen kein Schaden entstehen wird und sie insofern auch keinen Versicherungsschutz benötigen. Sie werden daher den Versicherungstarif verlassen. *Welche Konsequenzen hat das für den Versicherungstarif?*

Wenn 97 Personen den Versicherungstarif verlassen sind nun nur noch 903 Personen in dem Tarif versichert. Wir müssen aber weiterhin davon ausgehen, dass voraussichtlich 30 Personen Merkmalsträger sind, denn es haben nur Personen den Tarif verlassen, die sicher nicht Merkmalsträger sind. Insofern bleibt der Erwartungswert für den Gesamtschaden weiterhin bei 300.000 EUR, allerdings können wir diesen Betrag nun nur noch auf 903 Personen umlegen, mit der Konsequenz, dass die Prämie für den einzelnen Versicherten auf ca. 332 EUR (300.000 EUR/903 Personen) steigt.

Diese steigende Prämie erhöht den Anreiz, den Schnelltest für die Krankheit durchzuführen. Nehmen wir nun an, dass erneut 100 Personen aus dem Tarif auf eigene Kosten diesen Schnelltest durchführen lassen. Ergebnis wird sein, dass wieder etwa 3 Personen ein positives Testergebnis erhalten, also sicher wissen, dass sie Merkmalsträger sind. Sie werden im Tarif bleiben. Etwa 97 Personen werden ein negatives Testergebnis erhalten, also sicher wissen, dass sie kein Merkmalsträger sind. Sie werden den Tarif verlassen. Der Erwartungswert für den Gesamtschaden bleibt identisch, kann aber nur noch auf weniger Personen in dem Tarif umgelegt werden, mit der Konsequenz, dass die Prämie für den einzelnen steigt…

Aus dem Beispiel ist deutlich geworden, dass in der Konsequenz alle Personen, die nicht Merkmalsträger sind, den Anreiz haben, den Tarif zu verlassen und nur diejenigen, die sicher Merkmalsträger sind in dem Tarif verbleiben werden. Daher wird sich der Tarif für einen Versicherungsträger nicht rechnen und nicht weiter angeboten werden. Durch die Adverse Selektion der guten Risiken, also der Personen, die sicher nicht Merkmalsträger sind, kommt es hier zu einem Marktversagen, weil aufgrund der Adversen Selektion auf dem Markt kein Versicherungstarif angeboten würde.

In der Konsequenz verbleiben in einem Versicherungstarif zunehmend mehr schlechte Risiken, was dazu führt, dass der Versicherer die Prämien anheben muss. Konkurrieren mehrere Versicherungsunternehmen auf dem Markt, verschlechtert sich dadurch die Wettbewerbssituation des Versicherers. Konzentrationstendenzen bei steigenden Prämien sind die Folge. Als weitere Konsequenz aus der adversen Selektion müsste die Risikogruppe zur Berechnung der Prämie möglichst groß gewählt werden, um einen möglichst wirkungsvollen Risikoausgleich innerhalb einer Krankenversicherung zu erzielen. Für eine maximale Risikoverteilung wäre demnach nur eine einzige Risikogruppe zu bilden.

Letztendlich kann durch das Phänomen der adversen Selektion somit aufgrund der asymmetrischen Information ein Marktversagen entstehen. Die Bedeutung einer asymmetrischen Information für die Funktionsfähigkeit eines Marktes hat Akerlof in seinem Artikel „The Market for Lemons" anhand des Gebrauchtwagenmarktes beschrieben und ist zu dem Ergebnis gekommen, ein Informationsgefälle zwischen zwei Marktteilnehmern über ein Gut mit Qualitätsunterschieden könne dazu führen, dass die schlechte Qualität die gute Qualität vom Markt verdrängt. Übertragen auf den Versicherungsmarkt, haben wir gesehen, dass die guten Risiken den Vertrag verlassen haben, und nur die schlechten Risiken in dem Vertrag verblieben sind.

„The Market for Lemons" nach Akerlof

Das Ergebnis eines Marktversagens durch Adverse Selektion infolge von Informationsasymmetrien hat Akerlof bereits 1970 in seinem in der (gesundheits-) ökonomischen Literatur berühmt gewordenen Artikel *„The Market for Lemons"* anhand des Beispiels des Gebrauchtwagenmarktes herausgearbeitet (vgl. Akerlof 1970).

Dabei ist Akerlof von der Annahme ausgegangen, dass die Nachfrager ohne hohe Informationskosten, d. h. ohne erheblichen Aufwand zu betreiben, die Qualität eines Gebrauchtwagens nicht angemessen bewerten können und daher die Anbieter von gut erhaltenen Gebrauchtwagen nicht von Anbietern schlecht erhaltener Gebrauchtwagen unterscheiden können. Als Surrogat für die fehlende Information zur Qualität des Gebrauchtwagens wird der Nachfrager daher auf den Preis zurückgreifen, wobei ein hoher Preis als Indiz für einen gut erhaltenen Gebrauchtwagen gewertet wird.

Da die Anbieter von schlecht erhaltenen Gebrauchtwagen jedoch wissen, dass die Nachfrager einen hohen Preis als Anzeichen für gute Qualität werten, werden die Anbieter schlecht erhaltener Gebrauchtwagen ebenfalls einen hohen Preis fordern. Dadurch erzielen die Anbieter schlecht erhaltener Gebrauchtwagen einen höheren Gewinn als die Anbieter gut erhaltener Gebrauchtwagen. Das führt dazu, dass Anbieter keinen Anreiz mehr haben, Autos mit guter Qualität anzubieten, wodurch Gebrauchtwagen mit guter Qualität vom Markt verschwinden. Das führt letztlich zu einem unbefriedigenden Marktergebnis, weil nur noch Gebrauchtwagen mit schlechter Qualität angeboten werden.

Dieser Effekt kann auch auf dem Versicherungsmarkt eintreten. Danach wäre es möglich, dass sich in einem Versicherungsmarkt nur noch die schlechten Risiken versichern, während gute Risiken auf einen Versicherungsschutz vollständig verzichten. Akerlof befürchtete, dass beispielsweise Krankenversicherungen für bestimmte Personengruppen gar keinen Versicherungsschutz anbieten würden, weil sie annehmen müssten, dass sich nur die schlechten Risiken versichern würden. Dies zieht er als Begründung für seine Forderung heran, durch den Staat eine obligatorische Krankenversicherung einzuführen, um adverse Selektion zu vermeiden.

Eine Lösung dieses Dilemmas besteht in einer allgemeinen Versicherungspflicht, d. h. alle, auch die guten Risiken werden verpflichtet eine Versicherung abzuschließen. Insofern ist dieses Phänomen der Adversen Selektion die Begründung dafür, dass in Deutschland bis zu Versicherungspflichtgrenze eine allgemeine Verpflichtung besteht, in der GKV bzw. SPV versichert zu sein.

4.4 Versicherungsinduzierte Nachfrage

Beim Phänomen versicherungsinduzierter Nachfrage wird davon ausgegangen, dass die Nachfrage nach Pflegeleistungen maßgeblich davon abhängt, ob und ggf. in welchem Umfang ein Versicherungsschutz besteht. Dabei wird unterstellt, das Individuen, die über einen Pflegeversicherungsschutz verfügen, mehr Pflegeleistungen nachfragen, als sie

ohne Pflegeversicherung nachgefragt hätten.[3] Es muss also geprüft werden, ob bzw. unter welchen Rahmenbedingungen eine Pflegeversicherung dennoch Sinn macht, wenn bekannt ist, dass durch den Abschluss bzw. die Existenz einer Pflegeversicherung mehr Pflegeleistungen nachgefragt werden als ohne.

Bei der versicherungsinduzierten Nachfrage wird grundsätzlich zwischen zwei Effekten differenziert: Dem **Trittbrettfahrerverhalten** bzw. **Freifahrereffekt (Free Rider)** und dem Phänomen des **Moral Hazard.**

4.4.1 Free-Rider bzw. Freifahrereffekt

Aufgrund externer Effekte bei Kollektivgütern bzw. öffentlichen Gütern lässt sich eine kostenlose Bereitstellung der pflegerischen (Grund-) Versorgung für (unverschuldet) in Not geratene Mitbürger rechtfertigen. Hier muss aber die Frage geklärt werden, wann ist eine Notlage „unverschuldet"?

Ansonsten wäre Folge einer kostenlosen Bereitstellung das sog. *„Trittbrettfahrerverhalten"* oder auch der *„Freifahrereffekt".* So besteht die Gefahr, dass Individuen den Anreiz verlieren, das Pflegerisiko (individuell) abzusichern. Sie treffen keine Vorsorge (z. B. in Form von Sparen oder Abschluss einer individuellen Pflegeversicherung), weil bekannt ist,

---

[3]Der Zusammenhang zwischen Nachfrage bzw. nachgefragter Menge und Umfang eines vorhandenen Versicherungsschutzes ist in zahlreiche Studien untersucht worden. Berühmt ist das sog. Health Insurance Experiment der Rand Corporation (RAND HIE) geworden, in dem vergleichbare Populationen einen unterschiedlichen Versicherungsschutz erhielten und belegt werden konnte, dass die Inanspruchnahme von Leistungen mit dem Umfang des Versicherungsschutzes korrelierte. Im Ergebnis konnte gezeigt werden, dass Selbstbeteiligungen zwar einerseits zu einer Reduktion unnötiger Inanspruchnahme medizinischer Leistungen führten, andererseits aber auch zu einer Reduktion angemessener und notwendiger medizinischer Leistungen. Vergleiche exemplarisch Manning et al. 1985, 1986, 1987 und 1988 sowie Newhouse et al. 1987, Newhouse 1974, 1993a und b.

dass im Bedarfsfall eine kostenfreie Breitstellung der Leistungen zur Verfügung steht. Sie sparen die Versicherungsprämien und die Kosten für Vorsorge und erhöhen damit bei Abwesenheit von Pflegebedürftigkeit ihr Konsumniveau, weil sie das eingesparte Geld, dass sie nicht für eine individuelle Pflegeversicherung ausgegeben haben, für andere Konsumgüter verwenden können.

Die kostenfreie Bereitstellung von Pflegeleistungen (im Rahmen der Fürsorge) führt dazu, dass die Nachfrage nicht in Abhängigkeit vom Preis, d. h. in Form einer elastischen Nachfrage (N_0) (vgl. Abb. 4.5), sondern aufgrund der Kostenfreiheit preisunelastisch (N_1) artikuliert wird. Die Menschen verlassen sich darauf, dass sie sich nicht individuell absichern müssen, weil der Staat im Rahmen der Fürsorge im Bedarfsfall (bei Bedürftigkeit) Pflegeleistungen über die Sozialhilfe finanziert und damit für die Pflegebedürftigen kostenfrei zur Verfügung stellt. Es ist dann rational, stets so viele Leistungen in Anspruch zu nehmen, bis die Sättigungsmenge erreicht ist.

Tatsächlich zeichnen sich Personen mit starker *Minderschätzung zukünftiger Bedürfnisse* durch eine zu geringe Vermögensbildung aus. Die anfallenden Kosten für Pflegeleistungen müssen dann durch die Gesellschaft bzw. den Staat getragen werden. Das wird zu einem Problem für die gesamte Gesellschaft bzw. den Staat, wenn der Personenkreis, der die von der Gesellschaft finanzierte Versorgung mit Pflegeleistungen ausnutzt, zu groß wird, weil dann dieses System überfordert und seinem eigentlichen Zweck, denen zu helfen, die sich nicht selbst helfen können, entfremdet wird.

Dem *Trittbrettfahrerverhalten* kann vorgebeugt werden, indem die Individuen einem Versicherungszwang unterworfen werden, entweder durch eine **Pflicht zur Versicherung,** d. h. jeder ist verpflichtet eine Pflegeversicherung abzuschließen (wie beispielsweise bei der KFZ-Haftpflichtversicherung) oder durch eine **Versicherungspflicht,** d. h., jeder, der gewisse Voraussetzungen erfüllt (z. B. Beschäftigung gegen Arbeitsentgelt) ist automatisch qua Gesetz in der gesetzlichen Pflegeversicherung pflichtversichert. Individuen die nicht über ausreichende Mittel verfügen, um Beiträge bzw. Prämien für eine Pflichtversicherung zu entrichten, müssten dann durch den Staat über Transfers unterstützt werden.

Durch eine gesetzliche Versicherungspflicht bzw. Pflicht zur Versicherung und/oder Subventionierung der Beiträge bzw. Prämien für Bedürftige wird verhindert, dass karitative Einrichtungen zur Bereitstellung von Pflegeleistungen von „Trittbrettfahrern" überbeansprucht werden.

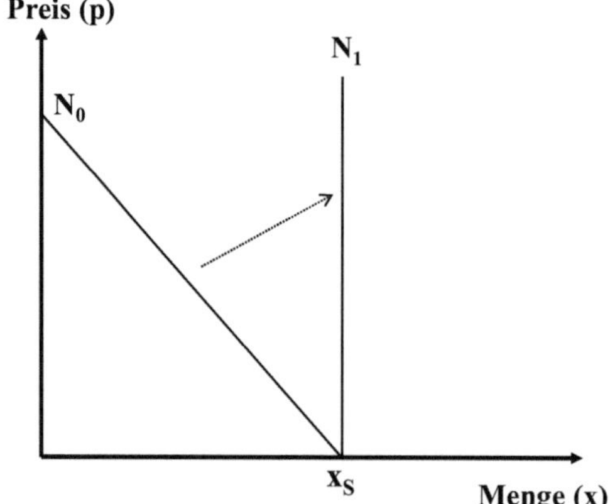

Freifahrereffekt („Free Rider")

- Bei Existenz einer Vollversicherung (ohne Selbstbeteiligung) trägt die Versicherung immer 100 % der Kosten

- Der Preis für den Versicherten ist $p = 0$

- Die Nachfrage wird damit preisunelastisch

- Für Versicherte ist es rational, immer die Sättigungsmenge (x_s) nachzufragen

Abb. 4.5 Freifahrereffekt („Free Rider"). (Quelle: Eigene Darstellung nach Oberender et al. 2012, S. 37)

Insbesondere der Staat profitiert von der Einführung einer obligatorischen Pflegeversicherung, weil dadurch die Kosten für die Finanzierung von Pflegeleistungen im Rahmen der Fürsorge, die der Staat zuvor über die Sozialhilfe aufgebracht hat, gesenkt werden können. Gleichzeitig muss kritisch angemerkt werden, dass der Staat die eingesparten Kosten für die Sozialhilfe, damit auf die Versicherten überwälzt hat, weil diese nun die Beiträge für die obligatorische Pflegeversicherung entrichten müssen.

Denn im Grunde entsteht ein vergleichbarer Effekt, der sog. *„Freifahrereffekt"* auch im Rahmen einer Pflegeversicherung, wenn diese als Vollversicherung (ohne Selbstbeteiligungen) ausgestaltet ist: Den Versicherungsbeitrag bzw. die Versicherungsprämie muss der Versicherte zahlen, unabhängig davon, ob er Pflegeleistungen in Anspruch nimmt oder nicht. Das führt im Ergebnis dazu, dass es sich für den Versicherten so anfühlt, als ob jede (zusätzliche) Pflegeleistung die der Versicherte in Anspruch nimmt für ihn kostenfrei ist, also zum Preis von Null ($p=0$) in Anspruch genommen werden kann. Denn der tatsächlich vom Leistungserbringer geforderte Preis wird von der Pflegeversicherung übernommen. Solange also die Pflegeversicherung die Kosten für zusätzliche Pflegeleistungen vollständig übernimmt

und der Versicherte selbst nicht finanziell belastet wird, ist es aus Sicht des Versicherten rational so viele Pflegeleistungen nachzufragen, bis sein Bedarf gesättigt ist, also seine Sättigungsmenge (x_s) erreicht ist.

Folge ist, dass der Versicherte die Nachfrage nicht in Abhängigkeit vom Preis als elastische Nachfrage (N_0), sondern unabhängig vom tatsächlichen Marktpreis preisunelastisch (N_1) artikuliert (vgl. Abb. 4.5). Es handelt sich um ein rationales Verhalten, weil der Versicherte auch ohne Versicherung bei einem Preis von Null ($p=0$) die Sättigungsmenge nachgefragt hätte.

▷ Der Freifahrereffekt ist ein rationales Verhalten des Versicherten.

Durch die Einführung der Versicherung kommt es also zu dem Effekt, dass sich die Nachfrage des Versicherten von einer elastischen Nachfrage (N_0) zu einer unelastischen Nachfrage (N_1) verändert. Der hier zugrunde liegende Effekt ist also ein rational zu erwartendes Verhalten des Versicherten und wird *„Freifahrereffekt" (Free-Rider)* genannt. Die durch die Versicherung induzierte Mengenausweitung kann dargestellt werden, indem ein willkürlich festgelegter Preis (p_{fix}) in die folgende Abb. 4.6 aufgenommen wird.

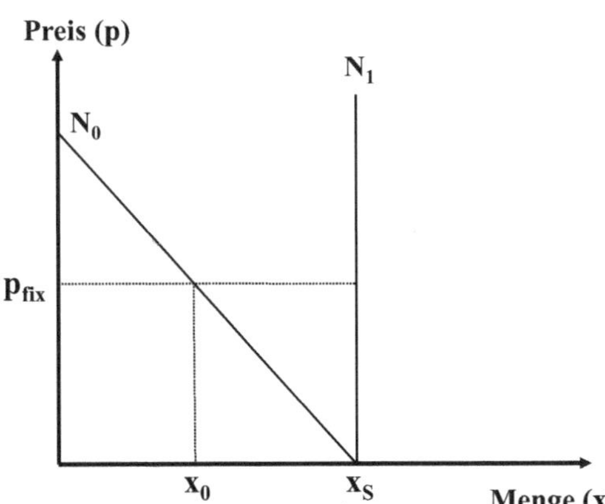

Freifahrereffekt („Free Rider")

- bei der ursprünglich elastischen Nachfrage N_0 wird zum Preis p_{fix} die Menge x_0 nachgefragt

- der Freifahrereffekt führt zur unelastischen Nachfrage N_1

- bei N_1 wird die Sättigungsmenge x_s nachgefragt

- versicherungsinduzierte Ausweitung der nachgefragten Menge entspricht zum Preis p_{fix} der Strecke von x_0 nach x_s

Abb. 4.6 Freifahrereffekt – versicherungsinduzierte Mengenausweitung. (Quelle: Eigene Darstellung nach Oberender et al. 2012, S. 37)

Zu diesem Preis (p_{fix}) hätte der Pflegebedürftige ohne eine Versicherung entsprechend der elastischen Nachfrage (N_0) die Menge $\mathbf{x_0}$ nachgefragt. Durch Einführung der obligatorischen Pflegeversicherung verändert sich die elastische Nachfrage (N_0) zu einer unelastischen Nachfrage (N_1) und der Versicherte fragt die Sättigungsmenge (x_S) nach. Die versicherungsinduzierte Mengenausweitung entspricht also der Strecke von $\mathbf{x_0}$ zu $\mathbf{x_S}$.

4.4.2 Moral Hazard

Während der Freifahrereffekt ein rational zu erwartendes Verhalten der Versicherten darstellt, handelt es sich beim *Moral Hazard* um eine Verhaltensänderung der Versicherten, die sich in der Folge des Abschlusses einer Pflegeversicherung ergibt. Die Verhaltensänderung wird im Hinblick auf den Zeitpunkt des Schadenseintritts in ein *ex ante* Moral Hazard (vor Schadenseintritt) und ein *ex post* Moral Hazard (nach Schadenseintritt) unterschieden.

Dabei meint ex ante Moral Hazard, dass ein Pflegebedürftiger bei Existenz einer Pflegeversicherung *ex ante,* d. h. im Vorfeld eines möglichen Schadens keinen oder zumindest nur noch einen geringeren Anreiz hat, Schadensprävention zu betreiben. Denn im Falle des Schadenseintritts, also des Eintritts der Pflegebedürftigkeit, wird der Versicherte nicht mehr selbst durch die Folgen der Pflegebedürftigkeit finanziell belastet, sondern diese werden von der Versicherung übernommen. Das hat zur Folge, dass sich Versicherte risikofreudiger verhalten, als sie dies ohne einen Versicherungsschutz getan hätten. Durch dieses risikofreudigere Verhalten steigt die Wahrscheinlichkeit des Schadeneintritts und damit die insgesamt zu erwartende Schadenshöhe.

Hingegen meint ex post Moral Hazard, dass ein Pflegebedürftiger bei Existenz einer Pflegeversicherung ex post, d. h. wenn ein Schaden bereits eingetreten ist, keinen Anreiz hat, diesen Schaden möglichst gering zu halten; im Gegenteil, der Pflegebedürftige wird versuchen, das Maximum an Leistungen zu erhalten, die

ihm laut Versicherung zustehen. Hätte er keinen Versicherungsschutz, d. h. er müsste alle Pflegeleistungen selbst finanzieren, hätte der Pflegebedürftige mutmaßlich eher ein Interesse daran wenige bzw. nur die Pflegeleistungen in Anspruch zu nehmen, die zwingend erforderlich sind.

Ursprung des Moral Hazard

Der Begriff des *Moral Hazard,* übersetzt in etwa *moralische Versuchung,* wurde ursprünglich bereits im 19. Jahrhundert in der Versicherungswirtschaft im Zusammenhang mit Brandschutzversicherungen geprägt. Dort hatte man erkannt, dass Unternehmen oder Privatpersonen mit brandschutzversicherten Objekten eher dazu neigen könnten, einen Schaden zu erleiden als ohne Brandschutzversicherung – und zwar vorsätzlich durch Brandstiftung (daher der Begriff Moral Hazard) oder unabsichtlich durch weniger Sorgfalt bei der Schadensvermeidung.

Quelle: Rice (2004, S. 123).

Auch wenn diese Verhaltensänderung vorrangig vonseiten der Versicherten, also nachfrageseitig zu erwarten ist, kann auch ein angebotsseitiges Moral Hazard, also durch den Anbieter von Pflegeleistungen beschrieben werden. Hat ein Anbieter von Pflegeleistungen Kenntnis davon, dass der Nachfrager, also der Pflegebedürftige über eine Pflegeversicherung verfügt, also im Bedarfsfall Pflegeleistungen zulasten seiner Pflegeversicherung in Anspruch nehmen kann, ohne selbst dadurch finanziell belastet zu werden, wird der Anbieter eher bzw. mehr Pflegeleistungen erbringen, weil er davon ausgeht, dass der Pflegebedürftige ohnehin nicht finanziell belastet wird, da seine Pflegeversicherung die Kosten übernimmt. Er unterstellt, dass der Pflegebedürftige eher ein Interesse hat, mehr als weniger Pflegeleistungen in Anspruch zu nehmen. Und auch im Hinblick auf die Höhe der Kosten der Pflegeleistungen, wird der Anbieter im Zweifel die hochpreisigeren Pflegeleistungen anbieten, wenn diese von der Pflegeversicherung übernommen werden, als wenn der

Pflegebedürftige diese Pflegeleistungen selbst hätte finanzieren müssen.

▶ Moral Hazard bezeichnet eine Verhaltensänderung bei Existenz eines Versicherungsschutzes vor einem Schadenseintritt (ex ante) und nach Schadenseintritt (ex post).

Die Folgen von Moral Hazard sind demnach, dass aufgrund der Verhaltensänderung des Versicherten (und ggf. auch des Anbieters) die Schadenswahrscheinlichkeit und letztlich auch die Höhe der eingetretenen Schäden steigt, d. h. es entsteht ein zusätzlicher Bedarf an Pflegeleistungen (versicherungsinduzierte Nachfrage), der ohne Versicherung nicht entstanden wäre. Das heißt, es kommt zu einer Ausweitung der ursprünglichen Sättigungsmenge. Grafisch kann das in der folgenden Abb. 4.7 wie folgt dargestellt werden:

Auch hier kann die durch die Versicherung induzierte Mengenausweitung grafisch hergeleitet werden, indem ein willkürlich festgelegter Preis (p_{fix}) in die folgende Abb. 4.8 aufgenommen wird.

Zu diesem Preis (p_{fix}) hätte der Pflegebedürftige ohne eine Versicherung entsprechend der elastischen Nachfrage (N_0) die Menge x_0 nachgefragt. Durch Einführung der obligatorischen Pflegeversicherung verändert sich die elastische Nachfrage (N_0) durch den Freifahrereffekt zu einer unelastischen Nachfrage (N_1) und der Versicherte fragt die Sättigungsmenge (x_{S1}) nach. Die versicherungsinduzierte Mengenausweitung aufgrund des Freifahrereffekts entspricht also der Strecke von x_0 zu x_{S1}. Durch Moral Hazard kommt es zu einer weiteren Verschiebung der Nachfrage von N_1 auf N_2 und dadurch zu einer Ausweitung der Sättigungsmenge von x_{S1} auf x_{S2}. Insgesamt hat sich damit durch die Versicherung eine versicherungsinduzierte Mengenausweitung von x_0 zu x_{S2} ergeben, die in die beiden Teileffekte des Freifahrereffekts und des Moral Hazard aufgeteilt werden kann.

Noch einmal einfach formuliert heißt das, dass ein Pflegebedürftiger ohne Pflegeversicherung, der also alle Pflegeleistungen selbst hätte finanzieren müssen, eine vergleichsweise kleine Menge (x_0) an Pflegeleistungen nachgefragt hätte. Durch die Existenz seiner Pflegeversicherung fragt er nun deutlich mehr Pflegeleistungen nach, und zwar die Menge x_{S2}.

Auch wenn ein Moral Hazard-Verhalten aus individualökonomischer Sicht völlig rational ist, führt es insgesamt zu einer gesellschaftlichen Irrationalität. Da bei bestehendem Versicherungsschutz nicht genügend Aktivitäten für eine Schadensreduktion bzw. -vermeidung ergriffen werden, müssen letztendlich alle

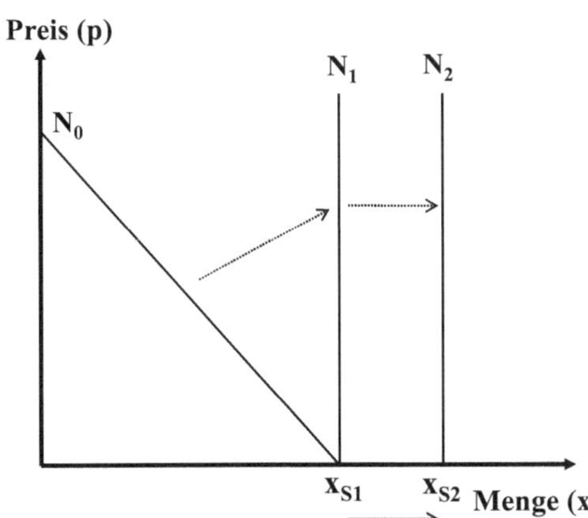

„Moral Hazard"

- Die Existenz einer Versicherung führt zu einer Verhaltensänderung:

- Keine Schadensvermeidung

- Gefahrengeneigtes und damit gesundheitsgefährdendes Verhalten des Versicherten

- Die Schadenswahrscheinlichkeit und die Höhe möglicher Schäden steigt

- Verschiebung der Nachfrage von **N1** auf **N2**

- Damit steigt die Sättigungsmenge von x_{S1} auf x_{S2}

Abb. 4.7 Moral Hazard (Quelle: Eigene Darstellung nach Oberender et al. 2012, S. 38)

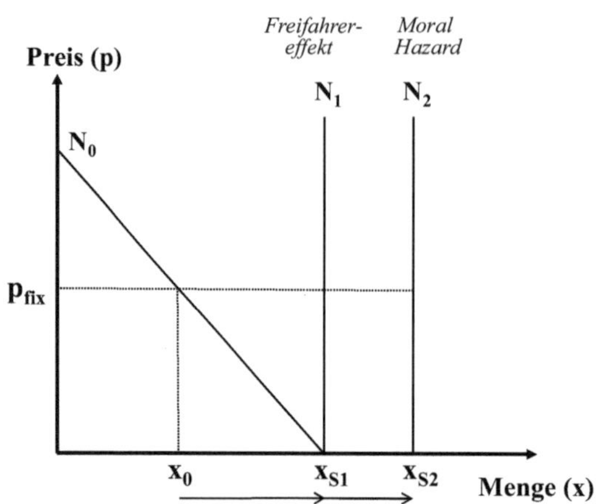

Abb. 4.8 Moral Hazard – versicherungsinduzierte Mengenausweitung. (Quelle: Eigene Darstellung nach Oberender et al. 2012, S. 38)

Versicherten aufgrund der höheren Schadensmenge höhere Versicherungsbeiträge bzw. -prämien zahlen. Insofern kann Moral Hazard ein Wohlfahrtsoptimum verhindern. In der Versicherungstheorie werden daher als Lösungsmöglichkeiten zur Vermeidung von Moral Hazard verschiedene Maßnahmen zur Ausgestaltung optimaler Versicherungsverträge diskutiert, die von einer Einführung bzw. Erhöhung von Selbstbeteiligungen, über die Ausgestaltung von Bonus-Verträgen bis hin zu sogenannten Patientenmanagement- bzw. Disease Management-Programmen reicht.

Die Auswirkungen von Moral Hazard lassen sich durch die Einführung von Selbstbeteiligungen vermeiden oder zumindest mindern. Daher soll im folgenden Kapitel der Frage nachgegangen werden, wie sich die Einführung von Selbstbeteiligungen auf die Nachfrage nach Pflegeleistungen auswirken.

4.5   Selbstbeteiligungen

In vorangegangenen Kapitel haben wir uns damit auseinandergesetzt, dass die Existenz einer Krankenversicherung durch die Phänomene des *Freerider* und des *Moral Hazard* zu einer **versicherungsinduzierten Nachfrage** führt. Dadurch werden im Grunde bei Existenz einer Versicherung mehr Leistungen in Anspruch genommen als ohne eine Versicherung. Dieser Effekt kann erwünscht sein, beispielsweise vor dem Hintergrund der Minderschätzung zukünftiger Bedürfnisse. Also dann, wenn wir davon ausgehen, dass bislang ohne Versicherung eine Unterversorgung vorgelegen hat. Dann ist eine staatliche Intervention aus versorgungspolitischer und pflegeökonomischer Sicht zu rechtfertigen, weil dadurch mehr Menschen mit einer Versicherung versorgt werden und dadurch auch gesamtgesellschaftlich bzw. volkswirtschaftliche Einbußen/Kosten vermieden werden. Auf der anderen Seite kann eine versicherungsinduzierte Nachfrage unerwünscht sein, wenn bereits eine als ausreichend empfundene Versorgung besteht und eine weitere Leistungsausweitung nicht erforderlich ist.

Eine **versicherungsinduzierte Nachfrage** kann durch das **Steuerungsinstrument** der Selbstbeteiligung reduziert werden. Als **Selbstbeteiligung** wird bezeichnet, wenn Kosten nur teilweise oder überhaupt nicht von der Versicherung übernommen werden. Einen eingetretenen Schaden trägt somit auch der Versicherte – zumindest anteilig mit. Ziel von

Selbstbeteiligungen ist also eine Steuerung der Nachfrage des Versicherten.

▶ Ziel von Selbstbeteiligungen ist eine Steuerung der Nachfrage des Versicherten.

Selbstbeteiligungen werden unterschieden in **direkte und indirekte Selbstbeteiligungen.** Direkte Selbstbeteiligung bedeutet, dass der Versicherte einen Teil seiner Ausgaben selbst tragen muss, z. B. Zuzahlung bei Arzneimitteln oder eine Praxisgebühr je Quartal. Um eine indirekte Selbstbeteiligung handelt es sich, wenn bestimmte Leistungen von der Versicherung vollständig ausgeschlossen werden, z. B. in Form einer Negativliste, die eine Erstattung von Arzneimitteln gegen Reisekrankheit ausschließt.

Um den Effekt einer unerwünschten versicherungsinduzierten Nachfrageausweitung zu reduzieren bzw. zu minimieren, können verschiedene Formen von Selbstbeteiligungen genutzt werden. Die wichtigsten Formen von Selbstbeteiligungen sind:

- *Proportionale* Selbstbeteiligung oder auch prozentuale Selbstbeteiligung, d. h. der Versicherte trägt einen festen Prozentsatz bei Leistungsinanspruchnahme selbst. Dadurch steigt die Belastung für den Versicherten auch mit einer steigenden Inanspruchnahme (z. B. 10 % der Kosten für Heilmittel).
- *Absolute* Selbstbeteiligung in Form einer Gebühr, d. h. der Versicherte zahlt für einen bestimmten Abrechnungszeitraum eine feste Gebühr, wenn Leistungen in Anspruch genommen werden (z. B. 10 EUR Praxisgebühr pro Quartal). Wenn die Selbstbeteiligung einmal entrichtet wurde, steigt sie nicht mit einer Ausweitung der Inanspruchnahme von Leistungen.
- *Obergrenzen,* es wird eine maximale Obergrenze festgelegt, bis zu deren Höhe der Versicherte Zuzahlungen leisten muss; ist diese Grenze erreicht wird der Versicherte von einer weiteren Zuzahlung befreit bzw. muss keine weiteren Zuzahlungen mehr entrichten (z. B. 1 % Regelung für chronisch kranke Versicherte, d. h. es müssen maximal

Zuzahlungen bis zur Höhe von 1 % der Bruttoeinnahmen des Versicherten geleistet werden).

- *Indemnitätstarif,* Zuzahlung als Festzuschuss oder Pauschale, d. h. Versicherte erhalten in Abhängigkeit von einer Diagnose oder Therapie einen festen Zuschuss; entstehen zusätzliche Kosten gehen diese zulasten des Versicherten und erhöhen damit seinen Eigenanteil an den Gesamtkosten; dadurch wird bei den Versicherten ein Anreiz erzeugt, möglichst sparsame bzw. kostengünstige Versorgungen in Anspruch zu nehmen (z. B. befundbezogener Festzuschuss beim Zahnersatz oder maximaler Zuschuss-Betrag für Pflegeleistungen).

Über die verschiedenen Selbstbeteiligungsinstrumente wird seit Jahren ein ausführlicher und kontroverser Diskurs geführt. Einerseits werden Selbstbeteiligungen als Mittel zur Risikoprivatisierung und damit als eine besondere Form der Risikoverlagerung kritisiert oder gar als unsozial, diskriminierend und ineffektiv bezeichnet. Andererseits werden Selbstbeteiligungen als Instrument angesehen, das nicht nur einen Beitrag zur Finanzierung des Gesundheitssystems leistet sondern darüber hinaus auch eine steuernde Wirkung bei der Inanspruchnahme von Leistungen entfalten soll.

Bereits die in Abschn. 1.3 angeführten Arbeiten von *Arrow* (1963, 1968, 1970) und *Pauly* (1968, 1974, 1982, 1988, 1990, 1996, 2000a, b) beschäftigten sich seit Ende der 70er Jahre u. a. mit den Wirkungsmechanismen verschiedener Selbstbeteiligungsformen. Die wegweisende Arbeit zu Auswirkungen von Selbstbeteiligungen in der deutschsprachigen gesundheitsökonomischen Literatur stammt *von der Schulenburg* aus dem Jahr 1987, der die Nachfragereaktionen der betroffenen Marktteilnehmer bei verschiedenen Selbstbeteiligungsformen modelltheoretisch analysiert hat. Diese grundlegenden Ausführungen von der Schulenburg werden in den folgenden Kapiteln in Bezug auf verschiedene Formen der Selbstbeteiligung erläutert.

Unter der Voraussetzung, dass die Nachfrage nach Gesundheitsleistungen preiselastisch ist, da die Nachfrager nur dann auf geänderte Preise reagieren, können mit einer Selbstbeteiligung positive Wirkungen verbunden werden: Dabei werden zum einen Steuerungseffekte und zum anderen Finanzierungseffekte unterschieden. Die Steuerungseffekte beziehen sich dabei auf die Steuerung von Angebot und Nachfrage von medizinischen Leistungen, während sich die Finanzierungseffekte letztendlich auf die Höhe des Beitrages bzw. die Kosten von Leistungen gesundheitlicher Versorgung beziehen. Unmittelbar einleuchtend ist daher auch, dass eine Selbstbeteiligung in Notfällen im Hinblick auf Steuerungseffekte unsinnig ist, da in einem echten Notfall keine elastische, sondern eine starre und damit unelastische Nachfrage vorliegt.

Für eine modelltheoretische Darstellung verschiedener Selbstbeteiligungsformen ist zunächst festzuhalten, dass grundsätzlich verschiedene Effekte einer Selbstbeteiligung zu unterscheiden sind: Der Einkommenseffekt, der Substitutionseffekt und der Beitragssenkungs- bzw. Finanzierungseffekt.

I. Durch die Erhebung einer Selbstbeteiligung wird das zur Verfügung stehende Realeinkommen des Versicherten reduziert, was wiederum zu einer sinkenden Nachfrage führt *(Einkommenseffekt)*.

II. Da Gesundheitsleistungen durch Selbstbeteiligungen im Vergleich zu anderen Gütern relativ teurer werden als ohne Selbstbeteiligung, nimmt die Nachfrage nach Gesundheitsleistungen ebenfalls ab, da anstelle einer Gesundheitsleistung superiore Güter nachgefragt werden *(Substitutionseffekt)*.

III. In der Theorie führen Selbstbeteiligungen ceteris paribus zu einer Senkung des Beitragssatzes, weil ein Teil der Gesundheitsleistungen nicht durch die Krankenversicherung, sondern durch die Selbstbeteiligung des Versicherten finanziert wird *(Beitragssenkungseffekt)*. Dadurch resultiert ein *Finanzierungseffekt* für die Krankenversicherung.

Der Einkommens- und der Substitutionseffekt können zum Steuerungseffekt zusammengefasst werden. Der Beitragssenkungseffekt ist Teil des Finanzierungseffektes. In einem umlagefinanzierten Beitragssystem, muss das Gesamtvolumen der zu finanzierten Leistungen aufgebracht werden. Wird nun also ein größerer Anteil durch Selbstbeteiligungen der Versicherten aufgebracht, kann in dem Maße der Anteil aus Beiträgen reduziert werden, d. h. der Beitragssatz gesenkt werden.

Wie stark sich die **nachfragedämpfende Wirkung** von Selbstbeteiligungen nach Gesundheits- und Pflegeleistungen auswirkt, ist abhängig von der Höhe und Art der Selbstbeteiligung. Die Organisation von Selbstbeteiligungen ist beispielsweise durch Prämienvorauszahlung und Beitragsrückerstattung möglich oder aber als Zuzahlung beim direkten Leistungsbezug, was aus allokativer und distributiver Sicht eine höhere Steuerungswirksamkeit entfalten würde.

Im Folgenden werden nun drei Selbstbeteiligungsmodelle, wie sie aktuell in der gesetzlichen Kranken- und Pflegeversicherung in Deutschland tatsächlich vorkommen, dargestellt. Dies sind die Formen

- der *absoluten* Selbstbeteiligung (Gebühr),
- der *proportionalen* Selbstbeteiligung (Prozentsatz) und
- des *Indemnitätstarifs* (Festzuschuss).

Um diese Selbstbeteiligungen jeweils darzustellen, wird im Folgenden immer derselbe Ablauf dargestellt. Zunächst gehen wir von einer Ausgangssituation ohne Versicherungsschutz aus, in der die Nachfrage am Markt elastisch verläuft (N_0). Danach führt der Staat eine obligatorische Pflichtversicherung ein, wodurch die Nachfrage unelastisch wird und sich von N_0 nach N_1 verändert. Im Anschluss führt der Staat dann verschiedene Selbstbeteiligungen ein, um einer versicherungsinduzierten Nachfrage entgegenzuwirken. Durch Einführung der unterschiedlichen Selbstbeteiligungen wird sich die Nachfrage erneut verändern. In den folgenden Kapiteln werden wir uns nun anschauen, wie sich die Nachfrage durch Einführung der Selbstbeteiligungen verändert und werden die Auswirkungen im Hinblick auf eine versicherungsinduzierte Nachfrage darstellen. Zur Vereinfachung werden wir nicht mehr zwischen dem Freifahrereffekt und Moral Hazard unterscheiden, sondern nur allgemein von einer versicherungsinduzierten Nachfrage ausgehen.

4.5.1 Absolute Selbstbeteiligung (Gebühr)

Gehen wir davon aus, dass in unserer Ausgangssituation eine originäre Nachfrage (N_0) nach Leistungen existiert, die (wie in Abb. 4.9 dargestellt) linear verläuft. Bei einem hohen Preis werden wenig Leistungen nachgefragt, je weiter der Preis sinkt, desto mehr Leistungen werden nachgefragt, bis schließlich die Sättigungsmenge (x_S) erreicht ist und auch bei einem Preis von Null keine weiteren Leistungen nachgefragt werden. Die Steigung dieser originären Nachfrage hängt von der Preiselastizität der Nachfrage ab, d. h., in welchem Maße der Patient bei einer Änderung der Kosten für Gesundheits- und Pflegeleistungen mit einer Änderung der nachgefragten Menge reagiert.

Nehmen wir nun weiter an, dass der Staat eine obligatorische Versicherung einführt, die einen vollen Versicherungsschutz ohne Selbstbeteiligung gewährleistet. Das führt dazu, dass die ursprünglich elastische Nachfrage (N_0) preisunelastisch wird, weil es rational ist, bei einem Preis von Null ($p=0$) die Sättigungsmenge nachzufragen. Die

Nachfrage verlagert sich daher von N_0 nach N_1. Und nehmen wir nun zusätzlich an, dass der Staat nochmals interveniert, und eine Selbstbeteiligung in Form einer festen Gebühr (z. B. einer Praxisgebühr) einführt, um einer versicherungsinduzierten Nachfrage entgegenzuwirken. Dann verändert sich die Nachfrage erneut, und zwar von N_1 auf N_2.

Unterhalb der Selbstbeteiligung verläuft die Nachfrage (N_2) nun identisch mit der ursprünglichen Nachfrage (N_0), wie sie auch ohne Existenz einer Versicherung verlaufen würde. Eine steuernde Wirkung entfaltet eine Gebühr nur unterhalb, also bis zur Höhe der festgelegten Gebühr. Das kann damit erklärt werden, dass unterhalb des Betrages der Gebühr es rational ist, Leistungen selbst zu bezahlen und keine Versicherungsleistungen in Anspruch zu nehmen, solange deren Preis geringer ist als die Gebühr. Wenn eine Leistung, z. B. ein Medikament, frei verkäuflich ist und bei vollständig eigener Bezahlung 5 EUR kostet, ist es unsinnig einen Arzt aufzusuchen, um das Medikament verschrieben zu bekommen, wenn dafür eine Praxisgebühr in Höhe von 10 EUR anfallen würde.

Im Bereich oberhalb der Selbstbeteiligung ($p > SB$) verläuft die Nachfrage senkrecht, weil nach einmaliger Entrichtung der Gebühr der Preis für die Inanspruchnahme weiterer Leistungen wieder gleich null ist. Damit wird die

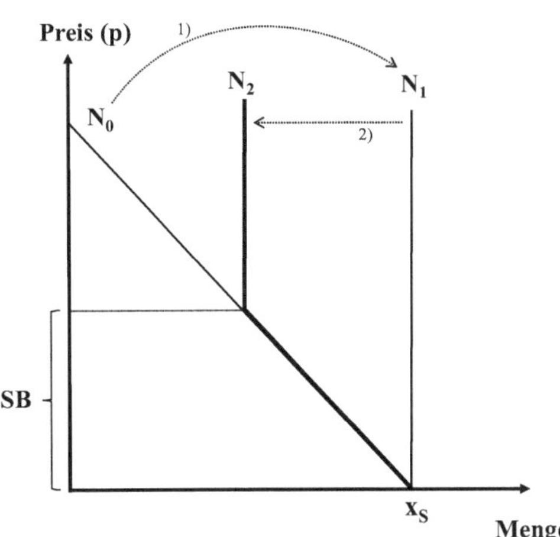

Abb. 4.9 Selbstbeteiligung als Gebühr. (Quelle: Eigene Darstellung, in Anlehnung an von der Schulenburg 1987, S. 46 und Oberender et al. 2012, S. 41)

Nachfrage unelastisch und verläuft starr als Senkrechte. Insgesamt erhält die Nachfrage (N_2) dadurch einen „geknickten" Verlauf, der in der vorherigen Abb. 4.9 als fette Linie dargestellt ist.

Um nun die Auswirkungen der Gebühr auf eine versicherungsinduzierte Nachfrage darzustellen, wird in der folgenden Abb. 4.10 willkürlich ein beliebiger Preis (p_{fix}) eingezeichnet.

Der Abbildung können wir entnehmen, dass in der Ausgangssituation zu diesem Preis (p_{fix}) entsprechend der ursprünglichen Nachfrage (N_0) die Menge x_0 nachgefragt worden ist. Durch die Einführung der Versicherung hat sich die Nachfrage auf N_1 verlagert und es ist zu einer versicherungsinduzierten Nachfrage gekommen, die zu einer Ausweitung der nachgefragten Menge von x_0 bis zur Sättigungsmenge x_s geführt hat. Die Einführung einer Selbstbeteiligung hat schließlich dazu geführt, dass die versicherungsindizierte Nachfrage zumindest ein Stück weit wieder reduziert wurde, da sich die Nachfrage von N_1 auf N_2 verändert hat. Dadurch hat sich auch eine Veränderung der nachgefragten Menge von x_s auf x_2 ergeben.

Im Ergebnis hat also die Einführung einer Selbstbeteiligung, hier in Form einer Gebühr, dazu geführt, dass die Mengenausweitung infolge der versicherungsinduzierten Nachfrage geringer ausgefallen ist, als sie ohne Selbstbeteiligung ausgefallen wäre. Die Reduzierung der nachgefragten Menge von x_s auf x_2 bildet den mit der Einführung der Selbstbeteiligung intendierten Steuerungseffekt ab.

Dass die Mengenausweitung infolge der versicherungsinduzierten Nachfrage durch die Selbstbeteiligung nicht vollständig nivelliert wurde, sondern nur anteilig, lässt sich mit der eingangs dieses Kapitels beschriebenen Unterscheidung in eine erwünschte bzw. unerwünschte Mengenausweitung erklären. In einer Situation, in der wir von einer Unterversorgung bzw. nicht ausreichenden Inanspruchnahme ausgehen, ist eine Mengenausweitung infolge einer versicherungsinduzierten Nachfrage erwünscht, weil dadurch beispielsweise Menschen, die sich aus eigenen Mitteln notwendige Pflegeleistungen nicht hätten leisten können, nun in den Genuss eines Pflegeversicherungsschutzes kommen und die benötigten Pflegeleistungen erhalten. Gleichzeitig wird durch die Selbstbeteiligung die unerwünschte Mengenausweitung, also eine nicht notwendige Inanspruchnahme bzw. Überversorgung minimiert, weil Versicherte aufgrund der finanziellen Belastung durch die Selbstbeteiligung Pflegeleistungen, die nicht zwingend erforderlich sind, nicht in Anspruch nehmen.

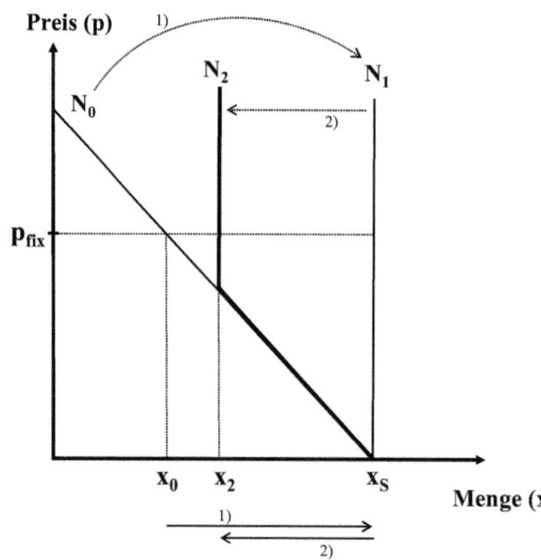

N_0 - ursprüngliche Nachfrage bei vollst. Selbstbeteiligung

1) - Einführung einer Versicherung führt zur versicherungsinduzierten Ausweitung der nachgefragten Menge (von **x_0** auf **x_S**)

N_1 - Nachfrage bei Versicherungsschutz _ohne_ Selbstbeteiligung

2) - Einführung einer Selbstbeteiligung reduziert die versicherungsinduzierte Ausweitung der nachgefragten Menge (von **x_S** auf **x_2**)

N_2 - Nachfrage bei Versicherungsschutz _**mit**_ Selbstbeteiligung

Abb. 4.10 Selbstbeteiligung als feste Gebühr – versicherungsinduzierte Nachfrage. (Quelle: Eigene Darstellung, in Anlehnung an von der Schulenburg 1987, S. 46 und Oberender et al. 2012, S. 41)

4.5.2 Proportionale (prozentuale) Selbstbeteiligung

Auch bei der Betrachtung einer proportionalen Selbstbeteiligung gehen wir zunächst davon aus, dass in unserer Ausgangssituation eine originäre Nachfrage (N_0) nach Leistungen existiert, die linear verläuft. Nehmen wir nun weiter an, dass der Staat eine obligatorische Versicherung einführt, die einen vollen Versicherungsschutz ohne Selbstbeteiligung gewährleistet, was wieder dazu führt, dass die ursprünglich elastische Nachfrage (N_0) preisunelastisch wird und sich die Nachfrage von N_0 nach N_1 verlagert. Und nehmen wir schließlich auch wieder an, dass der Staat eine Selbstbeteiligung, diesmal in Form einer proportionalen (prozentualen) Selbstbeteiligung einführt.

Um nachzuvollziehen, warum sich hier die Nachfrage von N_1 auf N_2 verändert, betrachten wir zunächst die beiden extremen Situationen ohne Versicherungsschutz und mit vollständigem Versicherungsschutz ohne Selbstbeteiligung. Stellen wir uns hier also die Frage, wie hoch die prozentuale Selbstbeteiligung (α) ist (Abb. 4.11)?

In der Situation ohne Versicherungsschutz, also bei der ursprünglichen Nachfrage (N_0), müssen Pflegebedürftige sämtliche Leistungen selbst zahlen, d. h. die „Zuzahlung" beträgt in dieser Situation 100 %. Im entgegengesetzten Fall, also bei Existenz eines Vollversicherungsschutzes ohne Selbstbeteiligung beträgt die „Zuzahlung" Null Prozent, weil die Leistungen vollständig von der Versicherung übernommen werden. Zwischen diesen beiden Extremen einer vollständigen Selbstbeteiligung ($\alpha = 100$ %) und ohne Selbstbeteiligung ($\alpha = 0$ %) kann eine proportionale, also prozentuale Selbstbeteiligung beliebig variiert werden. Die proportionale Selbstbeteiligungsquote kann zwischen den Extremen $0 < \alpha < 100$ variieren. Sie verläuft dann ebenfalls linear durch die Sättigungsmenge (x_s). Nehmen wir nun also an, dass der Staat eine Selbstbeteiligung von $\alpha = 50$ % einführt, verlagert sich die die Nachfrage von N_1 nach N_2.

Um auch die Auswirkungen einer proportionalen Selbstbeteiligung auf die versicherungsinduzierte Nachfrage darzustellen, wird in der folgenden Abb. 4.12 wieder willkürlich ein beliebiger Preis (p_{fix}) eingezeichnet.

In der Abbildung sehen wir wieder, dass in der Ausgangssituation zu diesem Preis (p_{fix}) entsprechend der ursprünglichen Nachfrage (N_0) die Menge x_0 nachgefragt worden ist. Auch hier verlagert sich die Nachfrage durch Einführung der Versicherung auf N_1, d. h. durch die versicherungsinduzierte Nachfrage ist es zu einer

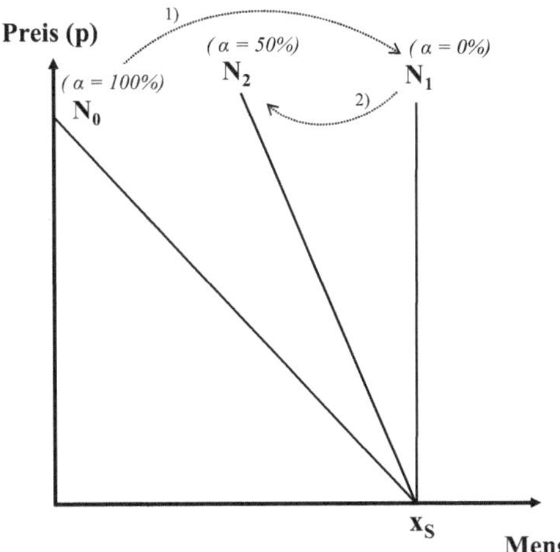

Abb. 4.11 Proportionale Selbstbeteiligung. (Quelle: Eigene Darstellung, in Anlehnung an von der Schulenburg 1987, S. 49 und Oberender et al. 2012, S. 40)

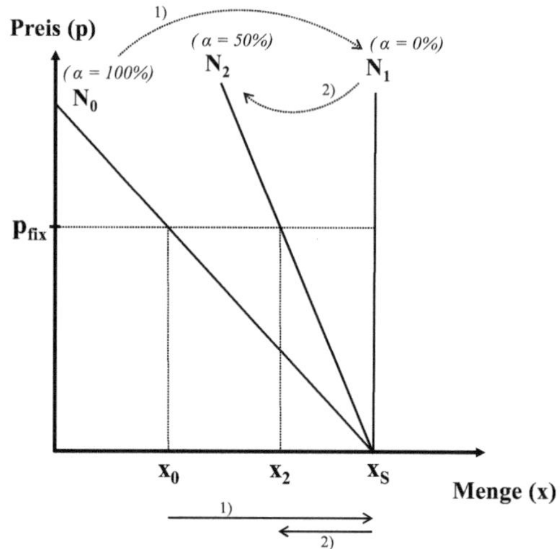

Abb. 4.12 Proportionale Selbstbeteiligung – versicherungsinduzierte Nachfrage. (Quelle: Eigene Darstellung, in Anlehnung an von der Schulenburg 1987, S. 49 und Oberender et al. 2012, S. 40)

Ausweitung der nachgefragten Menge von x_0 bis zur Sättigungsmenge x_s gekommen. Die Einführung einer Selbstbeteiligung hat schließlich dazu geführt, dass sich die Nachfrage von N_1 auf N_2 verlagert und die versicherungsinduzierte Nachfrage ein Stück weit wieder reduziert wurde. Dementsprechend hat sich die nachgefragte Menge von x_s auf x_2 verringert.

Die Einführung einer proportionalen Selbstbeteiligung hat im Ergebnis also ebenfalls dazu geführt, dass die Mengenausweitung infolge der versicherungsinduzierten Nachfrage geringer ausgefallen ist, als sie ohne Selbstbeteiligung ausgefallen wäre. Auch hier sehen wir, dass die Mengenausweitung infolge der versicherungsinduzierten Nachfrage durch die Selbstbeteiligung nicht vollständig nivelliert wurde, sondern nur anteilig, d. h. auch hier wäre davon auszugehen, dass ein Teil der versicherungsinduzierten Nachfrage erwünscht war.

4.5.3 Indemnitätstarif

Wie schon bei den beiden vorherigen Selbstbeteiligungen, in Form einer Gebühr und einer proportionalen Selbstbeteiligung, gehen wir auch beim Indemnitätstarif, also einer Selbstbeteiligung in Form eines Festzuschusses

zunächst wieder davon aus, dass in der Ausgangssituation eine lineare Nachfrage (N_0) nach Leistungen existiert. Wenn wir wieder annehmen, dass der Staat eine obligatorische Versicherung einführt, die einen vollen Versicherungsschutz ohne Selbstbeteiligung gewährleistet, verändert sich die ursprünglich elastische Nachfrage (N_0) und wird preisunelastisch, d. h. die Nachfrage verlagert sich von N_0 nach N_1. Erneut nehmen wir an, dass der Staat eine Selbstbeteiligung einführt, diesmal in Form eines Indemnitätstarifes, also eines Festzuschusses.

Wir sehen in Abb. 4.13, dass sich durch die Einführung eines Indemnitätstarifes die Nachfrage von N_1 auf N_2 verändert. Um dies nachzuvollziehen, machen wir uns deutlich, wie ein Festzuschuss (FZS) auf die Nachfrage wirkt.

Die elastische Nachfrage N_0 in der Ausgangssituation hat dargestellt, wie ein Nachfrager in Abhängigkeit von seinem Einkommen Leistungen nachgefragt hat. Für einen Festzuschuss ist die Höhe festgelegt, d. h. er wird zu jeder Menge stets in identischer Höhe geleistet. Bei einmaliger Inanspruchnahme fällt also ein Festzuschuss an, bei zweimaliger Inanspruchnahme zwei Festzuschüsse usw. Für jede in Anspruch genommene Einheit wird also ein Festzuschuss in identischer Höhe gezahlt.

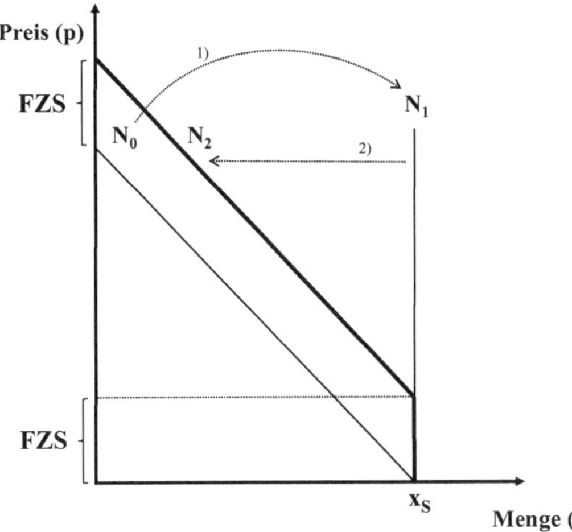

Abb. 4.13 Selbstbeteiligung als Festzuschuss – Indemnitätstarif. (Quelle: Eigene Darstellung, in Anlehnung an Knappe et al. 1988, S. 55 und Oberender et al. 2012, S. 42)

Wird keine Leistung in Anspruch genommen, wird auch kein Festzuschuss gezahlt. Das führt dazu, dass ein Versicherter zu jeder Menge die er in Abhängigkeit von seiner ursprünglichen Zahlungsbereitschaft in der Nachfrage N_0 in Anspruch genommen hat, nun einen Festzuschuss in stets gleicher Höhe erhält, wodurch sich seine Zahlungsbereitschaft um die Höhe des Festzuschusses verändert. Dies drückt sich in der neuen Nachfrage N_2 aus, die parallel zur ursprünglichen Nachfrage N_0 verläuft. In der Abb. 4.13 sieht das so aus, als ob die Nachfrage um die Höhe des Festzuschusses nach oben verschoben worden ist. Dies drückt aus, dass die ursprüngliche Zahlungsbereitschaft der Nachfrage N_0 in jeder Mengeneinheit um die Höhe des Festzuschusses erhöht ist.

Auch für den Indemnitätstarif wollen wir uns nun anschauen, wie sich die Einführung eines Festzuschusses auf die versicherungsinduzierte Nachfrage auswirkt. Dazu zeichnen wir in der folgenden Abb. 4.14 erneut einen willkürlich gewählten Preis (p_{fix}) ein.

Wieder sehen wir in der Abbildung, dass zum Preis (p_{fix}) in der Ausgangssituation entsprechend der ursprünglichen Nachfrage (N_0) die Menge x_0 nachgefragt worden ist. Die ursprüngliche Nachfrage (N_0) verlagert sich durch Einführung der Versicherung auf N_1. Erneut kommt

es zu einer versicherungsinduzierten Nachfrage, die zu einer Ausweitung der nachgefragten Menge von x_0 bis zur Sättigungsmenge x_s führt. Durch die Einführung des Indemnitätstarifes kommt es dazu, dass sich die Nachfrage von N_1 auf N_2 verlagert, also die versicherungsindizierte Nachfrage wieder ein Stück weit reduziert wurde. Dementsprechend verringert sich auch hier die nachgefragte Menge von x_s auf x_2.

Auch ein Indemnitätstarif in Form eines Festzuschusses führt also dazu, dass sich die Mengenausweitung infolge der versicherungsinduzierten Nachfrage wieder verringert. Auch hier sehen wir, dass die Mengenausweitung durch die Selbstbeteiligung in Form eines Festzuschusses nicht vollständig, sondern nur anteilig nivelliert wurde. Auch hier wäre daher davon auszugehen, dass ein Teil der versicherungsinduzierten Nachfrage erwünscht war.

4.5.4 Grenzen von Selbstbeteiligungen

Eine unterstellte oder zumindest erhoffte Steuerungswirkung werden Selbstbeteiligungen nur bei einer **planbaren bzw. elastischen** Nachfrage entfalten können; nicht in Notfällen oder

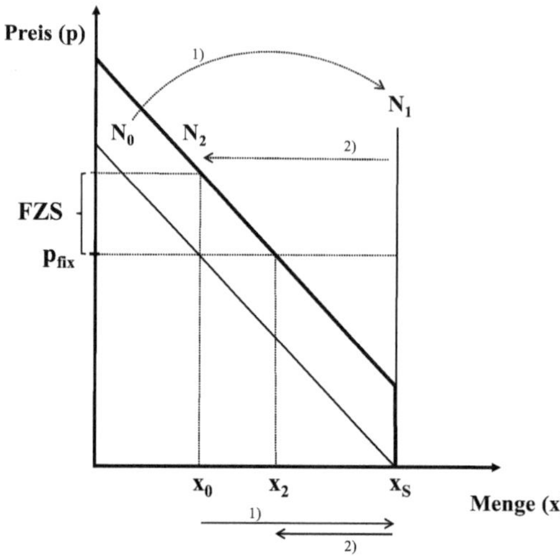

Abb. 4.14 Selbstbeteiligung als Festzuschuss – versicherungsinduzierte Nachfrage. (Quelle: Eigene Darstellung, in Anlehnung an Knappe et al. 1988, S. 55 und Oberender et al. 2012, S. 42)

anderweitig unelastischen Nachfragen. Hier müssen wir bedenken, dass gerade bei Pflegebedürftigkeit die Nachfrage mit zunehmender Schwere der Pflegebedürftigkeit unelastischer wird. Insofern müssen wir konstatieren, dass die Steuerungswirkung von Selbstbeteiligungen in der Pflege umso geringer ausfällt, je stärker die Pflegebedürftigkeit ist.

Problematisch ist auch die Festlegung **der Höhe** von Selbstbeteiligungen. So stellt sich die Frage, ob eine Selbstbeteiligung wirklich unwirksam war, wenn sie nicht die erwünschte Wirkung entfaltet hat, oder ob sie lediglich nicht hoch genug war, um eine Steuerungswirkung zu entfalten. Darüber hinaus müssen intertemporale Verzögerungen berücksichtigt werden: Wenn durch eine Selbstbeteiligung Pflegeleistungen nicht in Anspruch genommen werden, kann das auf den ersten Blick kurzfristig durchaus eine positive Wirkung haben, wenn es sich um nicht notwendige Pflegeleistungen gehandelt hat und insofern nicht notwendige Kosten eingespart werden konnten; problematisch wird es jedoch, wenn dadurch beispielsweise Krankheiten verschleppt und dadurch verschlimmert werden oder Pflegebedürftigkeit früher eintritt bzw. sich verstärkt. Denn eine kurzfristige Einsparung von Kosten könnte dadurch zu einer steigenden

Pflegebedürftigkeit und damit auf lange Sicht zu steigenden Kosten bzw. Ausgaben führen.

Als zentrales Argument gegen Selbstbeteiligungen wird häufig angeführt, dass sie sozial unausgewogen sind, also durch Selbstbeteiligungen insbesondere einkommensschwache Gruppen stärker benachteiligt werden. Aufgrund der gewollt nachfragedämpfenden Wirkung von Selbstbeteiligungen würden Bezieher von niedrigen Einkommen dadurch stärker betroffen als Besserverdienende. Aus diesem Grund ist es aus sozialpolitischer und aus distributiver Sicht erforderlich, Überforderungsklauseln einzuführen, die einkommensschwache Gruppen vor einer Überforderung durch Zuzahlungen bewahren. Neben diesem distributiven Einkommenseffekt ist eine Überforderung auch aus sozialpolitischer Sicht kontraproduktiv, da gerade die niedrigen Einkommensgruppen aus epidemiologischer Sicht zu den Risikogruppen zählen und insofern zugleich einen höheren Behandlungsbedarf aufweisen.

Grenzen der Selbstbeteiligung bestehen also dort, wo sie zu einer **Unterversorgung** an Pflegeleistungen führen. Dies liegt genau dann vor wenn die finanziellen Ressourcen der Pflegebedürftigen nicht ausreichen, um notwendige Pflegeleistungen in Anspruch zu nehmen. Selbstbeteiligungen stehen im Widerspruch zur Grundidee eines Versicherungsvertrages. Und zwar im Widerspruch im Hinblick auf eine kollektivierte Risikoübernahme durch die Pflegeversicherung und im Hinblick auf eine Vollversicherung, da der Versicherungsschutz und der Leistungsumfang durch Selbstbeteiligung verringert werden. Letzteres Argument ist allerdings in der SPV aktuell nicht zutreffend, da die SPV die Leistungsinanspruchnahme ohnehin nur unterstützend finanzieren soll und nicht wie in der GKV eine bedarfsgerechte Inanspruchnahme.

Aus allokativer bzw. distributiver Perspektive sollte der Finanzierungseffekt von Selbstbeteiligungen in einer solidarischen Versicherung eher nachrangig sein, ist aber gerade in der Pflegeversicherung aufgrund der begrenzten Leistungshöhe sehr bedeutend. Das eigentliche Ziel von Selbstbeteiligungen liegt vorrangig in den Steuerungseffekten. Denn das primäre Ziel von Selbstbeteiligungen besteht darin, mittels finanzieller Anreize eine versicherungsinduzierte Nachfrage zu minimieren und damit eine Überinanspruchnahme von Gesundheitsleistungen durch die Versicherten zu verhindern. Aufgrund der begrenzten Leistungshöhe der SPV muss ein starker Steuerungseffekt angenommen werden. Allerdings stellt sich die Frage, ob in der Pflegeversicherung nicht die Grenze zur Unterversorgung erreicht ist und insofern eine versicherungsinduzierte Nachfrage notwendig und erwünscht sein sollte.

Der Finanzierungseffekt ist aus Sicht einer Solidargemeinschaft dem Grunde nach sogar kontraindiziert, weil er schlichtweg eine Einschränkung der Solidarität bedeutet: Denn solange eine Finanzierung über solidarische Beiträge erfolgt, tragen alle Versicherte, also auch die gesunden bzw. nicht pflegebedürftigen, die keine Leistungen in Anspruch nehmen, zur Finanzierung bei. Durch Selbstbeteiligungen wird die Finanzierung an die Inanspruchnahme von Leistungen geknüpft, d. h. Selbstbeteiligungen werden ausschließlich von kranken oder pflegebedürftigen gezahlt. Damit erfolgt eine Verlagerung der Finanzierung von

gesunden und nicht pflegebedürftigen Versicherten auf kranke und pflegebedürftige Versicherte, was schlichtweg der grundlegenden Zielsetzung einer solidarischen Gesundheits- bzw. Pflegeversicherung widerspricht. Wenn also das vorrangige Ziel einer Finanzierungsnotwendigkeit besteht, ist eine Selbstbeteiligung aus distributiver Sicht ungeeignet, weil sie unsolidarisch ist. Ein Finanzierungsziel ist aus einer solidarischen Perspektive besser über eine Veränderung des Beitragssatzes zu erreichen.

Darüber hinaus muss aber darauf hingewiesen werden, dass eine preislose Inanspruchnahme von Gesundheitsgütern gesundheitspolitisch durchaus erwünscht sein kann, etwa bei der Inanspruchnahme präventiver Leistungen. Wenn Vorsorge- und Prophylaxemaßnahmen einen gesundheitspolitischen Erfolg erzielen sollen, wäre es geradezu unsinnig, Selbstbeteiligungen auf Vorsorge- und Prophylaxemaßnahmen zu erheben, da dadurch die in Anspruch genommene Menge reduziert würde.

Insofern muss zusammenfassend festgehalten werden, dass in der SPV durch die begrenzte Leistungshöhe per se von einer im Vergleich zur GKV überproportional höheren Selbstbeteiligung der Versicherten ausgegangen werden muss.

4.6 Zusammenfassung

1. Durch das Eintreten von Pflegebedürftigkeit besteht ein *Pflegekostenrisiko,* weil einerseits erhebliche Kosten für die Inanspruchnahme von Pflegeleistungen anfallen können. Andererseits besteht ein *Einkommensausfallrisiko,* wenn durch Pflegebedürftigkeit die Fähigkeit, ein Einkommen zu erzielen, beeinträchtigt wird.

2. Die Ausgestaltung der Risikovorsorge kann in Form des Individualprinzips, des Solidarprinzips oder des Subsidiaritätsprinzips erfolgen. Das *Individualprinzip* geht dabei davon aus, dass Individuen eigenverantwortlich vorsorgen, während das *Solidarprinzip* von einer kollektiven Risikovorsorge ausgeht, indem das Risiko des Einzelnen von

allen Mitgliedern einer Solidargemeinschaft getragen werden. Eine Zwischenform bildet das sogenannte *Subsidiaritätsprinzip,* wonach zunächst das Individuum eigenverantwortlich ist und die Unterstützung durch eine nächstgrößere Solidargemeinschaft nur subsidiär erfolgen soll.

3. Die Erbringung und Finanzierung von Pflegeleistungen kann entweder durch das *Kostenerstattungsprinzip* oder durch das *Sachleistungsprinzip* erfolgen.

4. Auf dem Markt für Pflegeversicherungen kommt es zum Phänomen der Risikoselektion und der adversen Selektion. Versicherungen üben *Risikoselektion* aus, indem sie Versicherte anhand des zu erwartenden Pflegerisikos unterscheiden. Die Versicherten hingegen betreiben *Adverse Selektion,* beispielsweise indem Versicherte mit guten Risiken einen Vertrag verlassen, weil sie ihn für nicht notwendig oder zu teuer halten.

5. Durch die Existenz einer Versicherung kommt es zu einer versicherungsinduzierten Nachfrage, d. h. die Versicherten fragen mehr Leistungen nach, als sie ohne Versicherung nachgefragt hätten.

6. Die versicherungsinduzierte Nachfrage setzt sich zusammen aus dem *Freifahrereffekt* und *Moral Hazard.* Der Freifahrereffekt beschreibt ein erwartbares Verhalten, wonach es rational ist, bei einem Preis von Null die Sättigungsmenge nachzufragen. Moral Hazard hingegen beschreibt eine Verhaltensänderung, weil sich Versicherte risikofreudiger und nicht mehr schadensminimierend verhalten.

7. Selbstbeteiligungen haben einen nachfragedämpfenden Effekt und können daher zur Minimierung einer angebotsinduzierten Nachfrage beitragen.

8. Durch Einführung von Selbstbeteiligungen kommt es zu einem Steuerungseffekt und zu einem Finanzierungseffekt. Der Steuerungseffekt soll das Verhalten der Versicherten beeinflussen, eine geringere Menge nachzufragen. Der Finanzierungseffekt beschreibt die Tatsache, dass ein Teil der Leistungen durch Selbstbeteiligungen finanziert wird und daher nicht mehr über Beiträge finanziert werden muss.

Literatur

Akerlof G (1970) The market for lemons: quality, uncertainty and market mechanism, quaterly. J Econ 84:488–500

Arrow KJ (1963) Uncertainty and the welfare economics of medical care. Am Econ Rev 53:941–973

Arrow KJ (1968) The economics of moral hazard: further comment. Am Econ Rev 58:537–539

Arrow KJ (1970) Essays in the theory of risk-bearing. North-Holland, Amsterdam

Hoffer H (2017) Der neue Pflegebedürftigkeitsbegriff im Recht der Pflegeversicherung – Paradigmenwechsel (auch) für die pflegerische Versorgung. In: Jacobs K, Kuhlmey A, Greß S, Klauber J, Schwinger A (Hrsg) Pflege-Report 2017 – Schwerpunkt: Die Versorgung der Pflegebedürftigen. Schattauer, Stuttgart, S 13–23

Knappe E, Leu RE, von der Schulenburg J-MG (1988) Der Indemnitätstarif – Wege zur Sozialverträglichkeit und Wirtschaftlichkeit beim Zahnersatz. Springer, Berlin

Manning WG, Bailit HL, Benjamin B, Newhouse JP (1985) The demand for dental care – evidence from a randomized trial in health insurance. J Am Dent Assoc 110:895–902

Manning WG, Bailit HL, Benjamin B, Newhouse JP (1986) The demand for dental care – evidence from a randomized trial in health insurance. Rand – health insurance experiment series. Rand, Santa Monica

Manning WG, Newhouse JP, Duan N et al (1987) Health insurance and demand for medical care: evidence from a randomized experiment. Am Econ Rev 77(3):251–278

Manning WG, Newhouse JP, Duan N et al (1988) Health insurance and demand for medical care: evidence from a randomized experiment. Rand – health insurance experiment series. Rand, Santa Monica

Newhouse JP (1974) The health insurance study: response to Hester and Leveson. Inquiry II(3):236–241

Newhouse JP (1993a) Free for all? Lessons from RAND, health insurance experiment. Harvard University Press, Cambridge

Newhouse JP (1993b) An iconoclastic view of health cost containment. Health Aff 12(Supplement):152–171

Newhouse JP, Manning WG, Duan N et al (1987) Findings of the RAND health insurance experiment – a response to Welch et al. Med Care 25(2):157–179

Oberender P, Ecker T, Zerth J, Engelmann A (2012) Grundelemente der Gesundheitsökonomie, 3. Aufl. P.C.O, Bayreuth

Pauly MV (1968) The economics of moral hazard: comment. Am Econ Rev 58:531–537

Pauly MV (1974) Overinsurance and public provision of insurance: the roles of moral hazard and adverse selection. Quart J Econ 88:44–62

Pauly MV (1982) Is medical care different? In: Luke RD, Bauer JC (Hrsg) Issues in health economics. Aspen Systems Corporation, Rockville, S 3–24

Pauly MV (1988) Is medical care different? Old questions, new answers. J Health Polit Policy Law 13: 227–237

Pauly MV (1990) The rational nonpurchase of long-term care insurance. J Politi Econ 98:153–168

Pauly MV (1996) Almost optimal social insurance for long-term care. In: Eisen R, Sloan FA (Hrsg) Long-term care: economic issues and policy solutions. Kluwer, Boston, S 307–329

Pauly MV (2000a) Insurance reimbursement. In: Culyer AJ, Newhouse JP (Hrsg) Handbook of health economics, 1A Aufl. Elsevier, Amsterdam, S 537–562

Pauly Mark V (2000b) Optimal health insurance. Geneva Pap Risk Insur 25(2000):116–127

Rice (2004) Stichwort: Gesundheitsökonomie – eine kritische Auseinandersetzung, Deutsche Erstausgabe. KomPart Verlagsgesellschaft, Bonn (Titel der Originalausgabe: The Economics of Health Reconsidered)

van der Beek K, van der Beek G (2014) Die Trade Offs bei Reformen von Gesundheitssystemen. In: Matusiewicz D, Wasem J (Hrsg) Gesundheitsökonomie. Bestandsaufnahme und Entwicklungsperspektiven. Duncker & Humblot, Berlin, S 299–313

von der Schulenburg J-MG (1987) Selbstbeteiligung: Theoretische und empirische Konzepte für die Analyse ihrer Allokations- und Verteilungswirkungen. Mohr, Tübingen

Zimmermann M (2012) Der „neue" Pflegebedürftigkeitsbegriff. In: Bechtel P, Smerdka-Arhelger I (Hrsg) Pflege im Wandel gestalten – eine Führungsaufgabe. Springer, Heidelberg, S 37–43

Weiterführende Literatur

Arnold R, Rothgang H (2012) Pflegefinanzierung: ein Modell für alle. G + G – Gesundheit und Gesellschaft 15(1):16–17

Arrow KJ (1986) Agency and the market. In: Arrow KJ, Intrilligator MD (Hrsg) Handbook of mathematical economics, vol 3. North-Holland, Amsterdam, S 1183–1195

Behrens J (2008) Gibt es eine Unterfinanzierung in der Pflege? In: Bauer U, Büscher A (Hrsg) Soziale Ungleichheit und Pflege. Beiträge sozialwissenschaftlich orientierter Pflegeforschung. Gesundheit und Gesellschaft. VS Verlag, Wiesbaden, S 180–211

Bowles D (2015) Finanzentwicklung der sozialen Pflegeversicherung. Modellrechnungen unter Berücksichtigung demografischer, ökonomischer, gesundheitlicher und sozialrechtlicher Rahmenbedingungen. In: Baas J, Meusch A (Hrsg) Beiträge zum Gesundheitsmanagement. Nomos, Baden-Baden zugl. Bielefeld, Univ., Diss

Breyer F, Zweifel P, Kifmann M (2013) Gesundheitsökonomik – 6., vollst. erw. u. überarb. Aufl. Springer Gabler, Berlin

Fleßa S, Greiner W (2013) Grundlagen der Gesundheitsökonomie – eine Einführung in das wirtschaftliche Denken im Gesundheitswesen, 3. Aufl. Springer Gabler, Berlin

Gerlinger T, Röber M (2009) Die Pflegeversicherung. Huber, Bern

Güntert BJ, Thiele G (2008) Gibt es eine Unterfinanzierung in der Pflege? In: Bauer U, Büscher A (Hrsg) Soziale Ungleichheit und Pflege. Beiträge sozialwissenschaftlich orientierter Pflegeforschung. Gesundheit und Gesellschaft. VS Verlag, Wiesbaden, S 154–179

Hajen L, Paetow H, Schumacher H (2011) Gesundheitsökonomie: Strukturen – Methoden – Praxisbeispiele, 6. überarbeitete und erweiterte Aufl. Kohlhammer, Stuttgart

Lüngen M, Büscher G (2015) Gesundheitsökonomie. Kohlhammer, Stuttgart

Lauterbach KW, Stock S, Brunner H (2009) Gesundheitsökonomie – Lehrbuch für Mediziner und andere Gesundheitsberufe, 2. Aufl. Huber, Bern

Lauterbach KW, Stock S, Brunner H (2013) Gesundheitsökonomie – Lehrbuch für Mediziner und andere Gesundheitsberufe, 3. vollst. überarbeitete Aufl. Huber, Bern

Mager H-C (1995) Moral hazard in der (sozialen) Pflegeversicherung? In: Fachinger U, Rothgang H (Hrsg) Die Wirkungen des Pflege-Versicherungsgesetzes. Duncker & Humblot, Berlin, S 115–135

Mager H-C (1999) Pflegebedürftigkeit im Alter: Dimensionen und Determinanten. In: Eisen R, Mager H-C (Hrsg) Pflegebedürftigkeit und Pflegesicherung in ausgewählten Ländern. Leske + Budrich, Opladen, S 30–77

Noweski M, Trachte N (2015) Pflegeversicherung. In: Wasem J, Staudt S, Matusiewicz D (Hrsg) Medizinmanagement: grundlagen und Praxis des Management in Gesundheitssystem und Versorgung. Medizinisch Wissenschaftliche Verlagsgesellschaft, Berlin, S 191–221

Oberender P, Zerth J (2005) Gesundheitsökonomie – Überblick und Perspektive. In: Kerres A, Seeberger B (Hrsg) Gesamtlehrbuch Pflegemanagement. Springer, Heidelberg, S 213–234

Roth G, Wolter A, Stolle C, Rothgang H (2014) The long and bumpy road to outcome-oriented management of long-term care in Germany: implementation of the Resident Assessment Instrument in home-care services. Int J Health Plann Mgmt 29:316–329. https://doi.org/10.1002/hpm.2186

Rothgang H (2009) Theorie und Empirie der Pflegesicherung. Die sozialstaatliche Absicherung des Pflegerisikos am Beispiel der Bundesrepublik Deutschland. Lit, Münster

Rothgang H (2018) Absicherung des Risikos der Pflegebedürftigkeit. Public Health Forum 26(3):239–242

Rothgang H, Larisch J (2014) Pflegeökonomie – eine neue Subdisziplin der Gesundheitsökonomie? In: Matusiewicz D, Wasem J (Hrsg) Gesundheitsökonomie. Bestandsaufnahme und Entwicklungsperspektiven. Duncker und Humblot, Berlin, S 211–240

Rychlik R (1999) Gesundheitsökonomie – Grundlagen und Praxis. Enke, Stuttgart

Simon M (2017) Das Gesundheitssystem in Deutschland: eine Einführung in Struktur und Funktionsweise. 6. vollst. aktual. u. überarb. Aufl. Huber, Bern

Strassl W (1988) Externe Effekte auf Versicherungsmärkten – eine allokationstheoretische Begründung staatlicher Regulierung. Mohr, zugl. Diss. Ludwig-Maximilians-Universität München, Tübingen

Thiele G (2004) Ökonomik des Pflegesystems. Economica, zugl. Diss. Universität Bielefeld, Heidelberg

Thiele G, Güntert BJ (2014) Sozialökonomie – Pflege- und Gesundheitsökonomie. Oldenbourg Wissenschaftsverlag, München

Thiele G, Büche V, Roth M, Bettig U (2010) Pflegewirtschaftslehre für Krankenhäuser, Pflege-, Vorsorge- und Rehabilitationseinrichtungen, 3. Neu bearb. und erw. Aufl. Neckar medhochzwei, Heidelberg

van der Beek K, van der Beek G (2011) Gesundheitsökonomik – Einführung. Oldenbourg, München

von der Schulenburg J-MG, Greiner W (2013) Gesundheitsökonomik, 3. Neu bearbeitete Aufl. Mohr Siebeck, Tübingen

Inhaltsverzeichnis

Lernziele

Wenn Sie dieses Kapitel gelesen haben,

- sind Sie in der Lage, die Zusammenhänge von Input und Output bei der Produktion von Pflegeleistungen zu beschreiben und den Verlauf einer Produktionsfunktion zu erläutern.
- können Sie erklären, wovon das Angebot von Pflegeleistungen abhängt.
- können Sie beschreiben, wie sich unterschiedliche Honorierungsverfahren auf das Angebot von Pflegeleistungen auswirken.
- können Sie nicht nur erläutern, was unter einer angebotsinduzierten Nachfrage zu verstehen ist, sondern Sie können auch erklären, welche Faktoren eine angebotsinduzierte Nachfrage befördern

und durch welche sie minimiert oder zumindest reduziert werden kann.
- haben Sie einen Eindruck der verfügbaren Versorgungskapazitäten in der ambulanten und stationären Langzeitpflege erhalten und können vor diesem Hintergrund die pflegerische Versorgungssituation in Deutschland kritisch reflektieren.

Wenn auf einem Markt Güter angeboten werden sollen, setzt das voraus, dass diese Güter produziert werden können. Daher werden wir uns in diesem Kapitel zunächst der Produktion von Pflegeleistungen widmen, bevor wir uns mit dem Angebot von Pflegeleistungen auseinandersetzen. Dazu müssen wir uns einige Gedanken machen, ob bzw. inwiefern sich Pflegeleistungen von anderen Gütern, die produziert und auf

© Springer-Verlag GmbH Deutschland, ein Teil von Springer Nature 2019
M. Wessels, *Pflegeökonomie*, Studium Pflege, Therapie, Gesundheit,
https://doi.org/10.1007/978-3-662-59394-3_5

Märkten angeboten werden, unterscheiden. Ausgehend von diesen Besonderheiten werden wir uns schließlich mit dem ökonomischen Phänomen einer angebotsinduzierten Nachfrage auseinandersetzen. Danach werden wir uns mit den ambulanten und stationären Kapazitäten in der Pflege beschäftigen.

5.1 Produktion von Pflegeleistungen

Ausgangspunkt für die Produktion von Pflegeleistungen ist die Tatsache, dass Menschen pflegebedürftig werden. Pflegebedürftige haben das Bedürfnis, die Einschränkungen, die sich aus der Pflegebedürftigkeit für die Lebensqualität ergeben, durch die Inanspruchnahme von Pflegeleistungen zu reduzieren bzw. ihre Lebensqualität ganz allgemein zu verbessern. Eine Inanspruchnahme von Pflegeleistungen setzt aber nicht nur voraus, dass die Nachfrage mit entsprechender Kaufkraft versehen ist, also tatsächlich Pflegeleistungen auf einem Markt gekauft und finanziert werden können. Vielmehr muss der Nachfrage zunächst ein Angebot gegenübergestellt werden, d. h. Pflegeleistungen müssen produziert und angeboten werden.

▶ Als Produktion bezeichnen Ökonomen den Einsatz und die Kombination von Inputs, um einen Output zu erstellen.

Ökonomen beschreiben die Produktion als Einsatz und Kombination von Inputs, um einen Output zu erstellen. Der Output ist die erstellte Pflegeleistung, der Input wäre die Kombination von Leistungen und Maßnahmen, um die Pflegeleistung zu erstellen. Konkret soll dies am Beispiel der Durchführung einer Teilwaschung zur Körperhygiene bei einem Pflegebedürftigen beschrieben werden: Der Output ist quasi das Ergebnis, also der gewaschene Pflegebedürftige. Der Input sind die erforderlichen Ressourcen zur Durchführung dieser Pflegeleistung, beispielsweise die Arbeitszeit von Pflegenden sowie die verwendeten Materialien (wie beispielsweise Seife, Handtücher, Zahnbürste etc.).

Die Verwendung dieser Ressourcen, also die Durchführung der Teilwaschung ist dann der Produktionsprozess.

Den Zusammenhang von Input und Output beschreiben Ökonomen in einer sogenannten Produktionsfunktion: Danach ist der Output, also der Pflegezustand (P) des Pflegebedürftigen abhängig von den für die Pflege eingesetzten Ressourcen, den Pflegeleistungen (PL). Eine stark vereinfachte Darstellung einer Produktionsfunktion ist in der folgenden Abb. 5.1 dargestellt:

Auf der horizontalen Achse wird der Input, also die Menge bzw. Anzahl an Pflegeleistungen abgetragen. Auf der vertikalen Achse wird dann der Pflegezustand abgetragen, der sich aus dem Konsum der Pflegeleistungen ergibt. Wir gehen also davon aus, dass der Pflegezustand (Output) von der Menge der in Anspruch genommenen (konsumierten) Pflegeleistungen (Input) abhängt, wie beispielsweise der Zahl der eingesetzten Pflegenden, Pflegehilfsmittel, etc.

Die Produktionsfunktion stellt also dar, wie sich der Pflegezustand (P) in Abhängigkeit von der Menge der Pflegeleistungen (PL) verändert. Dazu werden auf der horizontalen Achse die Pflegeleistungen in gleichbleibenden Einheiten dargestellt, d. h. eine Veränderung (Δ) um jeweils eine Einheit. Auf der vertikalen Achse wir dann die Veränderung (Δ) des Pflegezustandes je Einheit abgetragen.

Wenn wir die Abb. 5.1 betrachten können wir festhalten, dass sich der Pflegezustand (P) in Abhängigkeit von den in Anspruch genommenen Pflegeleistungen (PL) positiv verändert, d. h. verbessert. Der Pflegezustand (Output) ist positiv korreliert mit der Menge der Pflegeleistungen (Input). Oder einfacher formuliert: Mehr Pflegeleistungen führen zu einem besseren Pflegezustand. Es wird aber auch unmittelbar deutlich, dass dieser Zusammenhang nicht konstant ist. Die Produktionsfunktion verläuft nicht linear, in Form einer ansteigenden Gerade, sondern unterproportional, d. h. der Verlauf wird immer flacher. Ausgehend von einem geringen Pflegezustand fällt infolge der ersten Einheit an Pflegeleistungen (ΔPL_1) die Verbesserung des Pflegezustandes (ΔP_1) vergleichsweise groß aus. Infolge der zweiten Einheit an

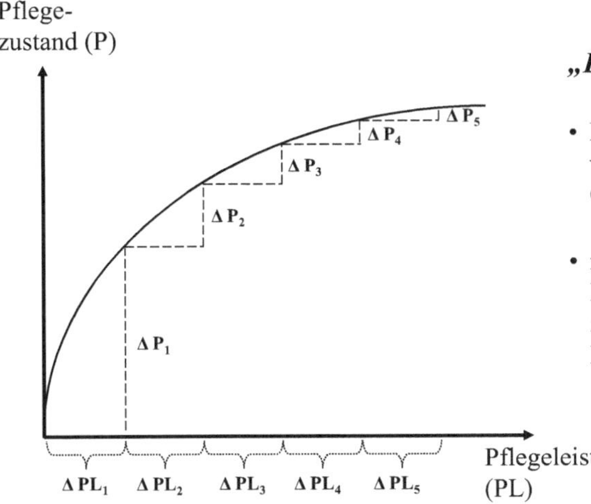

Abb. 5.1 Abnehmender Grenznutzen

Pflegeleistungen (ΔPL_2) fällt die Verbesserung des Pflegezustandes (ΔP_2) bereits nicht mehr geringer aus. Zwar ist die Verbesserung des Pflegezustandes bei den weiteren Einheiten an Pflegeleistungen jeweils positiv, d. h. der Pflegezustand verbessert sich auch noch infolge der fünften Einheit an Pflegeleistungen (ΔPL_5), allerdings fällt die Verbesserung des Pflegezustandes (ΔP_5) deutlich geringer aus, als bei der ersten Einheit. Wir können also festhalten, dass die Verbesserung (Δ) des Pflegezustandes mit jeder zusätzlich in Anspruch genommenen Einheit an Pflegeleistungen immer kleiner wird. Dieser Zusammenhang spiegelt sich in der Produktionsfunktion in dem positiven aber immer flacher werdenden Anstieg. In der Ökonomie wird dieser Zusammenhang als das *„Gesetz des abnehmenden Grenznutzens"* bezeichnet.[1] Als Grenznutzen wird dabei der Nutzen aus der Produktion bzw. dem Konsum der nächsten Einheit eines Gutes bezeichnet.[2]

> **„Erstes Gossensches Gesetz"**
>
> - Der **Grenznutzen** nimmt mit jeder weiteren konsumierten Einheit eines Gutes ab
>
> - mit jeder zusätzlichen Einheit einer Pflegeleistung (ΔPL) fällt die zusätzliche Verbesserung des Pflegezustandes (ΔP) geringer aus

> Das *Gesetz des Abnehmenden Grenznutzens* besagt, dass mit jeder zusätzlich konsumierten Einheit eines Gutes bzw. einer Dienstleistung der Grenznutzen sinkt. Bei einem Grenznutzen von Null wird die Sättigungsmenge erreicht, wir stellen den Konsum ein.

Das Gesetz vom abnehmenden Grenznutzen machen wir uns im Grunde häufig unbemerkt zunutze, beispielsweise, wenn wir uns entscheiden müssen, wofür unser begrenztes Einkommen einsetzen.[3] Wir entscheiden uns stets für das Gut, dass uns beim Konsum der nächsten Einheit den größeren Nutzen stiftet. Das gilt sowohl für den einzelnen Konsumenten, der individuell nach seinen Präferenzen Leistungen nachfragt, als auch aggregiert für Unternehmen bzw. Institutionen sowie auf der Makroebene für die Entscheider im Pflegesystem, beispielsweise wenn entschieden werden muss, ob die solidarischen Beiträge der Sozialen Pflegeversicherung für die Finanzierung zusätzlichen Pflegepersonals oder zusätzlicher Pflegehilfsmittel

---

[1]Das Gesetz vom abnehmenden Grenznutzen wird in der Ökonomie als sogenanntes *erste Gossensche Gesetz* bezeichnet, benannt nach Hermann Heinrich Gossen (1810 bis 1858).

[2]Auf den Grenznutzen wurde bereits in Abschn. 2.2 bei der Beschreibung der Grundannahmen und Methoden von Ökonomen eingegangen und dort auch mit Beispielen illustriert.

[3]Ergänzend sei auf die Ausführungen zur Aufteilung des begrenzten Budgets zwischen Pflegeleistungen (PL) und Konsumgütern (X) in Abschn. 2.3.1. Dort wurde dargestellt, dass die Aufteilung des Budgets in Abhängigkeit vom Preis für Pflegeleistungen und vom Preis für Konsumgüter sowie den Präferenzen des Konsumenten erfolgt.

ausgegeben werden sollen. Soll bzw. muss zwischen zwei alternativen Verwendungsmöglichkeiten begrenzter Beitragsmittel entschieden werden, entscheiden wir uns für das Gut, das einen höheren Grenznutzen stiftet.

Nehmen wir also eine Situation an, in der in einer stationären Pflegeeinrichtung zu entscheiden ist, ob vorhandene Überschüsse entweder zur Finanzierung einer zusätzlichen Pflegekraft genutzt werden sollen, oder alternativ zur Ausstattung sämtlicher Bewohnerzimmer mit einem Badewannenlift, der bislang noch in keinem Bewohnerzimmer vorhanden war. Die vorhandenen Überschüsse sind begrenzt und können nur einmal ausgegeben werden. Sie reichen nicht aus, um beide Alternativen zu verwirklichen. *Für welche Verwendung sollte sich in der Pflegeeinrichtung entscheiden werden?*

Diese Entscheidungssituation wird in der folgenden Abb. 5.2 verdeutlicht, indem zwei alternative Produktionsfunktionen nebeneinander betrachtet werden.

In beiden Grafiken wird auf der vertikalen Achse der Pflegezustand (P) abgetragen. Auf der horizontalen Achse wird in der linken Grafik die Menge der Einheiten der Pflegeleistung A (Pflegepersonal) und in der rechten Grafik

die Menge der Einheiten der Pflegeleistung B (Badewannenlift) abgetragen.

In der linken Grafik wird dargestellt, dass bereits zwei zusätzliche Pflegende eingestellt wurden (ΔPL_1 und ΔPL_2) aus denen sich bereits eine Veränderung des Pflegezustandes der Bewohner ergeben hat (ΔP_1 und ΔP_2). Würde nun mit den vorhandenen Überschüssen eine dritte zusätzliche Pflegekraft eingestellt (ΔPL_3) würde sich daraus ebenfalls eine zusätzliche Verbesserung des Pflegezustandes der Bewohner ergeben, allerdings nur noch um ΔP_3. Diese mögliche Verbesserung durch eine weitere Pflegekraft wird mit der alternativen Finanzierung der Ausstattung aller Bewohnerzimmer mit einem Badewannenlift verglichen. Da zuvor noch in keinem Bewohnerzimmer ein Badewannenlift vorhanden war, sehen wir, dass sich mit dem zusätzlichen Badewannenlift (ΔPL_1) eine Verbesserung des Pflegezustandes der Bewohner um ΔP_1 ergeben würde.

Damit wird deutlich, dass die Entscheidung auf die Finanzierung der Badewannenlifte fallen sollte, da sich in diesem Beispiel durch den Badewannenlift eine größere Verbesserung des Pflegezustandes (P) der Bewohner erreichen ließe, als durch die Finanzierung einer zusätzlichen Pflegekraft.

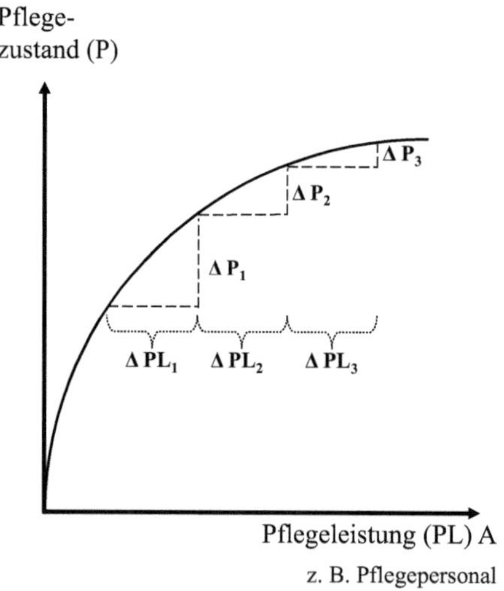

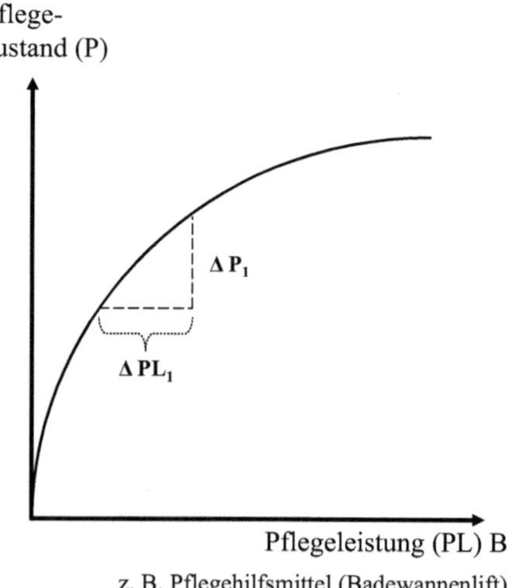

Abb. 5.2 Abwägung nach Grenznutzen

5.2 Besonderheiten des Angebots von Pflegeleistungen

Die in Anspruch genommenen Pflegeleistungen können in Pflegedienstleistungen und Pflegegüter unterschieden werden. Unter Pflegedienstleistungen sind alle Maßnahmen zu verstehen, die mit dem Pflegebedürftigen selbst verrichtet werden, wie beispielsweise die Durchführung von Maßnahmen zur Körperhygiene, das Anreichen von Essen, etc. Unter Pflegegütern sind dann alle Sachgüter zu verstehen, wie Pflegehilfsmittel (z. B. Pflegebett, Lagerungshilfen, Blutzuckermessgeräte, Pflegenotrufsystem, etc.) und Verbrauchsgüter (z. B. Betteinlagen, Einmalhandschuhe, Blutzuckerteststreifen, etc.), die im Rahmen der pflegerischen Versorgung benötigt werden.

Aus ökonomischer Sicht ist diese Unterscheidung wichtig, weil Pflegedienstleistungen einige Besonderheiten aufweisen, die im Hinblick auf das Angebot und damit letztlich auch die Erbringung bzw. die Produktion von Pflegeleistungen von Bedeutung sind (in Anlehnung an von der Schulenburg und Greiner 2013, S. 157 ff.):

- *Pflegedienstleistungen sind nicht lagerfähig,* d. h. sie können nicht auf Vorrat produziert werden, sondern nur genau dann, wenn sie benötigt werden. Sowohl der Zeitpunkt des Entstehens als auch die Intensität des Bedarfs im Hinblick auf die nachgefragte Menge ist unsicher, wodurch die erforderlichen Kapazitäten nur schwer zu planen sind. Durch Nachfrageschwankungen kann es leicht zu Über- und Unterauslastung der vorhandenen Kapazitäten kommen.
- *Für Pflegedienstleistungen gilt das Uno-actu-Prinzip,* d. h. zur Erbringung von Pflegedienstleistungen müssen der Pflegebedürftige und Pflegende zusammenwirken. Oder anders formuliert: Pflegende können Pflegedienstleistungen wie Durchführung der Körperhygiene, Kämmen, Mobilisation nicht ohne Anwesenheit des Pflegebedürftigen durchführen. Durch das Uno-actu-Prinzip bilden sich abgegrenzte regionale Märkte, d. h. der ambulante Pflegedienst in Westfalen konkurriert nicht mit einem Pflegedienst im Allgäu um Kunden.
- *Pflegedienstleistungen sind personalintensiv,* d. h. anders als beispielsweise in der Automobilindustrie kann die Produktion, also die Erbringung von Pflegedienstleistungen, nicht automatisiert werden. Während Automobile am Fließband von Industrierobotern gefertigt werden können, ist eine „Pflegewaschstraße" für die Durchführung der Körperhygiene für die meisten von uns hoffentlich undenkbar, d. h. die persönliche Anwesenheit und Leistungserbringung von Pflegenden ist und bleibt erforderlich. Eine personalintensive Erstellung von Pflegedienstleistungen führt zwar insofern auf der einen Seite im Vergleich zu anderen Bereichen der Wirtschaft zu hohen Personalkosten in den Pflegeeinrichtungen, allerdings entstehen dadurch Arbeitsmärkte, auf denen die Beschäftigten über vergleichsweise sichere Arbeitsplätze verfügen.
- *Es bestehen asymmetrische Informationen,* d. h. die Anbieter von Pflegeleistungen verfügen in der Regel über ein besseres Wissen im Hinblick auf pflegerische Zusammenhänge als die Pflegebedürftigen. Dadurch können sie die Nachfrage nach Pflegeleistungen in Grenzen beeinflussen und ggf. sogar die Inanspruchnahme von Pflegeleistungen erhöhen, Es entsteht eine sogenannte „angebotsinduzierte Nachfrage" auf die ausführlich im Abschn. 5.4 eingegangen wird.
- *Vorhaltung von Leerkapazitäten für eine Potenzialnachfrage,* d. h. insbesondere in Folge von Erkrankungen oder Unfällen kann Pflegebedürftigkeit akut, also unerwartet auftreten. Um die in diesen Fällen plötzlich auftretende Nachfrage nach Pflegeleistungen kurzfristig befriedigen zu können, müssen Leerkapazitäten vorgehalten werden, die im Fall, dass sie ungenutzt bleiben aus einer betriebswirtschaftlichen Perspektive unwirtschaftlich sind. Auch wenn der Bedarf und insofern die Kapazitäten in der Langzeitpflege tendenziell besser planbar sind, als beispielsweise die medizinische Versorgung

von Notfallpatienten, müssen wir aktuell festhalten, dass trotz des sich seit Jahren abzeichnenden demografischen Wandels tendenziell zu wenige Kapazitäten in der ambulanten und stationären pflegerischen Versorgung vorgehalten werden.

Im Hinblick auf die hier angeführten Besonderheiten von Pflege(dienst-)leistungen kann ein gesamtgesellschaftlich sinnvolles Angebot nur erstellt werden, wenn die jeweils erforderlichen und knappen Ressourcen sinnvoll kombiniert werden.

Die Produzenten, also Anbieter von Pflegeleistungen können in Einzelpersonen und Institutionen unterschieden werden (von der Schulenburg und Greiner 2013, S. 159 f.). Auch wenn es international, insbesondere in den USA und Kanada, durchaus üblich ist, dass Pflegende als Freiberufler (Einzelpersonen) selbstständig tätig sind, beispielsweise als Community Health Nurse in einer niedergelassenen Pflegepraxis, ist diese Form der freiberuflichen pflegerischen Leistungserbringung in Deutschland bislang unüblich. Als freiberufliche Leistungserbringer sind in Deutschland traditionell vor allem Ärzte, Zahnärzte, Hebammen und Therapeuten tätig. Pflegeleistungen werden in Deutschland hingegen vor allem institutionell, d. h. von ambulanten Pflegediensten sowie in voll- und teilstationären Pflegeeinrichtungen angeboten.

Das Hauptunterscheidungsmerkmal zwischen selbstständigen und institutionellen Anbietern besteht darin, dass Selbständige die angebotenen (Pflege-) Leistungen selbst, d. h. persönlich erbringen, während Institutionen sich die für die Erbringung von (Pflege-) Leistungen benötigten Produktionsfaktoren, also die Arbeitskräfte auf dem Arbeitsmarkt einkaufen. In diesem Zusammenhang ist von Bedeutung, dass die Gehälter (abgesehen von tarifvertraglichen Bedingungen) zwischen Anbietern (Pflegende) und Nachfragern (Institutionelle Pflegeeinrichtung) vergleichsweise frei vereinbart werden können, wohingegen die Erlöse und damit ein Stück weit auch die Preise von Pflegeleistungen durch staatliche Gebühren- und Entgeltordnungen einerseits sowie durch Verträge zwischen den Pflegekassen und institutionellen Pflegeeinrichtungen andererseits determiniert werden. Mit der Ausgestaltung unterschiedlicher Honorierungsformen und Honorartarifen werden wir uns im folgenden Kapitel auseinandersetzen.

5.3   Angebotsverhalten

In Abschn. 2.3.3 wurde dargestellt, dass das Angebot auf einem Markt von verschiedenen Determinanten abhängt, beispielsweise von den Präferenzen, dem Preis für das angebotenen Gut und dem Preis alternativer Güter sowie dem Faktoreinsatz und den daraus resultierenden Produktionskosten. Und so wird auch das Angebotsverhalten von Pflegeleistungserbringern von diesen Determinanten beeinflusst. Eine besondere Bedeutung kommt dabei der Honorierung der Pflegeleistungserbringer zu, denn das Honorar ist letztlich nichts anderes als der erzielbare Preis für die angebotene Leistung.

Daher soll in diesem Kapitel die Honorierung von Pflegeleistungserbringern betrachtet werden und dabei untersucht werden, inwiefern sich unterschiedliche Formen der Honorierung auf das Verhalten der Pflegeleistungserbringer auswirkt. Denn die die Auswirkungen unterschiedlicher Honorierungsformen auf das Verhalten haben eine maßgebliche Bedeutung für die Frage, wie ein Pflegesystem ausgestaltet werden kann. Insofern sind die Ausführungen zur Honorierung in diesem Kapitel bereits ein kleiner Vorgriff auf die Betrachtung der Ausgestaltung von Gesundheits- und Pflegesystemen in Kap. 7.

Preisbildung und Honorierung
Auf freien Märkten bilden sich Preise durch das Zusammenspiel von Angebot und Nachfrage. Aber wie bilden sich Preise im Pflegebereich? Wie wird das Honorar für Pflegende festgelegt?

Es fällt uns schwer, den Wert von Pflegeleistungen zu beziffern. Woran sollen wir die Vergütung von Pflegeleistungen festmachen? Denkbar wäre beispielsweise eine Ausrichtung an der Anzahl der versorgten Pflegebedürftigen, die Anzahl der einzelnen verrichteten Pflegetätigkeiten, dem Schwergrad entsprechend der

Einstufung in eine Pflegestufe, der Erfolg der Versorgung (Aber woran messen wir, dass eine pflegerische Versorgung erfolgreich war?). Vermutlich fallen Ihnen zu jedem einzelnen vorgeschlagenen Punkt sofort viele Gründe ein, warum damit die Leistung von Pflegenden nicht angemessen oder nur begrenzt bewertet werden kann. (von der Schulenburg und Greiner 2013, S. 183 ff.)

Und trotzdem müssen für die Erbringung und Abrechnung von Pflegeleistungen Preise festgelegt werden. In Abschn. 2.3.5 haben wir uns mit dem Preismechanismus auseinandergesetzt und festgestellt, dass ein Preis verschiedene Anreiz-, Steuerungs- und Verteilungswirkungen entfaltet. So wird über den Preis einerseits ein Ausgleich von Angebot und Nachfrage geschaffen, wodurch letztendlich die Allokation der knappen Ressourcen erfolgt. Andererseits hat der Preis auch eine distributive Wirkung, im Hinblick auf die Verteilung der produzierten Güter unter den Mitgliedern einer Volkswirtschaft. Aber können oder wollen wir die Erstellung und Verteilung von Pflegeleistungen dem Markt überlassen? Wird Pflege dann nicht zu einem Gut, dass sich nur noch Menschen mit ausreichend finanziellen Möglichkeiten leisten können?

Vor diesem Hintergrund können wir festhalten, dass Preise in Gesundheits- und Pflegesystemen auf unterschiedliche Art- und Weise festgelegt werden können (von der Schulenburg und Greiner 2013, S. 184):

- Durch den *Preismechanismus* zum Ausgleich von Angebot und Nachfrage auf freien Märkten (Marktpreise)
- Durch *Verhandlungen* zwischen den jeweiligen Verbänden von Anbietern und Nachfragern (Verhandlungspreise), beispielsweise zwischen den Landesverbänden der Pflegekassen und den Verbänden der Träger Pflegeeinrichtungen (wie beispielsweise Caritas, Diakonie, etc.)
- Durch staatliche *Behörden* (administrierte Preise)

In der Regel existieren in allen Gesundheits- und Pflegesystemen alle drei grundsätzlichen Möglichkeiten zur Festlegung von Preisen in unterschiedlicher Kombination nebeneinander. In staatlichen Gesundheits- und Pflegesystemen[4] werden durch staatliche Behörden vorgegebene Preise vorherrschen. Aber auch hier existieren insbesondere für Leistungen, die nicht vom staatlichen System abgedeckt werden, in der Regel Marktpreise, sollte der nicht zugelassen werden zumindest Schwarzmarktpreise. In Sozialversicherungssystemen werden die Preise vorrangig auf dem Verhandlungsweg im Rahmen der Selbstverwaltung festgelegt. Aber auch in Sozialversicherungssystemen werden für Leistungen, die nicht im Leistungskatalog enthalten sind, Marktpreise existieren.

Honorarsystem
Ein Honorarsystem umfasst sämtliche Regelungen zur Ausgestaltung der Honorierung der Anbieter von Pflegeleistungen. Es legt also fest, wie Pflegeleistungen vergütet werden. Unabhängig von der grundsätzlichen Ausgestaltung des Pflegesystems, kann dabei unterschieden werden in Honorierungsverfahren, Honorierungsform und Honorartarif.

Honorarverfahren
In einem bilateralen Verhältnis zwischen Pflegebedürftigem und Pflegenden würde die erbrachte Pflegeleistung direkt vom Pflegebedürftigen an den Pflegenden vergütet. Treten neben dem Pflegebedürftigen und den Pflegenden weitere Akteure hinzu, ist eine institutionelle Regelung zur Abwicklung der Honorierung, ein sogenanntes Honorarverfahren erforderlich. So treten bei der Abrechnung von Pflegeleistungen als weitere Akteure beispielsweise die gesetzlichen Pflegekassen, privaten Pflegeversicherungen und Sozialhilfeträger auf (von der Schulenburg und Greiner 2013, S. 190–200; Oberender et al. 2012, S. 51–54).

Das *Kostenerstattungsprinzip* und das *Sachleistungsprinzip,* die als grundsätzliche

---

[4]Auf die idealtypische Unterscheidung von Gesundheits- und Pflegesystemen in staatliche Gesundheitssysteme, marktwirtschaftliche Gesundheitssysteme und Sozialversicherungssysteme wird umfassend in Kap. 7 eingegangen.

Prinzipien zur Ausgestaltung des Honorarverfahrens herangezogen werden können, wurden bereits in Abschn. 4.2.1 im Kontext der idealtypischen Ausgestaltung von Versicherungsverträgen beschrieben.

Im *Kostenerstattungsprinzip* begleicht der Pflegebedürftige zunächst die Rechnung des Pflegeleistungserbringers und reicht die Rechnung bei seiner Versicherung ein, von der er entsprechend des versicherten Leistungsumfangs eine Erstattung der abgerechneten Pflegeleistungen erhält. Leistungen, die nicht vom Versicherungsschutz umfasst sind, werden von der Versicherung nicht erstattet und müssen vom Versicherten bzw. Pflegebedürftigen selbst getragen werden.

Das *Sachleistungsprinzip* kann in ein einstufiges und ein zweistufiges Verfahren unterschieden werden. Als Sachleistungsprinzip ist zu verstehen, dass der Pflegebedürftige die erforderlichen Pflegeleistungen in Anspruch nehmen kann, ohne dafür selbst eine Vergütung zahlen zu müssen. Dazu weist er gegenüber dem Pflegeleistungserbringer den bestehenden Versicherungsschutz nach. Dieser kann dann die erbrachten Leistungen, sofern diese im Versicherungsschutz enthalten sind, gegenüber der Versicherung abrechnen. Von einem einstufigen Sachleistungs-

prinzip wird gesprochen, wenn der Pflegeleistungserbringer direkt mit der Versicherung des Pflegebedürftigen abrechnet. Von einem zweistufigen Sachleistungsprinzip wird gesprochen, wenn eine weitere Honorarverteilungsstelle beteiligt ist, die im Auftrag des Kostenträgers die Abrechnung erbrachter Pflegeleistungen mit dem Pflegeleistungserbringer übernimmt.

In der folgenden Abb. 5.3 sind die Strukturen der pflegerischen Versorgung sowie der Abrechnung von Pflegeleistungen in der Sozialen Pflegeversicherung (SPV) als Sachleistung dargestellt.

Voraussetzung für die Erbringung und Abrechnung pflegerischer Leistungen zulasten der SPV ist zum einen, dass ein Versicherungsschutz in der SPV besteht, für die der Versicherte Pflegeversicherungsbeiträge zu zahlen hat (es sei denn, es besteht eine beitragsfreie Familienversicherung) und zum anderen, dass der Versicherte pflegebedürftig ist. Ob Pflegebedürftigkeit im Sinne des § 14 SGB XI vorliegt, prüft der Medizinische Dienst der Krankenversicherung (MDK) im Auftrag der gesetzlichen Pflegekasse, sofern der Versicherte zuvor einen Antrag auf Leistungsgewährung durch die Pflegekasse gestellt hat. Ein Leistungsanspruch des Versicherten gegenüber der Pflegekasse besteht also nur, wenn durch den

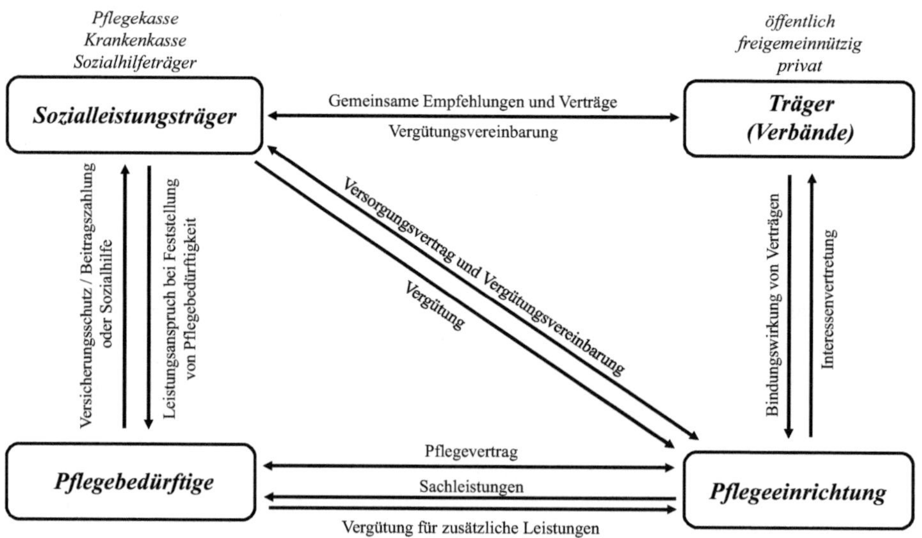

Abb. 5.3 Struktur der pflegerischen Versorgung. (Quelle: Eigene Darstellung in Anlehnung an Simon 2017, S. 305, 326)

MDK das Vorliegen von Pflegebedürftigkeit im Sinne des § 14 SGB V festgestellt wurde. Hierzu erfolgt durch den MDK eine Begutachtung des Versicherten in dessen häuslicher Umgebung. Auf der Grundlage der Begutachtung erstellt der MDK ein Gutachten, in dem bei Vorliegen von Pflegebedürftigkeit je nach Schweregrad die Einstufung in einen Pflegegrad empfohlen wird. Auf der Grundlage des Gutachtens entscheidet die Pflegekasse über die Bewilligung und Höge von Pflegeleistungen.

Erkennt die Pflegekasse das Vorliegen von Pflegebedürftigkeit an, kann der Pflegebedürftige sich bei einer ambulanten pflegerischen Versorgung im häuslichen Umfeld zwischen Sachleistungen oder Geldleistungen entscheidenden. Entscheidet sich der Pflegebedürftige für Sachleistungen, kann er einen ambulanten Pflegedienst mit der Übernahme der pflegerischen Versorgung beauftragen. Voraussetzung ist, dass dieser ambulante Pflegedienst einen Versorgungsvertrag mit den Pflegekassen abgeschlossen hat und auf dieser Grundlage zur Versorgung von Versicherten der SPV zugelassen ist. Zwischen dem Pflegebedürftigen und dem ambulanten Pflegedienst wird ein Pflegevertrag geschlossen, in dem der Leistungsumfang und die die Höhe der Vergütung festgelegt wird. Im Rahmen des bewilligten Leistungssatzes richtet sich der Vergütungsanspruch des ambulanten Pflegedienstes an die Pflegekasse; wird der bewilligte Leistungssatz überschritten, ist die Differenz vom Pflegebedürftigen selbst zu tragen. Die Höhe der Pflegeleistungen, die zulasten der Pflegekasse in Anspruch genommen werden können, richtet sich dabei nach dem jeweils bewilligten Pflegegrad. Wird die pflegerische Versorgung im häuslichen Umfeld durch pflegende Angehörige sichergestellt, kann sich der Pflegebedürftige anstelle der Sachleistungen für Geldleistungen entscheiden und damit ggf. die Aufwendungen oder Verdienstausfälle des pflegenden Angehörigen kompensieren (Simon 2017, S. 304 f.).

Hat ein Pflegebedürftiger bereits ambulante Pflegeleistungen bezogen und möchte nun aus der ambulanten Pflege im häuslichen Umfeld in eine stationäre Pflegeeinrichtung wechseln, so hat die Pflegekasse zunächst durch den MDK prüfen zu lassen, ob stationäre Pflege tatsächlich erforderlich ist. Hintergrund ist, dass für die stationären Pflegeleistungen zulasten der Pflegekasse höhere Pflegesätze abgerechnet werden können, als in der ambulanten Pflege. Der Versicherte kann die höheren Pflegesätze für die stationäre Versorgung aber nur dann in Anspruch nehmen, wenn eine ambulante pflegerische Versorgung nicht (länger) in Betracht ist. Ist eine stationäre pflegerische Versorgung aus Sicht der Pflegekasse nicht erforderlich, hat der Pflegebedürftige nur Anspruch auf Vergütungssätze in Höhe der ambulanten Pflege. Wenn auch die Pflegekasse stationäre Pflege für erforderlich hält, kann der Pflegebedürftige sich für eine stationäre Pflegeeinrichtung entscheiden, die einen Versorgungsvertrag mit den Pflegekassen geschlossen hat und zu pflegerischen Versorgung zulasten der Pflegekasse zugelassen ist. Zwischen dem Pflegebedürftigen und der stationären Pflegeeinrichtung wird ein Versorgungsvertrag (Heimvertrag) in dem Art und Umfang der Leistungen geregelt sind sowie ein Vergütungsvertrag geschlossen, in dem die Höhe der Vergütung für die einzelnen Leistungen vereinbart werden. Art und Inhalt der Leistungen sowie die dafür zu zahlenden Entgelte werden zuvor in Pflegesatzverhandlungen zwischen der stationären Pflegeeinrichtung und den Kostenträgern verhandelt und in einer Pflegesatzvereinbarung festgelegt, die sich an Empfehlungen der Landesverbände der Pflegekassen sowie der Verbände der Heimträger orientiert. Die Pflegeversicherung zahlt dann den bewilligten Leistungssatz direkt an die stationäre Pflegeeinrichtung, um damit die Kosten für allgemeine Pflegeleistungen zu decken. Darüber hinaus gehende Kosten sind vom Pflegebedürftigen selbst zu tragen. Zusatzleistungen sind ebenfalls vollständig vom Pflegebedürftigen zu finanzieren (Simon 2017, S. 326 f.).

Honorarformen
Die Honorarformen werden danach unterschieden, ob sie *retrospektiv* oder *prospektiv* ausgerichtet sind (Oberender et al. 2012, S. 52 f.).

Bei einer retrospektiven Honorierung richtet sich die Erstattung nach den erbrachten Pflegeleistungen und den dadurch entstandenen

Kosten. Werden dem Pflegeleistungserbringer die angefallenen und nachgewiesenen Kosten vollständig erstattet, handelt es sich um das sogenannte *Selbstkostendeckungsprinzip*.

Demgegenüber werden bei einer prospektiven Honorierung die Vergütungssätze für Leistungen im Voraus festgelegt. Die Honorierung richtet sich dann nach dem erbrachten Leistungsumfang und nicht nach den tatsächlich entstandenen Kosten des Pflegeleistungserbringers. Prospektive Honorierungsformen können unterschieden werden in eine Honorierung nach

- *Einzelleistungen,* d. h. alle erbrachten pflegerischen Leistungen werden einzeln mit dem vorher vereinbarten Honorar vergütet.
- *Fallpauschalen*, d. h. der Pflegeleistungserbringer erhält für jeden (zuvor definierten) Versorgungsfall ein zuvor festgelegtes pauschales Honorar. Pauschale Honorare (z. B. Pflegekomplexpauschalen) können nach verschiedenen Kategorien differenziert werden, beispielsweise nach dem Pflegegrad, nach Zeiteinheiten, etc.
- *Kopfpauschale,* d. h. das Honorar für den Pflegeleistungserbringer bemisst sich nach der Anzahl der versorgten Personen („Köpfe"). Kopfpauschalen können danach unterschieden werden, ob sie für eine tatsächliche pflegerische Versorgung (Anzahl der tatsächlich versorgten Pflegebedürftigen) gezahlt werden oder für eine potenzielle pflegerische Versorgung (Anzahl der potenziell zu versorgenden Pflegebedürftigen), d. h. für die garantierte Übernahme einer pflegerischen Versorgung im Bedarfsfall, gezahlt werden. Kopfpauschalen können immer nur personenbezogen von einem Pflegeleistungserbringer abgerechnet werden, daher ist es Voraussetzung für die Anwendung von Kopfpauschalen, dass jeder Pflegebedürftige („jeder Kopf") nur einem Pflegeleistungserbringer zugeordnet werden kann, der für diesen die Kopfpauschale abrechnen kann. Dazu ist es erforderlich, dass sich Versicherte gegenüber Ihrer Versicherung auf einen bestimmten Leistungserbringer festlegen, beispielsweise indem sie sich für einen bestimmten ambulanten Pflegedienst entscheiden.

Je nachdem, welche Honorarform festgelegt wird, bestehen für die Anbieter von Pflegeleistungen unterschiedliche Anreize, wie sie sich bei der Erbringung von Pflegeleistungen verhalten sollen:

- Ist ein Einzelleistungshonorar vereinbart worden, hat der Pflegeleistungserbringer den Anreiz, möglichst viele Pflegeleistungen zu erbringen, weil jede einzelne Pflegeleistung abgerechnet werden kann und durch zusätzlich erbrachte Pflegeleistungen das Gesamthonorar des Pflegeleistungserbringers gesteigert werden kann. *Bei Einzelleistungshonorierung besteht ein Anreiz zur Mengenausweitung.*
- Wenn hingegen eine Fallpauschale zur Honorierung von Pflegeleistungen vereinbart wurde, hat der Pflegeleistungserbringer den Anreiz möglichst viele Fälle abzurechnen, da er für jeden zusätzlichen Fall eine zusätzliche Pauschale als Honorar erhält. Da aber mit der Pauschale für diesen Fall alle erbrachten Leistungen abgegolten sind, hat der Pflegeleistungserbringer den Anreiz, die je Fall erbrachte Menge zu reduzieren, weil sich durch zusätzliche Leistungen zwar seine Kosten, nicht aber sein Honorar erhöht. *Bei Honorierung durch Fallpauschalen besteht ein Anreiz zur Fallausweitung, gleichzeitiger Mengenreduzierung je Fall.*
- Bei Kopfpauschalen besteht für Pflegeleistungserbringer im Grunde der gleiche Anreiz wie bei Fallpauschalen. Allerdings mit dem Unterschied, dass bei Kopfpauschalen ein Pflegebedürftiger theoretisch mehrmals zu versorgen ist, dadurch also mehrere Fälle entstehen können, aber nur eine Vergütung je Kopf gezahlt wird. Verursacht ein Pflegebedürftiger beispielsweise drei Fälle, so erhält der Pflegeleistungserbringer nur eine Kopfpauschale. *Der Pflegeleistungserbringer hat also bei einer Honorierung durch Kopfpauschalen den Anreiz, möglichst viele Pflegebedürftige („Köpfe") zu versorgen, aber je Kopf nur möglichst wenig Fälle mit jeweils möglichst wenig Einzelleistungen.*

Honorartarif

Im Honorartarif wird der Zusammenhang von Honorarform (Einzelleistung, Fall- oder Kopfpauschale) und erbrachter Leistungsmenge gestaltet. Die abrechenbare Leistungsmenge wird dabei durch die Honorarform definiert, also dadurch, ob eine Vergütung nach Einzelleistung, Fall- oder Kopfpauschalen festgelegt wurde. Der Honorartarif kann proportional, progressiv oder degressiv ausgestaltet sein, je nachdem, ob für die Pflegeleistungserbringer ein Anreiz geschaffen werden soll, mehr oder weniger Leistungsmenge zu erbringen (Oberender et al. 2012, S. 53; von der Schulenburg und Greiner 2013, S. 191 f.):

- Bei einer proportionalen Ausgestaltung des Honorartarifs wird die vereinbarte Honorarform mit der definierten Leistungsmenge multipliziert, d. h. also beispielsweise bei einer Festlegung von Fallpauschalen wird für jede erbrachte Fallpauschale dieselbe Vergütungshöhe angesetzt.
- Bei einer progressiven Ausgestaltung des Honorartarifs steigt die Vergütungshöhe mit einer definierten Leistungsmenge, d. h. beispielsweise bei einer Festlegung von Fallpauschalen fällt die Vergütung je Fall umso höher aus, je mehr Fälle erbracht werden.
- Bei einer degressiven Ausgestaltung des Honorartarifs sinkt die Vergütungshöhe mit einer definierten Leistungsmenge, d. h. beispielsweise bei einer Festlegung von Fallpauschalen fällt die Vergütung je Fall immer geringer aus, je mehr Fälle erbracht werden.

Eine Kombination unterschiedlicher Honorartarife kann zur Steuerung des Verhaltens der Leistungserbringer und der erbrachten Menge eingesetzt werden.[5] Beispielsweise könnte im Rahmen einer Budgetierung eine Kombination aus proportionaler und degressiver Ausgestaltung des Honorartarifs angewendet

werden: Sollen bis zu einer bestimmten Budgetgrenze alle Leistungen gleich vergütet werden, wäre bis zum Erreichen der Budgetgrenze ein proportionaler Honorartarif festzulegen. Sollen erbrachte Leistungen trotz Überschreiten des Budgets nicht ohne Vergütung bleiben aber dennoch ein Anreiz zur Mengenbegrenzung gesetzt werden, wäre in Abhängigkeit vom Grad der Budgetüberschreitung ein degressiver Honorartarif festzulegen, d. h. je stärker das Budget überschritten wird, umso stärker sinkt die Vergütung für die jeweilige Leistung.

5.4 Angebotsinduzierte Nachfrage

Leistungserbringer im Gesundheitswesen (Ärzte, Pflegende, Hebammen, Therapeuten, etc.) bieten nicht nur Leistungen für eine gesundheitliche Versorgung an, sondern sie beraten auch darüber, welche Leistungen sinnvoll und wirksam sind. Sie erklären beispielsweise komplexe medizinische und pflegerische Zusammenhänge, die Patienten und Pflegebedürftige üblicherweise ohne Rat der Leistungserbringer alleine nicht bewerten, geschweige denn über sie fundiert entscheiden könnten. Denn üblicherweise haben Ärzte mehr medizinisches Wissen als ihre Patienten und Pflegende mehr pflegerisches Wissen als ihre Pflegebedürftigen. Diesen Unterschied bezeichnen Ökonomen als Informationsasymmetrie[6].

Prinzipal-Agenten-Beziehung

Aus einer Informationsasymmetrie zwischen Leistungserbringer und Patient bzw. Pflegebedürftigen entstehen dann Probleme in einer sogenannten Prinzipal-Agenten-Beziehung. Darunter verstehen Ökonomen, dass der Prinzipal (quasi ein Auftraggeber) einen Agenten (als Auftragnehmer) mit einer Aufgabe betraut, die der Agent im Sinne des Prinzipals erledigen soll. Übertragen auf den Gesundheitsbereich bedeutet

---

[5]Eine umfangreiche Darstellung und Auseinandersetzung mit den unterschiedlichen Möglichkeiten Honorarverfahrensgestaltung, der Kombination verschiedener Honorarformen und der Steuerungswirkungen verschiedener Honorierungssysteme findet sich bei von der Schulenburg und Greiner (2013, S. 192–200).

---

[6]Im Hinblick auf asymmetrische Informationen wird ergänzend auf die Ausführungen in Abschn. 3.4.2 und auf Abb. 3.2 verwiesen.

Abb. 5.4 Prinzipal-Agenten-Beziehung

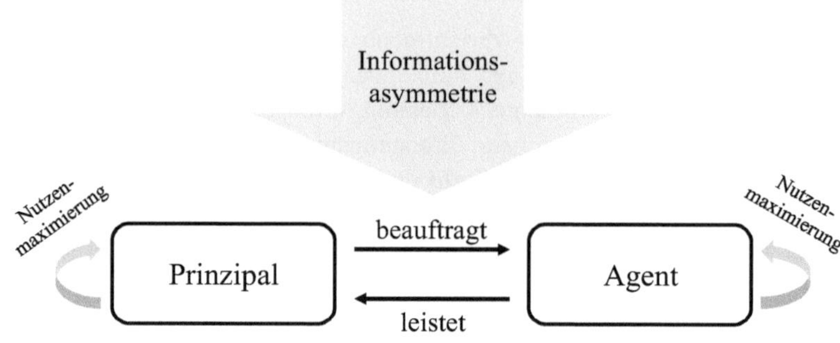

das beispielsweise, dass ein Patient (Prinzipal) aufgrund einer Erkrankung einen Arzt (Agent) aufsucht und diesen (aufgrund des nicht ausreichenden eigenen medizinischen Wissens) beauftragt, ihn zu kurieren. Analog besteht diese Prinzipal-Agenten-Beziehung im Pflegebereich, wenn ein Pflegebedürftiger (Prinzipal) aufgrund seiner eingeschränkten körperlichen Fähigkeiten einen Pflegenden (Agent) damit beauftragt, seine pflegerische Versorgung zu übernehmen.

Im ökonomischen Modell eines idealtypischen Marktes herrscht vollständige Transparenz und alle Marktteilnehmer verfügen über alle erforderlichen Informationen.[7] In einer derartigen Situation wäre ein Prinzipal-Agenten-Verhältnis unproblematisch, da sowohl der Prinzipal wie auch der Agent das Ziel einer eigenen Nutzenmaximierung verfolgen und der Interessenausgleich auf dem Markt durch Angebot und Nachfrage erfolgt, und damit letztlich durch den Marktpreis gesteuert wird.

Die Prinzipal-Agent-Theorie geht davon aus, dass der Auftraggeber (Prinzipal) und Auftragnehmer (Agent) einen Vertrag in einer gegenseitig vorteilhaften Tauschbeziehung schließen. Der Agent verpflichtet sich, einen Auftrag im Sinne des Prinzipals zu erfüllen. Die Erfüllung des Auftrags ist für den Agenten mit Aufwand verbunden, für den er vom Prinzipal honoriert wird. Besteht eine asymmetrische Informationsverteilung zu Lasten des Prinzipals, kann der Agent den Anreiz

haben, die Interessen des Prinzipals (zumindest teilweise) zu missachten und eigene Interessen zu verfolgen, um seinen eigenen Nutzen zu maximieren (Abb. 5.4).

Im Gesundheits- und Pflegesystem liegen die Rahmenbedingungen eines vollkommenen Marktes jedoch gerade nicht vor. In einer Prinzipal-Agenten-Beziehung in der Gesundheitsversorgung, beispielsweise zwischen Arzt und Patient oder Pflegendem und Pflegebedürftigen, wird die Beziehung problematisch, wenn der Agent (Leistungserbringer) nicht vollständig im Interesse des Prinzipals (Patient oder Pflegebedürftiger) tätig wird, sondern eigene (ökonomische) Interessen verfolgt. So wird häufig kritisiert, dass Leistungserbringer aufgrund der Informationsasymmetrie in der Lage sind, gerade in Ihrer Beratungstätigkeit nicht vollständig im Interesse der Patienten bzw. Pflegebedürftigen zu beraten, sondern im eigenen Interesse. Beispielsweise könnten Leistungserbringer, die nicht ausgelastet sind versuchen, gesundheitliche Leistungen zu empfehlen, die aus Sicht der Patienten bzw. Pflegebedürftige aber unnötig oder zumindest zweifelhaft sind (z. B. IGeL-Leistungen), um dann diese erbrachten Leistungen abrechnen und damit das eigene Einkommen erhöhen zu können. Denn aufgrund der Informationsasymmetrie, also aufgrund des fehlenden Wissens, werden Patienten im Zweifel Ärzten und Pflegenden vertrauen, wenn diese ihnen Leistungen empfehlen.

Angebotsinduzierte Nachfrage

Aus dem zuvor beschriebenen Szenario lässt sich die Hypothese der angebotsinduzierten

---

[7]Zur Erinnerung bzw. Auffrischung der Anforderungen bzw. Voraussetzungen eines vollkommenen Marktes wird auf die Ausführungen in den Kap. 2 und Abschn. 3.4.1 verwiesen.

Nachfrage[8] ableiten, nach der sich ein Angebot an Gesundheits- und Pflegeleistungen (beispielsweise Ärzte, Krankenhausbetten, ambulante Pflegedienste, stationäre Pflegebetten, etc.) die eigene Nachfrage schafft. Im Krankenhaus oder stationären Pflegebereich ließe sich diese Hypothese auf die Formulierung bringen:

▶ „A build bed is a filled bed is a billed bed."
(Breyer und Fleßa 2011, S. 77)

Diese Aussage unterstellt, dass ein einmal eingerichtetes Bett im Krankenhaus oder Pflegeheim nicht leer bleibt, weil ein leer stehendes Bett für die jeweilige Einrichtung unwirtschaftlich ist. Daher werden Einrichtungen immer bestrebt sein, vorhandene Betten nicht ungenutzt zu lassen, sondern diese mit Patienten bzw. Pflegebedürftigen zu belegen. Es wird also davon ausgegangen, dass Anbieter von Gesundheits- und Pflegeleistungen die nachgefragte Menge aufgrund der vorhandenen Informationsasymmetrie in einem gewissen Rahmen selbst beeinflussen können. Insofern kann angebotsinduzierte Nachfrage im Gesundheits- und Pflegewesen wie folgt definiert werden:

„Als angebotsinduzierte Nachfrage ist die nachgefragte Menge zu verstehen, die ein Patient bzw. Pflegebedürftiger nachfragt, weil er aufgrund bestehende Informationsasymmetrien der Empfehlung des Leistungserbringers (Arzt / Pflegende) vertraut, aber nicht nachgefragt hätte, wenn er vollständig informiert gewesen wäre."

Nach dieser Definition müsste es also in Regionen, in denen im Verhältnis zur Einwohnerzahl beispielsweise mehr Ärzte, mehr Krankenhäuser oder mehr ambulante und stationäre Pflegeeinrichtungen an der Versorgung der Bevölkerung teilnehmen, die in Anspruch genommene Leistungsmenge höher sein, als in Regionen mit weniger Ärzten, Krankenhäusern oder ambulanten und stationären Pflegeeinrichtungen. Diese aufgestellte These soll im Folgenden exempla-

risch am Beispiel ärztlicher Leistungen untersucht und auch grafisch hergeleitet werden:

Nehmen wir also an, dass auf einem vollkommenen Markt für Arztleistungen ein Marktgleichgewicht eingetreten ist. Auf diesem Markt zahlen die Patienten die in Anspruch genommenen ärztlichen Leistungen vollständig selbst. In diesem Fall würden auf einem freien (vollkommenen) Markt für Arztleistungen der Preis und die in Anspruch genommene Menge ärztlicher Leistungen durch die Nachfrage und das Angebot bestimmt. Im Gleichgewicht würde sich für die in Anspruch genommene Gleichgewichtsmenge (x_G) der Gleichgewichtspreis (p_G) ergeben. Diese Gleichgewichtssituation ist in der folgenden Abb. 5.5 dargestellt.

Wir wollen nun die Frage untersuchen, ob die Zulassung weiterer Ärzte zu einer steigenden Leistungsmenge führen würde, sich also ein steigendes Angebot seine eigene Nachfrage schaffen kann.

Die Zulassung weiterer Ärzte ist gleichbedeutend mit einer Ausweitung des Angebotes. Das Angebot würde sich, wie in der folgenden Abb. 5.6 dargestellt, von A_0 auf A_1 verlagern. Eine Ausweitung des Angebotes würde demnach zwar zu einem Anstieg der in Anspruch genommenen Leistungen, also zu einer Mengenausweitung (von x_0 auf x_1) führen. Folge wäre aber gleichzeitig auch ein Sinken des Marktpreises (von p_0 auf p_1). D. h. durch eine Ausweitung des ärztlichen Angebotes würde auf einem vollkommenen Markt der Wettbewerb unter den Ärzten steigen und daher würden die Preise für ärztliche Leistungen auf einem freien Markt sinken.

Aber ist dieses Szenario für unser Gesundheitswesen realistisch? Nein. Denn tatsächlich trifft unsere Annahme eines vollkommenen Marktes auf unser Gesundheitswesen so nicht zu, weil das Honorar der Ärzte und damit auch der Preis für ärztliche Leistungen durch Gebührenkataloge, z. B. den Einheitlichen Bewertungsmaßstab Ärzte (EBM) für vertragsärztliche Leistungen und die Gebührenordnung für Ärzte (GOÄ) für Privatleistungen, fixiert worden sind. Dementsprechend wird der Marktmechanismus bei einem steigenden Angebot

---

[8]In der gesundheitsökonomischen Literatur wird in Bezug auf angebotsinduzierte Nachfrage auch vom sog. „Say'schen Theorem des Gesundheitswesens" gesprochen (Breyer und Fleßa 2011, S. 77).

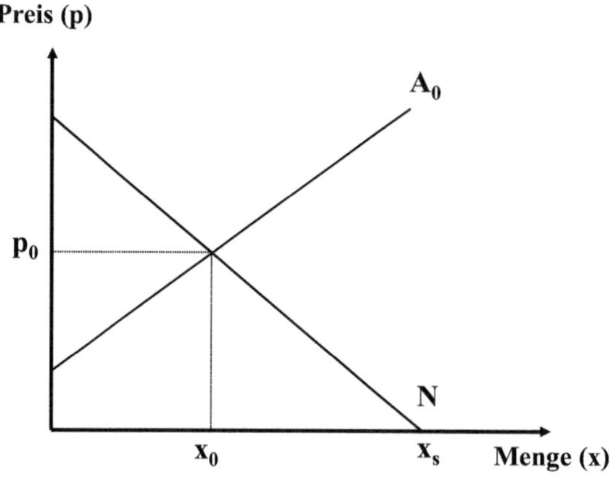

Abb. 5.5 Vollkommener Markt für ärztliche Leistungen

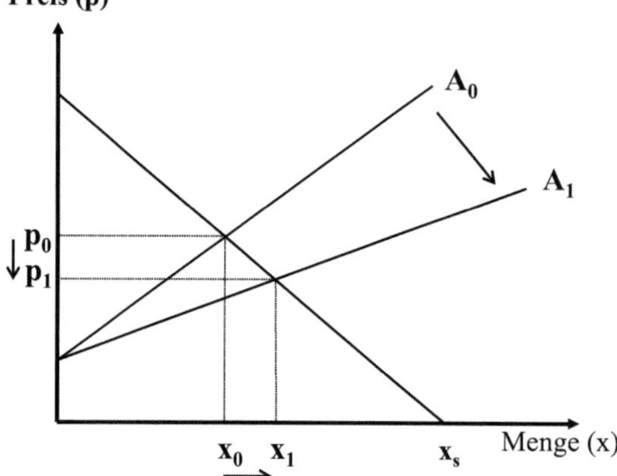

Abb. 5.6 Steigendes Angebot

nicht mit sinkenden Preisen reagieren können. Gleichzeitig zahlt der Patient den Preis in der Regel nicht selbst, sondern die Krankenversicherung übernimmt die Vergütung des Arztes. Von den Versicherten (Nachfragern) wird die Inanspruchnahme der ärztlichen Leistung als kostenlos empfunden, zumindest solange ein vollständiger Versicherungsschutz (ohne Selbstbeteiligung) vorliegt.

Insofern müssen wir unsere Annahmen für eine realistische Abbildung anpassen. Wie in Kap. 4 bereits beschrieben, ist es für die Versicherten bei Existenz eines Versicherungsschutzes (ohne Selbstbeteiligung) rational, die Sättigungsmenge nachzufragen. Die Nachfrage ist starr, d. h. die Nachfragefunktion verläuft als Senkrechte durch die Sättigungsmenge. Gleichzeitig gehen wir von vereinbarten Arzthonoraren, also einem fixen Preis (p_{fix}) aus, den wir in die folgende Abb. 5.7 übernehmen.

Unter der Annahme, dass eine Vollversicherung vorliegt und somit die Nachfrage des Patienten nicht vom Preis abhängt, ist N_0 eine starre Nachfrage, die durch die Sättigungsmenge (x_{s0}) verläuft. Der Preis (p_{fix}) ist durch die Gebührenordnung fest vorgegeben und zu diesem Preis ergibt sich ein Schnittpunkt mit der Nachfrage (N_0), die dem Bedarf der Patienten entspricht. Unter der Annahme, dass ausreichend Ärzte zugelassen sind, um diesen Bedarf der Patienten zu befriedigen, verläuft das Angebot (A_0) ebenfalls durch diesen

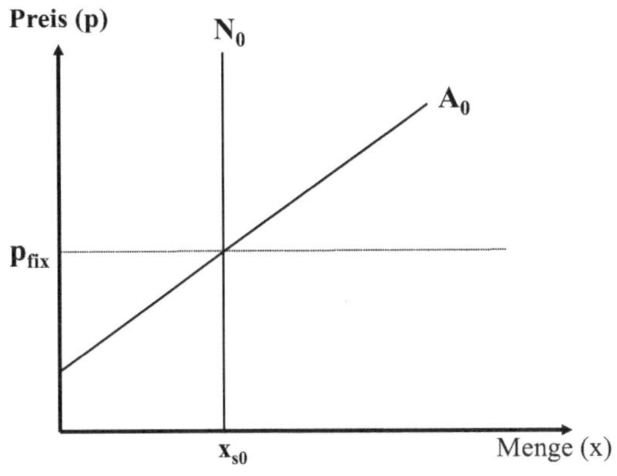

Abb. 5.7 Versicherungsschutz und feste Honorierung (Preise)

Was passiert, bei Existenz einer Versicherung und festgelegten Honoraren (Preisen) ?

- Bei bestehendem Versicherungsschutz (*ohne* Selbstbeteiligung) ist die Nachfrage N_0 starr, d.h. der einzelne Versicherte fragt stets die Sättigungsmenge x_{s0} nach

- Der Preis p_{fix} wurde fixiert und determiniert damit das Angebot A_0

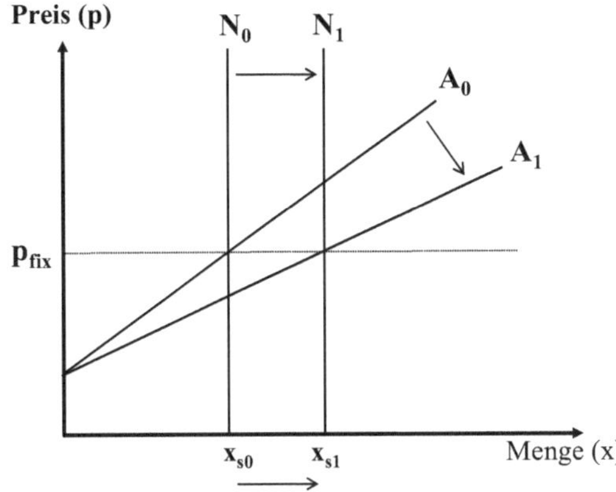

Abb. 5.8 Angebotsinduzierte Nachfrage

Was passiert, wenn mehr Ärzte zugelassen werden?

- Das Angebot an Arztleistungen steigt von A_0 auf A_1

- Die Ärzte behandeln mehr Versicherte, die empfohlene Leistungen zusätzlich nachfragen

- Die Nachfrage steigt von N_0 auf N_1 Die Menge steigt von x_{s0} auf x_{s1}

„Angebotsinduzierte Nachfrage"

Schnittpunkt. Die Einzelleistungen werden jeweils mit einem fixen Preis (p_0) versehen, der das Leistungsangebot (A_0) mit der primären Nachfrage in Übereinstimmung bringt.

Insofern haben wir nun unser Modell den realen Bedingungen auf dem Arztleistungsmarkt angepasst. Stellen wir uns in diesem modifizierten Modell nun erneut die Frage: Was passiert, wenn mehr Ärzte zugelassen werden? (Abb. 5.8).

Wenn mehr Ärzte zugelassen werden, steigt das Angebot von A_0 auf A_1. Allein durch die Tatsache, mehr Ärzte zugelassen werden, ändert sich ceteris paribus erst einmal nichts an der Morbidität der Patienten. Die Patienten sind genauso krank wie zuvor. Da aber nun mehr Ärzte vorhanden sind, haben diese mehr Zeit, den einzelnen Patienten zu behandeln.

Wie beschrieben, sind wir in unserer Hypothese zur angebotsinduzierten Nachfrage im Gesundheitswesen davon ausgegangen, dass aufgrund asymmetrischer Informationen zwischen Arzt und Patient, der Patient nicht vollständig autonom seine Nachfrage artikuliert, sondern vielmehr die Nachfrage durch die Empfehlungen des Arztes beeinflusst wird. Wenn nun der Arzt im Rahmen der bestehenden Prinzipal-Agenten-Beziehung nicht als vollständig korrekter Sachwalter ausschließlich im Interesse des Patienten handelt, sondern eigene Interessen verfolgt, kann es dazu kommen, dass Ärzte den Patienten zusätzliche Leistungen anbieten, um ihr Einkommen zu maximieren.

Weil die Patienten den Empfehlungen der Ärzte vertrauen, nehmen sie diese Leistungen zusätzlich in Anspruch. Dadurch steigt verschiebt sich die Nachfrage non N_0 auf N_1 und die Sättigungsmenge der Patienten steigt von x_{s0} auf x_{s1}. Der Patient fragt also mehr Leistungen nach, als er nachgefragt hätte, wenn er vollständig informiert gewesen wäre, also gewusst hätte, dass die in Anspruch genommenen Leistungen nicht zwingend erforderlich waren. Diese Mengensteigerung von x_{s0} auf x_{s1} spiegelt somit die angebotsinduzierte Nachfrage.

Neben der asymmetrischen Wissensverteilung kommt noch ein zweiter Punkt hinzu, der es ermöglicht, dass die Patienten die empfohlenen Leistungen in Anspruch nehmen: Die Existenz einer Versicherung (ohne Selbstbeteiligung). Wenn die Kosten der vom Arzt zusätzlich empfohlenen Leistungen von den Patienten selbst finanziert werden müssen, werden Patienten mutmaßlich kritischer hinterfragen, ob die Leistungen tatsächlich notwendig sind. Aber wenn die Leistungen von einer Versicherung vollständig übernommen werden, der Patient selbst also finanziell gar nicht betroffen ist, hat er zumindest aus finanzieller Perspektive keinen Anreiz auf eine sparsame Leistungsinanspruchnahme hinzuwirken.

Dies wäre erst dann der Fall, wenn der Patient selbst finanziell betroffen wäre, also beispielsweise Selbstbeteiligungen bei der Inanspruchnahme von Leistungen zahlen muss. Umso stärker der Patient selbst finanziell betroffen ist, umso schwerer wird es dem Arzt fallen, auf eine angebotsinduzierte Nachfrageausweitung hinzuwirken. Hinzu kommt, dass die Beziehung zwischen Arzt und Patient in der Regel von einem besonderen Vertrauensverhältnis geprägt ist. Eine enge Arzt-Patienten-Bindung führt in der Regel zu einer geringen Wechselbereitschaft der Patienten. Anders als bei anderen Konsumgütern, wird nicht ohne Not der Anbieter gewechselt. So bestehen beispielsweise bei Lebensmitteln keine hohen Hürden, den Anbieter zu wechseln, dort reicht häufig schon eine kleine Preisdifferenz, um die Lieblingsnudeln in einem anderen Discounter zu kaufen, wenn sie dort preiswerter sind. Aufgrund der persönlichen Bindung und dem u. U. bereits seit Jahren bestehendem Vertrauensverhältnis zwischen Arzt und Patient wird der Hausarzt nur bei sehr triftigen Gründen gewechselt werden.

Ein weiterer Faktor, der eine angebotsinduzierte Nachfrage fördern kann, sind unterschiedliche Zielsetzung von Arzt und Patient. Während der Patient schnellstmöglich gesund und qualitativ hochwertig versorgt werden möchte, kann der Arzt u. U. ein Interesse daran haben, den Patienten längerfristig zu behandeln, weil damit beispielsweise eine nachhaltigere Wiederherstellung der Gesundheit des Patienten erreicht werden kann oder aber auch einfach länger Leistungen zulasten der Krankenversicherung abgerechnet und damit das Honorar des Arztes erhöht werden kann. Damit wird deutlich, dass auch die Form der Honorierung des Arztes einen nicht unerheblichen Einfluss auf eine potenziell angebotsinduzierte Nachfrage haben kann: Der Anbieter einer Leistung, hier der Arzt, hat beispielsweise ein Interesse daran, möglichst viele Leistungen zu erbringen, wenn im Rahmen einer Einzelleistungsvergütung jede erbrachte Leistung einzeln vergütet wird. Erhält der Arzt hingegen eine Pauschalvergütung, beispielsweise eine feste Summe pro Quartal, hat der Arzt ein Interesse daran, möglichst wenige Leistungen zu erbringen, da sich durch zusätzlich erbrachte Leistungen nicht die pauschale Vergütung erhöht.

Auch wenn wir nun theoretisch hergeleitet haben, wie eine angebotsinduzierte Nachfrage zustande kommen kann, und darüber hinaus einige Punkte angeführt haben, die eine Entstehung angebotsinduzierter Nachfrage fördern können, darf nicht pauschal unterstellt werden, dass Ausweitungen der Leistungsmenge immer Folge einer angebotsinduzierten Nachfrage sind. Vielmehr können auch andere Gründe für eine Ausweitung der nachgefragten Menge verantwortlich sein (Breyer und Fleßa 2011, S. 16):

- Eine steigende Leistungsmenge kann ein Indiz für eine zuvor bestandene Unterversorgung sein. Hat ein permanenter Nachfrageüberhang bestanden, d. h. sind nicht ausreichend Ärzte vorhanden, um die Nachfrage der Patienten zu befriedigen, macht sich das beispielsweise an langen Wartezeiten bemerkbar. Einige Patienten werden dann ggf. nicht bereit sind dies Wartezeiten hinzunehmen und daher auf die Inanspruchnahme der Leistungen verzichten. Bei Zulassung weiterer Ärzte würden diese Patienten dann die Leistungen in Anspruch nehmen.

- Eine steigende Zahl an Leistungserbringern kann zu einer höheren Versorgungsdichte führen und damit die Erreichbarkeit verbessern. Wurden zuvor Patienten aufgrund zu großer Entfernung von der Inanspruchnahme von Leistungen abhalten, könnte auch eine größere Nähe zu einer erhöhten Leistungsinanspruchnahme führen, weil sich damit der Aufwand für die Patienten reduziert.
- Schließlich könnte mit einer umgekehrten Kausalität argumentiert werden: Da niedergelassene Ärzte freiberuflich tätig sind, und damit auf eine wirtschaftliche Praxisführung angewiesen sind, könnte angenommen werden, dass sich Ärzte mutmaßlich gerade dort niederlassen, wo eine erhöhte Nachfrage besteht.

Die Tatsache, dass es unterschiedliche Erklärungsansätze für das Auftreten von Leistungsausweitungen gibt, legt nahe, dass das Ausmaß angebotsinduzierter Nachfrage durchaus kontrovers diskutiert wird und empirische Belege sehr anspruchsvoll sind, wenn alternative Ursachen der Leistungsausweitung ausgeschlossen werden sollen. Es kann in der Regel nicht eindeutig abgegrenzt werden, welcher Anteil einer Ausweitung der Nachfrage auf eine simultane Angebotsausdehnung und welcher Anteil auf andere Determinanten der Nachfrage zurückzuführen sind.[9]

Wenn zuvor auf Faktoren hingewiesen wurde, die eine angebotsinduzierte Nachfrage begünstigen, soll nicht unterlassen werden, auch auf Faktoren hinzuweisen, die einer angebotsinduzierten Nachfrage entgegenwirken können:

- Zuvorderst ist zweifelsohne der *Hippokratische Eid* zu nennen, den Ärzte bei ihrer Zulassung geschworen haben. Die meisten Ärzte werden sicherlich keine Leistungen empfehlen, geschweige denn erbringen, die einem Patienten schaden, nur um das eigene Einkommen zu erhöhen.
- *Arzthaftung:* In diesem Kontext ist auch das in Deutschland existierende Haftungsrecht anzuführen. In dem Maße, wie Leistungserbringer damit rechnen müssen, für falsche oder nicht notwendige Leistungen haftbar gemacht zu werden, wird eine angebotsinduzierte Nachfrageausweitung sicherlich verhindert.
- *Abbau der Informationsasymmetrie:* Soweit als Hauptursache für eine angebotsinduzierte Nachfrage eine bestehende Informationsasymmetrie angeführt wurde, kann der „Informierte Patient" einer angebotsinduzierten Nachfrage entgegenwirken. Somit wirken alle Maßnahmen in Richtung Patient Empowerment oder einer partizipativen Entscheidungsfindung einer angebotsinduzierten Nachfrage entgegen.
- Darüber hinaus sind eine Vielzahl weitere Faktoren denkbar, die einer angebotsinduzierten Nachfrage entgegen wirken, wie beispielsweise ethische Verhaltensregeln für Leistungserbringer, informierte Versicherungsträger, Reputation, Zertifizierung, etc.

Lösungsansätze

Aus den hier aufgezählten Faktoren lassen sich schließlich Lösungsansätze für die Eindämmung oder zumindest Minimierung einer (unterstellten) angebotsinduzierten Nachfrageausweitung ableiten. Lösungsansätze können sowohl auf der Angebotsseite, als auch auf der Nachfrageseite ansetzen.

Angebotsseitig könnte die Vorgabe von Behandlungsstandards durch Fachgesellschaften (oder auch Versicherungen) zu einer Eindämmung angebotsinduzierter Nachfrage beitragen. Um die Qualität der Versorgung zu

---

[9]Eine ausführliche theoretische Herleitung und empirische Annäherung zu angebotsinduzierte Nachfrage findet sich bei von der Schulenburg und Greiner 2013, S. 165–174 sowie Breyer et al. 2013, S. 356–370.

garantieren, dürfen derartige Behandlungsstandards aber nicht aus rein monetären Interessen vorgegeben werden, beispielsweise in der Form dass teure Leistungen nicht angewendet werden dürfen, sondern müssen sich nach dem wissenschaftlich anerkannten aktuellen Stand der Erkenntnisse richten (Evidence Based Nursing) und sich an den Behandlungsleitlinien der wissenschaftlichen Fachgesellschaften (Expertenstandards) orientieren. Darüber hinaus könnten auch alternative *Honorierungsverfahren* (z. B. Kopfpauschalen anstelle einer Einzelleistungsvergütung) zu einer Minimierung angebotsinduzierter Nachfrage beitragen. In diesem Zusammenhang könnte beispielsweise auch über eine Gewinnbeteiligung der Pflegeleistungserbringer nachgedacht werden. Denn wenn eine angebotsinduzierte Nachfrageausweitung unmittelbar (senkende) Auswirkungen auf den Gewinn hat, hätten die Pflegeleistungserbringer keinen Anreiz mehr, die Leistungsmenge auszuweiten.

Nachfrageseitig wird faktisch bereits direkt an der artikulierten Nachfrage der Pflegebedürftigen angesetzt: So wird der Anreiz der Pflegebedürftigen, zusätzliche Leistungen in Anspruch zu nehmen, durch die derzeitige geringe Bezuschussung gesenkt. Durch die unmittelbare ökonomische bzw. finanzielle Belastung für die Pflegebedürftigen im aktuellen System wird es Pflegeleistungsanbietern schwer fallen, eine angebotsinduzierte Nachfrage auszulösen. Darüber hinaus könnte versucht werden, das Informationsinteresse der Pflegebedürftigen zu steigern, um bestehende Informationsasymmetrien, die als maßgebliche Voraussetzung für die angebotsseitige Steigerung der Nachfrage identifiziert wurden, abzubauen.

Kritische Reflexion zur angebotsinduzierten Nachfrage in der Pflege

Die theoretische Herleitung einer angebotsinduzierten Nachfrage wurde bewusst am Beispiel ambulant niedergelassener Ärzte dargestellt, weil dort die theoretisch angeführten Faktoren, die eine angebotsinduzierte Nachfrage begünstigen, besonders offensichtlich zutreffen:

- Informationsasymmetrie zwischen Anbieter (Agent) und Nachfrager (Prinzipal)
- Vertrauensgut
- Ökonomische Anreize (Versicherungsschutz, Notwendigkeit der effizienten Leistungserstellung, Form der Honorierung, etc.)

Grundsätzlich kann aber festgehalten werden, dass angebotsinduzierte Nachfrage in allen Leistungsbereichen des Gesundheits- und Pflegewesens denkbar ist, auch im Pflegebereich. Insofern ist es sinnvoll, sich mit den theoretischen Grundlagen zumindest einmal auseinandergesetzt zu haben. Gleichzeitig sollen an dieser Stelle die vorherigen Ausführungen noch einmal kritisch beleuchtet werden, inwiefern die unterstellte Existenz angebotsinduzierter Nachfrage auch für den Pflegebereich dieselbe Relevanz entfaltet. Im direkten Vergleich mit der medizinischen Versorgung sprechen einige Aspekte für die Annahme, dass die die Annahme einer angebotsinduzierten Nachfrage im Bereich weniger relevant sein dürfte:

- Im Hinblick auf die *Informationsasymmetrie* kann festgehalten werden, dass ein Großteil pflegerischer Leistungen nicht so komplex ist, dass eine generelle Informationsasymmetrie von erheblichem Ausmaß unterstellt werden müsste. Zwar wird es auch hier ein Informationsgefälle zwischen Pflegenden und Pflegebedürftigen geben, aber für einen Großteil pflegerischer Leistungen kann sicherlich angenommen werden, dass Pflegebedürftige die Versorgung besser nachvollziehen und verstehen können, als dies bei komplexen medizinischen Operationen der Fall ist. Gleichzeitig muss aber auch darauf verwiesen werden, dass mit zunehmender Pflegebedürftigkeit und insbesondere bei Pflegebedürftigen mit fortschreitender Demenz mutmaßlich das Interesse an einem „Informationsstand auf Augenhöhe" nachlässt. Insbesondere bei dementen Pflegebedürftigen wird das ökonomische Bild eines rational entscheidenden und vollständig informierten homo oeconomicus nicht mehr zutreffen.

- Insoweit mögen auch Pflegeleistungen ein Vertrauensgut sein, als Pflegebedürftige darauf vertrauen, von den Pflegenden tatsächlich bestmöglich pflegerisch versorgt zu werden. Andererseits sind viele Pflegeleistungen ein Erfahrungsgut, d. h. mit häufiger Wiederholung (wie beispielsweise bei der täglich annähernd gleichen Prozedur der Körperpflege) werden Patienten eher in der Lage sein, deren Qualität und Notwendigkeit einzuschätzen, als die bei selten medizinischen Interventionen (wie beispielsweise einer Blinddarmentfernung) der Fall sein mag. Danach sind Pflegeleistungen keine Leistungen, bei denen der Nachfrager die Qualität nicht beurteilen kann und daher der Aussage des Leistungserbringers vertraut; vielmehr sind die meisten Pflegeleistungen ein Erfahrungsgut, weil sie regelmäßig in Anspruch genommen werden und mit steigernder Erfahrung auch ihre Qualität und Notwendigkeit besser eingeschätzt werden kann. Insofern dürfte Pflegenden hier deutlich schwerer möglich sein, eine angebotsinduzierte Nachfrage auszulösen.
- Vor dem Hintergrund der Ausgestaltung der Sozialen Pflegeversicherung, die, anders als in der Gesetzlichen Krankenversicherung, keine Leistungen nach Bedarf finanziert, sondern allenfalls bezuschusst, haben die Pflegebedürftigen bereits heute erhebliche Eigenanteile zu tragen. Insofern kann festgehalten werden, dass das in diesem Kapitel beschriebene ökonomische Phänomen einer angebotsinduzierten Nachfrage im aktuellen Pflegesystem – wenn überhaupt – nur eine sehr untergeordnete Bedeutung haben dürfte.
- Eine angebotsinduzierte Nachfrage würde demnach also nur bei Leistungen in Betracht kommen, die vollständig (ohne Selbstbeteiligung der Pflegebedürftigen) durch die SPV finanziert werden.
- Ein weiteres Argument sind die Angebotskapazitäten: Aktuell befinden wir uns tendenziell eher in einer Mangelsituation und nicht in einer Situation, die von Überkapazitäten geprägt ist, d. h. die Anbieter von Pflegeleistungen sind auch so bereits ausgelastet und haben daher schlichtweg keine ungenutzten Kapazitäten für angebotsinduzierte Nachfrage.
- Darüber hinaus sind Pflegende in der Regel nicht selbstständig bzw. freiberuflich tätig und haben daher kein eigenes Interesse an einer Gewinnmaximierung, weil ihr Einkommen in der Regel nicht von der Menge der erbrachten Leistungen abhängt, sondern in der Regel als festes Gehalt gezahlt wird. Allerdings dürfte ein Anreiz zur Gewinnmaximierung bei den Inhabern bzw. Trägern von ambulanten und stationären Pflegeeinrichtungen vorhanden sein.

Aufgrund der kritischen Diskussion könnte der Eindruck entstehen, dass die Hypothese von der angebotsinduzierten Nachfrage nur ein akademisches Gedankenkonstrukt ist, dass in der Realität kaum vorkommt und aufgrund anderer Erklärungsansätze für eine Leistungsausweitung ohnehin empirisch nur schwer nachweisbar ist. Daher soll mit dem folgenden Beispiel veranschaulicht werden, dass angebotsinduzierte Nachfrage nicht auf das Gesundheitswesen beschränkt ist, sondern auch in vielen anderen Bereichen unseres täglichen Lebens auftreten kann.

Angebotsinduzierte Nachfrage außerhalb des Gesundheits- und Pflegewesens

Dass es durch asymmetrische Informationen auch außerhalb des Gesundheits- und Pflegewesens zu einer angebotsinduzierten Nachfrage kommen kann, soll mit diesem nicht fiktiven, sondern selbst erlebten Beispiel veranschaulicht werden.

Dazu stellen Sie sich bitte vor, dass Sie mit ihrem eigenen oder einem geliehenen Auto einen Wochenendausflug in eine weiter entfernte Stadt unternommen haben und Sie noch vor Antritt der Rückreise untypische Vibrationen in ihrem Auto feststellen. Sicherheitshalber suchen sie eine Werkstatt auf, um vom KFZ-Meister überprüfen zu lassen, ob das Auto noch fahrtüchtig ist. Nach eingehender Inspektion und nicht zu langer Wartezeit kommt der KFZ-Meister aus der Werkstatt und eröffnet Ihnen mit einem Stirnrunzeln, dass die Gummilagerung am Querlenker der vorderen Achse links und rechts beschädigt ist und empfiehlt ihnen deswegen, sicherheitshalber auf beiden Seiten die Gummilagerung und die Querlenker auszutauschen. Die Ersatzteile habe er vorrätig und könne die Reparatur umgehend ausführen. Für die Material- und Arbeitskosten nennt er Ihnen einen Kostenvoranschlag von ca. 500 EUR.

Wie würden Sie in dieser Situation reagieren?

Vermutlich geht es einigen von Ihnen genau wie mir damals und sie machen sich Gedanken darüber, was bitteschön ein Querlenker ist. Da ich aber sicher und wohlbehalten zu Hause ankommen wollte, habe ich mangels meiner eigenen technischen Kenntnisse dem KFZ-Meister vertraut und habe die Gummilagerung und Querlenker an beiden Seiten der Vorderachse austauschen lassen.

Wenn es – wie ich mit ein wenig Abstand vermute – gar nicht zwingend erforderlich war, sofort beide Gummilager und die Querlenker auszutauschen, wäre es dem KFZ-Meister aufgrund der Informationsasymmetrie zwischen uns beiden gelungen, eine angebotsinduzierte Nachfrage bei mir auszulösen, die ich vermutlich nicht geäußert hätte, wenn ich über ausreichend technisches Wissen verfügt hätte, um selbst bewerten zu können, dass die alten Gummidichtungen und Querlenker durchaus noch ein paar tausend Kilometer durchgehalten hätten. Vielleicht hätte es gereicht, nur die Gummilagerung auszutauschen?

5.5 Kapazitäten des Pflegeangebotes

In Abschn. 1.3.4 wurde bereits darauf hingewiesen, dass die Pflege ein erheblicher Wirtschaftsfaktor in Deutschland ist. Daher schauen wir uns in diesem Kapitel die vorhandenen Kapazitäten zur Erstellung von Pflegeleistungen, also die Angebotsseite an. Da die pflegerischen Leistungen in der Akutversorgung sich stark an der medizinischen Versorgung ausrichten und die Kapazitätsplanung in der Krankenhausbedarfsplanung über die jeweiligen Bundesländer erfolgt, betrachten wir an dieser Stelle ausschließlich die Angebotskapazitäten der Langzeitpflege, also die Kapazitäten in ambulanten und stationären Einrichtungen der Langzeitpflege.

5.5.1 Struktur des Angebots ambulanter Einrichtungen

In den vergangenen Jahren ist die Anzahl ambulanter Pflegeeinrichtungen kontinuierlich gestiegen. Existierten im Jahr 1999 noch 10.820 ambulante Einrichtungen, stieg diese Zahl auf 14.050 ambulante Einrichtungen im Jahr 2017 (Abb. 5.1).

Im ambulanten Bereich werden Pflegeleistungen traditionell überwiegend von Einrichtungen in privater Trägerschaft angeboten. Bereits im Jahr 1999 befanden sich mehr als die Hälfte aller Einrichtungen (50,9 %) in privater Trägerschaft. Dieser Anteil ist seit Jahren kontinuierlich gestiegen, sodass sich im Jahr 2017 knapp zwei Drittel (65,8 %) aller Einrichtungen in privater Trägerschaft befanden. Der Anteil ambulanter Einrichtungen in öffentlicher Trägerschaft war traditionell gering und ist von 2,0 % im Jahr 1999 auf 1,4 % im Jahr 2017 gesunken. Auch der Anteil der ambulanten Einrichtungen in freigemeinnütziger Trägerschaft ist rückläufig und sank von 47,2 % im Jahr 1999 auf 32,8 % im Jahr 2017, also auf weniger als ein Drittel.

Neben dieser Ausrichtung auf die Angebotsseite ist für eine Einschätzung inwiefern sich das Angebot bedarfsgerecht entwickelt, auch die potenzielle Nachfrageseite von Bedeutung. Dazu wird in der Tab. 5.2 das Angebot, also die Anzahl der betreuten Pflegebedürftigen, der potenziellen Nachfrage, in Form der Zahl der Pflegebedürftigen, gegenübergestellt werden.

Tab. 5.1 Ambulante Einrichtungen nach Trägerschaft

Jahre	Gesamt	Private Träger		Freigemeinnützige Träger		Öffentliche Träger	
		Absolut	Prozentual (%)	Absolut	Prozentual (%)	Absolut	Prozentual (%)
2017	14.050	9243	65,8	4615	32,8	192	1,4
2015	13.323	8670	65,1	4461	33,5	192	1,4
2013	12.745	8140	63,9	4422	34,7	183	1,4
2011	12.349	7772	62,9	4406	35,7	171	1,4
2009	12.026	7398	61,5	4433	36,9	195	1,6
2007	11.529	6903	59,9	4435	38,5	191	1,7
2005	10.977	6327	57,6	4457	40,6	193	1,8
2003	10.619	5849	55,1	4587	43,2	183	1,7
2001	10.594	5493	51,9	4897	46,2	204	1,9
1999	10.820	5504	50,9	5103	47,2	213	2,0

Quelle: Eigene Darstellung nach Destatis

Tab. 5.2 Versorgungskapazitäten stationärer Pflegeeinrichtungen

Jahre	Pflegebedürftige (in Tausend)	Ambulante Pflegeeinrichtungen			Betreute Pflegebedürftige		
	Absolut	Absolut	Je 1000 Pflegebedürftige		Absolut	Je Einrichtung	Je 1000 Pflegebedürftige
2017	3414	14.050	4,12		829.958	59,1	243,1
2015	2860	13.323	4,66		692.273	52,0	242,1
2013	2626	12.745	4,85		615.846	48,3	234,5
2011	2501	12.349	4,94		576.264	46,7	230,4
2009	2338	12.026	5,14		555.197	46,2	237,5
2007	2247	11.529	5,13		504.232	43,7	224,4
2005	2128	10.977	5,16		471.543	43,0	221,6
2003	2077	10.619	5,11		450.126	42,4	216,7
2001	2040	10.594	5,19		434.679	41,0	213,1
1999	2016	10.820	5,37		415.289	38,4	206,0

Quelle: Eigene Darstellung nach Destatis

Wie wir sehen, ist nicht nur die Anzahl ambulanter Pflegeeinrichtungen, sondern auch die Anzahl der insgesamt von ambulanten Pflegeeinrichtungen betreuten Pflegebedürftigen kontinuierlich angestiegen. Im Jahr 1999 wurden von 10.820 ambulanten Pflegeeinrichtungen noch 415.289 Pflegebedürftige betreut, wohingegen im Jahr 2017 bereits 829.958 Pflegebedürftige von 14.050 ambulanten Pflegeeinrichtungen versorgt wurden. Allerdings stieg die Zahl der Pflegebedürftigen stärker, als die Zahl der ambulanten Einrichtungen. Im Jahr 1999 existierten je 1000 Pflegebedürftigen durchschnittlich 5,37 ambulanten Einrichtungen. Dieser Wert sank bis zum Jahr 2017 kontinuierlich auf 4,12 ambulante Einrichtungen je 1000 Pflegebedürftige. Diese Zahl ist allerdings nicht aussagekräftig, weil sie die Größe bzw. die Anzahl der je Einrichtung betreuten Pflegebedürftigen außer Acht lässt. Nach den vorliegenden Zahlen kann davon ausgegangen werden, dass die ambulanten

Pflegeeinrichtungen im Durchschnitt gewachsen sind, weil im Jahr 1999 noch durchschnittlich 38,4 Pflegebedürftige je ambulanter Einrichtung betreut wurden und dieser Wert auf 59,1 Pflegebedürftige stieg, die im Jahr 2017 durchschnittlich je ambulanter Einrichtung betreut wurden.

Auch wenn nicht alle Pflegebedürftigen tatsächlich von einem ambulanten Pflegedienst betreut wurden – entweder, weil die Betreuung im häuslichen Umfeld durch Freunde bzw. Angehörige erfolgt ist, oder weil die Pflegebedürftigen in einer stationären Pflegeeinrichtung versorgt wurden – kann festgehalten werden, dass insgesamt der Anteil der Pflegebedürftigen, die von einer ambulanten Pflegeeinrichtung betreut wurden, kontinuierlich gestiegen ist. Und zwar von 206,0 Pflegebedürftigen je 1000 Pflegebedürftigen im Jahr 1999 (was einem Anteil von 20,6 % entspricht) auf 243,1 Pflegebedürftige je 1000 Pflegebedürftigen im Jahr 2017 (was einem Anteil von 24,3 % entspricht). Bezogen auf alle Pflegebedürftigen ist damit der Anteil der in ambulanten Einrichtungen versorgten Pflegebedürftigen gestiegen.

Nachdem wir uns bis hierin die zur Verfügung stehenden Kapazitäten, also das Angebot im Verhältnis zur potenzielle Nachfrage von allen Pflegebedürftigen angesehen haben, soll nun die Entwicklung der Versorgungsrelation, d. h. das Verhältnis von betreuten Pflegebedürftigen und Mitarbeitern der ambulanten Pflegeeinrichtungen, in den Mittelpunkt gerückt werden.

Dabei fällt auf, dass nicht nur die Zahl der ambulanten Pflegeeinrichtungen, sondern auch das Personal in diesen Einrichtungen angewachsen ist. Im Jahr 1999 waren 183.782 Mitarbeiter in ambulanten Einrichtungen beschäftigt. Diese Zahl hat sich bis zum Jahr 2017 mit einem Anstieg auf 390.322 Mitarbeiter mehr als verdoppelt. Das durchschnittliche Personal je Einrichtung ist ebenfalls gestiegen, und zwar von durchschnittlich 17,0 Mitarbeitern je Einrichtung im Jahr 1999, auf 27,8 Mitarbeiter je Einrichtung im Jahr 2017. Danach ist also nicht nur die reine Zahl der ambulanten Pflegeeinrichtungen gestiegen, sondern auch unsere Einschätzung bestätigt worden, dass die einzelnen Betriebe im Durchschnitt gewachsen sind (Tab. 5.3).

Um die tatsächliche Versorgungsrelation einschätzen zu können, schauen wir uns nun das Verhältnis zwischen betreuten Pflegebedürftigen und den Mitarbeitern der ambulanten Pflegeeinrichtungen an. Wenn wir uns vor Augen halten, dass nicht nur die Zahl der ambulanten Einrichtungen gestiegen sowie das in diesen Einrichtungen beschäftige Personal angewachsen ist, sondern gleichzeitig auch die Gesamtzahl

Tab. 5.3 Versorgungsrelation in ambulanten Pflegeeinrichtungen

Jahre	ambulante Pflegeeinrichtungen	Personal in ambulanten Pflegeeinrichtungen		betreute Pflegebedürftige		
		Absolut	Je Einrichtung	Absolut	Je Einrichtung	Je Mitarbeiter
2017	14.050	390.322	27,8	829.958	59,1	2,13
2015	13.323	355.613	26,7	692.273	52,0	1,95
2013	12.745	320.077	25,1	615.846	48,3	1,92
2011	12.349	290.714	23,5	576.264	46,7	1,98
2009	12.026	268.890	22,4	555.197	46,2	2,06
2007	11.529	236.162	20,5	504.232	43,7	2,14
2005	10.977	214.307	19,5	471.543	43,0	2,20
2003	10.619	200.897	18,9	450.126	42,4	2,24
2001	10.594	189.567	17,9	434.679	41,0	2,29
1999	10.820	183.782	17,0	415.289	38,4	2,26

Quelle: Eigene Darstellung nach Destatis

der betreuten Pflegebedürftigen gestiegen ist, können wir die Versorgungsrelation nur anhand der Entwicklung der je Mitarbeiter betreuten Pflegebedürftigen einschätzen. Wir erinnern uns, dass die Zahl der insgesamt betreuten Pflegebedürftigen von 415.289 Pflegebedürftigen im Jahr 1999 auf 829.958 Pflegebedürftige im Jahr 2017 kontinuierlich angewachsen ist. Die ambulanten Pflegeeinrichtungen sind nicht nur im Hinblick auf das durchschnittliche Personal größer geworden, sondern sie versorgen im Durchschnitt auch mehr Pflegebedürftige. Die Zahl der durchschnittlich je Einrichtung betreuten Pflegebedürftigen stieg von 38,4 Pflegebedürftigen im Jahr 1999 auf 59,1 Pflegebedürftige im Jahr 2017 an.

Zur Bewertung der Versorgungsrelation ist dann schließlich das durchschnittliche Verhältnis von betreuten Pflegebedürftigen je Mitarbeiter zu betrachten. Dieses Verhältnis schwankt über den Zeitraum. Ausgehend von 2,26 Pflegebedürftigen je Mitarbeiter im Jahr 1999 und einem Anstieg auf 2,29 Pflegebedürftigen je Mitarbeiter bis zum Jahr 2001, sank die Zahl der durchschnittlich betreuten Pflegebedürftigen je Mitarbeiter in den Jahren von 2001 bis 2013 auf 1,92 Pflegebedürftige je Mitarbeiter, d. h. in diesem Zeitraum hat sich die Versorgungsrelation verbessert, weil der einzelne Mitarbeiter nur noch für weniger Pflegebedürftige verantwortlich war. Oder anders formuliert: Für jeden Pflegebedürftigen standen mehr Mitarbeiter zur Verfügung. Allerdings muss dann konstatiert werden, dass sich die Versorgungsrelation danach verschlechtert und von 1,92 Pflegebedürftigen je Mitarbeiter im Jahr 2013 wieder auf 2,13 Pflegebedürftigen je Mitarbeiter im Jahr 2017 anstieg.

5.5.2 Struktur des Angebots stationärer Einrichtungen

Auch die Anzahl stationärer Pflegeeinrichtungen ist in den vergangenen Jahren kontinuierlich gestiegen. Existierten im Jahr 1999 noch 8859 stationäre Einrichtungen, stieg diese Zahl auf 14.480 Einrichtungen im Jahr 2017.

Im Hinblick auf die Trägerschaft zeichnet sich auch bei den stationären Einrichtungen eine strukturelle Veränderung in Richtung private Trägerschaft ab. Während der Anteil der privaten Träger erheblich angestiegen ist, nimmt der Anteil der freigemeinnützigen und öffentlichen Träger kontinuierlich ab. Dominierten im Jahr 1999 die freigemeinnützigen Träger den Markt noch mit einem Anteil von 56,6 %, ist ihr Marktanteil zwar auf 52,7 % im Jahr 2017 zurückgegangen, gleichzeitig befinden sich aber immer noch mehr als die Hälfte aller Einrichtungen in freigemeinnütziger Trägerschaft. Auch der Anteil der öffentlichen Träger ist deutlich zurückgegangen. Deren Marktanteil hat sich von 8,5 % im Jahr 1999 auf 4,7 % im Jahr 2017 nahezu halbiert. Einzig der Marktanteil von Einrichtungen in privater Trägerschaft ist deutlich gestiegen, von 34,9 % im Jahr 1999 auf 42,6 % im Jahr 2017 (Tab. 5.4).

Allerdings kann auch hier allein aus der Tatsache, dass die Anzahl der Einrichtungen deutlich gestiegen ist, noch kein verlässlicher Rückschluss auf die tatsächlich vorhandenen Angebotskapazitäten, geschweige denn auf eine Verbesserung der pflegerischen Versorgungssituation gezogen werden. Hierzu muss auch die Größe der einzelnen Einrichtungen, also die durchschnittliche Anzahl von angebotenen Pflegeplätzen je Einrichtung, berücksichtigt werden. Zusätzlich kann auch hier neben der Ausrichtung auf die Angebotsseite ebenfalls die Nachfrageseite betrachtet werden. Dazu wird auch hier der Anzahl der verfügbaren Pflegeplätze auf der Angebotsseite die potenzielle Nachfrage in Form der Zahl der Pflegebedürftigen gegenübergestellt.

Aus der Tab. 5.5 ist zu entnehmen, dass nicht nur die Anzahl der stationären Pflegeeinrichtungen, sondern auch die absolut zur Verfügung gestellten Pflegeplätze kontinuierlich angestiegen sind. Diese Feststellung zur absoluten Steigerung des Angebots ist aber wenig aussagekräftig im Hinblick auf die Entwicklung eines bedarfsgerechten Angebotes, wenn nicht auch die potenzielle Nachfrageseite, also die Anzahl der Pflegebedürftigen berücksichtigt wird. Zwar muss in diesem Kontext

Tab. 5.4 Stationäre Einrichtungen nach Trägerschaft

Jahre	Gesamt	Private Träger		Freigemeinnützige Träger		Öffentliche Träger	
		Absolut	Prozentual (%)	Absolut	Prozentual (%)	Absolut	Prozentual (%)
2017	14.480	6167	42,6	7631	52,7	682	4,7
2015	13.596	5737	42,2	7200	53,0	659	4,8
2013	13.030	5349	41,1	7063	54,2	618	4,7
2011	12.354	4998	40,5	6721	54,4	635	5,1
2009	11.634	4637	39,9	6373	54,8	624	5,4
2007	11.029	4322	39,2	6072	55,1	635	5,8
2005	10.424	3974	38,1	5748	55,1	702	6,7
2003	9743	3610	37,1	5405	55,5	728	7,5
2001	9165	3286	35,9	5130	56,0	749	8,2
1999	8859	3092	34,9	5017	56,6	750	8,5

Quelle: Eigene Darstellung nach Destatis

Tab. 5.5 Versorgungskapazitäten stationärer Pflegeeinrichtungen

Jahre	Pflegebedürftige (in Tausend)	Stationäre Pflegeeinrichtungen		Verfügbare Plätze		
	Absolut	Absolut	Je 1000 Pflegebedürftige	Absolut	Je Einrichtung	Je 1000 Pflegebedürftige
2017	3414	14.480	4,24	952.367	65,8	279,0
2015	2860	13.596	4,75	928.939	68,3	324,8
2013	2626	13.030	4,96	902.882	69,3	343,8
2011	2501	12.354	4,94	875.549	70,9	350,1
2009	2338	11.634	4,98	845.007	72,6	361,4
2007	2247	11.029	4,91	799.059	72,5	355,6
2005	2128	10.424	4,90	757.186	72,6	355,8
2003	2077	9743	4,69	713.195	73,2	343,4
2001	2040	9165	4,49	674.292	73,6	330,5
1999	2016	8859	4,39	645.456	72,9	320,2

Quelle: Eigene Darstellung nach Destatis

darauf hingewiesen werden, dass nicht alle Pflegebedürftigen auch tatsächlich einen stationären Pflegeplatz benötigen bzw. in Anspruch nehmen, aber sicherlich gibt eine Relation je 1000 Pflegebedürftige zumindest einen besseren Eindruck darüber, wie sich die Kapazitäten entwickeln, die für den Fall, dass ein Bedarf besteht und als Nachfrage geäußert wird, potenziell zur Verfügung stehen. Hierzu können wir den Zahlen entnehmen, dass die Kennzahl Einrichtung je 1000 Pflegebedürftige zunächst gestiegen ist, von 4,39 Einrichtungen im Jahr 1999 auf bis zu 4,98 Einrichtungen je 1000 Pflegebedürftige im Jahr 2009. Bis zum Jahr 2013 stagnierte diese Kennzahl auf diesem Niveau und fiel danach wieder ab auf 4,24 Einrichtungen im Jahr 2017. Zwar kann auch hier diese Zahl sicherlich ein Stück weit mit der Neufassung des Pflegebedürftigkeitsbegriffs und den in der Folge gestiegenen Zahlen an Pflegebedürftigen begründet werden, aber dennoch bleibt festzuhalten, dass die Kennzahl der stationären

Pflegeeinrichtungen je 1000 Pflegebedürftige im Jahr 2017 mit 4,24 Einrichtungen wieder unter das Niveau von 4,39 Einrichtungen im Jahr 1999 gefallen ist. Im Klartext bedeutet das, uns stehen heute pro 1000 Pflegebedürftigen weniger stationäre Einrichtungen zur Auswahl, als vor zwanzig Jahren.

Im Hinblick auf die Entwicklung der stationären Einrichtungen je 1000 Pflegebedürftige kann allerdings eingewandt werden, dass die Fokussierung auf die Anzahl der Einrichtungen nicht aussagekräftig ist, wenn nicht zeitgleich auch die durchschnittliche Größe der Einrichtungen berücksichtigt werden. Beziehen wir die durchschnittlich je Einrichtung angebotenen Pflegeplätze ein, stellen wir fest, dass die Einrichtungen im Durchschnitt weniger Plätze zur Verfügung stellen, d. h. die Einrichtungen werden kleiner. Waren im Jahr 1999 noch durchschnittlich 72,9 Plätze verfügbar, sinkt dieser Wert bis zum Jahr 2017 auf durchschnittlich 65,8 verfügbare Plätze je Einrichtung, d. h. im Durchschnitt werden je Einrichtung gut 7 Plätze weniger zur Verfügung gestellt. Insofern müssen wir festhalten, dass zwar die Anzahl stationärer Pflegeeinrichtungen gestiegen ist, die Anzahl der Plätze je Einrichtung aber im Durchschnitt geringer wird.

Letztlich aber noch aussagekräftiger als die Zahl der Einrichtungen oder die Anzahl verfügbarer Plätze je Einrichtung ist im Hinblick auf die Versorgungssituation die Anzahl der verfügbaren Pflegeplätze je 1000 Pflegebedürftigen. Hier können wir feststellen, dass sich die durchschnittliche Anzahl verfügbarer Plätze je 1000 Pflegebedürftiger zunächst positiv entwickelt hat. Standen im Jahr 1999 noch durchschnittlich 320,2 verfügbare Plätze je 1000 Pflegebedürftiger zur Verfügung, stieg diese Zahl bis zum Jahr 2009 auf 361,4 verfügbare Plätze je 1000 Pflegebedürftiger. Seitdem ist die Zahl rückläufig und im Jahr 2017 mit 279,0 verfügbaren Plätze je 1000 Pflegebedürftiger sogar deutlich unter das Niveau von 1999 gesunken. Danach stehen je 1000 Pflegebedürftigen im Jahr 2017 durchschnittlich gut 41 Plätze weniger zur Verfügung, als noch im Jahr 1999.

Auch wenn dieser Wert sicherlich ein stückweit dadurch begründet werden muss, dass allein durch die Einführung des neuen Pflegebedürftigkeitsbegriffs die Anzahl der Pflegebedürftigen deutlich gestiegen ist, bleibt insgesamt festzuhalten, dass sich trotz der gestiegenen Zahl an verfügbaren Plätzen das Verhältnis zwischen den stationären Versorgungskapazitäten einerseits sowie der ebenfalls deutlich gestiegene Zahl an Pflegebedürftigen andererseits, also das Verhältnis von Angebot und potenzieller Nachfrage tendenziell verschlechtert hat.

Zwar stehen insgesamt mehr stationäre Pflegeplätze zur Verfügung. Da aber auch die Zahl der Pflegebedürftigen gestiegen ist, stehen bezogen auf 1000 Pflegebedürftige weniger Pflegeplätze zur Verfügung. Im Jahr 1999 waren die stationären Einrichtungen noch in der Lage je 1000 Pflegebedürftigen etwa 320 Pflegeplätze anzubieten und hätten damit potenziell 32,0 % der Pflegebedürftigen stationär versorgen können. Im Jahr 2017 können die stationären Einrichtungen je 1000 Pflegebedürftigen noch etwa 279 Pflegeplätze anbieten und können damit noch 27,9 % der Pflegebedürftigen stationär versorgen. Bezogen auf alle Pflegebedürftigen ist damit der Anteil der in stationären Einrichtungen versorgten Pflegebedürftigen rückläufig.

Während wir uns zuvor nur das Angebot, also die für eine potenzielle Nachfrage zur Verfügung stehenden Versorgungskapazitäten angeschaut haben, soll nun noch ein Blick auf die Versorgungsrelation, d. h. auf das Verhältnis von verfügbaren Plätzen und Mitarbeitern in stationären Pflegeeinrichtungen, geworfen werden.

Wie wir bereits festgestellt haben, ist die Zahl der stationären Pflegeeinrichtungen gestiegen. Parallel dazu ist auch das Personal in stationären Einrichtungen angewachsen. Waren im Jahr 1999 noch 440.940 Mitarbeiter in stationären Einrichtungen beschäftigt, stieg diese Zahl auf 764.648 Mitarbeiter im Jahr 2017. Das durchschnittliche Personal je Einrichtung ist jedoch nur moderat gestiegen. Waren im Jahr 1999 durchschnittlich 49,8 Mitarbeiter je Einrichtung

Tab. 5.6 Versorgungsrelation in stationärer Pflegeeinrichtungen

Jahre	Stationäre Pflegeeinrichtungen	Personal in stationären Pflegeeinrichtungen		Verfügbare Plätze		Mitarbeiter je verfügbarem Platz
		Absolut	Je Einrichtung	Absolut	Je Einrichtung	
2017	14.480	764.648	52,8	952.367	65,8	0,80
2015	13.596	730.145	53,7	928.939	68,3	0,79
2013	13.030	685.447	52,6	902.882	69,3	0,76
2011	12.354	661.179	53,5	875.549	70,9	0,76
2009	11.634	621.391	53,4	845.007	72,6	0,74
2007	11.029	573.545	52,0	799.059	72,5	0,72
2005	10.424	546.397	52,4	757.186	72,6	0,72
2003	9743	510.857	52,4	713.195	73,2	0,72
2001	9165	475.368	51,9	674.292	73,6	0,70
1999	8859	440.940	49,8	645.456	72,9	0,68

Quelle: Eigene Darstellung nach Destatis

beschäftigt, stieg diese Zahl bis zum Jahr 2017 auf 52,8 Mitarbeiter je Einrichtung (Tab. 5.6).

Für die tatsächliche Versorgungsrelation ist ohnehin das Verhältnis zwischen verfügbaren Plätzen und Mitarbeitern viel aussagekräftiger. Wir erinnern uns, dass mit der Zahl der stationären Einrichtungen auch die Gesamtzahl der verfügbaren Plätze gestiegen ist. Von 645.456 Plätzen im Jahr 1999 auf 952.367 Plätzen im Jahr 2017. Im Durchschnitt sind die Einrichtungen aber kleiner geworden, so sank die durchschnittliche Zahl verfügbarer Plätze je Einrichtung von 72,9 Plätzen im Jahr 1999 auf 65,8 Plätzen im Jahr 2017. Für die Versorgungsrelation ist das Verhältnis von Mitarbeitern je verfügbarem Platz relevant. Hier zeigt sich eine andere Tendenz: Die Zahl der durchschnittlichen Mitarbeiter je verfügbarem Platz ist kontinuierlich gestiegen, von 0,68 Mitarbeitern je verfügbarem Platz im Jahr 1999 auf 0,80 Mitarbeitern je verfügbarem Platz im Jahr 2017, d. h. pro verfügbarem Platz stehen damit im Durchschnitt mehr Mitarbeiter zur Verfügung.

Insofern kann für das Angebot stationärer Einrichtungen damit insgesamt festgehalten werden, dass bezogen auf alle Pflegebedürftigen weniger stationäre Plätze verfügbar sind, obwohl die Angebotskapazitäten absolut gestiegen sind. Sowohl die Anzahl der stationären Einrichtungen als auch die verfüg-

baren Plätze sind gestiegen. Allerdings ist parallel zu den Angebotskapazitäten auch die Zahl der Pflegebedürftigen gestiegen. Für die Pflegebedürftigen, die in einer stationären Einrichtung versorgt werden, hat sich jedoch die Versorgungsrelation – zumindest rein statistisch – verbessert, da die Anzahl der Mitarbeiter je verfügbarem Platz gestiegen ist.

5.5.3 Limitationen der präsentierten Kennzahlen

Die in den beiden vorangegangenen Kapiteln präsentierten Zahlen sind zweifelsohne in der Lage, einen Eindruck von der Entwicklung der Struktur der verfügbaren Angebotskapazitäten in der ambulanten und stationären Langzeitpflege zu vermitteln. Soweit diese Zahlen ins Verhältnis zur gestiegenen Pflegebedürftigkeit gesetzt werden, lässt sich daraus sicherlich auch ein erster Eindruck gewinnen, inwiefern sich die Angebotskapazitäten im Hinblick auf den pflegerischen Bedarf, also die potenzielle Nachfrage, entwickeln.

Gleichwohl muss nachdrücklich darauf verwiesen werden, dass diese Zahlen nur eingeschränkt aussagekräftig und insofern mit Vorsicht zu betrachten sind. So muss bedacht werden, dass diese Zahlen eine bundesweite

Perspektive haben und daher im Hinblick auf die in der Realität regional sehr unterschiedliche Angebots- und Bedarfsstruktur zu einer verzerrten Darstellung führen können. Im Ergebnis kann also aus dieser bundesweiten Betrachtung kein Rückschluss auf die konkrete regionale Versorgungssituation in den Städten und Kommunen der einzelnen Bundesländer abgeleitet werden.

Ferner muss berücksichtigt werden, dass insbesondere die Zahlen zum Personal sehr grob sind und insofern keine qualitativen Rückschlüsse auf eine tatsächliche pflegerische Versorgung vor Ort zulassen. Denn diese Zahlen zum Personal in ambulanten und stationären Pflegeeinrichtungen sagen nichts darüber aus, wie sich die Mitarbeiterstruktur zusammensetzt. Bei der Bewertung der Personalzahlen muss zwingend berücksichtigt werden, dass in den Zahlen zum Personal nicht nur die „direkt am Patienten" arbeitenden Pflegenden, sondern auch andere Berufsgruppen wie beispielsweise Mitarbeiter aus der Sozialarbeit, der Hauswirtschaft, der Verwaltung und der Geschäftsführung zusammengefasst sind. Und selbst für die Pflegenden wird nicht unterschieden, ob es sich um beruflich qualifizierte Pflegende oder angelernte Hilfskräfte handelt. Vor diesem Hintergrund ist ohne Kenntnis der Personalstruktur und Qualifikation des Personals aus diesen Zahlen keine qualitative Aussage zur pflegerischen Versorgungssituation in den ambulanten oder stationären Pflegeeinrichtungen zulässig.

Trotz dieser Limitationen macht eine Auseinandersetzung mit diesen Zahlen aber dennoch Sinn. Denn wenn wir uns die Limitationen bewusst machen und uns über die eingeschränkte Aussagefähigkeit der betrachteten Zahlen im Klaren sind, können die Zahlen dennoch einen Eindruck von der Entwicklung der Pflegebedürftigkeit, der Pflegekapazitäten im ambulanten und stationären Bereich sowie einen ersten Eindruck zur Entwicklung bundesweiter Versorgungsrelationen und damit zur Sicherstellung der pflegerischen Versorgung der Bevölkerung im Pflegefall liefern.

5.6 Zusammenfassung

1. Ausgangspunkt für die Produktion von Pflegeleistungen ist die Tatsache, dass Menschen pflegebedürftig werden. Eine Inanspruchnahme von Pflegeleistungen setzt nicht nur voraus, dass die Nachfrager über ausreichend finanzielle Mittel zum Kauf von Pflegeleistungen verfügen, sondern vielmehr müssen die erforderlichen Kapazitäten vorhanden sein, um die nachgefragten Pflegeleistungen produzieren zu können.

2. Als Produktion bezeichnen Ökonomen den Einsatz und die Kombination von Inputs, um einen Output zu erstellen. Den Zusammenhang von Input und Output beschreiben Ökonomen in einer sogenannten Produktionsfunktion.

3. Das „Gesetz vom abnehmenden Grenznutzen" besagt, dass der Nutzen aus dem Konsum eines Gutes mit jeder zusätzlich konsumierten Einheit geringer wird.

4. Pflegeleistungen können in Pflegedienstleistungen und Pflegegüter unterschieden werden. Pflegedienstleistungen weisen einige Besonderheiten auf, die im Hinblick auf das Angebot und die Produktion von Pflegeleistungen von Bedeutung sind.

5. Preise für Pflegeleistungen können durch den Preismechanismus auf freien Märkten (Marktpreise), durch Verhandlungen (Verhandlungspreise) oder durch staatliche Behörden (administrierte Preise) festgelegt werden.

6. Die Honorierung von Pflegeleistungen kann im Rahmen des Kostenerstattungsprinzips oder des Sachleistungsprinzips erfolgen. Sie kann dabei retrospektiv oder prospektiv ausgerichtet sein.

7. Im Rahmen des Selbstkostendeckungsprinzips werden dem Pflegeleistungserbringer die angefallenen und nachgewiesenen Kosten vollständig erstattet (retrospektiv). Prospektive Honorierungsformen können eine Honorierung nach Einzelleistungen, Fallpauschalen oder Kopfpauschalen vorsehen.

8. Unter einer sogenannten Prinzipal-Agenten-Beziehung verstehen Ökonomen, dass der Prinzipal (Auftraggeber) einen Agenten (Auftragnehmer) mit einer Aufgabe betraut, die der Agent im Sinne des Prinzipals erledigen soll. Im Pflegebereich besteht eine Prinzipal-Agenten-Beziehung, wenn ein Pflegebedürftiger (Prinzipal) aufgrund seiner eingeschränkten körperlichen Fähigkeiten einen Pflegenden (Agent) damit beauftragt, seine pflegerische Versorgung zu übernehmen.

9. Leistungserbringer im Gesundheitswesen (Ärzte, Pflegende, Hebammen, Therapeuten, etc.) bieten nicht nur Leistungen für eine gesundheitliche Versorgung an, sondern sie beraten auch darüber, welche Leistungen sinnvoll und wirksam sind. Daraus kann eine angebotsinduzierte Nachfrage resultieren.

10. Als angebotsinduzierte Nachfrage wird die nachgefragte Menge bezeichnet, die ein Konsument nachfragt, weil er der Empfehlung des Anbieters vertraut, aber nicht nachgefragt hätte, wenn er vollständig informiert gewesen wäre.

11. Vor dem Hintergrund der Ausgestaltung der Sozialen Pflegeversicherung, die, anders als in der Gesetzlichen Krankenversicherung, keine Leistungen nach Bedarf finanziert, sondern allenfalls bezuschusst, haben die Pflegebedürftigen bereits heute erhebliche Eigenanteile zu tragen. Insofern kann festgehalten werden, dass angebotsinduzierten Nachfrage in der Pflege nur eine geringe Bedeutung hat.

Literatur

Breyer F, Fleßa S (2011) Lexikon Gesundheitsökonomie. Angebotsinduzierte Nachfrage. Gesundheitsökonomie und Qualitätsmanagement 16:76–77

Breyer F, Zweifel P, Kifmann M (2013) Gesundheitsökonomik, 6., vollst. erw. u. überarb. Aufl. Springer Gabler, Berlin

Oberender P, Ecker T, Zerth J, Engelmann A (2012) Grundelemente der Gesundheitsökonomie, 3. Aufl. P.C.O, Bayreuth

Simon M (2017) Das Gesundheitssystem in Deutschland: Eine Einführung in Struktur und Funktionsweise, 6., vollst. aktual. u. überarb. Aufl. Huber, Bern

von der Schulenburg J-MG, Greiner W (2013) Gesundheitsökonomik, 3., neu. bearb. Aufl. Mohr Siebeck, Tübingen

Weiterführende Literatur

Fleßa S, Greiner W (2013) Grundlagen der Gesundheitsökonomie – Eine Einführung in das wirtschaftliche Denken im Gesundheitswesen, 3. Aufl. Springer Gabler, Berlin

Hajen L, Paetow H, Schumacher H (2011) Gesundheitsökonomie: Strukturen – Methoden – Praxisbeispiele, 6., überarb. u. erw. Aufl. Kohlhammer, Stuttgart

Lauterbach KW, Stock S, Brunner H (2013) Gesundheitsökonomie – Lehrbuch für Mediziner und andere Gesundheitsberufe, 3., vollst. überarb. Aufl. Huber, Bern

Lauterbach KW, Stock S, Brunner H (2009) Gesundheitsökonomie – Lehrbuch für Mediziner und andere Gesundheitsberufe, 2. Aufl. Huber, Bern

Oberender P, Zerth J (2005) Gesundheitsökonomie – Überblick und Perspektive. In: Kerres A, Seeberger B (Hrsg) Gesamtlehrbuch Pflegemanagement. Springer, Heidelberg, S 213–234

Paff (2011) Pflegestatistik 2011, Pflege im Rahmen der Pflegeversicherung, Deutschlandergebnisse, Statistisches Bundesamt (Hrsg). http://www.gpverbund.de/images/publikationen/fremd/destatis-pflegeergebnisse-deutschland-2011.pdf. Zugegriffen: 24. März 2019

Rice (2004) Stichwort: Gesundheitsökonomie – Eine kritische Auseinandersetzung, Deutsche Erstausgabe. KomPart Verlagsgesellschaft, Bonn [Titel der Originalausgabe: The Economics of Health Reconsidered]

Rothgang H (2009) Theorie und Empirie der Pflegesicherung. Die sozialstaatliche Absicherung des Pflegerisikos am Beispiel der Bundesrepublik Deutschland. Lit Verlag, Münster

Rychlik R (1999) Gesundheitsökonomie – Grundlagen und Praxis. Enke, Stuttgart

Thiele G (2004) Ökonomik des Pflegesystems. Heidelberg: Economica, zugl. Dissertation, Universität Bielefeld

Thiele G, Güntert BJ (2014) Sozialökonomie – Pflege- und Gesundheitsökonomie. Oldenbourg Wissenschaftsverlag, München

Thiele G, Büche V, Roth M, Bettig U (2010) Pflegewirtschaftslehre für Krankenhäuser, Pflege-, Vorsorge- und Rehabilitationseinrichtungen, 3., neu bearb. u. erw. Aufl. Medhochzwei-Verlag, Heidelberg

van der Beek K, van der Beek G (2011) Gesundheitsökonomik – Einführung. Oldenbourg, München

van der Beek K, van der Beek G (2014) Die Trade Offs bei Reformen von Gesundheitssystemen. In: Matusiewicz D, Wasem J (Hrsg) Gesundheitsökonomie Bestandsaufnahme und Entwicklungsperspektiven. Duncker und Humblot, Berlin, S 299–313

Zdrowomyslaw N, Dürig W (1999) Gesundheitsökonomie – Einzel- und gesamtwirtschaftliche Einführung, 2., unwesentlich veränderte Aufl. Oldenbourg, München

Inhaltsverzeichnis

© Springer-Verlag GmbH Deutschland, ein Teil von Springer Nature 2019
M. Wessels, *Pflegeökonomie*, Studium Pflege, Therapie, Gesundheit,
https://doi.org/10.1007/978-3-662-59394-3_6

In den vorangegangenen Kapiteln wurde dargestellt, dass wir auch und gerade in der Pflege mit begrenzten Ressourcen umgehen müssen. Daraus ergibt sich die Problemstellung, wie wir diese knappen Mittel so einsetzen, dass sie einen möglichst hohen Nutzen stiften. *Wie können wir die vorhandenen Ressourcen ihrer bestmöglichen Verwendung zuführen?* Wie in den vorherigen Kapiteln aufgezeigt, muss es also darum gehen, einerseits die Verschwendung von Ressourcen zu vermeiden und andererseits einen größtmöglichen Nutzen zu erzielen.

Ein bestmöglicher, oder ökonomisch ausgedrückt, ein effizienter Ressourceneinsatz setzt voraus, dass wir sowohl die Kosten, als auch den Nutzen pflegerischer Leistungen miteinander vergleichen können. Folglich besteht die Aufgabe einer ökonomischen Evaluation in der Pflege darin, Kosten und Nutzen pflegerischer Maßnahmen zu ermitteln. Die Grundzüge werden in diesem Kapitel dargestellt.

Lernziele

Nach der Lektüre dieses Kapitels

- können Sie erläutern, wozu ökonomische Evaluation in der Pflege notwendig ist.
- können Sie unterschiedliche Perspektiven ökonomischer Evaluation in der Pflege benennen und selbst einnehmen.
- sind Sie in der Lage, zwischen direkten, indirekten und intangiblen Kosten zu unterscheiden.
- können Sie sowohl das Konzept der Quality Adjusted Life Years (QALYs) zur Nutzenbewertung, als auch das Konzept der Effizienzgrenze beschreiben.
- können Sie eine inkrementelle Kosten-Nutzen-Relation verschiedener Maßnahmen bewerten. Darüber hinaus sind sie in der Lage, ein Kosten-Nutzen-Diagramm zur Entscheidungsunterstützung zu erklären und selbst zu erstellen.
- können Sie die Notwendigkeit der Diskontierung von Kosten und Nutzen beschreiben und erläutern.

- sind Sie in der Lage, verschiedene Studienformen zu benennen, die in der ökonomischen Evaluation zur Anwendung kommen und können diese voneinander abgrenzen.

6.1 Wozu brauchen wir eine gesundheits- bzw. pflegeökonomische Evaluation?

Um zu verdeutlichen, wozu wir eine gesundheits- bzw. pflegeökonomische Evaluation benötigen, soll in diesem Kapitel zunächst die Zielsetzung und im Anschluss auf die unterschiedlichen Perspektiven eingegangen werden.

6.1.1 Ziel der ökonomischen Evaluation

Wirtschaftsunternehmen, die sich im Wettbewerb am Markt gegenüber Mitbewerbern behaupten müssen, haben ein Eigeninteresse daran, die Auswirkungen ihrer Entscheidungen und Maßnahmen zu evaluieren, um deren Wirtschaftlichkeit zu überprüfen. Denn letztlich hängt von der Wirtschaftlichkeit die Wettbewerbsfähigkeit von Unternehmen ab. Nur solange sie wettbewerbsfähig sind, können Unternehmen dauerhaft mit wirtschaftlichem Erfolg am Markt agieren.

In den vorherigen Kapiteln dieses Buches wurde deutlich gemacht, dass im Gesundheits- und Pflegebereich davon ausgegangen wird, dass für eine angemessene Versorgung der Bevölkerung staatliche Interventionen notwendig sind und die Entscheidungen über eine optimale Allokation der Ressourcen in weiten Teilen daher nicht den Kräften eines freien Marktes überlassen werden. Auch wenn es in Teilbereichen des Gesundheits- und Pflegesystems durchaus Wettbewerb gibt, sind bei den grundsätzlichen Entscheidungen die Mechanismen des Marktes in weiten Teilen außer Kraft gesetzt und an dessen Stelle treten Entscheidungen durch Organe des Staates oder der gemeinsamen Selbstverwaltung. Die Ressourcenallokationen im Gesundheitswesen ist damit weitgehend dem Marktmechanismus entzogen. Abgesehen von einer fälligen Zuzahlung und Maßnahmen, die nicht im Leistungskatalog enthalten sind, werden die Kosten vom Sozialversicherungssystem finanziert und die erforderlichen Maßnahmen als Sachleistung zur Verfügung gestellt. Für den einzelnen Versicherten ist damit der Anreiz, sich ressourcenschonend zu verhalten, gering.

Vor diesem Hintergrund stellt sich umso mehr die Frage, wie begrenzte Ressourcen in der Gesundheitsversorgung optimal eingesetzt werden können und wie Verschwendung verhindert werden kann. Um Verschwendung zu vermeiden, müssen die für den Gesundheits- und Pflegebereich zur Verfügung stehenden knappen Ressourcen in dem Bereich verwendet werden, wo sie den größten Nutzen stiften. Der rein medizinische bzw. pflegerische Nutzen, also die **Wirksamkeit (Effektivität)** einer Maßnahme reicht alleine zur Bewertung des Nutzens allerdings nicht aus. So muss belegt werden, dass die Maßnahme nicht nur unter Idealbedingungen im Rahmen einer klinischen Studie wirksam ist *(efficacy)*, sondern auch im praktischen Versorgungsalltag *(effectiveness)*. Darüber hinaus muss die **Effizienz** einer Maßnahme beurteilt werden, indem zusätzlich zur Wirksamkeit auch die durch die Maßnahme verursachten Kosten berücksichtigt werden. Wenn mehrere Maßnahmen geeignet sind, ein gewünschtes Ziel zu erreichen, so sind zwar all diese Maßnahmen *effektiv (wirksam)*, aber eben nur diejenige *effizient*, durch deren Anwendung die geringsten Kosten verursacht werden.

Als Beispiel kann das Ziel angeführt werden, bei einem adipösen Patienten eine Blutdrucksenkung zu erreichen. Dieses Ziel könnte medikamentös durch Verabreichung eines blutdrucksenkenden Arzneimittels oder durch eine Gewichtsreduktion infolge einer gesteigerten körperlichen Aktivität erreicht werden. Beide Maßnahmen wären dann effektiv, aber nur die Maßnahme, die am wenigsten Kosten verursacht, wäre effizient. Allerdings könnte zu Recht die Frage gestellt werden, für wen die geringsten Kosten verursacht werden (müssen). Wenn der Patient zur Steigerung der körperlichen Aktivität einen Vertrag in einem Fitness-Studio abschließt, fallen für ihn ggf. Kosten an, die höher sind, als eine möglicherweise anfallende Zuzahlung im Rahmen der medikamentösen Blutdrucksenkung, weil die Krankenkasse die Kosten für das Medikament (abzüglich der Zuzahlung) trägt, nicht aber die Kosten für das Fitness-Studio. Insofern wird deutlich, dass in diesem Fall die Bewertung der Effizienz abhängig ist, ob sie aus Perspektive des Patienten oder der Krankenkasse erfolgt. Auf die erforderliche Berücksichtigung unterschiedlicher Perspektiven wird ergänzend im folgenden Abschn. 6.1.2 eingegangen.

Gesundheitsökonomische Studien leisten insofern einen wichtigen Beitrag zur effizienten Ressourcenallokation, indem sie Kosten und Effekte der gesundheitlichen Versorgung vergleichend untersuchen. Sie können der Gesundheitspolitik und anderen Entscheidungsträgern im Gesundheits- und Pflegesystem damit wichtige Informationen über die Kostenrelation unterschiedlicher präventiver, akut-medizinischer, rehabilitativer sowie pflegerischer Strategien oder Versorgungskonzepte geben. Als handlungsleitend für die Entscheidungsträger hat der Gesetzgeber das **Wirtschaftlichkeitsgebot** sowohl in der Krankenversicherung (§ 12 SGB V), als auch in der Pflegeversicherung (§ 29 SGB XI) aufgenommen.

Wirtschaftlichkeitsgebot
Krankenversicherung: § 12 Abs. 1 SGB V
„Die Leistungen müssen ausreichend, zweckmäßig und wirtschaftlich sein; sie dürfen das Maß des Notwendigen nicht überschreiten. Leistungen, die nicht notwendig oder unwirtschaftlich sind, können Versicherte nicht beanspruchen, dürfen die Leistungserbringer nicht bewirken und die Krankenkassen nicht bewilligen."

Pflegeversicherung: *§ 29 Abs. 1 SGB XI*
„Die Leistungen müssen wirksam und wirtschaftlich sein; sie dürfen das Maß des

Notwendigen nicht übersteigen. Leistungen, die diese Voraussetzungen nicht erfüllen, können Pflegebedürftige nicht beanspruchen, dürfen die Pflegekassen nicht bewilligen und dürfen die Leistungserbringer nicht zu Lasten der sozialen Pflegeversicherung bewirken."

Trotz teilweise vorhandener Bedenken hinsichtlich einer Einschränkung der Behandlungsfreiheit der Ärzte hat sich in der medizinischen Versorgung der Gedanke einer *evidenzbasierten Medizin (evidence based medicine)* etabliert, d. h. für Entscheidungen über die gesundheitliche Versorgung von Patienten werden die besten verfügbaren wissenschaftlichen Belege herangezogen, damit die Versorgung entsprechend dem aktuellen wissenschaftlichen Erkenntnisstand erfolgen kann. Und auch in der Pflegewissenschaft setzt sich zunehmend die Idee einer *evidenzbasierten Pflege (evidence based nursing)* durch, wonach die besten wissenschaftlichen Belege in die Pflegepraxis unter Einbeziehung des theoretischen Wissens und der Erfahrung der Pflegenden sowie der Vorstellungen der zu pflegenden Personen und vorhandener Ressourcen integriert werden sollen.

In diesem Sinne sollen ökonomische Evaluationen Evidenz, d. h. objektiv überprüfbare bzw. nachvollziehbare Entscheidungsgrundlagen schaffen. Wichtig ist aber, die gesundheits- bzw. pflegeökonomische Evaluation kann gesundheits- und pflegepolitische Entscheidungen immer nur unterstützen, jedoch nicht ersetzten. Andererseits sollten auch und gerade gesundheits- sowie pflegepolitische Entscheidungen evidenzbasiert, also nicht ohne Vorliegen einer empirischen Datengrundlage getroffen werden.

Vor diesem Hintergrund kann ökonomische Evaluationsforschung im Gesundheits- und Pflegebereich als die systematische wissenschaftliche Analyse von Prozessen, Verfahren und Techniken gesundheitlicher Versorgung unter Effizienzgesichtspunkten definiert werden.

Dabei stellen ökonomische Evaluationen die Kosten den Effekten, d. h. dem Nutzen von Interventionen der gesundheitlichen Versorgung gegenüber und informieren damit über die Wirtschaftlichkeit. Sie sind ein Instrument der Entscheidungsunterstützung zur Steuerung der Ressourcenallokation (nicht nur zur Kostendämpfung) im Gesundheits- bzw. Pflegebereich. Die Ergebnisse von ökonomischen Evaluationsstudien werden im Gesundheits- und Pflegesystem als Surrogat für funktionierende Märkte verwendet, d. h. für die von den Nachfragern implizit getroffene Kosten-Nutzen-Abwägung.

Übergeordnetes Ziel ist demnach, mit der ökonomischen Evaluation einen Beitrag zu einer optimalen gesundheitlichen Versorgung der Bevölkerung im Rahmen der sozialen Sicherungssysteme unter den Restriktionen begrenzter ökonomischer Ressourcen (Allokationsproblem) zu leisten.

6.1.2 Perspektiven

Die Ergebnisse von gesundheits- bzw. pflegeökonomischen Evaluationen können in ganz unterschiedlichen Bereichen zur Entscheidungsunterstützung herangezogen werden, beispielsweise

- zur Bewertung unternehmerischer Entscheidungen über den Ressourceneinsatz in Forschung und Entwicklung (F&E),
- zur Unterstützung bei der Entwicklung von Behandlungsleitlinien,
- zur Unterstützung bei Entscheidungen über die Zulassung und/oder Erstattungsfähigkeit von Therapieverfahren, Medizinprodukten, etc.
- zur Preisermittlung für neue Produkte (Arzneimittel, Heil- und Hilfsmittel, etc.)
- als Marketinginstrument,
- als Grundlage für Rationierungsentscheidungen,
- etc.

Die angeführten Beispiele machen deutlich, dass ökonomische Evaluationsergebnisse in verschiedenen Bereichen des Gesundheits- und Pflegewesens zur Anwendung kommen, unterschiedliche Adressaten haben und insofern auch unterschiedliche Akteure davon betroffen sind.

Vor diesem Hintergrund ist es wichtig, bei der Konzeption des Studiendesigns einer gesundheitsökonomischen Evaluation zu definieren, aus welcher Perspektive Kosten und Nutzen erfasst und bewertet werden sollen und die gewählte Perspektive transparent zu machen. Darüber hinaus kann die Berücksichtigung verschiedener Perspektiven je nach Zielsetzung der Studie sinnvoll und zielführend sein.

Eine gesundheitsökonomische Evaluation kann nicht nur aus unterschiedlichen Perspektiven durchgeführt, sondern insbesondere auch deren Ergebnisse können aus unterschiedlichen Perspektiven interpretiert werden. Die Wahl der Perspektive ist von der Fragestellung (und sicherlich auch vom Auftraggeber der Studie) abhängig. Die Bewertung der Ergebnisse gesundheits- und pflegeökonomischer Evaluationsstudien kann dann, je nach Perspektive, unterschiedlich ausfallen. So wäre beispielsweise ein Studienergebnis, das den Entscheidungsträgern im Gemeinsamen Bundesausschuss (G-BA) empfiehlt, ein neuartiges Therapieverfahren nicht in den Leistungskatalog der gesetzlichen Krankenversicherung aufzunehmen, aus der Perspektive des Individuums, dem dieses Therapieverfahren vorenthalten wird, negativ zu beurteilen, kann gleichzeitig jedoch aus gesellschaftlicher Perspektive durchaus sinnvoll sein, da Ressourcen gespart werden, die dann für andere Versorgungen zur Verfügung gestellt werden können.

Grundsätzlich können die folgenden Perspektiven unterschieden und für die durchzuführende Evaluation eingenommen werden:

- **Volkswirtschaftliche/Gesellschaftliche Perspektive,** d. h. es werden alle Kosten und Effekte einbezogen, unabhängig davon bei welchen Personen oder Institutionen und zu welchem Zeitpunkt sie anfallen.
- **Betriebswirtschaftliche/Institutionelle Perspektive,** d. h. es werden die Kosten und Effekte berücksichtigt, die aus der Sicht der einzelnen Institutionen (Kostenträger, Krankenhäuser, Pflegeeinrichtungen, etc.) relevant sind.
- **Individuelle Perspektive,** d. h. es werden die Kosten und Effekte berücksichtigt, die aus Sicht einzelner **Akteure** (Patienten, Pflegebedürftige, Ärzte, Pflegende, Therapeuten, etc.) relevant sind.

Die gesellschaftliche Perspektive ist die umfassendste Perspektive. Sie kommt in Studien zur gesundheits- bzw. pflegeökonomischen Evaluation zur Anwendung, auf deren Grundlage Entscheidungen über die Ausgestaltung der sozialen Sicherungssysteme getroffen werden. Aus gesellschaftlicher Perspektive sind dann nicht nur die tatsächlich anfallenden Kosten der gesundheitlichen Versorgung zu berücksichtigen, sondern auch die Folgekosten, die sich in Form eines Produktivitätsverlustes, z. B. als Folge des Arbeitsausfalls, für die Gesellschaft ergeben.

Würde hingegen keine gesamtgesellschaftliche Betrachtung vorgenommen, sondern lediglich eine Betrachtung aus der Perspektive der Kostenträger, wären beispielsweise aus Sicht der Gesetzlichen Krankenversicherung bzw. der Sozialen Pflegeversicherung nur die Kosten relevant, die im Rahmen des Leistungskataloges zu tragen wären. Unberücksichtigt blieben demnach sowohl die zuvor genannten Folgekosten eines Produktivitätsverlustes als auch beispielsweise Zuzahlungen, die von den Versicherten alleine zu tragen wären. Die Perspektive der gesetzlichen Kranken- bzw. Pflegekassen ist demnach immer dann relevant, wenn es um Entscheidungen geht, welche Maßnahmen in den Leistungskatalog aufgenommen werden sollen.

In einer betriebswirtschaftlichen/institutionellen Perspektive wären hingegen für die Leistungserbringer nicht die von den Kostenträgern geleisteten Vergütungen relevant, sondern die tatsächlich anfallenden Kosten. Dies ist deswegen von Bedeutung, weil beispielsweise in Krankenhäusern die erbrachten Leistungen mit Fallpauschalen vergütet und nicht die tatsächlich entstehenden Kosten erstattet werden. Aus betriebswirtschaftlicher Sicht eines ambulanten Pflegedienstes wären beispielsweise ebenfalls die tatsächlich anfallenden Kosten relevant und nicht die von der Pflegeversicherung gezahlten

Vergütungen. Damit erhalten ökonomischen Evaluationen aus einer institutionellen Perspektive den Charakter einer betriebswirtschaftlichen Rentabilitätsberechnung.

Im Rahmen einer ökonomischen Evaluation aus einer individuellen Perspektive von Pflegebedürftigen wären hingegen nicht die Leistungen, die als Sachleistung in Anspruch genommen werden können, relevant, sondern lediglich die im Rahmen der pflegerischen Versorgung anfallenden Zuzahlungen, also beispielsweise nicht die tatsächlichen Kosten für eine stationäre Pflegeeinrichtung, sondern lediglich der nach Abzug der Leistung der Pflegeversicherung verbleibende Eigenanteil.

Perspektiven pflegeökonomischer Evaluation

Für eine ökonomische Evaluation der pflegerischen Versorgung demenziell erkrankter Pflegebedürftiger wären aus der Perspektive von Pflegebedürftigen (bzw. deren Angehörigen) beispielsweise die Kosten des Eigenanteils für die Leistungen des ambulanten Pflegedienstes sowie die ggf. anfallenden Zuzahlungen einer möglichen Medikation relevant. Aus der Perspektive ambulanter Pflegedienste wären hingegen die Personalkosten, sowie die Kosten für die Anfahrt zum Pflegebedürftigen relevant und aus Sicht der Pflegekasse wären schließlich die Höhe der anfallenden Kosten für die Honorierung des ambulanten Pflegedienstes, sowie die Kosten für eine ggf. anfallende Medikation, nicht jedoch der Eigenanteil des Pflegebedürftigen relevant. Für eine ökonomische Evaluation aus gesellschaftlicher Perspektive wären hingegen die gesamten Kosten relevant, also sowohl die Kosten für die Honorierung des ambulanten Pflegedienstes, der Eigenanteil des Pflegebedürftigen als auch die Kosten für die Medikation. Darüber hinaus wären aus gesellschaftlicher Perspektive ggf. zusätzlich noch die Kosten eines volkswirtschaftlichen Produktivitätsverlustes, z. B. als Folge eines Arbeitsausfalls zu berücksichtigen (Quelle: In Anlehnung an Lüngen und Büscher 2015, S. 138.).

6.1.3 Daten zur gesundheits- bzw. pflegeökonomischen Evaluation

Der Datenherkunft kommt eine besondere Bedeutung zu. Die Güte und Glaubwürdigkeit einer gesundheits- oder pflegeökonomischen Evaluation steht in direktem Zusammenhang mit der statistischen Güte bzw. Qualität der Daten, auf der sie beruht. Bei der Datensammlung wird sowohl auf klinische Versorgungsdaten, als auch Abrechnungs- und/oder Kostendaten zurückgegriffen.

Zur Einschätzung der Güte und Aussagekraft hat sich eine Evidenzhierarchie nach der Definition des *Oxford Centre of Evidence Based Medicine* (Levels of Evidence 2006) etabliert. Als „Goldstandard" haben sich sogenannte Randomisierte Doppelt-Blind-Studien oder Randomised Controlled Trials (RCT) durchgesetzt (Tab. 6.1).

Eine zentrale Rolle spielen Methoden zur Durchführung von Studien und zur Vermeidung von systematischen Fehlern (Bias). Als die relevantesten systematischen Fehler gelten

Tab. 6.1 Levels of Evidence

Evidenzgrad	Studientyp
1A	Systematischer Review von randomisierten kontrollierten Studien (RCTs)
1B	Einzelne RCTs
2A	Systematischer Review von Kohortenstudien
2B	Einzelne Kohortenstudien und RCTs niedriger Qualität
2C	Outcome Research (z. B. Register, Audits)
3A	Systematischer Review von Fall-Kontroll-Studien
3B	Einzelne Fall-Kontroll-Studien
4	Fallserien, Kohortenstudien und Fall-Kontroll-Studien schlechter Qualität
5	Reine Expertenmeinungen, Laborbeobachtungen, theoretische Annahmen

Quelle: Greiner (2012, S. 458)

- der *Selectionbias,* d. h. Fehler im Auswahlprozess der Vergleichspopulationen
- der *Performancebias,* d. h. psychologische Effekte bei den Studienteilnehmern durch Kenntnis der Behandlungsalternative und einer damit verbundenen Erwartungshaltung, sowie
- der *Detectionbias,* d. h. psychologische Effekte bei den Behandlern durch Kenntnis der Behandlungsalternative und einer damit verbundenen Erwartungshaltung.

Ein Selectionbias könnte beispielsweise entstehen, wenn ein Behandler bereits davon ausgeht, dass die zu erforschende neue Behandlungsmethode tatsächlich einen positiven Effekt zeitigen wird und er daher diese Behandlung vorrangig besonders schwer erkrankten Patienten zukommen lässt. Dadurch würde eine Verzerrung entstehen, weil in der Versuchsgruppe eine höhere Morbidität vorhanden ist und in der Folge damit der Effekt der zu untersuchenden Behandlungsmethode über- bzw. unterschätzt werden könnte. Diese Verzerrungen infolge eines Selectionbias können minimiert werden, indem eine Zuordnung der Patienten zur Interventions- oder Kontrollgruppe zufällig (randomisiert) erfolgt. In diesem Fall wird von einer *Randomisierung* der Zuordnung gesprochen.

Wenn hingegen Patienten Kenntnis darüber haben, dass sie der Interventionsgruppe einer Studie zugeordnet worden sind und wenn diese Patienten davon ausgehen, dass die zu erforschende neue Behandlungsmethode tatsächlich einen positiven Effekt zeitigen wird, könnte ein Performancebias entstehen, der dazu führt, dass der Effekt der zu untersuchenden Behandlungsmethode über- bzw. unterschätzt werden könnte. Diese Verzerrungen infolge eines Performancebias können minimiert werden, indem Patienten keine Information darüber erhalten, ob sie sich in der Interventionsgruppe oder in der Kontrollgruppe befinden, also beispielsweise ein neuartiges Medikament oder ein Placebo erhalten. In diesen Fällen wird von Studien mit einer *Verblindung auf Patientenseite* gesprochen.

Ein analoger Effekt kann auch auf der Behandlerseite entstehen: Haben die Behandler Kenntnis darüber, ob sich ein Patient in der Interventions- oder Kontrollgruppe einer Studie befindet und gehen diese Behandler von einem positiven Effekt der zu untersuchenden Behandlungsmethode aus, könnte eine Verzerrung entstehen, die zu einer Über- bzw. Unterschätzung der Effekte der zu untersuchenden Behandlungsmethode führen. Diese Verzerrungen können wiederum minimiert werden, indem auch der Behandler keine Kenntnis darüber erhält, ob der Behandler einen Patienten aus der Interventionsgruppe oder der Kontrollgruppe behandelt, also ob der Behandler dem Patienten beispielsweise ein neuartiges Medikament oder ein Placebo verabreicht. In diesen Fällen wird von Studien mit einer *Verblindung auf Behandlerseite* gesprochen.

Haben sowohl die Patienten als auch die Behandler keine Kenntnis darüber, ob sich der Patient in der Interventionsgruppe oder der Kontrollgruppe befindet und ob die Behandlung in der Interventionsgruppe oder der Kontrollgruppe erfolgt, wird von einer zwei- bzw. *doppelseitigen Verblindung* oder auch einer „Doppelt-Blind-Studie" gesprochen.

6.2 Entscheidungsunterstützung und Auswahl von Alternativen

Zur Bewertung unterschiedlicher Handlungsalternativen sind weiterführende gesundheits- bzw. pflegeökonomischen Evaluationen nicht generell, sondern nur in bestimmten Fällen erforderlich. Wie der folgenden Tab. 6.2 zu entnehmen ist, kann in den meisten Fällen bereits durch einen reinen Vergleich von **Input (Kosten)** und **Output (Ergebnis)** eine Rangfolge der zu bewertenden Handlungsalternativen vorgenommen werden, ohne dass eine umfangreiche gesundheits- bzw. pflegeökonomische Evaluation erforderlich wäre. Hierzu werden die beiden fiktiven Handlungsalternativen A und B miteinander verglichen.

Bei der ökonomischen Bewertung ist unmittelbar einleuchtend, dass die Handlungsalternative B im Vergleich zur Handlungsalternative A als

Tab. 6.2 Vergleich von Handlungsalternativen

Gegenüber Handlungs-alternative A …	…ist B teurer	…ist B gleich teuer	…ist B billiger
…führt B zu einem besseren Ergebnis	*Rangfolge unklar, d. h. inkrementelle Analyse erforderlich*	*B ist besser*	*B ist besser*
…führt B zu einem gleich guten Ergebnis	*A ist besser*	*Gleichwertige Alternativen (Indifferenz)*	*B ist besser*
…führt B zu einem schlechteren Ergebnis	*A ist besser*	*A ist besser*	*Rangfolge unklar, d. h. inkrementelle Analyse erforderlich*

Quelle: Nach Oberender et al. (2012, S. 61); Rychlik (1999, S. 49)

besser einzuschätzen ist, wenn B gleich teurer oder billiger ist, aber zu einem besseren Ergebnis führt. Wenn B zu einem gleich guten Ergebnis führt und billiger ist, ist B im Vergleich zu A aus ökonomischer Sicht ebenfalls als besser einzuschätzen. Gleichzeitig gilt, dass A im Vergleich zu B als ökonomisch besser zu bewerten ist, wenn B zu einem gleich guten Ergebnis wie A führt, B aber teurer ist. Darüber hinaus ist A aus ökonomischer Sicht als besser zu bewerten, wenn B gleich teuer oder sogar teurer ist.

Ist die Handlungsalternative B im Vergleich zur A gleich teuer und führt zu einem gleich guten Ergebnis, ist das Ergebnis indifferent, d. h. es handelt sich um gleichwertige Alternative.

Lediglich in den Fällen, dass eine Handlungsalternative entweder teurer ist, aber gleichzeitig zu einem besseren Versorgungsergebnis führt oder eine Handlungsalternative billiger ist, aber gleichzeitig zu einem schlechteren Versorgungsergebnis führt, ist nicht unmittelbar zu bewerten, welche der beiden Handlungsalternativen aus Effizienzüberlegungen zu bevorzugen wäre. In diesen Fällen kann nur eine weiterführende gesundheits- bzw. pflegeökonomische Evaluation ein Ergebnis liefern. Hierzu ist eine Betrachtung des jeweiligen Kosten-Nutzen-Verhältnisses der beiden Handlungsalternativen erforderlich.

6.2.1 Inkrementelle Kosten-Nutzen-Relation

Um in vergleichenden ökonomischen Analysen sowohl die Kosten als auch den Nutzen zweier Handlungsalternativen miteinander vergleichen

zu können, wird die sogenannte *Inkrementelle Kosten-Nutzen-Relation (IKNR)* bzw. in der internationalen Bezeichnung die *Incremental-Cost-Effectiveness-Ratio (ICER)* berechnet.

Dazu werden die Kosten und der Nutzen der zu vergleichenden Handlungsalternativen A und B ins Verhältnis zueinander gesetzt. So ergibt sich die IKNR aus der Differenz der Kosten der beiden Handlungsalternativen (inkrementelle Kosten), geteilt durch die Differenz des Nutzens (inkrementeller Nutzen) der beiden Handlungsalternativen. Die inkrementellen Kosten ergeben sich, indem die Kosten der Handlungsalternative B von den Kosten der Handlungsalternative A abgezogen werden. Der inkrementelle Nutzen ergibt sich, indem der Nutzen der Handlungsalternative B vom Nutzen der Handlungsalternative A abgezogen wird. Als Formel dargestellt:

$$IKNR = \frac{Kosten_A - Kosten_B}{Nutzen_A - Nutzen_B} = \frac{Inkrementelle\ Kosten}{Inkrementeller\ Nutzen}$$

Ein konkretes Beispiel zur vertiefenden Erläuterung einer Inkrementellen Kosten-Nutzen-Relation findet sich in Abschn. 6.6.6.

6.2.2 Das Kosten-Nutzen-Diagramm

Zu Beginn von Kap. 6 wurde erläutert, dass die Zielsetzung ökonomischer Evaluationen im Gesundheits- und Pflegebereich darin bestehe, für Entscheidungsträger eine evidente, d. h. objektiv überprüfbare bzw. nachvollziehbare Entscheidungsgrundlagen zu bereitzustellen. Gesundheits- bzw. pflegeökonomische Evaluation können und sollen politische Entscheidungen

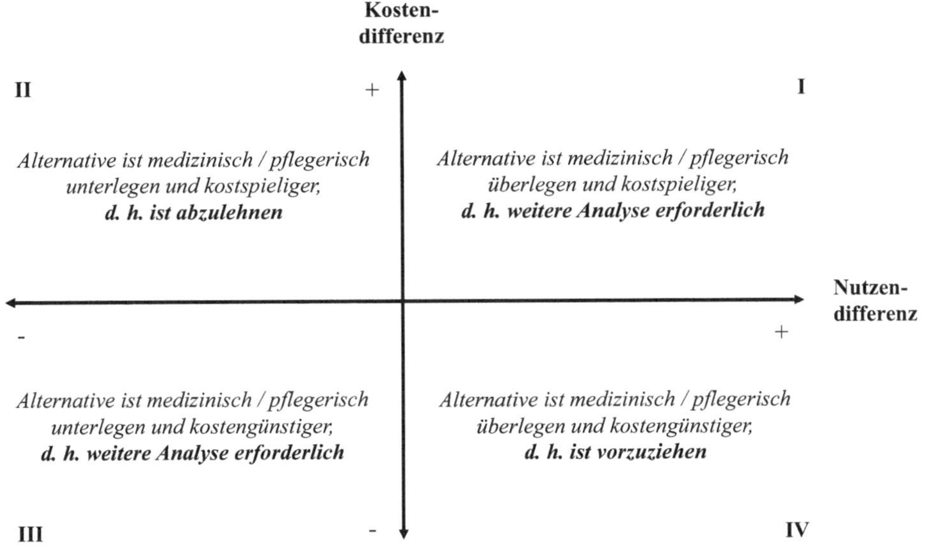

Abb. 6.1 Kosten-Nutzen-Diagramm. (Quelle: Drummond et al. 2005, S. 40; Schöffski 2012a, S. 54.)

nicht ersetzen, wohl aber unterstützen. Idealerweise finden evidenzbasierte Entscheidungen auf der Grundlage vorhandener Studien und Analysen statt. Nun sind aber Studien in der Regel relativ umfangreich und komplex. Diese Komplexität gilt es für Entscheidungsträger zu reduzieren und Ergebnisse leicht verständlich und dennoch nachvollziehbar aufzubereiten. Hierzu können grafische Aufbereitungen in Form eines **Kosten-Nutzen-Diagramms,** in der Literatur auch als **Vier-Felder-Matrix** bezeichnet, einen nennenswerten Beitrag leisten.

In der folgenden Abb. 6.1 findet sich eine exemplarische grafische Aufbereitung einer Kosten-Nutzen-Betrachtung. Hierzu werden vorhandene Studienergebnisse in ein Kosten-Nutzen-Diagramm übertragen. Dabei kann der Nutzen sowohl in natürlichen (z. B. mmHg) oder monetären Einheiten (z. B. Euro), als auch in Nutzwerten (z. B. QALY) gemessen werden. Voraussetzung ist allerdings, dass in den zugrunde liegenden Studien die Ergebnisse stets in identischen Parametern gemessen bzw. bewertet wurden.

Sollen in einem Kosten-Nutzen-Diagramm zwei Verfahren A (Standard-Therapie) und B (innovative Therapie) miteinander verglichen werden, so werden auf der Abszisse („X-Achse") der inkrementelle Nutzen ($=$ Nutzen$_A$ – Nutzen$_B$) und

auf der Ordinate („Y-Achse") die inkrementellen Kosten ($=$ Kosten$_A$ – Kosten$_B$) abgebildet. Im Ursprung des Diagramms, also im Schnittpunkt von Abszisse und Ordinate, werden die von der Standard-Therapie A verursachten Kosten und der erzielte Nutzen angenommen. Mit „+" wird jeweils eine positive Differenz (Δ) und mit „-" wird jeweils eine negative Differenz (Δ) abgebildet.

Nehmen wir an, dass entschieden werden soll, ob die bislang im Leistungskatalog enthaltene Standard-Therapie A durch eine innovative Therapie B zu ersetzen ist.[1] Beim Vergleich von A und B kann sich nun ergeben, dass sowohl der inkrementelle Nutzen, als auch die inkrementellen Kosten der innovativen Therapie B jeweils niedriger oder höher liegen als bei der Standard-Therapie A. Hier können grundsätzlich vier unterschiedliche Situationen entstehen:

I. Der inkrementelle Nutzen ist positiv und die inkrementellen Kosten sind positiv (ΔN$>$0 und ΔK$>$0; Quadrant I).

---

[1]Alternativ wäre auch denkbar, dass noch keine Standard-Therapie etabliert war und insofern eine innovative Therapie B mit der Null-Alternative, d. h. der bisherigen Situation einer Nicht-Behandlung als Standard verglichen wird, vgl. Schöffski (2012a, S. 54).

II. Der inkrementelle Nutzen ist negativ und die inkrementellen Kosten sind positiv ($N < 0$ und $\Delta K > 0$; Quadrant II).

III. Der inkrementelle Nutzen ist negativ und die inkrementellen Kosten sind negativ ($\Delta N < 0$ und $\Delta K < 0$; Quadrant III).

IV. Der inkrementelle Nutzen ist positiv und die inkrementellen Kosten sind negativ ($\Delta N > 0$ und $\Delta K < 0$; Quadrant IV).

Diese vier Situationen finden sich entsprechend in den vier Quadranten des Kosten-Nutzen-Diagramms in Abb. 6.1 wieder. Dabei werden die vier Quadranten gegen den Uhrzeigersinn fortlaufend gezählt, beginnend mit Quadrant I oben rechts. Wie eine innovative Therapie B im Vergleich zur Standard-Therapie A nun zu bewerten ist, ist davon abhängig, in welchem Quadranten sie eingetragen wird.

In **Quadrant I** ist der inkrementelle Nutzen positiv und die inkrementellen Kosten sind ebenfalls positiv. Das heißt, dass die innovative Therapie B im Vergleich zur Standard-Therapie A zwar einen höheren Nutzen stiftet, aber gleichzeitig auch höhere Kosten verursacht. Die innovative Therapie B ist medizinisch/pflegerisch überlegen, aber kostspieliger. Das Ergebnis ist daher nicht eindeutig. Um das bessere Ergebnis von B in Anspruch nehmen zu können, müsste also mehr bezahlt werden. Zur Entscheidung, welches der Verfahren A oder B zukünftig im Leistungskatalog enthalten sein soll, wäre hier zu definieren, um wie viel die Kosten steigen dürfen, um einen höheren Nutzen zu rechtfertigen. Sind die höheren Kosten dem höheren Nutzen angemessen? Oder anders formuliert: *Wie viel wären wir bereit mehr zu bezahlen, um ein besseres Ergebnis zu erhalten?*

In **Quadrant II** hingegen ist das Ergebnis eindeutig: Der inkrementelle Nutzen ist negativ und die inkrementellen Kosten sind positiv. Im zweiten Quadranten stellen alle Punkte einen negativen inkrementellen Nutzen bei gleichzeitig positiven inkrementellen Kosten dar, d. h. alle Verfahren, die in diesem Quadranten liegen sind medizinisch/pflegerisch unterlegen und kostspieliger. Daher sind diese Maßnahmen abzulehnen. Demnach würde die innovative Therapie B nicht nur zu einem schlechteren

Versorgungsergebnis führen, sondern gleichzeitig auch zu höheren Kosten. Im Ergebnis verbleibt daher die bisherige Standard-Therapie A im Leistungskatalog und die innovative Therapie B würde nicht in den Leistungskatalog aufgenommen werden.

In **Quadrant III** ist das Ergebnis wieder nicht eindeutig. Zwar ist hier der inkrementelle Nutzen negativ, aber auch die inkrementellen Kosten sind negativ. Das heißt, alle Verfahren, die in diesem Quadranten liegen sind zwar medizinisch/pflegerisch im Vergleich zur Standard-Therapie A unterlegen, verursachen aber gleichzeitig auch weniger Kosten. Zur Entscheidung, welches der Verfahren A oder B zukünftig im Leistungskatalog enthalten sein soll, wäre hier zu definieren, um wie viel das Versorgungsergebnis schlechter ausfallen dürfte, um dadurch Kosteneinsparungen rechtfertigen zu können. Oder anders formuliert: *In welchem Ausmaß sind wir bereit, auf Qualität zu verzichten, um dadurch Kosten zu sparen?*

In **Quadrant IV** ist das Ergebnis dann wieder eindeutig: Der inkrementelle Nutzen ist positiv und die inkrementellen Kosten sind negativ. In diesem Quadranten stellen demnach alle Punkte einen positiven inkrementellen Nutzen bei gleichzeitig negativen inkrementellen Kosten dar, d. h. alle Verfahren in diesem Quadranten sind medizinisch/pflegerisch überlegen und gleichzeitig verursachen sie weniger Kosten. Im Ergebnis würde hier die bisherige Standard-Therapie A durch die innovative Therapie B ersetzt werden, d. h. die innovative Therapie B würde anstelle der bisherigen Standard-Therapie A in den Leistungskatalog aufgenommen.

Während also in den Quadranten II und IV unmittelbar entschieden werden kann, ob die innovative Therapie B in den Leistungskatalog aufgenommen werden soll oder nicht, ist die Situation in den Quadranten I und III nicht eindeutig. In Quadrant I steht den zwar höheren Kosten auch ein höherer Nutzen gegenüber (*„teurer, aber besser"*) und in Quadrant III steht den geringeren Kosten auch ein geringerer Nutzen (*„preiswerter, aber schlechter"*) gegenüber. Daher muss in diesen beiden Quadranten die jeweilige Relation zwischen Kosten und Nutzen weiter betrachtet werden. Es ist zu überprüfen, was überwiegt: Die Veränderung der Kosten oder die Veränderung des Nutzens? Hierzu werden in der folgenden Abb. 6.2 exemplarisch die beiden Alternativen B_1 und B_2 eingezeichnet.

Im Quadranten I gilt, je kleiner der Winkel α ist, umso eher sollte die Alternative B_1 eingeführt werden, weil dann der Nutzen stärker ansteigt als die Kosten. Es wäre denkbar, das geringfügige Kostensteigerungen zu einer deutlichen Steigerung des Nutzens führen. Analog gilt im Quadranten III, je kleiner der Winkel β ist, umso eher kann ein sinkender Nutzen akzeptiert werden, also die Alternative B_2 eingeführt werden. Denn hier wäre denkbar, dass der Nutzen zwar geringfügig sinkt, aber gleichzeitig die Kosten erheblich sinken. Insofern kann allgemein festgehalten werden: *Je kleiner der Winkel, desto günstiger ist das Kosten-Nutzen-Verhältnis.* Insofern wären auch in diesen beiden Quadranten die Entscheidungen relativ eindeutig, wenn sich eine eindeutige Kosten-Nutzen-Relation ergibt: In Quadrant I würden innovative Verfahren dann in den Leistungskatalog aufgenommen, wenn die Kosten nur geringfügig, der Nutzen aber erheblich steigt. In Quadrant III wären Verfahren akzeptabel, bei den der Nutzen nur geringfügig sinkt, dafür aber die Kosten erheblich steigen. Aber

wir stellen fest, dass die Begriffe nicht eindeutig definiert sind: Ab wann steigt der Nutzen erheblich bzw. ab wann sinken die Kosten erheblich? Bis wohin sinkt der Nutzen nur geringfügig bzw. steigen die Kosten nur geringfügig?

Um die in den Quadranten I und III nicht eindeutigen Situationen dennoch einer Entscheidung zuführen zu können, ist es also erforderlich zu definieren, welches Verhältnis zwischen Nutzen und Kosten akzeptabel ist. Dazu wird ein *Schwellenwert* definiert, ab dem eine Nutzen-Kosten-Relation als akzeptabel erachtet wird. Ein derartiger Schwellenwert kann in die zuvor erläuterte grafische Analyse integriert werden, indem dieser Schwellenwert, wie in der folgenden Abb. 6.3 dargestellt, in Form einer Diagonalen in das Kosten-Nutzen-Diagramm eingefügt wird.

Die Lage bzw. Steigung dieser Diagonalen bzw. des Schwellenwertes kann aber nicht wissenschaftlich vorgegeben werden; vielmehr ist hierfür eine normative Entscheidung in Form eines (gesellschaftlichen) Werturteils erforderlich. Insbesondere im angelsächsischen Raum hat sich für die Erhebung dieses Werturteils der Ansatz der **Zahlungsbereitschaft bzw. Willingness to Pay (WTP)** etabliert, auf den in Abschn. 6.3.2 eingegangen wurde.

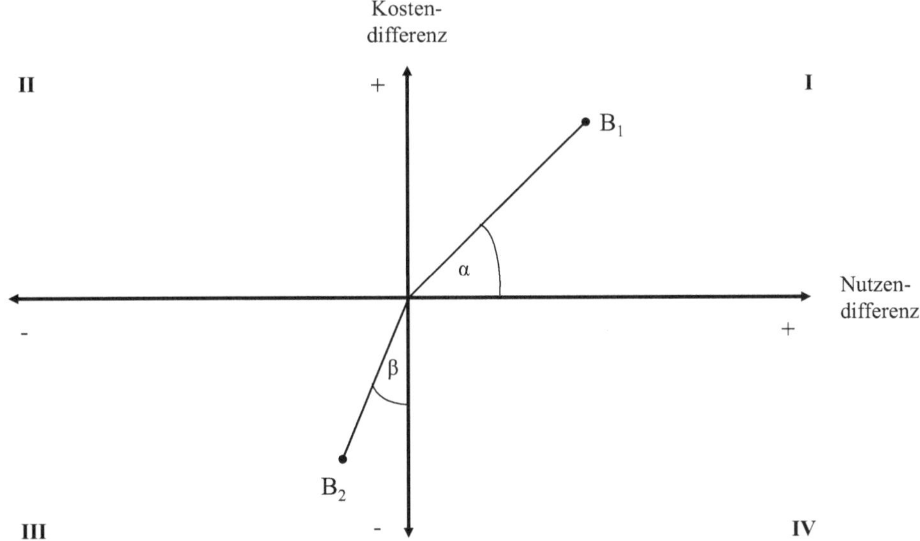

Abb. 6.2 Kosten-Nutzen-Diagramm. (Quelle: Drummond et al. 2005, S. 40; Schöffski 2012a, S. 54.)

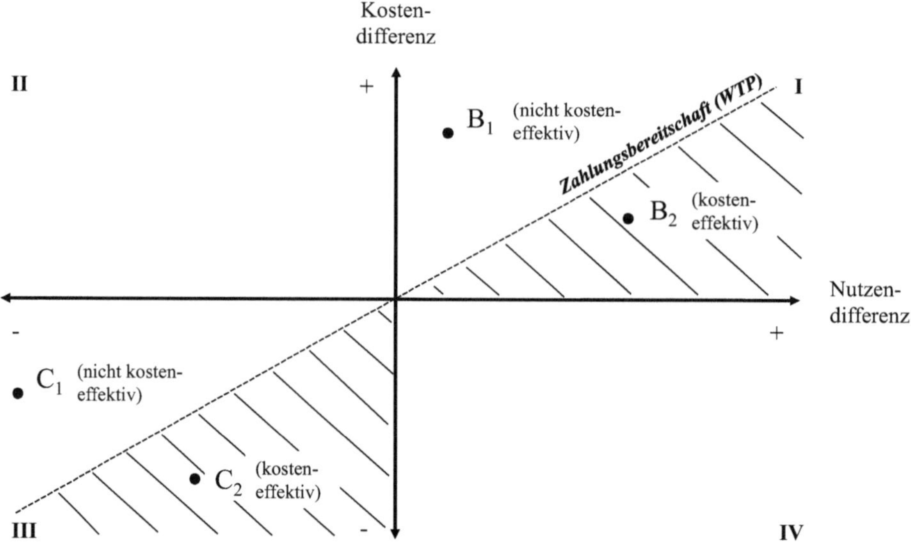

Abb. 6.3 Schwellenwert: Zahlungsbereitschaft. (Quelle: Eigene Darstellung nach Drummond et al. 2005, S. 40.)

Danach erfüllen in der vorherigen Abb. 6.3 im Quadranten I alle Punkte unterhalb der Diagonalen den Anspruch an die maximale Zahlungsbereitschaft für eine Erhöhung des Nutzens und können damit als kosteneffektiv bezeichnet werden. Umgekehrt sind alle Punkte oberhalb dieser Diagonalen im Quadranten I dann als nicht kosteneffektiv zu bewerten. Analog sind auch im Quadranten III alle Punkte unterhalb der Diagonalen als kosteneffektiv zu bewerten bzw. oberhalb der Diagonalen als nicht kosteneffektiv.

Neben dem Ansatz der *Zahlungsbereitschaft* bzw. *Willingness to Pay (WTP)* existieren verschiedene weitere Ansätze zur Herleitung eines kritischen Schwellenwert.[2] In Deutschland hat sich derzeit das Konzept der *Effizienzgrenze* durchgesetzt, dem im Methodenpapier des *Instituts für Qualität und Wirtschaftlichkeit im Gesundheitswesen (IQWIG)* eine zentrale Bedeutung zukommt (IQWiG 2017). Auf die Methodik der Effizienzgrenze des IQWIG wird ergänzend in Abschn. 6.4.3 eingegangen.

6.3 Kosten

Die Kosten medizinischer bzw. pflegerischer Maßnahmen werden in ökonomischen Evaluationen üblicherweise in *direkte, indirekte* und *intangible Kosten* unterschieden (Tab. 6.3).

6.3.1 Direkte Kosten

Zu den *direkten* Kosten werden alle Kosten gerechnet, die im unmittelbaren Zusammenhang mit einer medizinischen bzw. pflegerischen Maßnahme anfallen. Dazu zählen der direkt mit der Maßnahme in Zusammenhang stehende Verbrauch sowohl an medizinischen bzw. pflegerischen Ressourcen als auch der Verbrauch an nicht-medizinischen bzw. nicht-pflegerischen Ressourcen. Als Beispiele können die Personalkosten von Ärzten und Pflegenden, Materialkosten, Vorhaltekosten für Versorgungskapazitäten, etc. angeführt werden. Ebenfalls können Kosten hinzugerechnet werden, die nicht sofort, sondern erst zu einem späteren Zeitpunkt im weiteren Verlauf einer Maßnahme als deren Folge entstehen, wie beispielsweise Versorgungskosten von Nebenwirkungen, Komplikationen oder Spätfolgen.

---

[2]Eine differenzierte Darstellung verschiedener Ansätze zur Sichtbarmachung bzw. Herleitung eines kritischen Schwellenwertes findet sich bei Schöffski et al. (2012, S. 111–153).

Tab. 6.3 Abgrenzung der Kosten nach Zurechenbarkeit und Tangibilität

	Direkte Kosten	Indirekte Kosten
Tangibel	Z. B. Kosten des ärztlichen und pflegerischen Dienstes	Z. B. Verringerung der gesamtwirt-schaftlichen Produktivität
Intangibel	Z. B. Schmerzen bei der Versorgung	Z. B. Einbuße an Lebensqualität wegen (drohender) Pflegebedürftigkeit

Quelle: In Anlehnung an Oberender (1991, S. 147)

Die Ermittlung der tatsächlich bei den Leistungserbringern (Krankenhäuser, Arztpraxen, ambulante/stationäre Pflegeeinrichtungen, etc.) anfallenden Kosten bezogen auf einzelne Maßnahmen ist in der Regel problematisch oder sogar unmöglich, weil diese Daten nicht routinemäßig erhoben werden. Als **Surrogat für die echten** Kosten werden dann häufig die **Abrechnungspositionen** aus den jeweiligen **Leistungskatalogen** genutzt. Diese Daten liegen bei den Leistungserbringern in der Regel als Routinedaten vor, die im Zusammenhang mit der Abrechnung der erbrachten Leistungen anfallen.

Für den ambulanten ärztlichen Bereich können beispielsweise die direkten Kosten über die abgerechneten Beträge nach dem **Einheitlichen Bewertungsmaßstab (EBM)** oder der **Gebührenordnung für Ärzte (GOÄ)** erhoben werden. Hinzugerechnet werden müssen dann allerdings Kosten für zusätzlich von den Ärzten veranlasste Leistungen, z. B. durch Verordnungen von Arzneimitteln, Verband-, Heil- und Hilfsmitteln. Im stationären Bereich können die direkten Kosten der Versorgung in Krankenhäusern dementsprechend auf der Grundlage der pauschalisierten Entgelte nach dem **DRG-System (Diagnosis Related Groups)** ermittelt werden. In der ambulanten und stationären Pflege ist die Ermittlung der direkten Kosten insofern anspruchsvoller, weil neben der Abrechnung mit den Kostenträgern zusätzlich mit den Pflegebedürftigen und ggf. mit den Sozialleistungsträgern abgerechnet wird und insofern Daten aus mehreren Abrechnungswegen zusammengeführt werden müssen.

Die Ermittlung direkter Kosten aus den Abrechnungspositionen der verschiedenen Leistungskataloge ist insbesondere dann angebracht, wenn die Bewertung der Kosten aus Perspektive der Kostenträger erfolgen soll. Als problematisch stellt sich allerdings die freie Arztwahl dar, da z. B. durch Inanspruchnahme mehrerer Ärzte oder durch Überweisungen Dokumentationslücken entstehen können, die eine monetäre Bewertung des vollständigen Behandlungsverlaufes erschweren oder sogar unmöglich machen. Ebenfalls problematisch ist in diesem Kontext die sektorale Trennung der einzelnen Versorgungsbereiche, aus denen Daten nicht routinemäßig zusammengeführt werden.

Daher muss kritisch berücksichtigt werden, dass bei Heranziehung der Abrechnungspositionen keine genaue Abbildung der direkt in Verbindung mit einem Behandlungsverlauf tatsächlich anfallenden Kosten erfolgt, da sich die tatsächlichen bei den Leistungserbringern anfallenden Kosten für die Behandlung in der Regel von den Vergütungen bzw. (pauschalisierten) Entgelten unterscheiden.

Je nach Aggregationsgrad können bei der Ermittlung von Kosten zwei alternative Vorgehensweisen zum Einsatz kommen: Der **Bottom-Up-Ansatz** und der **Top-Down-Ansatz.**

Beim **Bottom-Up-Ansatz** werden zunächst die (durchschnittlichen) Kosten einer Erkrankung bzw. von Pflegebedürftigkeit auf individueller Ebene der Patienten bzw. Pflegebedürftigen ermittelt. Ausgehend von einem idealtypischen (durchschnittlichen) Patient bzw. Pflegebedürftigen werden die Kosten aus den definierten typischen Behandlungsabläufen ermittelt, indem die Kosten der einzelnen Teilschritte der Versorgung aufsummiert werden. Die einzelnen Behandlungsschritte orientieren sich idealerweise an den Leitlinien der entsprechenden medizinischen Fachgesellschaften bzw. an den pflegerischen Expertenstandards. Um daraus Aussagen für übergeordnete Ebenen (z. B. Ausgaben je Pflegestufe, Bundesland oder nationale Ausgaben) zu ermitteln, werden die durchschnittlichen Daten auf die entsprechende Ebene hochgerechnet. Betragen beispielsweise die durchschnittlichen Pflegehilfsmittelkosten für einen Pflegebedürftigen jährlich 300 €, ergeben sich bei insgesamt 1000 Pflegebedürftigen bundesweit volkswirtschaftliche Gesamtkosten in Höhe von 300.000 € pro Jahr.

Beim *Top-Down-Ansatz* erfolgt hingegen die Berechnung der Kosten einer Erkrankung oder von Pflegebedürftigkeit umgekehrt aus den gesamten Krankheits- bzw. Pflegekosten des Gesundheits- bzw. Pflegesystems. Die vorliegenden aggregierten Daten werden dann auf die spezifische gesundheits- bzw. pflegeökonomische Fragestellung heruntergerechnet, indem die Gesamtkosten durch die Anzahl der in der Zielgruppe vorhandenen Menschen geteilt werden.

Insofern richtet sich die Wahl des Ansatzes nach der Zielsetzung: Wird eine volkswirtschaftliche Analyse der Pflegekosten angestrebt, ist der Top-Down-Ansatz zielführend. Für die Analyse pflegespezifischer Kosten ist hingegen der Bottom-Up-Ansatz vorzuziehen.

Ein weiterer relevanter Aspekt für die Ermittlung der Kosten ist der zeitliche Kontext. Hier können ebenfalls zwei Ansätze unterschieden werden: Der *Prävalenzansatz* und der *Inzidenzansatz*. Beim Prävalenzansatz werden innerhalb einer bestimmten zeitlichen Periode (in der Regel ein Jahr) die Gesamtkosten aller Patienten bzw. Pflegebedürftigen eines Zeitraumes betrachtet, und zwar unabhängig davon, ob die Personen erstmalig erkranken bzw. pflegebedürftig werden, oder ob sie bereits länger erkrankt bzw. pflegebedürftig waren. Beim Inzidenzansatz werden hingegen für Personen, bei denen eine Erkrankung neu diagnostiziert wurde bzw. bei denen eine Pflegebedürftigkeit neu eingetreten ist, sämtliche anfallenden Kosten, die durch die Erkrankung bzw. Pflegebedürftigkeit verursacht werden, bis zur Heilung oder bis zum Tod aufsummiert.

6.3.2 Indirekte Kosten

Zu den *indirekten* Kosten werden alle Kosten gerechnet, die aus volkswirtschaftlicher Perspektive durch Produktivitätsverluste infolge von Krankheit oder Pflegebedürftigkeit entstehen. Indirekte Kosten entstehen also in dem Umfang, wie einer Volkswirtschaft durch Krankheit oder Pflegebedürftigkeit ein Verlust an Arbeitspotenzial entsteht, sowohl in Form von Arbeitsunfähigkeit oder verminderte Arbeitsfähigkeit, als auch in Form von Berufs- oder Erwerbsunfähigkeit. Es handelt sich also um produktivitätsrelevante Auswirkungen, die außerhalb des Gesundheits- und Pflegesektors infolge von Krankheit und/oder Behinderung anfallen und zu weniger Produktivität, zu mehr Fehltagen am Arbeitsplatz und zu einer geringeren Lebenserwartung führen. Beispiele sind frühzeitige Berentungen aufgrund von Arbeits-, Berufs- oder Erwerbsunfähigkeit, der Tod vor dem Renteneintrittsalter etc.

Indirekte Kosten kommen daher beinahe ausschließlich bei ökonomischen Evaluationen aus einer gesamtwirtschaftlichen Perspektive zur Anwendung. Bei pflegeökonomischen Evaluationen kann zu Recht angemerkt werden, dass der Bewertung indirekter Kosten insoweit eine eingeschränkte Bedeutung zukommt, als Pflegebedürftigkeit überwiegend im fortgeschrittenen Lebensalter auftritt, in dem sich die Pflegebedürftigen ohnehin bereits nicht mehr im Erwerbsleben befinden und insofern aus volkswirtschaftlicher Perspektive kein Verlust an Arbeitspotenzial entsteht. Allerdings tritt Pflegebedürftigkeit auch im erwerbsfähigen Alter auf, beispielsweise als Folge von Unfällen oder Behinderung. Von besonderer Bedeutung in pflegeökonomischen Evaluationen sind aber die indirekten Kosten Dritter. Hier kann ein volkswirtschaftlicher Produktivitätsverlust bzw. ein Verlust an Arbeitspotenzial im Rahmen der informellen Pflege entstehen, wenn die Pflege von Familienangehörigen oder Bekannten übernommen wird, die dann aufgrund der Übernahme der Pflege selbst keiner Erwerbstätigkeit mehr nachgehen können.

Zur Ermittlung indirekter Kosten werden verschiedene Verfahren eingesetzt: Der *Humankapital-Ansatz*, der *Friktionskosten-Ansatz* und die *Ermittlung der Zahlungsbereitschaft* bzw. *Willingness-to-Pay (WTP)*. Diese Verfahren werden im Folgenden kurz beschrieben:

Der Humankapital-Ansatz

Indirekte Kosten sollen den krankheitsbedingten Verlust an Arbeitspotenzial (Humankapital) erfassen. Die Berechnung erfolgt in der Regel nach dem sog. *Humankapitalansatz (Human Capital Approach)*. Im Humankapitalansatz werden medizinische Interventionen als eine Investition in das Humankapital einer Person verstanden, durch die Produktivitätsverluste infolge von Ausfallzeiten verhindert werden sollen. Alle zukünftigen Produktivitätsverluste (bis zum Berentungsalter) werden im Humankapitalansatz berücksichtigt.

Ein Produktivitätsverlust durch entstandene Ausfallzeiten kann basierend auf den Arbeitskosten (Bruttolohn plus Lohnnebenkosten) bewertet werden. Dazu ist zunächst ein durchschnittliches Tageseinkommen zu ermitteln und dieses mit der Zahl der verlorenen Arbeitstage zu multiplizieren. Zur Ermittlung eines Referenzwertes für die monetäre Bewertung eines (verlorenen) Arbeitstages empfiehlt die *Hannoveraner Konsensgruppe,* eine konservative Schätzung anhand der Daten des Statistischen Bundesamtes (von der Schulenburg et al. 2007) anhand der folgenden Formel:

$$Prod\,V = AU * \frac{Arbeitnehmerentgelt\ in\ Deutschland\ pro\ Jahr}{Anzahl\ der\ Arbeitnehmer * 365}$$

Der *Produktivitätsverlust (ProdV)* ergibt sich, indem die *Arbeitsunfähigkeitstage (AU)* mit einem Referenzwert pro Arbeitstag multipliziert werden, der sich als Quotient aus dem *Arbeitnehmerentgelt in Deutschland pro Jahr* geteilt durch die *Anzahl der Arbeitnehmer* mal *365 Tage* ergibt.

Analog kann auch der volkswirtschaftliche Produktivitätsverlust durch eine Sterblichkeit vor dem Renteneintrittsalter ermittelt werden, indem die durch den vorzeitigen Tod verlorenen Jahre vor dem Renteneintritt mit dem durchschnittlichen Jahreseinkommen multipliziert werden.

Am Humankapital-Ansatz wird kritisiert, dass der nicht erwerbstätige Teil der Bevölkerung (Hausfrauen/-männer, Kinder, Schüler, Studenten, Arbeitslose, Rentner) nicht adäquat berücksichtigt wird. Darüber hinaus wird die der Humankapitalmethode zugrunde liegende Annahme der Vollbeschäftigung kritisiert. Ein volkswirtschaftlicher Produktivitätsverlust durch Krankheit oder Pflegebedürftigkeit entsteht nur dann, wenn tatsächlich weniger Waren und/oder Dienstleistungen produziert werden. Bei einer kurzfristigen krankheitsbedingten Abwesenheit vom Arbeitsplatz kann die anfallende Arbeit jedoch in der Regel entweder zu einem späteren Zeitpunkt nachgeholt werden oder bei Dringlichkeit durch andere Arbeitnehmer stellvertretend übernommen werden. Bei langfristigem Ausfall kann in der Regel ein Ersatz über den Arbeitsmarkt erfolgen, d. h. ein neuer Mitarbeiter eingestellt werden. Vor diesem Hintergrund wird kritisiert, dass der Humankapital-Ansatz eine Überschätzung von Produktivitätsverlusten zur Folge hat.

Der Friktionskosten-Ansatz

Im Friktionskosten-Ansatz werden die Produktionsausfälle entsprechend gewichtet, um einer Überschätzung von Produktivitätsverlusten vorzubeugen. Er versucht nicht einen potenziellen, sondern einen tatsächlichen Produktivitätsverlust zu ermitteln. Der Friktionskosten-Ansatz unterstellt, dass bei langfristiger Erwerbsunfähigkeit oder bei dauerhaftem Ausfall von Mitarbeitern durch deren Tod ausreichend Arbeitskräfte am Arbeitsmarkt vorhanden sind, mit denen Produktionsausfälle kompensiert werden können *(Ersatz durch Arbeitslose)*, d. h. ein Produktivitätsverlust wird nur für die Dauer der Vakanz der unbesetzten Stelle angenommen. Dadurch fallen die zu berücksichtigenden indirekten Kosten von Produktionsverlusten nur in einer Übergangszeit, der sogenannten Friktionsperiode an.

Als indirekte Kosten sind daher nach dem Friktionskosten-Ansatz die Produktionsverluste in der Friktionsperiode (Vakanz) zuzüglich von Transaktionskosten für die Suche und Einarbeitung des neuen Mitarbeiters zu berücksichtigen. Bei kurzfristiger Arbeitsunfähigkeit kann die Produktion von anderen Mitarbeitern stellvertretend übernommen werden oder vom erkrankten Mitarbeiter nach dessen Rückkehr an den Arbeitsplatz nachgeholt werden. In diesem Fall sind keine indirekten Kosten zu berücksichtigen.

Insofern stellt der Friktionskosten-Ansatz eine Spezifizierung des Humankapital-Ansatzes dar und stellt Letzteren nicht grundsätzlich infrage. Allerdings muss kritisch angemerkt werden, dass gerade im Gesundheits- und Pflegebereich die Nachbesetzung von vakanten Stellen aufgrund eines hohen Spezialisierungsgrades und in Zeiten eines Fachkräftemangels nicht immer kurzfristig möglich ist.

Die Ermittlung der Zahlungsbereitschaft
Als Alternative zum Humankapitalansatz wird häufig der Ansatz der *Zahlungsbereitschaft* bzw. *Willingness-to-Pay (WTP)* angeführt. Dabei wird die maximale Zahlungsbereitschaft eines Individuums für den Erhalt seiner Gesundheit bzw. für die Verminderung seines Erkrankungs- und Sterberisikos ermittelt.[3] Dazu können entweder direkte Befragungen in Form einer Fiktiven Bewertung *(contingent valuation method)* oder indirekte Verfahren zur Aufdeckung von Präferenzen *(revealed preference studies)* durchgeführt werden.

Im Gegensatz zum Humankapital-Ansatz, der auf die Produktivität und damit den Beitrag des Individuums zum Bruttosozialprodukt abstellt, werden bei der Ermittlung der Zahlungsbereitschaft auch der nicht erwerbstätige Teil der Bevölkerung (Hausfrauen/-männer, Kinder, Schüler, Studenten, Arbeitslose, Rentner) wie einbezogen. Mit diesem Ansatz können sowohl der Nutzen gesundheitlicher Leistungen für das Individuum, als auch für die Gesellschaft gemessen und monetär bewertet werden.

Als größter Vorteil des Ansatzes der Zahlungsbereitschaft wird angeführt, dass damit sämtlicher Nutzen monetär bewertet werden kann. Idealerweise erfolgt dies über die Abfrage des Betrages, den das Individuum maximal als Versicherungsprämie zu zahlen bereit wäre. Dieser Betrag wird dann als seine reale maximale Zahlungsbereitschaft interpretiert. Problematisch bzw. als Nachteil zu werten ist die erhebliche Komplexität derartiger Befragungen, die einen erheblichen methodischen und organisatorischen Aufwand erfordern und daher nur begrenzt praktikabel sind.

6.3.3 Intangible Kosten

Von *intangiblen Kosten* wird gesprochen, wenn sich diese nicht unmittelbar quantifizieren lassen, d. h. in monetär bewertbaren Geldeinheiten ausdrücken lassen. Sind Kosten hingegen unmittelbar monetär bewertbar, d. h. lassen sich in Geldeinheiten ausdrücken, handelt es sich um tangible Kosten. Zu den intangiblen Kosten, die nicht unmittelbar in Geldeinheiten ausgedrückt werden können, zählen psychosoziale Auswirkungen wie beispielsweise Schmerzen, Übelkeit, etc. sowie der aus einer Krankheit oder Pflegebedürftigkeit resultierende Verlust an Lebensqualität, beispielsweise verursacht durch Schmerzen, Behinderung oder Depression.

Die Messung intangibler Effekte ist von besonderer Bedeutung, da damit insbesondere Faktoren aus der Perspektive der Patienten evaluiert werden. Die Lebensqualität als gesundheitlicher Effektparameter ist relevant, da nicht alle Krankheiten kausal behandelbar und vollständig heilbar sind. Gerade bei chronischen Erkrankungen und Pflegebedürftigkeit, die länger andauern und in der Regel mit einer kontinuierlichen Verschlechterung einhergehen, kommt der Messung der Lebensqualität insofern eine besondere Bedeutung zu, als damit bei der Bewertung einer gesundheitlichen Maßnahme im Rahmen einer gesundheits- bzw. pflegeökonomischen Evaluation der Nutzen einer gesundheitlichen Maßnahme korrekt bewertet werden kann.

---

[3]Die Ermittlung der individuellen Zahlungsbereitschaft kann durch direkte Befragung oder durch indirekte Messmethoden erfolgen. Eine umfangreiche Darstellung der komplexen Verfahren zur Erhebung der Zahlungsbereitschaft findet sich bei Schöffski (2012b, S. 341–391); von der Schulenburg und Greiner (2013, S. 255 ff.); Drummond et al. (2005).

Vor diesem Hintergrund werden in ökonomischen Evaluationsstudien zunehmend keine intangiblen Kosten mehr ausgewiesen, sondern die intangiblen Kosten im Rahmen der Messung der Lebensqualität zur Erfassung des Nutzens negativ berücksichtigt, d. h. intangible Kosten werden durch eine verringerte Lebensqualität erfasst. Auf die Bewertung der (Einschränkung der) Lebensqualität wird in Abschn. 6.4 im Rahmen des Nutzens eingegangen.

6.3.4 Externe und zukünftige Kosten

Unter *externen Kosten* werden Kosten verstanden, die zwar im direkten Zusammenhang mit einer Versorgung entstehen, aber außerhalb des Gesundheits- bzw. Pflegesystems anfallen. Dazu zählen beispielsweise die Fahrtkosten, die Angehörige bei Besuchen von Patienten oder Pflegebedürftigen aufbringen müssen, weil diese nicht von Kostenträgern übernommen werden. Dazu würden aus gesellschaftlicher Perspektive auch die Kosten gerechnet werden, die im direkten Zusammenhang mit einer gesundheitlichen Versorgung in anderen Sektoren, beispielsweise, entstehen, beispielsweise durch individuellen Unterricht erkrankter oder pflegebedürftiger Schulkinder im Bildungssystem.

Als *zukünftige Kosten* wären Kosten zu verstehen, die in der Zukunft anfallen, weil zuvor eine gesundheitliche Versorgung zu einer Lebensverlängerung geführt hat. Exemplarisch kann hier die Versorgung eines Herzinfarktes angeführt werden. Wenn der Patient aufgrund dieser Versorgung überlebt, können in der Zukunft beispielsweise Kosten für die Behandlung eines Diabetes Mellitus oder für Pflegebedürftigkeit anfallen, die nicht angefallen wären, wenn der Herzinfarkt unversorgt und der Patient daran verstorben wäre.

Unterscheidung von Kosten
Die unterschiedliche Einordnung bzw. Berücksichtigung von Kosten soll exemplarisch an einem konkreten Fall verdeutlich werden:

Nehmen wir an, eine 39jährige berufstätige Frau erleidet einen Schlaganfall. Sie überlebt diesen, wird jedoch in dessen Folge pflegebedürftig. Im Alter von 52 Jahren erleidet die Frau eine Niereninsuffizienz, in deren Folge sie regelmäßig dialysiert werden muss. Schließlich verstirbt die Frau im Alter von 56 an den Folgen der Niereninsuffizienz.

Dieser Fall soll im Rahmen einer ökonomischen Evaluationsstudie analysiert und dazu die entstandenen Kosten zugeordnet werden:

Zu den *direkten Kosten* würden in diesem Fall beispielsweise sämtliche Kosten der medizinischen Therapie zur Behandlung des Schlaganfalls und sämtliche Kosten zur Versorgung der Pflegebedürftigkeit (bis zum Tod) zählen.

Als *indirekte Kosten* würde der volkswirtschaftliche Produktivitätsverlust infolge des Arbeitsausfall sowie die infolge der Pflegebedürftigkeit vorzeitig erfolgte Berentung aufgrund von Erwerbsunfähigkeit sowie der Tod vor dem regulären Renteneintritt berücksichtigt werden. Ebenfalls als volkswirtschaftlicher Produktivitätsverlust würde als indirekte Kosten berücksichtigt werden, dass der Partner der Frau seine Berufstätigkeit aufgeben musste, um die Pflege der Frau zu übernehmen.

Die im Rahmen der Versorgung erlittenen Schmerzen sowie die infolge der Pflegebedürftigkeit eingeschränkte Lebensqualität (sowohl für die Frau als auch für ihren Partner) wären als *intangible Kosten* zu berücksichtigen. Entstehen Angehörigen bei Besuchen Kosten (z. B. Fahrtkosten) wären diese ggf. als *externe Kosten* einzuordnen. Die Kosten der Behandlung der Niereninsuffizienz inkl. der Dialyse wären als *zukünftige Kosten* zu berücksichtigen.

6.4 Nutzen

Der Nutzen medizinischer und pflegerischer Versorgungen kann in der Heilung von Krankheiten, der Verbesserung der Lebensqualität, der erforderlichen Behandlung kritischer Zustände, der Wiederherstellung normaler Funktionen (z. B. Arbeitsfähigkeit) oder der Verhinderung zukünftiger Krankheiten bestehen. Der vorrangige Nutzen bemisst sich demnach daran, ob gesundheitliche Maßnahmen wirksam, d. h. in der Lage sind, eine Erkrankung zu heilen oder zu lindern bzw. deren Eintritt zu verhindern oder zumindest zu verzögern. Dieser Nutzen ist dann vergleichsweise einfach messbar, beispielsweise in Form einer längeren Lebenserwartung, der Steigerung der Anzahl symptomfreier Tage, etc. Daneben kann der Nutzen von gesundheitlichen Maßnahmen auch darin bestehen, dass Kosten eingespart werden, beispielsweise indem anstelle einer aufwendigen chirurgischen Versorgung (z. B. eine Kniegelenksprothese) eine ambulante Versorgung (z. B. Physiotherapie) durchgeführt wird.

Rein monetäre Effekte in Form von Kosteneinsparungen zwischen zwei unterschiedlichen Verfahren können auf der Kostenseite berücksichtigt werden. Aber kann auch das Behandlungsergebnis, also der Nutzen jenseits von monetären Werten berücksichtigt werden? Was ist die richtige Maßeinheit für den Nutzen? Insofern ist die Darstellung und Bewertung des Nutzens ungleich komplexer als die Bewertung der Kosten. Grundsätzlich kann der Nutzen gesundheitlicher Versorgung auf verschiedene Weisen erfasst und abgebildet werden:

1. In *natürlichen bzw. physikalischen Einheiten* auf einer eindimensionalen Skala, beispielsweise in Form von klinischen Parametern (Veränderung der Lebenserwartung in Jahren, Senkung des Blutdrucks in mmHg, etc.).
2. In *monetären Geldeinheiten* (z. B. in Euro), wobei es erforderlich ist, die Änderung (Verbesserung und/oder Verschlechterung) des Gesundheitszustandes oder die Verlängerung des Lebens ein monetäres Äquivalent zuzuordnen, diese also finanziell zu bewerten.
3. In Form eines kardinalen **Nutzwertes,** der in der Lage ist, mehrere Dimensionen von Gesundheit in einem (skalaren) Index abzubilden (z. B. qualitätsadjustierte Lebensjahre).

Während die Nutzenmessung in natürlichen bzw. physikalischen Einheiten vergleichsweise einfach möglich ist, stößt die Bewertung von Gesundheitszuständen bzw. von Lebensjahren in monetären Einheiten auf Skepsis und ethische Bedenken. Zwar ist die Erfassung der Zahlungsbereitschaft und von Patientenpräferenzen mit erheblichem Aufwand verbunden, aber grundsätzlich möglich. Kritisch anzumerken ist, dass eine kosteneffektive Erstellung medizinischer Leistungen nicht garantiert, dass der Patient diese Leistung auch tatsächlich nötig hatte oder diese gewünscht hat! Erst wenn die Versorgungsleistungen zusätzlich den Präferenzen des Patienten entsprechen, wird von allokativer Effizienz gesprochen.

Auch neben den individuellen Patientenpräferenzen, die sich naturgemäß zwischen verschiedenen Menschen unterscheiden, kann Gesundheit in weiteren Dimensionen betrachtet werden: Nehmen wir als Beispiel einen älteren Mann, bei dem ein maligner (bösartiger) Tumor in der Blase diagnostiziert wurde. Als Therapie wird eine radikale Prostatektomie, d. h. die Entfernung der Prostata und Bildung eines künstlichen Blasenausgangs (Stoma) durchgeführt. Hier könnte der Nutzen einerseits rein quantitativ in Form der Lebenszeitverlängerung beschrieben werden, andererseits könnte dieser Nutzen auch qualitativ beschrieben werden, beispielsweise in Form einer Einschränkung der Lebensqualität aufgrund des als beschwerlich empfundenen dauerhaften Umgangs mit dem Stoma.

Hier stellt sich also die Frage, was den höheren Nutzen stiftet: Ein kürzeres Leben ohne Einschränkung der Lebensqualität oder ein längeres Leben mit eingeschränkter Lebensqualität?

Im Folgenden wird daher zunächst allgemein auf die Messung von Lebensqualität eingegangen und im Anschluss das QALY-Konzept vorgestellt, das in einem Nutzwert sowohl die Lebensqualität, als auch die -quantität berücksichtigt. International hat sich das QALY-Konzept durchgesetzt bzw. etabliert. In Deutschland wird jedoch im Rahmen der Nutzenbewertungen des Instituts für Wirtschaftlichkeit und Qualität im Gesundheitswesen (IQWiG) ein anderer Weg gegangen. So hat das IQWiG zwar die Anwendung des QALY-Konzeptes nicht gänzlich ausgeschlossen, fokussiert sich aber vorrangig auf das Schwellenwertkonzept der Effizienzgrenze, das daher ebenfalls hier vorgestellt wird.

6.4.1 Bedeutung der Lebensqualität

Die Lebensqualität umfasst neben der reinen **Lebensdauer** auch den Aspekt der **Gesundheit** bzw. des **Gesundheitszustandes,** und damit neben einer quantitativen Dimension (Anzahl der Lebensjahre) auch eine qualitative Dimension (Gesundheitszustand). Inzwischen wurde eine Vielzahl von Konzepten entwickelt, die versuchen Gesundheit und ihre Dimensionen zu beschreiben und zu messen. Insofern existiert keine einheitliche Definition von Gesundheit. Ausgehend von der Definition der Weltgesundheitsorganisation (WHO), wonach Gesundheit der *„[...] Zustand des völligen körperlichen, psychischen und sozialen Wohlbefindens und nicht nur das Freisein von Krankheit und Gebrechen"* (WHO 1948) ist, lassen sich drei Dimensionen der Lebensqualität ableiten. Danach schließt die Lebensqualität die Dimensionen physische Gesundheit, soziale Kontakte und emotionales Wohlbefinden ein, wie in der Abb. 6.4 dargestellt (Schöffski 2012c, S. 329 ff.).

Einschränkungen der Lebensqualität können demnach physischer, psychischer oder sozialer Natur sein. Als Beispiele für mögliche Einschränkungen der physischen Gesundheit können die Fähigkeit zur Ausübung alltäglicher Aktivitäten, die Mobilität, die Fähigkeit zur selbstständigen Körperpflege oder Schmerzen angeführt werden. Beispiele für die Dimension sozialer Kontakte sind die Fähigkeit zur Teilnahme an sozialen Aktivitäten, die Fähigkeit zur Pflege familiärer, freundschaftlicher und/oder sexueller Beziehungen sowie die Fähigkeit zur Teilnahme an Freizeitaktivitäten. Und schließlich für eine Einschränkung des emotionalen Wohlbefindens sind Aspekte wie familiäre Belastungen, Mobbing in der Schule oder am Arbeitsplatz sowie (wirtschaftliche) Abhängigkeitsverhältnisse als Beispiele anzuführen.

Aus den Beispielen wird deutlich, dass nicht nur medizinische bzw. pflegerischen Aspekte den Gesundheitszustand beeinflussen, sondern zahlreiche weitere Lebensbereiche (z. B. die Arbeit, die Wohnsituation, das Bildungsniveau, die Ernährung, etc.) einen maßgeblichen Einfluss auf unsere Gesundheit und damit letztlich auf unsere Lebensqualität haben. In der gesundheitsökonomischen Evaluation wird daher in der Regel eine Fokussierung auf die *gesundheitsbezogene Lebensqualität* (health-related quality of life) vorgenommen. Da Pflegebedürftigkeit selbst aber keine Krankheit, wohl aber eine Folge von Krankheit oder Behinderung ist, erscheint diese Fokussierung im Bereich der Pflege nicht zielführend. Insofern sollte in der

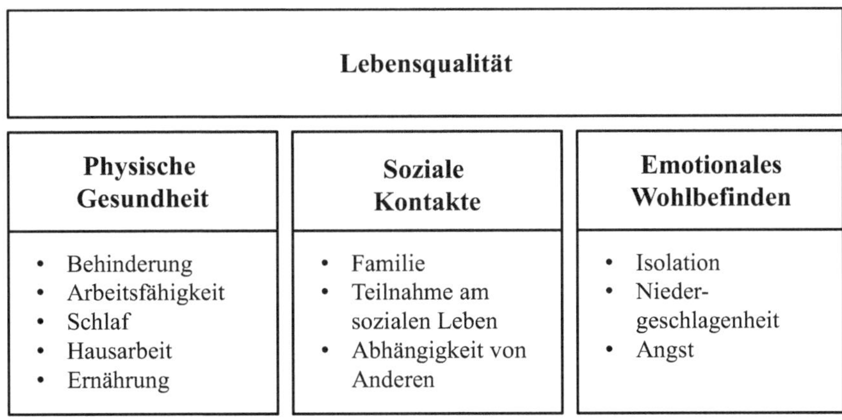

Abb. 6.4 Lebensqualitatsdimensionen. (Quelle: Schoffski 2012c, S. 330.)

pflegeökonomischen Evaluation der Begriff der Lebensqualität eher weit interpretiert werden und damit auch angrenzende Dimensionen aus weiteren Lebensbereichen berücksichtigt werden. Aus diesem Grund besteht die Herausforderung für die pflegeökonomische Evaluation darin, die gesundheitsökonomischen Verfahren kritisch zu reflektieren und pflegespezifisch zu adaptieren. Insbesondere müssen Messinstrumente zur Erhebung von Lebensqualität in der Lage sein, die oben beschriebene Mehrdimensionalität der Lebensqualität erfassen und abbilden zu können.

Für die Erhebung bzw. Messung von Lebensqualität stehen vielfältige Methoden zur Verfügung, die sich maßgeblich durch den Aufwand und die entstehenden Kosten unterscheiden. Exemplarisch können die folgenden Methoden angeführt werden (Schöffski 2012c, S. 331 ff.):

- Fragebogen, der vom Probanden in Form einer Selbsteinschätzung selbst ausgefüllt wird, entweder in Papierform *(paper and pencil)* oder als internetbasierte Fragebogen *(online)*
- Persönliches Interview, bei dem der Interviewer die Antworten des Probanden z. B. in in einem Fragebogen dokumentiert (auch in Form eines Telefoninterviews)

- Fremdeinschätzung durch Dritte, z. B. Freunde, Verwandte oder den behandelnden Arzt
- Krankheits-/Pflegetagebuch, das vom Probanden selbst oder einer dritten Person geführt wird
- etc.

Eine strukturierte Übersicht verschiedener Verfahren zur Erfassung von Lebensqualität findet sich in der folgenden Abb. 6.5.

Die zahlreichen verschiedenen Methoden zur Erhebung von Lebensqualität können grundsätzlich in zwei unterschiedliche Verfahrenstypen eingeteilt werden:

I. Die ***nutzentheoretischen Verfahren,*** in denen eine direkte Bewertung von Gesundheitszuständen erfolgt.
II. Die ***psychometrischen Verfahren,*** in denen Gesundheitszustände indirekt in lebensqualitätsrelevanten Dimensionen (wie Schmerz, Selbstständigkeit, etc.) erfasst werden.

Zu den nutzentheoretischen Verfahren zählen das Rating Scale-Verfahren, das Standard Gamble-Verfahren und das Time Trade Off-Verfahren.

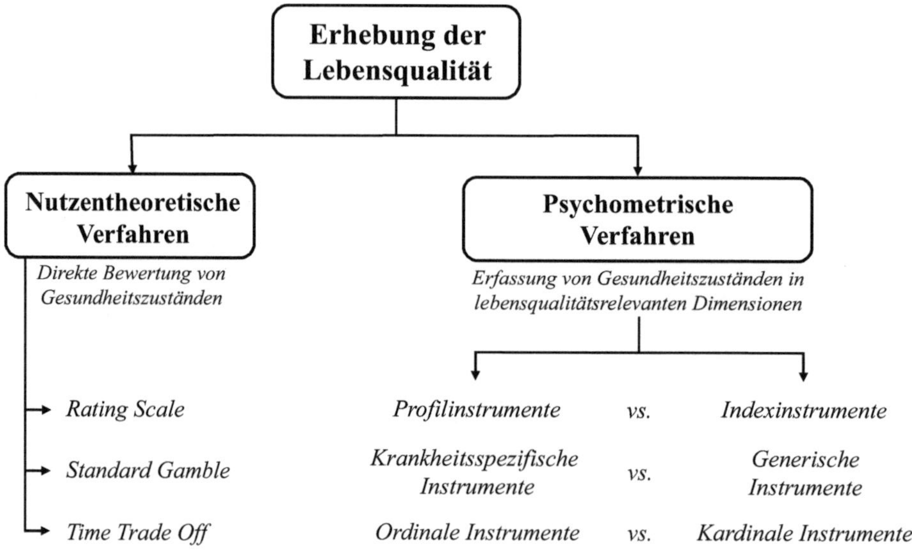

Abb. 6.5 Verfahren zur Erhebung der Lebensqualität. (Quelle: Eigene Darstellung nach Lauterbach et al. 2013, S. 340.)

Das ***Rating Scale-Verfahren*** wird häufig als ***visuelle Analaogskale (VAS)*** bezeichnet, in der die Befragten ihren aktuellen Gesundheitszustand bewerten, indem sie diesen in einer vorgegebenen Skala eintragen, die häufig einem Thermometer gleicht (siehe Abb. 6.6). Dabei werden die Endpunkte als „bester denkbarer Gesundheitszustand" und „schlechtester denkbarer Gesundheitszustand" vorgegeben. Die Skalierung in Zahlen ist hingegen nicht fest vorgegeben. So variieren die Endpunkte beispielsweise häufig zwischen 0 bis 100 oder 0 bis 10. Der große Vorteil derartiger Analogskalen besteht darin, dass sie von den Befragten in der Regel intuitiv erfasst werden können und daher nicht erklärungsbedürftig sind.

Im ***Standard Gamble***-Verfahren, auch als ***Standard Lotterie***-Verfahren bezeichnet, wird den Befragten eine hypothetische Entscheidungssituation präsentiert, in der es darum geht, die persönlichen Präferenzen der Befragten zu erfassen. Dazu werden die Befragten vor die Wahl gestellt, in ihrem aktuellen Gesundheits- bzw. Krankheitszustand zu verbleiben (Alternative 1), oder eine gesundheitliche Intervention in Anspruch zu nehmen (Alternative 2), die entweder zu einer vollständigen Genesung

oder aber zum Tod führen kann. Dabei führt die Entscheidung für die Alternative 1 zu einem sicher eintretenden Ereignis, d. h. der Befragte verbleibt in dem Gesundheitszustand, während die Entscheidung für die Alternative 2 zu einem unsicheren Ereignis führt, d. h. entweder tritt mit einer bestimmten Wahrscheinlichkeit (p) die vollständige Genesung ein, oder mit einer bestimmten Wahrscheinlichkeit (1-p) der Tod (Abb. 6.7).

Durch dieses Verfahren kann der Patient indirekt artikulieren, wie stark er in seinem individuellen Gesundheitszustand an einer bestimmten Erkrankung leidet. Nehmen wir als Beispiel an, ein Patient leidet an einer halbseitigen Lähmung, die infolge eines Schlaganfalls eingetreten ist. Um das Ausmaß des Leidens zu ermitteln, wird der Patient nun wiederholt vor die Wahl gestellt, in dem Gesundheitszustand zu verbleiben (Alternative 1) oder eine gesundheitliche Intervention in Anspruch zu nehmen (Alternative 2) bei der er entweder vollständig geheilt wird, oder aber versterben kann. Um einschätzen zu können, wann sich der Befragte nun für Alternative 1 oder Alternative 2 entscheidet, wird er mehrfach befragt und bei der Alternative 2 die Wahrscheinlichkeit für

Abb. 6.6 Visuelle
Analogskala (VAS)

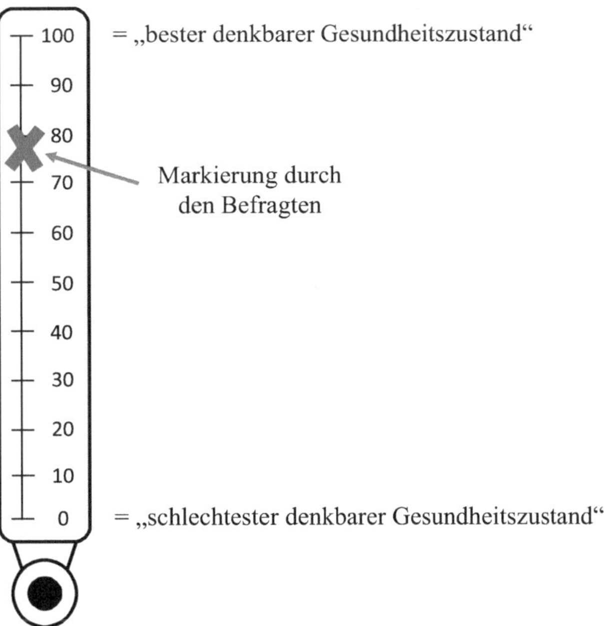

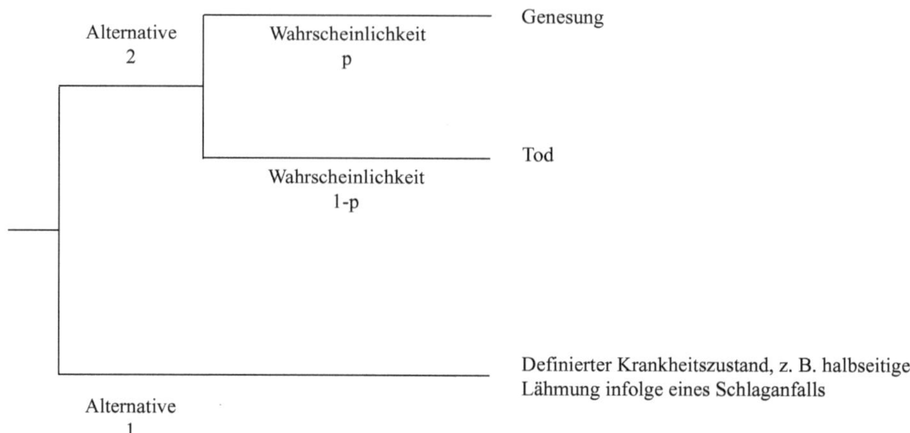

Abb. 6.7 Standard Gamble (Standard Lotterie)

die vollständige Genesung variiert (z. B. 10 %, 25 %, 50 %, 75 %, 100 %). Dementsprechend verändert sich dann auch die Wahrscheinlichkeit für den Eintritt des Todes (z. B. 90 %, 75 %, 50 %, 25 %, 0 %).

Gibt nun ein Befragter beispielsweise selbst bei einer geringen Wahrscheinlichkeit für eine vollständige Genesung (20 %) an, sich für die Alternative 2 zu entscheiden, kann unterstellt werden, dass der Befragte stark an seiner Erkrankung leidet, weil er sich trotz der hohen Wahrscheinlichkeit (80 %), dass bei der gewählten Alternative 2 der Tod eintritt, für diese entscheidet. Im Klartext bedeutet das, dass der Patient seine aktuelle Lebensqualität aufgrund seiner Erkrankung als gering einschätzt. Andersherum kann von einem vergleichsweise geringen Leidensdruck ausgegangen werden, wenn ein Befragter beispielsweise trotz einer sehr hohen Wahrscheinlichkeit einer vollständigen Genesung (90 %) das Risiko zu sterben (10 %) nicht eingehen möchte, und sich stattdessen für die sicher Alternative 1 entscheidet, die aber das Fortdauern des aktuellen Krankheitszustandes bedeutet. Hier kann geschlussfolgert werden, dass der Patient seine Lebensqualität trotz der Erkrankung als relativ hoch einschätzt.

Beim *Time Trade Off*-Verfahren, auch als *Zeitausgleichs*-Verfahren bezeichnet, werden die Befragten ebenfalls mit einer hypothetischen Entscheidungssituation konfrontiert, in der sie sich zwischen zwei Alternativen entscheiden sollen: Dabei stellt Alternative 1 einen Gesundheitszustand mit einer bestimmten Erkrankung (h) dar, die mit einer definierten Restlebenserwartung (t) einhergeht. Die Alternative 2 hingegen stellt einen vollständig unbeeinträchtigten Gesundheitszustand dar, der allerdings nur für eine geringere Restlebenserwartung (x) andauert. Diese beiden Alternativen sind in Abb. 6.8 dargestellt.

In einer mehrstufigen Befragung würde für die Alternative 2 die Restlebenserwartung (x) so lange variiert, bis der Befragte sich nicht mehr entscheiden kann, also hinsichtlich der beiden Alternativen indifferent ist. Damit wird implizit die Frage beantwortet, auf wie viele Lebensjahre (mit einem reduzierten Gesundheitszustand) der Befragte verzichten würde, wenn er dafür die Krankheit nicht hätte bzw. vollständig gesund wäre.

Um an das vorherige Beispiel anzuknüpfen, nehmen wir an, dass ein Patient mit einer halbseitigen Lähmung infolge eines Schlaganfalls noch eine Restlebenserwartung von 10 Jahren hat (t = 10). Es würde dann implizit erhoben, wie viel dieser Restlebenserwartung ein Befragter aufgeben würde, um dafür von der Erkrankung geheilt zu sein. Würde der Befragte angeben, dass er bereit wäre, auf die Hälfte (50 %) seiner Restlebenserwartung, also

Abb. 6.8 Time Trade Off (Zeitausgleich)

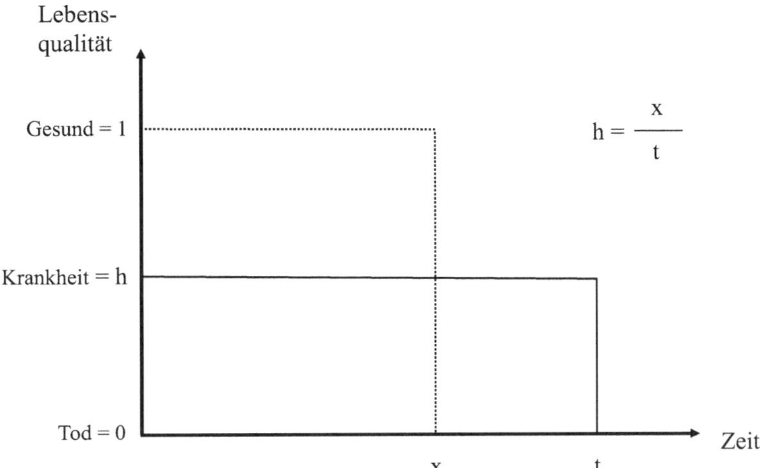

auf 5 Jahre zu verzichten, so würde der Wert für seine Lebensqualität 0,5 betragen. Wäre er sogar bereit auf 60 % seiner Restlebenserwartung, also 6 Jahre zu verzichten, so würde der Wert für seine Lebensqualität 0,4 betragen.

Im Gegensatz zur Visuellen Analogskala (VAS), die für Befragte in der Regel intuitiv erfassbar und damit leicht verständlich ist, sind sowohl das Standard Gamble- als auch das Time Trade Off-Verfahren deutlich abstrakter und damit schwerer verständlich. Darüber hinaus müssen sich Befragte sowohl im Standard Gamble- als auch im Time Trade Off-Verfahren mit dem eigenen Tod auseinandersetzen, was zu negativen Emotionen und damit unter Umständen zu negativen Konsequenzen bei den Befragten führen kann. Dieser Konsequenzen müssen sich Forscher bei der Anwendung dieser beiden Methoden daher stets bewusst sein.

Die **psychometrischen Verfahren,** d. h. Fragebögen zur Erhebung von Lebensqualität können nach verschiedenen Kriterien unterschieden werden und zwar nach dem **Grad der Aggregation,** dem **Krankheitsbezug** und der **Skalierung** von Messinstrumenten. (Schöffski 2012c, S. 334):

- Profilinstrumente und Indexinstrumente
- Krankheitsspezifische und generische Instrumente
- Ordinale und kardinale Instrumente

Profilinstrumente und Indexinstrumente unterscheiden nach dem Grad der Aggregation von Ergebnisdaten. Wenn wir die Lebensqualität als multidimensionales Konstrukt betrachten, d. h. Lebensqualität umfasst verschiedene Dimensionen, wie physische, psychische und soziale Gesundheit, stellt sich die Frage, wie viele Dimensionen sollen (und können) in einer Messzahl zusammengefasst werden? Während ***Profilinstrumente*** die Dimensionen von Lebensqualität einzeln bewerten, fassen ***Indexinstrumente*** die Ergebnisse der einzelnen Dimensionsmessungen in einer einzigen Zahl, einem Index zusammen.

In Profilinstrumenten werden für jede einzelne Lebensqualitätsdimension Werte ermittelt; die einzelnen Werte werden nicht zu einer Kennzahl aggregiert. Damit können die Folgen einer medizinischen Intervention getrennt für einzelne Dimensionen aufgezeigt werden. Beispiele für Profilinstrumente sind das Sickness Impact Profile (SIP), das Nottingham Health Profile (NHP) und das SF-36/SF-12.

Demgegenüber werden in Indexinstrumenten einzelne Indikatoren zu einer Maßzahl zusammengefasst. Sie enthalten eine Ansammlung von Scores, die jeweils zu einzelnen Items einer Dimension gehören oder Items, die verschiedene Konstruktdimensionen vertreten. Nachteil ist zweifelsohne, dass durch die Aggregation Informationen verloren. Der Vorteil liegt aber darin, dass durch die Aggregierung eine sinnvoll interpretierbare Gegenüberstellung des subjektiven Nutzens und der dafür anfallenden Kosten möglich wird. Indexinstrumente kommen daher vor allem in Kosten-Nutzwert-Analysen (siehe Abschn. 6.6.6) zum Einsatz. Beispiele für Indexinstrumente sind der Karnofsky Index, die Quality of Well-Being Scale und der Euro-Qol (EQ 5-D). Der EQ5-D fasst beispielsweise die fünf verschiedenen Gesundheitsdimensionen Mobilität, Körperpflege, allgemeine Tätigkeiten, Schmerzen und Ängstlichkeit zu einem Indexwert zusammen.

Nach dem Krankheitsbezug werden krankheitsspezifische Instrumente und generische, d. h. krankheitsübergreifende Instrumente unterschieden. *Krankheitsspezifische Instrumente* sind Fragebögen zur Messung der Lebensqualität, die vor allem bei der Durchführung von klinischen Studien hinsichtlich spezieller medizinischer Interventionen zum Einsatz kommen. Die Messung der Lebensqualität erfolgt innerhalb einer Patientengruppe mit vergleichbaren Diagnosen. Daher sind die Fragen auf spezielle Krankheiten zugeschnitten. *Generische Instrumente* sind krankheitsübergreifend und geben ein umfassendes Bild von Änderungen der Lebensqualität bei heterogenen Krankheiten. Sie ermöglichen eine krankheitsübergreifende Beurteilung des Nutzens und der relativen Effektivität medizinischer Maßnahmen. Eine Vergleichbarkeit der Ergebnisse über unterschiedliche Patientengruppen und medizinische Behandlungen unterschiedlicher Erkrankungen wird möglich. Daher sind sie für Wirtschaftlichkeitsuntersuchungen und damit auch für Allokationsentscheidungen anwendbar, demgegenüber aber für klinische Studien nur bedingt geeignet. Beispiele für generische Instrumente sind das Sickness Impact Profile (SIP), das Nottingham Health Profile (NHP), die Quality of Well-Being Scale und der EuroQol (EQ 5-D).

Schließlich werden nach der Skalierung ordinale und kardinale Instrumente unterschieden. Instrumente mit einer *Ordinalskala* geben lediglich die Rangfolge bestimmter Gesundheitszustände in Bezug auf ihre assoziierte Lebensqualität wieder. Die Lebensqualität

verschiedener Gesundheitszustände wird also nur als besser oder schlechter qualifiziert, eine Quantifizierung, inwieweit sich Krankheitszustände in festen Maßeinheiten voneinander unterscheiden ist nicht möglich. Beispiele für Ordinalskalen sind der Karnofsky-Index, der Quality of Well-Being Scale und das Nottingham Health Profile (NHP).

Kardinalskalen zeigen hingegen die Abstände der einzelnen Lebensqualitätszustände in konkreten Maßeinheiten an, d. h. es ist eine konkrete Aussage möglich, um wie viel ein Krankheitszustand besser oder schlechter ist als ein anderer. Ein konkretes Beispiel wäre eine Schmerz-Skale von 1 für „kein Schmerz" bis 10 für „extremer Schmerz". Beispiele für Kardinalskalen sind der Health Status Index, der Quality of Well-Being Scale und der EuroQol (EQ 5-D).

6.4.2 Das QALY-Konzept

Im vorherigen Kapitel wurde dargestellt, dass gesundheitliche Interventionen in der Regel nicht nur das Ziel der Lebensverlängerung verfolgen, sondern insbesondere eine Verbesserung des jeweiligen Gesundheits- bzw. Krankheitszustandes zum Ziel haben. Um den Nutzen gesundheitlicher Maßnahmen abbilden zu können, wird daher ein Nutzwert benötigt, der in der Lage ist, sowohl die quantitative Dimension der Lebensverlängerung (Anzahl der Lebensjahre), als auch eine qualitative Dimension der Verbesserung des Gesundheits- bzw. Krankheitszustand (Lebensqualität) abzubilden.

Als die wohl prominenteste Form der Nutzenbewertung bezeichnen Schöffski und Greiner (2012, S. 71) das Konzept der *Quality Adjusted Life Years (QALY)* oder übersetzt das Konzept qualitätskorrigierter Lebensjahre. Gleichzeitig verweisen sie darauf, dass zahlreiche weitere Ansätze entwickelt wurden, um den Nutzen von Gesundheitsleistungen zu bewerten. Diese Ansätze würden zwar ebenfalls in der Regel über eingängige Akronyme verfügen und ebenfalls einen Ansatz zur Bildung von Nutzwerten verfolgen, unterscheiden sich vom QALY-Konzept jedoch in der Regel nur geringfügig. Daher werden diese weiteren Ansätze hier nicht umfassend beschrieben.[4]

Das QALY-Konzept ist der international am weitesten verbreitete Ansatz zur Nutzenbewertung in der ökonomischen Evaluation, der anhand eines Nutzwertes die Kosten von gesundheitlichen Maßnahmen mit dem tatsächlichen Nutzen krankheits- und personenübergreifend vergleichbar macht. Das Ergebnis verschiedener gesundheitlicher Maßnahmen kann dadurch miteinander verglichen werden. Dazu kombiniert das QALY-Konzept für die Restlebenserwartung einer Person die Lebensqualität (qualitativer Aspekt) und die Lebensdauer (quantitativer Aspekt). Die Grundannahme besteht darin, dass ein zusätzliches Lebensjahr, das in einem Zustand vollständiger Gesundheit verbracht wird, für Personen nicht den gleichen Wert hat, wie ein zusätzliches Lebensjahr in einem schlechteren Gesundheitszustand. Um dem gerecht zu werden, sollen gewonnene Lebensjahre nach dem Gesundheitszustand, in dem diese Lebensjahre verbracht werden, qualitativ gewichtet werden.

Wenn es also möglich ist, mit einer gesundheitlichen Maßnahme nicht nur die Lebenszeit eines Betroffenen zu verlängern, sondern auch seine Lebensqualität zu beeinflussen, so lässt sich das in gewonnenen qualitätsadjustierten Lebensjahren ausdrücken. Dazu werden der Verlauf der Lebensqualität ohne Behandlung und der Verlauf der Lebensqualität mit Behandlung gegenübergestellt. Um beide Verfahren miteinander vergleichen zu können, werden im Rahmen einer Kosten-Nutzwert-Analyse die QALYs als Vergleichsgröße herangezogen. Die ökonomische Bewertung erfolgt dann, indem die entstandenen **Kosten je QALY** miteinander vergleichen werden.

Zur Ermittlung der Lebensqualität wird eine Skala von 0 (= Tod) bis 1 (= bestmöglicher Gesundheitszustand) definiert. So kann jedem Zeitpunkt der verbleibenden Lebenserwartung ein Wert für die Lebensqualität zwischen 0 und 1 zugeordnet werden, wodurch für die Lebensdauer mit dem jeweils zugeordneten Wert eine qualitative Gewichtung erfolgt. Dieser Wert wird dann als qualitätsadjustiertes bzw. qualitätskorrigiertes Lebensjahr bezeichnet. Eine grafische Darstellung des QALY-Konzeptes findet sich in der folgenden Abb. 6.9.

Als hypothetische Beispiel wird in der vorherigen Abbildung die Veränderung der Lebensqualität eines dialysepflichtigen Patienten durch eine Nierentransplantation dargestellt. Zum einen ist der Verlauf der Lebensqualität des Dialysepatienten ohne Behandlung (durchgezogene Linie) dargestellt. Die Lebensqualität nimmt bis zum Tod des Betroffenen kontinuierlich ab. Zum anderen ist der Verlauf der Lebensqualität des Betroffenen mit Behandlung in Form einer Nierentransplantation (gestrichelte Linie) dargestellt. Ausgehend vom Zeitpunkt der Nierentransplantation werden die beiden Situationen miteinander verglichen. Dabei wird deutlich, dass die Lebensqualität unmittelbar nach dem Eingriff der Nierentransplantation, beispielsweise durch die Folgen der Operation bzw. Schmerzen sinkt und zunächst unterhalb des Verlaufs der Lebensqualität ohne Behandlung liegt. Diese Fläche stellt einen Verlust von QALYs durch die Nierentransplantation dar. Im weiteren Verlauf stabilisiert sich dann aber die gesundheitliche Situation und die Lebensqualität steigt, bis sie schließlich oberhalb der Linie für die Lebensqualität ohne Behandlung liegt. Darüber hinaus tritt der Tod des Betroffenen mit Behandlung später ein, als ohne Behandlung. Durch den späteren Tod und die verbesserte Lebensqualität oberhalb der Linie für die Lebensqualität ohne Behandlung wird in der Fläche ein Gewinn von QALYs dargestellt. Zieht man nun die Fläche der verlorenen QALYs von der Fläche der gewonnenen QALYS ab, ergeben sich als Differenz die durch die Nierentransplantation gewonnenen qualitätskorrigierten QALYs.

Dabei muss es durch gesundheitliche Interventionen nicht zwangsläufig zu einem Gewinn

---

[4]Zu den wichtigsten zählen die Konzepte der *Healthy Years Equivalents (HYE)*, der *Saved Young Life Equivalent (SAVE)* sowie der Disability Adjusted Life Years (DALY). Eine detaillierte Darstellung der verschiedenen Ansätze als mögliche Alternativen zum QALY-Konzept findet sich bei Schöffski und Greiner (2012, S. 99–110).

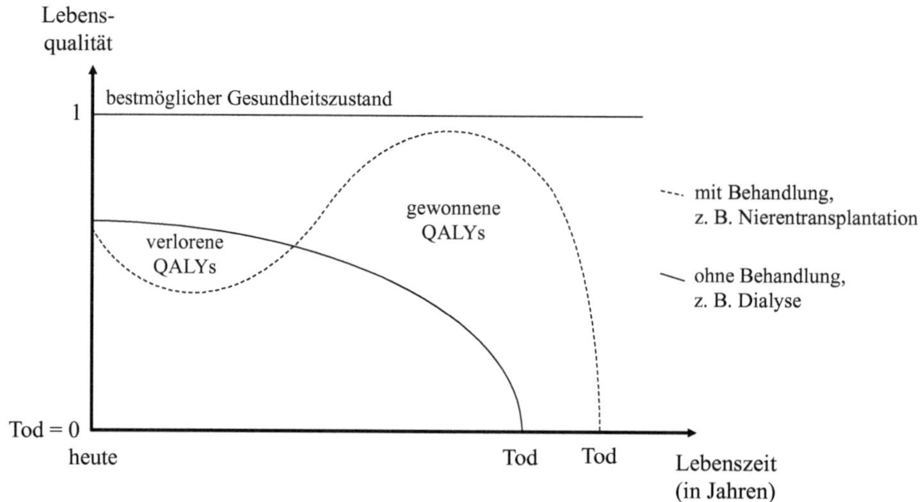

Abb. 6.9 Quality Adjusted Life Years (QALYs). (Quelle: Eigene Darstellung nach Schöffski und Greiner 2012, S. 78.)

an QALYs kommen. Das hängt jeweils von der Größe der Fläche, also von der Höhe der gewonnenen bzw. verlorenen Lebensqualität sowie der Dauer der Lebensverlängerung ab. Vielmehr sind auch Situationen denkbar, in denen die negativen Auswirkungen auf die Lebensqualität so stark sind, dass sie die Lebensqualität stärker einschränken, als durch die Behandlung zusätzliche Lebenszeit gewonnen wird, es also infolge einer Intervention auch zu einem Verlust an QALYs kommen kann. Darüber hinaus ist auch denkbar, dass Nebenwirkungen einer Therapie, beispielsweise einer Chemotherapie zur Behandlung eines bösartigen Tumors, als so stark empfunden werden, dass die Lebensqualität auf einen negativen Wert absinkt, d. h. die Situation sogar schlechter als der Tod (Wert = 0) empfunden wird.[5]

Die Lebensqualität für den jeweiligen Gesundheitszustand kann z. B. durch Befragungen von Betroffenen oder unter Verwendung bereits in der Literatur vorhandener Werte für die jeweilige Situation ermittelt werden. Der Befragte nimmt eine Einordnung des Gesundheitszustandes auf einer Skala von 0 bis 1 vor, wobei 0 für starke Schmerzen oder den Tod und die 1 für den bestmöglichen Gesundheitszustand stehen. Die QALYs werden dann berechnet, indem die Lebenszeit mit dem jeweils für die Lebensqualität zugeordneten Wert multipliziert wird:

$$QALY = Lebenszeit\ (in\ Jahren) *$$
$$Lebensqualität\ (zwischen\ 0\ und\ 1)$$

Nach dieser Formel ergeben sich für zwei Jahre, die in vollständiger Gesundheit verlebt werden können, 2 QALYs (= 2 Jahre * 1,0). Für vier Jahre, die in einem reduzierten Gesundheitszustand von 0,5 verbracht werden, ergeben sich ebenfalls 2 QALYS (= 4 Jahre * 0,5).

Mithilfe von QALYs können unterschiedliche gesundheitliche Interventionen (auch aus verschiedenen Indikationsgebieten, d. h. krankheitsübergreifend) miteinander verglichen werden. Die erhobenen Nutzwerte werden in sogenannten League-Tabellen oder auch Ranglisten in auf- oder

---

[5]Eine umfangreiche Darstellung zahlreicher unterschiedlicher Situationen, die sich bei der Ermittlung von QALYs durch eine unterschiedliche Beeinflussung von Lebensdauer und Lebensqualität ergeben, findet sich bei Schöffski und Greiner (2012, S. 74–80). Dabei führen die Autoren beispielsweise auch an, dass Situationen denkbar sind, in denen bei steigender Lebenserwartung die Lebensqualität sinkt oder eine Verkürzung der Lebenserwartung bei einer höheren Lebensqualität eintreten kann.

Tab. 6.4 Exemplarisches Rankung von Nutzwerten

Status/Erkrankung	Nutzwert
Gesund	1,00
Milde Angina Pectoris	0,99
Postmenopausales Syndrom	0,99
Schweres postphlebitisches Syndrom	0,98
Herzinsuffizienz NYHA II	0,90
Status nach Nierentransplantation	0,84
Status nach Schlaganfall	0,79
Herzinsuffizienz NYHA III und IV	0,70
Schwere Angina Pectoris	0,50
Blindheit	0,39
Herzinsuffizienz NYHA IV, hospitalisiert	0,30
Intrakranielle Blutung	0,29
Tod	0,00

Quelle: Eigene Darstellung nach Szucs (2006, S. 6)

absteigender Sortierung eingetragen (Scherenberg 2018, S. 109 f.). Eine exemplarische League-Tabelle bzw. Rangliste ist in der folgenden Tab. 6.4 dargestellt.

Aus einer derartigen League-Tabelle bzw. Rangliste lassen sich dann anhand der oben dargestellten Formel für gewonnene Lebensjahre QALYs, d. h. qualitätskorrigierte Lebensjahre ermitteln (Scherenberg 2018, S. 110). Nehmen wir an, dass durch eine gesundheitliche Intervention 10 Lebensjahre hinzugewonnen werden. Dann ergeben beispielsweise folgende qualitätsbereinigte Lebensjahre:

Vollkommene Gesundheit:	1,0	*10 Jahre = 10 QALYs
Status nach Nierentransplantation:	0,84	*10 Jahre = 8,4 QALYs
Intrakranielle Blutung:	0,29	*10 Jahre = 2,9 QALYs
Tod:	0,00	*10 Jahre = 0,0 QALYs

Muss aufgrund knapper Ressourcen zwischen verschiedenen gesundheitlichen Maßnahmen eine Allokationsentscheidung getroffen werden, können die jeweils entstehenden Kosten je QALY ermittelt und miteinander verglichen werden. Als Beispiel führen Schöffski und Greiner (2012, S. 89) die Behandlung eines

Aneurysmas der Aorta bei einem 95jährigem Patienten an, für die unter der Einbeziehung der hohen Sterblichkeit bei der Operation mehrere 100.000 € je QALY anfallen, wohingegen eine Blinddarmoperation bei einem 20jährigem Patienten nur wenige 100 € je QALY kosten wird. Eine konsequente Allokation nach Kosten je QALY würde also dazu führen, dass zunächst immer die gesundheitliche Maßnahme mit den geringeren Kosten je QALY durchgeführt würde und damit bei konstantem Budget mehr QALYs finanziert werden könnten (Maximalprinzip).

Das theoretische Konzept der QALYs ist allerdings in der Literatur nicht unumstritten, da es einige Annahmen enthält, die zumindest kritisch reflektiert werden sollten.

- Als erstes Problem sind die League-Tabellen zu nennen, die zum einen nie vollständig sind und zum anderen eine Präzision implizieren, die unter Umständen gar nicht besteht. Durch die hohe Aggregation und Abstraktion der Nutzwerte wird für Entscheidungsträger die Komplexität reduziert; durch eine reine Fokussierung auf Nutzwerte kann die tatsächliche Tragweite der Allokationsentscheidung aus dem Blickfeld geraten. (Schöffski und Greiner 2012, S. 90)
- Ein weiteres Problem stellt das Ausgangs-Niveau für die Lebensverlängerung und die Verbesserung der Lebensqualität dar. Es kann einen Unterschied machen, ob eine Lebensverlängerung oder verbesserte Lebensqualität in absoluten Zahlen oder prozentual gemessen wird. Beispielsweise handelt es sich bei einer Veränderung von 0,1 QALYs auf 0,2 QALYs, was einer Erhöhung um +100 % entspricht, um die gleiche Einheit wie bei einer Veränderung von 0,9 QALYs auf 1,0 QALYs, was allerdings nur einer Erhöhung um +11 % entspricht. (Schöffski und Greiner 2012, S. 90)
- Darüber hinaus kann problematisch sein, dass es im QALY-Konzept keinen Unterschied macht, in welchem Alter ein Lebensjahr hinzugewonnen wird. Damit wird unterstellt, dass einem gewonnenen QALY in jedem Lebensalter derselbe Wert beigemessen wird.

So würde eine gesundheitliche Intervention, die das Überleben eines 30jährigen sichert, der dann mit 90 Jahren verstirbt, zu deutlich geringeren Kosten je QALY führen, als dieselbe gesundheitliche Intervention, das Überleben eines 80jährigen sichert, der dann mit 90 Jahren verstirbt. (Schöffski und Greiner 2012, S. 90 f.)

Darüber hinaus führen Schöffski und Greiner (2012, S. 91–98) einige weitere Kritikpunkte an, die hier nicht im Einzelnen diskutiert werden sollen. Diese Kritikpunkte beziehen sich unter anderem auf die Genauigkeit bei der Ermittlung von QALYs, die uneinheitliche Methodik zur Bewertung von Lebensqualität, die Qualität der zugrunde liegenden Studien, bestimmte Bevölkerungsgruppen, die aufgrund deren hohen Behandlungskosten je QALY keine Behandlung mehr bekämen sowie die Berücksichtigung zukünftiger Behandlungskosten, die bei einem verlängerten Leben anfallen und bei der Ermittlung von Nutzwerten berücksichtigt werden müssen (Folgekosten).

Trotz dieser zahlreichen Kritikpunkte soll abschließend aber noch einmal ausdrücklich darauf hingewiesen werden, dass der immense Vorteil der QALYs darin besteht, dass alternative Maßnahmen im Rahmen einer Kosten-Nutzwert-Analyse (siehe Abschn. 6.6.6) unter Berücksichtigung verschiedener Dimensionen (Lebensqualität und Anzahl gewonnener Lebensjahre) miteinander verglichen werden können.

6.4.3 Das Effizienzgrenzen-Konzept

In Deutschland hat das *Instituts für Wirtschaftlichkeit und Qualität im Gesundheitswesen (IQWiG)* gemäß § 139a Abs. 4 SGB V zu gewährleisten, dass die Bewertung des medizinischen Nutzens nach den international anerkannten Standards der evidenzbasierten Medizin und die ökonomische Bewertung nach den hierfür maßgeblichen international anerkannten Standards, insbesondere der Gesundheitsökonomie erfolgt. Zu diese, Zweck

veröffentlich das Institut das sogenannte „Methodenpapier" (IQWiG 2017), in dem unter anderem die aus Sicht des IQWiG international etablierten Methoden und Verfahren für Kosten-Nutzen-Bewertungen präsentiert werden. Darin kritisiert das IQWiG, dass im Rahmen von Kosten-Nutzen-Bewertungen das Konzept der *Quality Adjusted Life Years (QALYs)* und die damit mögliche Orientierung an einem finanziellen Schwellenwert je QALY als internationaler Standard der Gesundheitsökonomie ausgegeben wird. Aus Sicht des IQWiG wird es als problematisch angesehen, dass in den meisten Ländern, derartige Schwellenwerte nicht definiert sind. Zum anderen sei die Definition eines derartigen Schwellenwertes nicht wissenschaftlich methodisch begründbar, sondern eine normative Wertentscheidung. (IQWiG 2017, S. 12–14) Daher kann zunächst festgehalten werden, dass wir in Deutschland insoweit einen Sonderweg gehen. als das IQWiG zwar die Anwendung des QALY-Konzeptes nicht gänzlich ausgeschlossen hat, in seinem aktuellen Methodenpapier aber das Konzept der Effizienzgrenze zur Ermittlung eines Schwellenwertes als das vorrangig zu verwendende Instrument empfiehlt (IQWiG 2017, S. 78–83).

Das Konzept der Effizienzgrenze ist ein Analyseverfahren, mit dem Handlungsalternativen im Hinblick auf Kosten und Nutzen grafisch miteinander verglichen werden können. Zur Anwendung von Kosten-Nutzen-Diagrammen erinnern wir uns noch einmal an Abschn. 6.2.2. Darin wurden Kosten Nutzen-Diagramme auch als Vier-Felder Matrix bezeichnet, weil sie aus vier Quadranten bestehen. In Abb. 6.1 haben wir gesehen, dass beim Vergleich von Handlungsalternativen in den verschiedenen Quadranten entsprechende Schlussfolgerungen gezogen werden können oder weitere ökonomische Analysen erforderlich sind. Wichtig ist, auf die Beschriftung der Achsen zu achten. Da diese bei der Ableitung von Effizienzgrenzen vom IQWiG quasi spiegelverkehrt verwendet werden, wird der Darstellungsweise des IQWiG hier gefolgt und daher die Abb. 6.1 noch einmal mit geänderter Achsenbeschriftung dargestellt. In der folgenden Abb. 6.10 wird dazu

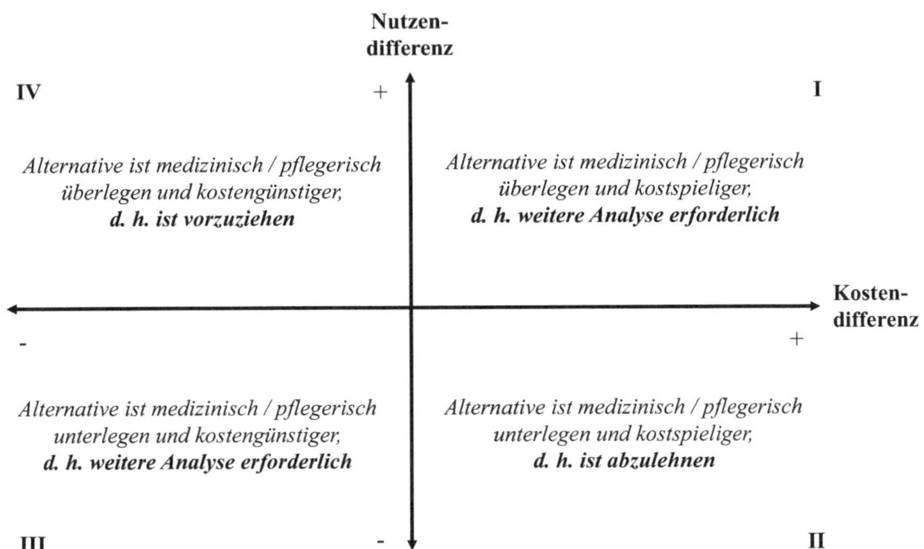

Abb. 6.10 Gespiegeltes Kosten-Nutzen-Diagramm. (Quelle: Modifizierte Darstellung nach Drummond et al. 2005, S. 40; Schöffski 2012a, S. 54.)

die Beschriftung der Achsen getauscht, wodurch die Abfolge der Quadranten nicht mehr gegen, sondern im Uhrzeigersinn verläuft. Im Ergebnis werden dadurch die Quadranten II und IV getauscht, während die Quadranten I und III an der gleichen Position verbleiben.

Wir erinnern uns, dass Handlungsalternativen im Quadranten IV medizinisch bzw. pflegerisch überlegen sind, weil sie einen höheren Nutzen stiften. Da sie gleichzeitig weniger Kosten verursachen, sind sie im Vergleich zur bisherigen Standard-Therapie (die im Ursprung der Vier-Felder-Matrix liegt) vorzuziehen. Da also alle Alternativen im Quadranten IV gegenüber der Standard-Therapie im Ursprung dominieren, wird der vierte Quadrant als ***dominierender Bereich*** bezeichnet. Demgegenüber sind alle Handlungsalternativen im Quadranten II als medizinisch bzw. pflegerisch unterlegen einzuschätzen, weil sie einen geringeren Nutzen stiften und gleichzeitig höhere Kosten verursachen. Daher wird der zweite Quadrant als ***dominierter Bereich*** bezeichnet.

In den Quadranten I und III ist keine unmittelbare Aussage möglich und daher sind weitere Analysen erforderlich. Als Möglichkeit, auch in diesen Quadranten eine Bewertung von

Maßnahmen vornehmen zu können, wurde in Abschn. 6.3.2 die Verwendung von Schwellenwerten angeführt und exemplarisch der Ansatz der *Zahlungsbereitschaft* bzw. *Willingness to Pay (WTP)* vorgestellt. Ein weiterer Ansatz zur Ermittlung eines Schwellenwertes ist die Herleitung einer Effizienzgrenze. Das Vorgehen zur Herleitung einer Effizienzgrenze wird in diesem Kapitel erläutert.

Zur Herleitung einer Effizienzgrenze werden zunächst für alle Verfahren, die im Rahmen einer ökonomischen Evaluation miteinander verglichen werden sollen, sämtliche Kosten und Nutzen (in denselben Einheiten) erfasst. Sind für alle Handlungsalternativen die Kosten und Nutzen bekannt, können diese in einem Kosten-Nutzen-Diagramm eingetragen werden. In der Abb. 6.11 sind exemplarisch sieben Handlungsalternativen erfasst, aus denen eine Effizienzgrenze hergeleitet werden soll. Die auf der horizontalen Achse abgetragenen Nettokosten des Patienten umfassen die Kosten, die sich aus der Versorgung ergeben, bereinigt um ggf. eintretende Kosteneinsparungen.

Für die Herleitung der Effizienzgrenze werden nun die eingetragenen Handlungsalternativen als Ursprung eines Kosten-Nutzen-Diagramms

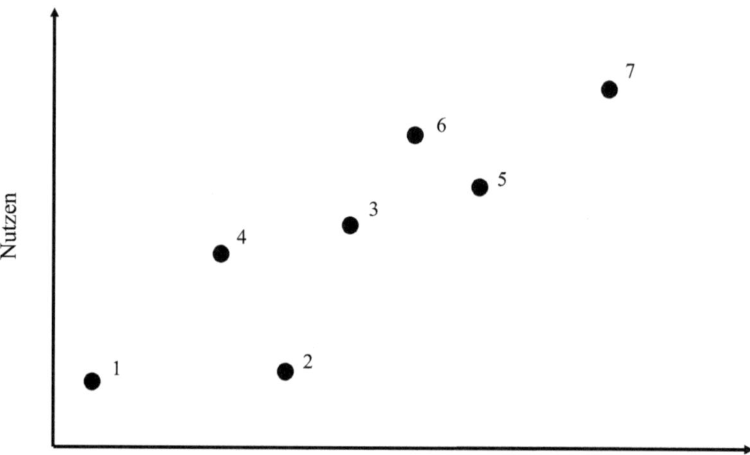

Abb. 6.11 Effizienzgrenze – Handlungsalternativen. (Quelle: Schöffski et al. 2012, S. 120.)

angesehen (siehe die folgende Abb. 6.12), um davon ausgehend die dominierenden und dominierten Bereiche identifizieren zu können. Dadurch sollen alle dominierten Handlungsalternativen, d. h. es existiert mindestens eine Handlungsalternative, die bei gleich hohen oder geringeren Kosten einen größeren Nutzen stiftet, identifiziert und für die weitere Betrachtung ausgeschlossen werden. Die nicht dominierten Handlungsalternativen bilden schließlich die Effizienzgrenze. Aufgrund der begrenzten Anzahl an Handlungsalternativen ergibt sich keine durchgehende Linie; dazu müssen die verbleibenden Handlungsalternativen miteinander verbunden werden. (Schöffski et al. 2012, 118 f.).

Werden nun die Handlungsalternativen entlang der dominierten Bereiche miteinander verbunden, ergibt sich ein treppenförmiger Verlauf für die Effizienzgrenze.

Aus der Abb. 6.13 und auch bereits aus der vorherigen Abb. 6.12 kann entnommen werden, dass die Handlungsalternative 2 im dominierten Bereich der Handlungsalternative 4 liegt und die Handlungsalternative 5 im dominierten Bereich der Handlungsalternative 6 liegt. Damit liegen die Handlungsalternativen 2 und 5 im dominierten Bereich unterhalb der Effizienzgrenze und sind damit im Vergleich zu anderen Handlungsalternativen als ineffizient anzusehen. Sie sollten daher nicht im Leistungskatalog einer solidarischen Kranken- und/oder Pflegeversicherung enthalten sein.

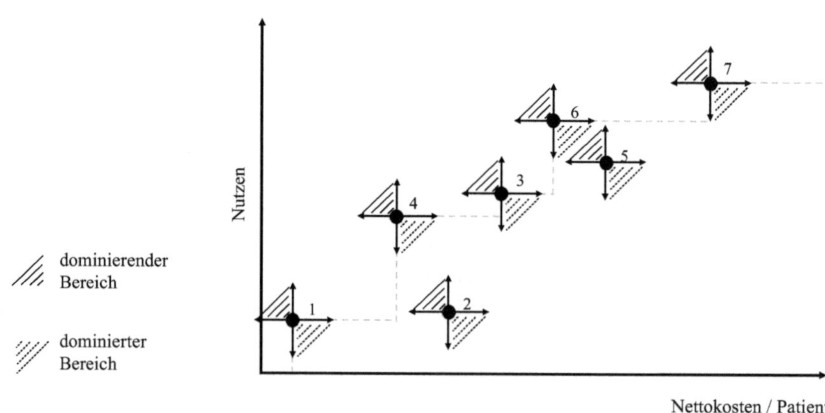

Abb. 6.12 Effizienzgrenze – Dominanzkriterium. (Quelle: Eigene Darstellung nach Schöffski et al. 2012, S. 119.)

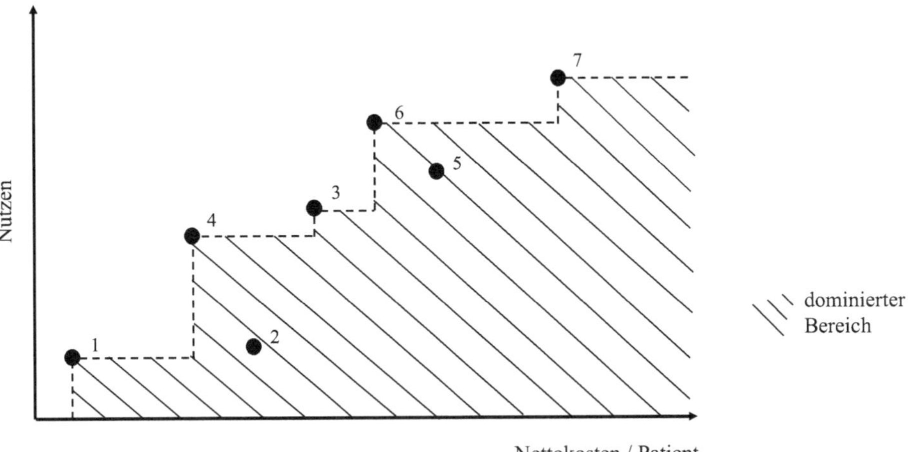

Abb. 6.13 Treppenförmige Effizienzgrenze. (Quelle: Schöffski et al. 2012, S. 120.)

Eine stufenförmige Effizienzgrenze würde jedoch bei innovativen Handlungsalternativen, die im Quadranten I oder III liegen, keine eindeutigen Empfehlungen für eine Erstattungsentscheidung zulasten einer solidarischen Versicherung liefern können. Denn alle innovativen Handlungsalternativen, die einen höheren Nutzen als die bislang effizienteste Handlungsalternative, in unserem Beispiel die Handlungsalternative 7, aufweisen würden dann oberhalb der Effizienzgrenze liegen und damit völlig unabhängig von den anfallenden Kosten als effizient gelten. Selbst dann, wenn der Nutzen nur minimal oberhalb der Effizienzgrenze liegt, die Kosten aber erheblich höher als bei der bislang effizientesten Handlungsalternative 7 ausfallen.

Vor diesem Hintergrund erscheint es vorteilhaft, keine treppenförmige Effizienzgrenze, sondern einen konkaven Verlauf einer Effizienzgrenze anzustreben. Dazu werden die Handlungsalternativen wie in der folgenden Abb. 6.14 dargestellt miteinander verbunden.

Eine Handlungsalternative ist effizienter, wenn sie bei gleichen Kosten einen höheren Nutzen erzielt. Grafisch spiegelt sich das in der Verbindung zweier Punkte wieder: Je steiler die

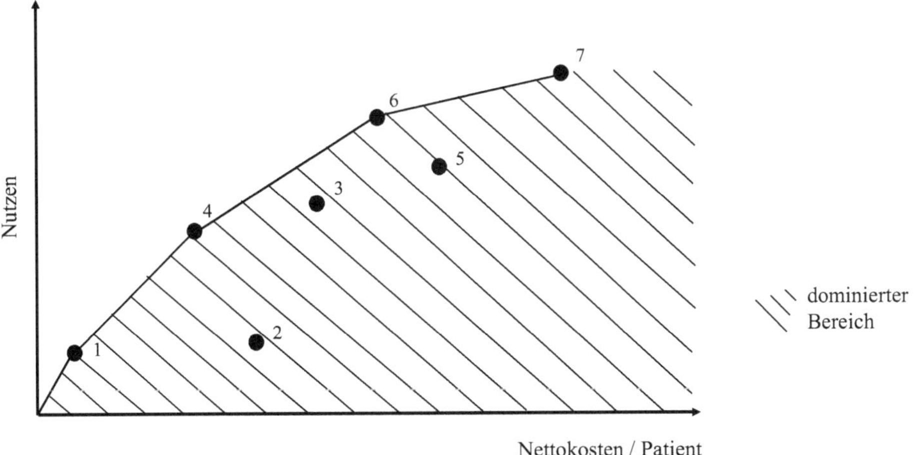

Abb. 6.14 Konkave Effizienzgrenze. (Quelle: Schöffski et al. 2012, S. 120.)

Verbindungslinie, um o höher ist die Effizienz. Eine konkave Effizienzgrenze ergibt sich daher, indem vom Koordinatenursprung eine Gerade zu der Handlungsalternative gezogen wird, die eine größtmögliche Steigung aufweist. Dieser Schritt wird von der jeweils erreichten Handlungsalternative aus wiederholt: Vom Nullpunkt zu 1, von 1 zu 4, von 4 zu 6 und schließlich von 6 zu 7. Durch den konkaven Verlauf werden Verfahren, die bei einem treppenförmigen Verlauf der Effizienzgrenze als effizient bezeichnet werden, nun nicht mehr als effizient eingestuft. In unserem Beispiel in der Abb. 6.14 ist das die Handlungsalternative 3.

Im Vergleich zur treppenförmigen Effizienzgrenze besteht der große Vorteil einer konkaven Effizienzgrenze darin, dass die lineare Verbindung der einzelnen Handlungsalternativen das inkrementelle Kostenverhältnis dieser beiden Handlungsalternativen abbildet (Schöffski et al. 2012, S. 119). Damit wird das wiederholt thematisierte Problem gelöst, dass in den Quadranten I und III jeweils keine eindeutige Aussage möglich war, sondern zur Ermittlung eines Schwellenwertes weitere Analysen erforderlich waren. Die lineare Verbindung der einzelnen Handlungsalternativen bildet den erforderlichen Schwellenwert ab. Handlungsalternativen oberhalb der konkaven Effizienzgrenze gelten als effizient, unterhalb als nicht effizient (siehe folgende Abb. 6.15). Lediglich für neue Handlungsalternativen, die teurer als die in unsrem Beispiel bislang effizienteste Handlungsalternative 7 sind und einen höheren Nutzen aufweisen, wäre noch kein Schwellenwert definiert.

Die Effizienzgrenze des IQWiG entspricht der hier vorgestellten konkaven Effizienzgrenze. Das gerade angeführte Problem eines nicht definierten Schwellenwertes löst das IQWiG durch eine sogenannte „lineare Extrapolation" des letzten Segmentes der Effizienzgrenze zwischen Handlungsalternative 6 und 7. Dazu wird angenommen, dass der Kehrwert des Schwellenwertes im letzten Segment die gegenwärtige Zahlungsbereitschaft (willingness to pay) darstellt. (IQWiG 2017, S. 81–83) Oder vereinfacht ausgedrückt: Die Effizienzgrenze wird in Richtung einer fiktiven Handlungsalternative 8' „verlängert", d. h. linear fortgesetzt (Abb. 6.16).

Handlungsalternativen, die oberhalb von 8' liegen (Handlungsalternative 8") haben ein besseres Kosten-Nutzen-Verhältnis und könnten somit im Rahmen der Solidargemeinschaft erstattet werden. Wohingegen Handlungsalternativen, die unterhalb von 8' liegen, ein ungünstigeres Kosten-Nutzen-Verhältnis aufweisen, sodass sie als nicht effizient angesehen und daher nicht im Rahmen der Solidargemeinschaft erstattet werden. (IQWiG 2017, S. 82). In der gesundheitsökonomischen Literatur wird das

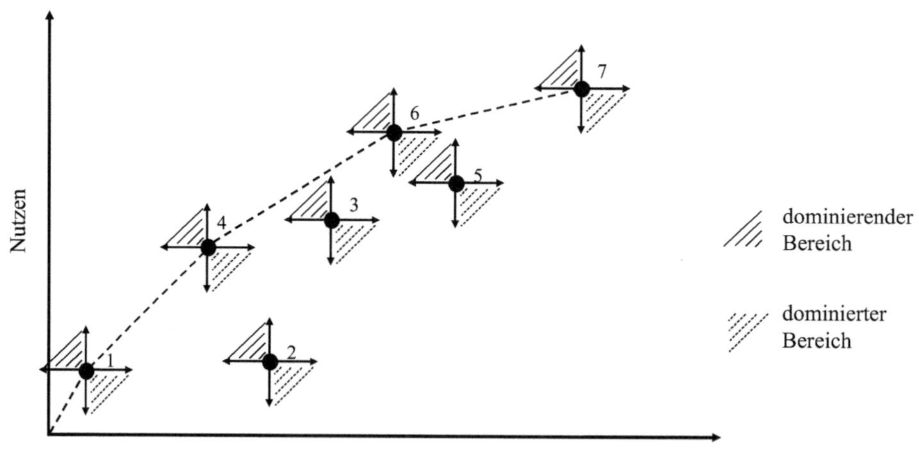

Abb. 6.15 Konkave Effizienzgrenze inkl. Schwellenwert. (Quelle: Eigene Darstellung nach Schöffski et al. 2012, S. 119.)

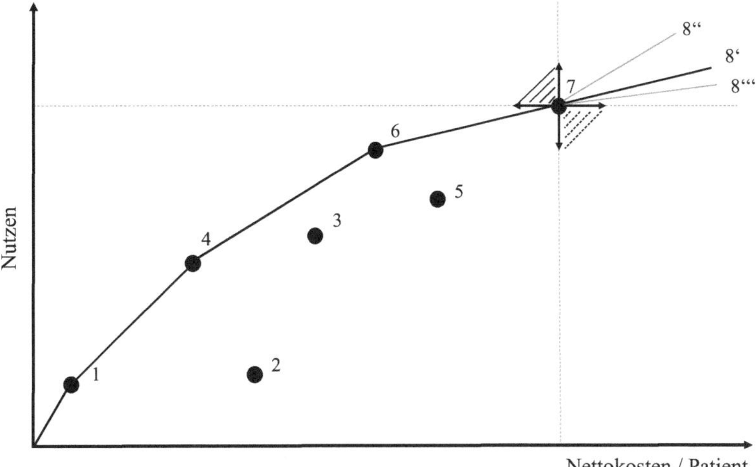

Abb. 6.16 Effizienzgrenze des IQWiG. (Quelle: Eigene Darstellung nach IQWiG 2017, S. 82.)

Effizienzgrenzen-Konzept des IQWiG allerdings kontrovers diskutiert und teilweise scharf kritisiert (vgl. exemplarisch Schöffski et al. 2012, S. 122 f. und Fleßa und Greiner 2013, S. 185 ff.).

6.5 Diskontierung

Häufig fallen Kosten und Nutzen (Outcomes) zu bewertender Maßnahmen zu unterschiedlichen Zeitpunkten oder über mehrere Jahre verteilt an. Während bei einigen Behandlungsmaßnahmen zu Beginn hohe Kosten und in den Folgejahren vergleichsweise geringe oder keine Kosten mehr anfallen, verteilen sich bei anderen Behandlungen die Kosten relativ gleichmäßig auf mehrere Jahre. Beispielsweise entstehen bei Präventions- oder Impfprogrammen bei der Durchführung der Maßnahme unmittelbar Kosten, während in den Folgejahren keine oder nur noch geringe Kosten anfallen. Wohingegen bei Dialysen die Kosten relativ gleichmäßig über mehrere Jahre wiederholt anfallen. Der Nutzen von Präventionsprogrammen kann sich unter Umständen erst deutlich zeitversetzt ergeben, indem der Eintritt von Erkrankungen verzögert oder ganz verhindert wird. Hingegen ergibt sich der Nutzen einer Dialyse unmittelbar bei Durchführung der Maßnahme und kann sich ggf. relativ konstant über mehrere Jahre wiederholen.

Vor diesem Hintergrund wird es erforderlich, Gegenwartswerte zu berechnen, die eine *Vergleichbarkeit von Kosten und Nutzen zu verschiedenen Zeitpunkten* ermöglichen.

Die Durchführung einer Diskontierung trägt dem Umstand Rechnung, dass der Zeitpunkt, in dem Kosten und Nutzen entstehen, für die Gesellschaft und das Individuum nicht unerheblich ist. So verändert sich einerseits der Geldwert über die Zeit (Inflation) und andererseits ist auch der empfundene Nutzen einer Maßnahme vom Zeitpunkt des Eintritts einer Erkrankung und ihrer Therapie abhängig. Vereinfacht ließe sich festhalten, dass für den Nutzen, tendenziell ein möglichst naher Zeitpunkt präferiert wird. Wohingegen bei den Kosten eher ein möglichst später Zeitpunkt bevorzugt wird, Kosten also tendenziell in die Zukunft verlagert werden. Finanzielle Mittel, die nicht heute, sondern erst in der Zukunft ausgegeben werden müssen, können bis dahin einen Nutzen in Form von Zinsgewinnen erwirtschaften.

Da die Diskontierung also auch die unterschiedlichen Präferenzen berücksichtigt, handelt es sich also nicht, wie fälschlicherweise häufig angenommen, um eine reine Inflationsbereinigung, mit der eine sinkende Kaufkraft ausgeglichen werden soll. Die Methode der Diskontierung ist ein Rechenverfahren, das alle im Rahmen einer gesundheitsökonomischen Evaluation über die Zeit bestimmten Kosten- und Nutzwerte gewichtet und auf den gegenwärtigen Zeitpunkt zurückrechnet und damit vergleichbar macht. Dazu wird ein Diskontierungssatz angewendet, der angibt, um wie viel Prozent der Wert der zu berücksichtigten Kosten und Nutzen pro Jahr angepasst wird. Der Diskontierungssatz kann zum einen über die Jahre angepasst werden bzw. variieren und zum anderen können auch für verschiedene Kosten- bzw. Nutzenbereiche verschiedene Diskontierungssätze angewendet werden.

Anhand der folgende Formel kann eine Diskontierung der heutigen Kosten berechnet werden, in der $K_{aktuell}$ die Kosten im aktuellen Ausgangsjahr angibt, die mit einem konstanten Diskontierungssatz r vergleichbar gemacht werden sollen:

$$K_{aktuell} = K_0 + \frac{K_1}{(1+r)^1} + \frac{K_2}{(1+r)^2} + \ldots + \frac{K_n}{(1+r)^n}$$

$$= \sum_{i=0}^{n} \frac{K_i}{(1+r)^i}$$

Der Zeithorizont n gibt die Anzahl der Jahre an, über die diskontiert werden soll; so steht beispielsweise n = 5 für einen Zeitraum von 5 Jahren. Analog kann bei der Diskontierung des Nutzens verfahren werden. Hier wäre für die Berechnung des diskontierten Nutzens in der Formel lediglich der Buchstabe K, der hier für die Kosten steht, durch den Buchstaben N für Nutzen zu ersetzen:

$$N_{aktuell} = N_0 + \frac{N_1}{(1+r)^1} + \frac{N_2}{(1+r)^2} + \ldots + \frac{N_n}{(1+r)^n}$$

$$= \sum_{i=0}^{n} \frac{N_i}{(1+r)^i}$$

International existieren unterschiedliche Empfehlungen zur Wahl eines jährlichen Diskontierungssatzes. In der dritten Fassung des Hannoveraner Konsens wird für Deutschland ein Diskontierungssatz von 5 % empfohlen. Darüber hinaus wird empfohlen, die Robustheit der Ergebnisse im Rahmen von Sensitivitätsanalysen durch weitere Berechnungen mit variierenden Diskontierungssätzen von 0 %, 3 % und 10 % zu überprüfen (von der Schulenburg et al. 2007, S. 289).

▶ Eine Diskontierung muss grundsätzlich in allen Evaluationsformen durchgeführt werden, sofern diese über mehrere Jahre andauern!

Diskontierung jährlicher Pflegekosten

Jährlich anfallende Pflegekosten in Höhe von **10.000 €** werden über einen Zeitraum von **10 Jahren** zu einem Diskontierungssatz von **5 %** diskontiert (Tab. 6.5):

Tab. 6.5 Diskontierung jährlicher Pflegekosten

Jahre	Pflegekosten pro Jahr (€)	Diskon-tierungssatz (%)	Diskon-tierungsbetrag (€)	Diskontierte Pflegekosten pro Jahr (€)
1	10.000,00	0,00	0,00	10.000,00
2	10.000,00	5,00	500,00	9.500,00
3	9.500,00	5,00	475,00	9.025,00
4	9.025,00	5,00	451,25	8.573,75
5	8.573,75	5,00	428,69	8.145,06
6	8.145,06	5,00	407,25	7.737,81
7	7.737,81	5,00	386,89	7.350,92
8	7.350,92	5,00	367,55	6.983,37
9	6.983,37	5,00	349,17	6.634,20
10	6.634,20	5,00	331,71	6.302,49
Gesamt	**83.950,12**			

Quelle: Eigene Darstellung

Die Ermittlung der gesamten in einem Zeitraum anfallenden diskontierten Kosten ergibt sich dann aus der Summe der diskontierten Beträge in den einzelnen Jahren des Gesamtzeitraumes von 10 Jahren zum Gegenwartszeitpunkt. Dazu wird folgende Formel angewandt:

$$Barwert = \sum_{i=0}^{n} \frac{K_i}{(1+r)^i}$$

In diesem Beispiel ergeben sich damit bezogen auf den Gegenwartszeitpunkt über 10 Jahre diskontierte Gesamtkosten für die anfallenden Pflegekosten mit einem **Barwert von 83.950 €** (anstatt 100.000 €).

6.6 Grundformen ökonomischer Evaluationen

Nachdem in den vorherigen Kapiteln die Notwendigkeit von ökonomischen Evaluationen und deren theoretischen Grundlagen erläutert wurden, sollen in diesem Kapitel nun die verschieden Verfahren zur gesundheits- und pflegeökonomischen Evaluation vorgestellt werden.

Voraussetzung dafür, dass Kosten und Nutzen in ein Kosten-Nutzen-Diagramm übertragen werden können, ist, dass die Kosten und Nutzen zuvor in ökonomischen Evaluationsstudien erhoben worden sind.

Weder für gesundheits- noch für pflegeökonomische Evaluation existiert ein einheitliches oder allgemeingültiges Studiendesign. Kosten- und Nutzendimensionen können in unterschiedlichen Perspektiven betrachtet und bewertet werden. Grundlegend können aber zwei **Studientypen** unterschieden werden: **Vergleichende** und **nicht-vergleichende Studien.** Die folgende Tab. 6.6 gibt einen Überblick, welche Studienformen zu den vergleichenden und welche zu den nicht-vergleichenden Studientypen zu zählen sind.

Darüber hinaus ist für die Wahl der anzuwendenden Studienform die Perspektive bzw. das Evaluationsziel relevant, da jede Studienform eine bestimmte Fragestellung verfolgt. Die zentralen Fragestellungen der einzelnen Studienformen aus dem medizinischen bzw. pflegerischen Kontext können der Tab. 6.7 entnommen werden.

Die häufigsten Vergleichsalternativen bei der Beurteilung von Handlungsalternativen sind die **herkömmliche** Versorgung (derzeitige „Standard"-Versorgung), **keine** Versorgung und **neue** Versorgungsformen. Die Wahl der Vergleichsalternative wird maßgeblich durch die Untersuchungsfragestellung bestimmt, aber auch durch andere, z. B. **ethische** Gesichtspunkte *(Ist Nicht-Behandlung zulässig?)*.

In den folgenden Kapiteln werden nun die einzelnen gesundheits- bzw. pflegeökonomischen Studienformen vorgestellt. Bei der Darstellung der pflegeökonomischen Studienformen handelt es sich insoweit lediglich um eine erste Übertragung der bereits im medizinischen Bereich etablierten Verfahren auf den pflegerischen Bereich.

6.6.1 Krankheitskosten-Analyse

Eine **Krankheitskosten-Analyse** bzw. **Cost of Illness-Analysis (CIA)** erfasst sämtliche Kosten, die von einer Krankheit verursacht werden, d. h. es werden sowohl direkt, indirekte als

Tab. 6.6 Systematik gesundheits- und pflegeökonomischer Evaluationen

	Nicht-vergleichende Studien	Vergleichende Studien
Ausschließliche Kosten-Betrachtung	• *Krankheitskosten-Analyse* • *Kosten-Analyse*	• *Kosten-Minimierungs-Analyse (Kosten-Kosten-Analyse)*
Kosten und Nutzen-Betrachtung		• *Kosten-Effektivitäts-Analyse* • *Kosten-Nutzwert-Analyse* • *Kosten-Nutzen-Analyse*

Quelle: Eigene Darstellung

Tab. 6.7 Fragestellungen ökonomischer Evaluationsstudien

Studien-Typen	Fragestellungen	
	(gesundheitsökonomisch)	(pflegeökonomisch)
Krankheitskosten-/Pflegekosten-Analyse	*Welche Kosten werden durch eine Krankheit verursacht?*	*Welche Kosten werden durch Pflegebedürftigkeit verursacht?*
Kosten- Analyse	*Welche Kosten werden durch eine medizinische Intervention verursacht?*	*Welche Kosten werden durch eine pflegerische Maßnahme verursacht?*
Kosten-Minimierungs- Analyse (Kosten-Kosten- Analyse)	*Welche ist, unter der Annahme gleicher Ergebnisse, die kostengünstigere Intervention bei der Behandlung einer Krankheit?*	*Welche ist, unter der Annahme gleicher Ergebnisse, die kostengünstigere Maßnahme zur Versorgung Pflegebedürftiger?*
Kosten-Effektivitäts- Analyse	*Wie groß ist der objektive Nutzen, gemessen in medizinischen Ergebnisparametern, in Relation zu den Kosten bei der Behandlung einer Krankheit?*	*Wie groß ist der objektive Nutzen, gemessen in pflegerischen Ergebnisparametern, in Relation zu den Kosten bei der Versorgung Pflegebedürftiger?*
Kosten-Nutzwert- Analyse	*Wie groß ist der subjektive Nutzen, gemessen in Surrogatparametern der Lebenslänge und -qualität, in Relation zu den Kosten bei der Behandlung einer Krankheit?*	*Wie groß ist der subjektive Nutzen, gemessen in Surrogatparametern der Lebenslänge und -qualität, in Relation zu den Kosten bei der Versorgung Pflegebedürftiger?*
Kosten-Nutzen- Analyse	*Wie groß ist der monetäre Nutzen in Relation zu den Kosten bei der Behandlung einer Krankheit?*	*Wie groß ist der monetäre Nutzen in Relation zu den Kosten bei der Versorgung Pflegebedürftiger?*

Quelle: Erweiterte Darstellung in Anlehnung an Troschke und Stößel (2012, S. 150)

auch intangible Kosten erfasst. Diese Kosten werden dann in der Regel auf Bevölkerungsgruppen (Populationen) und nicht auf einzelne Personen bezogen. Übertragen auf den Bereich der Pflege erfasst eine **Pflegekosten-Analyse (Cost of Care-Study)** demnach sämtliche Kosten (direkte, indirekte und intangible), die in einer Bevölkerungsgruppe (Population) durch Pflegebedürftigkeit verursacht werden. Durch eine Krankheitskosten- bzw. Pflegekosten-Analyse können die volkswirtschaftlichen Kosten verschiedener Krankheiten oder von Pflegebedürftigkeit für eine Gesellschaft oder definierte (Teil-)Populationen beziffert werden. Mit einer Krankheitskosten- (Pflegekosten-) Analyse soll die folgende Frage beantwortet werden: *„Welche Kosten werden durch eine Krankheit bzw. durch Pflegebedürftigkeit verursacht?"*

Bei Krankheitskosten- bzw. Pflegekosten-Analysen erfolgt insofern ausschließlich eine Betrachtung des Inputs; also der anfallenden Kosten. Diese Studien fallen unter die nicht vergleichenden Studien, da lediglich die Kosten für bestimmte Krankheiten bzw. Pflegebedürftigkeit erhoben und nicht alternative Verfahren bzw. Maßnahmen miteinander verglichen werden. Sie erhalten aber dann einen vergleichenden Charakter, wenn die erhobenen Kosten nach verschiedenen Parametern differenziert dargestellt oder die Kosten in verschiedenen Populationen differenziert werden, beispielsweise anhand unterschiedlicher Schweregrade von Pflegebedürftigkeit, unterschiedlichem sozioökonomischen Hintergrund, oder unterschiedlicher Exposition (Raucher versus Nichtraucher), etc.

6.6.2 Kosten-Analyse

Die **Kosten Analyse** bzw. **Cost-Analysis (CA)** ist die einfachste Form einer gesundheits- bzw. pflegeökonomischen Evaluation. Bei diesem Verfahren werden alle Kosten, die bei einer medizinischen bzw. pflegerischen Maßnahme anfallen, aufgelistet und addiert. Mit einer Kosten- Analyse soll die folgende Frage beantwortet werden: *Welche Kosten werden durch eine medizinische*

Intervention bzw. pflegerische Maßnahme verursacht?

In der Regel werden dabei sowohl die direkten, als auch die indirekten Kosten berücksichtigt. Sofern indirekte Kosten nicht oder nur mit erheblichen Aufwand ermittelt werden können, werden zum Teil ausschließlich die direkten Kosten erhoben. Der Fokus liegt hierbei auf der Erfassung der Kosten einzelner Maßnahmen im Versorgungsprozess und nicht auf der Erfassung der insgesamt bei der Versorgung einer bestimmten Krankheit anfallenden Kosten.

Ziel ist die ökonomische Bewertung von medizinischen bzw. pflegerischen Maßnahmen. Es werden ausschließlich die Kosten einer medizinischen Intervention bzw. pflegerischen Maßnahme (Input) ermittelt. Die Wirkung auf den Gesundheitszustand der Patienten bzw. Pflegebedürftigen (Output) bleibt hingegen unberücksichtigt. Im Ergebnis ist damit ausschließlich eine Aussage darüber möglich, wie viel eine medizinische bzw. pflegerische Maßnahme kostet.

In einer separaten Kosten-Analyse findet demnach ein Vergleich zwischen alternativen Versorgungsmethoden nicht statt. Ein Vergleich wird erst möglich, wenn auch die alternative Versorgungsmöglichkeit mit einer eigenständigen Kosten-Analyse bewertet wird und dann die Ergebnisse der beiden Kosten-Analysen miteinander verglichen werden. Voraussetzung ist allerdings, dass in den jeweiligen Kosten-Analysen ein identisches Vorgehen zur Kostenermittlung gewählt wird, um eine Vergleichbarkeit der Ergebnisse zu gewährleisten Dann wird aus einer nicht vergleichenden Kosten-Analyse eine vergleichende Kosten-Kosten-Analyse oder auch Kosten-Minimierungs-Analyse, die im folgenden Kapitel beschrieben wird.

Kosten-Analysen stellen eine vergleichsweise schnelle und kostengünstige ökonomische Studienform dar, die durch eine vergleichsweise einfache Durchführbarkeit gekennzeichnet sind. Insofern kommen Kosten-Analysen relativ häufig vor. Allerdings sind Kosten-Analysen nur begrenzt zielführend, da ihnen die zentrale Annahme zugrunde liegt, dass der Output stets identisch ist. In der Realität ist das allerdings nur sehr eingeschränkt der Fall. Reine Kosten-Studien eignen sich daher nur begrenzt als Grundlage für Allokationsentscheidungen, da keine vergleichende Betrachtung alternativer Maßnahmen vorgenommen wird.

6.6.3 Kosten-Minimierungs-Analyse bzw. Kosten-Kosten-Analyse

Die **Kosten-Minimierungs-Analyse** bzw. **Cost-Minimisation-Analysis (CMA)** wird in der gesundheitsökonomischen Literatur auch als **Kosten-Kosten-Analyse** bzw. **Cost-Cost-Analysis (CCA)** bezeichnet. Ziel ist die Identifizierung der kostengünstigeren Alternative. Mit einer Kosten-Minimierungs-Analyse soll die folgende Frage beantwortet werden: *Welche ist, unter der Annahme gleicher Ergebnisse, die kostengünstigere Maßnahme?*

Sie enthält eine **Erfassung und Bewertung der Ressourcenverbräuche** (Ermittlung der Kosten) von Versorgungsalternativen. Deren Wirkungen, wie beispielsweise die Veränderung der gesundheitsbezogenen Lebensqualität oder die Veränderung in der Nutzenbewertung (Outcomes) der miteinander verglichenen Versorgungsalternativen werden hingegen nicht untersucht. Hier wird unterstellt, dass die Outcomes identisch (oder zumindest vergleichbar) sind. Im Ergebnis werden Kostenvergleiche durch separate Kosten-Analysen von zwei oder mehr alternativen Maßnahmen (z. B. Bewertung von Nierentransplantation und Dialyse) erreicht.

Der Kosten-Minimierungs-Analyse bzw. Kosten-Kosten-Analyse kommt unter den vergleichenden Studienformen insofern eine Sonderrolle zu, als sie lediglich den Input, d. h. die Kosten von Versorgungsalternativen ermittelt und den Output, also das Versorgungsergebnis unberücksichtigt lässt. In allen weiteren vergleichenden Studienformen, die in den folgenden Kapiteln noch separat dargestellt werden, wird auch der Output, also das Ergebnis der Alternativen berücksichtigt.

Da sich im Ergebnis alternative medizinische bzw. pflegerischen Versorgungsmethoden jedoch in der Regel hinsichtlich ihres Wirksamkeit unterscheiden, ist ein einfacher Kosten-Kosten-Vergleich für die (ökonomische) Beurteilung alternativer Versorgungsmethoden in der Regel nicht zielführend. Mit Kosten-Kosten-Analysen können lediglich Unterschiede hinsichtlich der Kosten und nicht hinsichtlich des Nutzens abgebildet werden können. Dennoch sind Kosten-Kosten-Analysen relativ häufig, da sie nur die vergleichsweise einfach zu ermittelnden Kosten (den Input) betrachten und nicht auf die in der Regel viel komplizierter monetär zu bewertenden Versorgungseffekte (Outcome) abzielen.

6.6.4 Budget-Impact-Analyse

Die **Budget-Impact-Analyse (BIA)** ist ein Spezialfall der Kosten-Minimierungs-Analyse (Cost-Minimisation-Analysis). Sie wird in vielen Ländern bereits zusätzlich zur Kosten-Minimierungs-Analyse in einem Entscheidungsprozess über die Erstattungsfähigkeit neuer medizinischer Therapien bzw. Versorgungsmaßnahmen mit einbezogen. Dabei wird aus der Perspektive der Kostenträger die Budgetbelastung durch eine mögliche Erstattungsfähigkeit ermittelt. Es wird also untersucht, wie viel Ressourcen des vorhandenen (begrenzten) Budgets durch die Aufnahme der zu untersuchenden Maßnahme in den Leistungskatalog verbraucht würden. Insofern erfolgt die Budget-Impact-Analyse aus der Perspektive der Kostenträger.

Neben den zu erwartenden Kosten werden bei der Budget-Impact-Analyse auch populationsbezogene Parameter wie *Inzidenz* und *Prävalenz,* die Bevölkerungsentwicklung, Fallzahlen und Substitutionseffekte mit bestehenden Therapien einbezogen, um das auf die Kostenträger durch die Aufnahme in den Leistungskatalog zukommende Kostenvolumens abzuschätzen.

Der Budget-Impact-Analyse wird vor dem Hintergrund knapper Ressourcen mutmaßlich eine erhebliche Relevanz im Kontext der individualisierten Medizin, beispielsweise bei der Frage der Erstattungsfähigkeit neuartiger und sehr kostenintensiven Medikamente zur Krebstherapie zukommen. Hier wird der Frage nachgegangen werden müssen, ob die erforderlichen finanziellen Mittel für derartige kostenintensive Medikamente für einzelne Patienten nicht nutzenmaximierender eingesetzt werden können, wenn stattdessen medizinische bzw. pflegerische Verfahren finanziert werden, die einer größeren Anzahl von Personen zugute kommen. Eine derartige Nutzenbewertung findet allerdings im Rahmen der Budget-Impact-Analyse nicht statt. Es wird lediglich aufgezeigt, wie viele bzw. welcher Anteil der begrenzten Ressourcen durch die zu bewertende Maßnahmen verbraucht werden. Eine ergänzende Nutzenbetrachtung müsste im Rahmen weiterer Analysen erfolgen, die in den folgenden Kapiteln beschrieben werden.

6.6.5   Kosten-Effektivitäts-Analyse

In **Kosten-Effektivitäts-Analysen** bzw. **Cost-Effectiveness-Analysis (CEA)** werden für die untersuchten und miteinander verglichenen Maßnahmen sowohl die Ressourcenverbräuche erfasst und bewertet, als auch die Versorgungs-Effekte (z. B. gewonnene Lebensqualität, verhinderte Infarkte, etc.) erhoben. Mit einer Kosten-Effektivitäts-Analyse soll die folgende Frage beantwortet werden: *Wie groß ist der objektive Nutzen, gemessen in definierten Ergebnisparametern (sog. Endpunkten), in Relation zu den Kosten der Versorgung?*

Dabei werden die Kosten in monetären Einheiten (z. B. in Euro) und der Nutzen in sogenannten „natürlichen Einheiten" (z. B. die Senkung des Blutdrucks in mmHg) gemessen. Im Ergebnis lässt sich daraus ein Kosten-Effektivitäts-Verhältnis (z. B. in „Euro pro gesenktem mmHg") abbilden.

Die Kosten-Effektivitäts-Analyse wird verwendet, wenn die Konsequenzen (Effekte, Nutzen) verschiedener Maßnahmen nicht monetär bewertet werden können oder sollen. Kosten werden einem oder mehreren Effektivitätsmaßen gegenübergestellt, sodass sich ein Kosten-Effektivitäts-Quotient ergibt. Damit wird die Relation der Kosten einer Behandlung zu dem gestifteten Nutzen anhand medizinischer Parameter gemessen.

Die Kosten-Effektivitäts-Analyse bietet damit die Möglichkeit, auch die nicht problemlos in monetären Einheiten zu bewertenden Effekte einer medizinischen Maßnahme in gesundheitsökonomischen Evaluationen zu berücksichtigen. Die Beurteilung des Erfolgs von Maßnahmen erfolgt anhand von Größen, die von Medizinern bzw. Pflegewissenschaftlern festgelegt werden. Es handelt sich damit um sehr spezifische Erfolgsgrößen, die anhand von physischen Einheiten quantifiziert werden (z. B. Senkung des Blutdrucks, Senkung der Anzahl von Dekubitus-Geschwüren) oder eher globale Erfolgskriterien (z. B. Anzahl der erfolgreich versorgten Fälle). Diesem Erfolg der Maßnahmen werden schließlich die Kosten gegenübergestellt. Durch dieses Vorgehen wird die Vergleichbarkeit zweier unterschiedlich wirksamer Maßnahmen ermöglicht.

Ziel ist es, den Ressourcenverbrauch zu ermitteln, der für das Erreichen bestimmter Versorgungsziele notwendig bzw. erforderlich ist.

Ergebnis einer Kosten-Effektivitäts-Analyse
Die Ergebnisse einer Kosten-Effektivitäts-Analyse könnten folgendermaßen dargestellt werden:

Eine **Senkung des Blutdrucks um 10 %** *(Ergebnis in gleichen natürlichen Einheiten)* kostet bei Therapiealternative „A" 120 € und bei Therapiealternative „B" 150 €.

Durch das „Gleichnamigmachen" des Kosten-Wirksamkeits-Quotienten (hier die Senkung des Blutdrucks um 10 %) kann also ein Vergleich beider Maßnahmen auf die Kosten reduziert werden, die zum Erreichen dieses standardisierten Behandlungserfolges aus medizinischer Sicht notwendig sind. Der besondere Vorteil liegt darin, dass es dabei nicht notwendig ist, bei jedem Patienten tatsächlich eine Blutdrucksenkung von genau 10 % zu erreichen. Vielmehr kann das tatsächlich eingetretene Ergebnis, z. B. eine Blutdrucksenkung um 20 %, entsprechend auf die Vergleichsgröße umgerechnet werden (Quelle: Eigene Darstellung in Anlehnung).

Die Kosten gesundheitlicher Maßnahmen sind als **Nettokosten** zu kalkulieren (monetäre Bewertung). Nach dem **Nettokostenkonzept** wird von den Kosten einer gesundheitlichen Maßnahme ausgegangen, die mit ihrem Einsatz entstehen, aber um die Kosten vermindert werden, die durch die gesundheitliche Maßnahme in Zukunft teilweise oder ganz vermieden werden können.

Inkrementelles Kosten-Effektivitäts-Verhältnis

Angenommen, ein hypothetisches **innovatives Arzneimittel A** zur Behandlung bösartiger Neubildungen verlängert evidenzbasiert die Lebenserwartung um drei Jahre, im Vergleich zu einer nicht therapierten Vergleichsgruppe. Die Kosten betragen **6000 €** pro behandeltem Patient für die **gesteigerte Lebenserwartung von 3 Jahren.**

Das innovative Arzneimittel A wird nun mit der anerkannten pharmakologischen **Standardtherapie B** verglichen. Deren Kosten betragen pro behandeltem Patient **4000 €** für eine **gesteigerte Lebenserwartung von 2,8 Jahren.**

Die *inkrementelle Kosten-Nutzen-Relation (IKNR)* wird wie folgt ermittelt:

$$IKNR = \frac{Kosten_A - Kosten_B}{Nutzen_A - Nutzen_B} = \frac{6000\,€ - 4000\,€}{3\,Jahre - 2{,}8\,Jahre}$$

$$= \frac{2000\,€}{0{,}2\,Jahre}$$

Der Vergleich von A und B im Rahmen der Kosten-Effektivitäts-Analyse ergibt für A zusätzliche Kosten in Höhe von 2000 € pro 0,2 gewonnenen Lebensjahren. Damit beträgt die inkrementelle Kosten-Nutzen-Relation (IKNR) 10.000 € pro gewonnenem Lebensjahr.

<u>Fazit:</u> Standartherapie B ist dem innovativen Arzneimittel A aufgrund des besseren Kosten-Effektivitäts-Verhältnisses vorzuziehen (Quelle: Eigene Darstellung).

Die Grenzen der Kosten-Effektivitäts-Analyse bestehen darin, dass nur Interventionen verglichen werden können, deren Konsequenzen sich in *gleichen natürlichen Einheiten* messen bzw. ausdrücken lassen. Dementsprechend können auch nur Ergebnisse von Studien verglichen werden, die gleiche Parameter verwenden. Darüber hinaus muss kritisch hinterfragt werden, ob in den jeweils definierten und in natürlichen Einheiten gemessenen Endpunkten tatsächlich der gesamte Nutzen abgebildet wird oder ob nicht aus Patientensicht der Nutzen auch von weiteren, als den gemessenen Faktoren abhängig ist.

Ein besonderer **Vorteil** der Kosten-Effektivitäts-Analyse besteht in der guten Möglichkeit unterschiedliche Maßnahmen im Gesundheitswesen zu vergleichen, da bei nahezu jeder Behandlung standardisierte, gut messbare Erfolgsparameter existieren. Diese sind häufig Zielkriterien in klinischen Studien. In der Ergebnisbetrachtung kann sich dadurch unmittelbar auf die für die klinische Bewertung relevanten Wirkungsdimensionen gestützt werden. Die Kosten-Effektivitäts-Analyse verbindet medizinische oder pflegerische Ergebnisse mit Kosten und ist relativ breit einsetzbar.

Bei den Ergebnissen der Kosten-Effektivitäts-Analyse wird unterstellt, dass jede Einheit des betrachteten Ergebnisses von identischem Wert ist. Damit wird quasi ein Ergebnis, in dem 5 zusätzliche Lebensjahre für eine Person ermittelt werden, einem Ergebnis gleichgestellt, in dem ein zusätzliches Lebensjahr für 5 Personen ermittelt werden. Tatsächlich sind klinische Endpunkte jedoch sehr unterschiedlich und eine rein quantitative Berücksichtigung einer erreichten Lebensverlängerung sagt nichts darüber aus, in welchem Zustand diese zusätzliche Lebenszeit verbracht wird. Beispielsweise ist eine gewonnene Überlebensdauer von einem Jahr bei einem 50-jährigen Mann mit fortgeschrittenem Prostatakarzinom und erfolgter Prostatektomie hinsichtlich der Lebensqualität sicherlich anders zu bewerten, als das Überleben eines gleichaltrigen Mannes nach einer Totalendoprothese des Hüftgelenks infolge einer Schenkelhalsfraktur.

Dieses Problem kann mit *Kosten-Nutzwertanalysen* adressiert werden, die im folgenden Kapitel vorgestellt werden.

6.6.6 Kosten-Nutzwert-Analyse

In der **Kosten-Nutzwert-Analyse** bzw. **Cost-Utility-Analysis (CUA)** werden Nutzwerte für die untersuchten Maßnahmen bzw. Handlungsalternativen erhoben. Während bei der Kosten-Wirksamkeits-Analyse eine rein quantitative Vergleichbarkeit der Endpunkte, d. h. der Ergebnisgrößen (z. B. Kosten für eine Blutdrucksenkung um 10 mmHg) erreicht wird, kann die Kosten-Nutzwert-Analyse diese um eine qualitative Dimension erweitern, indem eine qualitätsbezogene Gewichtung, die sog. Qualitätsadjustierung, vorgenommen wird. Darüber hinaus erfolgt eine Normierung des Ergebnisses für alle Indikatoren, dadurch kann jede gesundheitliche Maßnahme nach dem gleichen Muster bewertet werden. Der so gebildete Nutzwert macht Ergebnisse indikationsübergreifend vergleichbar. Mit einer Kosten-Nutzwert-Analyse soll die folgende Frage beantwortet werden: *Wie groß ist der subjektive Nutzen, gemessen in Surrogatparametern der Lebenslänge und -qualität, in Relation zu den Kosten bei der Versorgung?*

Die Ressourcenverbräuche werden – identisch wie in der Kosten-Effektivitäts-Analyse – als Kosten in monetären Einheiten (z. B. in Euro) gemessen, bei der Erfassung des Nutzens wird hingegen nicht nur die rein quantitative Dimension, d. h. die Verlängerung der Lebensdauer erfasst, sondern auch eine qualitative Dimension, d. h. eine Veränderung der Lebensqualität erhoben. Insofern wird die Kosten-Nutzwert-Analyse in der Literatur auch zum Teil als eine Unterform der Kosten-Effektivitäts-Analyse dargestellt.

Als der am weitesten verbreitete Nutzwert hat sich das Konzept der **Qualitätskorrigierten Lebensjahren** bzw. **Quality Adjusted Life Years (QALYs)** durchgesetzt. Auf dieses Konzept wurde umfassend in Abschn. 6.4.2 eingegangen. Insofern kann hier auf eine erneute Darstellung verzichtet werden. Es sei allerdings noch einmal kurz daran erinnert, dass in diesem Konzept ein eindimensionaler Index für die Lebensqualität ermittelt wird. Es werden Nutzwerte (QALY) gebildet, mit denen Gewinne an Lebensjahren und Lebensqualität miteinander verrechnet werden. Letztlich können damit die Kosten je gewonnenem QALY ermittelt werden.

Nutzwerte werden in der Regel durch **Patientenbefragungen,** engl. **Patient Reported Outcomes (PRO)** ermittelt. Sie haben in der Regel einen Wertebereich zwischen 0 und 1, wobei 0 den Zustand „Tod" und 1 den Zustand „vollkommener Gesundheit" markiert. Nutzwerte sollen die Lebensqualität des Patienten in einem definierten Zeitraum repräsentieren, d. h. ein **Nutzwert von 0,7** repräsentiert beispielsweise eine **70 %-ige Lebensqualität** in Bezug auf vollkommene Gesundheit.

Kosten-Effektivität oder Nutzwert

Nehmen wir an, im Rahmen einer klinischen Studie zur Bewertung einer Zytostatikatherapie zur Behandlung eines malignen Tumors im Endstadium konnte belegt werden, dass die Patienten der Therapiegruppe nach Therapiebeginn eine **dreijährige Lebenserwartung** haben, wohingegen Patienten der nicht therapierten **Vergleichsgruppe** nur eine **zweijährige Lebenserwartung** haben. Die Behandlungskosten belaufen sich auf **15.000 €** pro Patient.

Im Rahmen einer **Kosten-Effektivitäts-Analys**e wäre man hier demnach zu dem Ergebnis gekommen, dass die Kosten **15.000 € pro gewonnenem Lebensjahr** betragen, da die therapierten Patienten eine um ein Jahr längere Lebenserwartung haben.

Bei einer Kosten-Nutzwert-Analyse wird darüber hinaus auch die Lebensqualität mit einbezogen. Nehmen wir weiter an, die **Lebensqualität** in den verbleibenden Lebensjahren beträgt bei den nicht-therapierten Patienten **70 %** und bei den therapierten Patienten aufgrund starker Nebenwirkungen nur **55 %**.

Tab. 6.8 Berücksichtigung qualitätskorrigierter Lebensjahre

Jahre	Therapiegruppe		Vergleichsgruppe	
	Jahre	QALY	Jahre	QALY
1	1	0,55	1	0,7
2	1	0,55	1	0,7
3	1	0,55	–	–
Gesamt	**3**	**1,65**	**2**	**1,4**

Quelle: Foos et al. (2010, S. 26)

Die Patienten der Therapiegruppe leben zwar ein Jahr länger, ihre Lebensqualität ist allerdings nur um **0,25 qualitätskorrigierte Lebensjahre** (=1,65 − 1,4) verlängert, wie sich der folgenden Tabelle entnehmen lässt (Tab. 6.8).

Während also eine **Kosten-Effektivitäts-Analyse** zu dem Ergebnis kommt, dass die Kosten für ein gewonnenes Lebensjahr 15.000 € betragen, kommt eine **Kosten-Nutzwert-Analyse** zu dem Ergebnis, dass die Kosten für ein **qualitätsadjustiertes Lebensjahr** hingegen **60.000 €** (15.000 € × 4) betragen (Quelle: Foos et al. 2010, S. 26 f.).

Der große Vorteil von Nutzwerten zur Berücksichtigung der Lebensqualität besteht darin, dass Lebensqualität universell für alle Krankheiten bzw. Gesundheitszustände erhoben werden kann. Damit können Maßnahmen hinsichtlich ihres Nutzens auch indikationsübergreifend anhand ihrer Veränderung der Lebensqualität bewertet und miteinander verglichen werden; sie sind nicht auf vergleichbare Parameter angewiesen, die in gleichen natürlichen Einheiten gemessen werden (können). Darüber hinaus bildet die Lebensqualität aus Patientenperspektive einen umfassenderen Nutzen ab, als lediglich ausgewählte Endpunkte, wie beispielsweise die Senkung des Blutdruckes.

Nachteile von Nutzwerten liegen darin begründet, dass neben der objektiv, weil quantitativ messbaren Größe der Lebensdauer, auch ein subjektiv bewerteter Anteil in den Nutzwert einfließt. Daraus resultieren Herausforderungen beim interpersonellen Vergleich von Nutzwerten.

6.6.7 Kosten-Nutzen-Analyse

In **Kosten-Nutzen-Analysen**[6] bzw. **Cost Benefit Analysis (CBA)** sollen nicht nur sämtliche Kosten, sondern auch der gesamte Nutzen der zu bewertenden Maßnahmen vollständig erfasst und in monetären Einheiten (z. B. Euro) bewertet werden. Mit einer Kosten-Nutzen-Analyse soll die folgende Frage beantwortet werden: *Wie groß ist der monetäre Nutzen in Relation zu den Kosten der Versorgung?*

Der große Vorteil der Kosten-Nutzen-Analyse besteht darin, dass es sich im Grunde um die unmittelbarste Form einer ökonomischen Analyse handelt. Da Kosten und Nutzen vollständig in derselben monetären Einheit bewertet werden, kann auch die Wirtschaftlichkeit einer Maßnahme unmittelbar in Geldeinheiten bewertet und die Maßnahme mit sämtlichen anderen Maßnahmen einer Gesellschaft, auch außerhalb des Gesundheits- und Pflegebereichs, verglichen werden. Damit könnte beispielsweise bewertet werden, ob die Verwendung zusätzlicher Steuereinnahmen im Pflegebereich oder im Bildungsbereich oder im Bereich der Infrastruktur den größeren Nutzen für eine Gesellschaft entfaltet. Damit könnte eine Kosten-Nutzen-Analyse eine Grundlage für die Entscheidung liefern, ob eine Intervention eine Brücke gebacut werden soll, oder ob zusätzliche Pflegekräfte eingestellt werden sollen.

Doch genau darin liegt auch der größte Nachteil der Kosten-Nutzen-Analyse begründet. Denn in der Regel ist es gar nicht oder nur mit erheblichem Aufwand möglich, sämtliche, d. h. auch intangiblen (!) Kosten und den gesamten Nutzen von Maßnahmen vollständig monetär zu bewerten. Gerade im medizinischen und pflegerischen Bereich ist eine vollständige monetäre

---

[6]Verschiedene Autoren verweisen darauf, dass der Begriff Kosten-Nutzen-Analyse häufig als Oberbegriff für sämtliche ökonomischen Evaluationen im Gesundheitswesen verwendet wird (vgl. exemplarisch Schöffski 2012, S. 58, von der Schulenburg und Greiner 2013, S. 224 und Lüngen und Büscher 2015, S. 154). In diesem Kapitel wird der Begriff jedoch ausdrücklich im engeren Sinne der gesundheitsökonomischen Evaluation verwendet.

Bewertung nicht nur aus methodischen, sondern insbesondere auch aus ethischen Gründen umstritten. Denn in der medizinischen und pflegerischen Versorgung werden häufig vorrangig die Ziele einer Lebensverlängerung und/oder einer Verbesserung der Lebensqualität verfolgt. Da in einer Kosten-Nutzen-Analyse die Bildung von Nutzwerten (z. B. QALY) nicht hinreichend ist, sondern tatsächlich auch der Nutzen der Lebensverlängerung und der Verbesserung der Lebensqualität monetär bewertet werden müss(t)en, stößt die Anwendung der Kosten-Nutzen-Analyse im Gesundheits- und Pflegebereich auf zum Teil erhebliche Vorbehalte.

6.6.8   Übersicht

Wie in den vorangegangenen Kapiteln aufgezeigt, unterscheiden sich die unterschiedlichen Methoden zur ökonomischen Evaluation insbesondere im Hinblick darauf, welche Kosten und Nutzen erfasst werden sowie wie diese einander gegenübergestellt werden. Eine Übersicht, welche Kosten- und Nutzenkomponenten in den einzelnen Methoden enthalten und miteinander verglichen werden, findet sich in der folgenden Tab. 6.9.

Festzuhalten bleibt, dass das Ergebnis einer ökonomischen Analyse im Gesundheits- oder Pflegebereich maßgeblich von der Wahl der jeweiligen Analyseform beeinflusst wird. Die unterschiedliche Berücksichtigung von Kosten- und Nutzen wird auch zu unterschiedlichen Analyse-Ergebnissen führen (Schöffski 2012a).

Daher ist im Vorfeld einer gesundheits- oder pflegeökonomischen Evaluation intensiv die Zielsetzung und damit auch die zu beantwortende Fragestellung zu reflektieren (Scherenberg 2018, S. 113):

- Zur Beantwortung der Frage, wie hoch die Kosten einer gesundheitlichen Maßnahme sind, ist eine *Kosten-Analyse* zielführend und ausreichend.
- Wenn unter zwei gleich wirksamen Maßnahmen (d. h., sie führen zu einem gleichen Ergebnis) die kostengünstigere (effiziente) Alternative identifiziert werden soll, kann dies mit einer *Kosten-Minimierungs-Analyse* erreicht werden.
- In der Regel wird mit zwei verschiedenen Maßnahmen am Ende jedoch kein gleiches Ergebnis erreicht. Die Effektivität beider Maßnahmen kann miteinander verglichen werden, indem das Ergebnis in gleichen natürlichen bzw. physischen Einheiten (z. B. Senkung des Blutdrucks um 10 mmhG) ausgedrückt und die hierfür erforderlichen Kosten den verschiedenen Maßnahmen im Rahmen einer *Kosten-Effektivitäts-Analyse* zugeordnet werden.
- Sollen auch Nutzenaspekte berücksichtigt werden, die sich nicht in natürlichen bzw. physischen Einheiten ausdrücken lassen, bietet sich die Durchführung einer *Kosten-Nutzwert-Analyse* an. Die Verwendung von Nutzwerten (z. B. QALY) ermöglicht auch nicht in natürlichen Einheiten ausdrückbare

Tab. 6.9 Übersicht der Grundformen ökonomischer Evaluationen

Studienform	Kosten-vergleich	Bewertung der Kosten	Nutzen-vergleich	Bewertung des Nutzens	Input-Output-Vergleich
(Krankheits-) Kosten-Analyse	nein	Monetär	nein	nein	nein
Kosten-Minimierungs-Analyse	ja	Monetär	nein	nein	nein
Kosten-Effektivitäts-Analyse	ja	Monetär	ja	Physische Einheiten	Kosten je Output-Einheit
Kosten-Nutzwert-Analyse	ja	Monetär	ja	Nutzwert (z. B. QALY)	Kosten je Output-Einheit
Kosten-Nutzen-Analyse	ja	Monetär	ja	Monetär	Nettokosten (= Kosten –Nutzen)

Quelle: Eigene Darstellung nach Schöffski (2012a, S. 68 ff.)

Aspekte, wie beispielsweise die Lebensqualität, zu berücksichtigen.

- Im Rahmen einer *Kosten-Nutzen-Analyse* wäre das Ergebnis vollständig, d. h. sowohl die Kosten als auch der Nutzen, monetär bewertbar. Dadurch könnten Kosten und Nutzen direkt in monetären Einheiten (Euro) miteinander verglichen werden. Theoretisch wäre das zwar die Analyseform, in der Ergebnisse am eindeutigsten aufbereitet werden können. Tatsächlich ist jedoch die vollständige monetäre Bewertung von Kosten und Nutzen in der Regel aber nicht oder nur mit erheblichem Aufwand möglich, sodass die Analyseform nur sehr eingeschränkt zur Anwendung kommt.

6.7 Kritische Würdigung der ökonomischen Evaluation von Pflege

Vor dem Hintergrund der theoretischen Ausführung in den vorangegangenen Kapiteln ist es mit Blick auf die begrenzten (nicht nur finanziellen, sondern insbesondere auch personellen) Ressourcen in der Pflege logisch und konsequent, auf eine effiziente Verwendung der Ressourcen zu achten sowie Verschwendung zu vermeiden. So einfach das in der Theorie auch klingt, so schwierig ist es in die Praxis umzusetzen. Schon allein den Input, also den Ressourcenverbrauch bzw. die Kosten pflegerischer Maßnahmen zu ermitteln, ist häufig nicht trivial. Ungleich schwieriger wird es, wenn der Output, also der Nutzen pflegerischer Maßnahmen gemessen und bewertet werden soll.

Soweit kritisiert wird, dass wir heute nicht oder nur begrenzt dazu in der Lage sind, den Wert von Pflege adäquat zu bewerten, ist es Aufgabe der Pflegeökonomie, für pflegeökonomische Evaluationen gemeinsam mit der Pflegewissenschaft und in enger Zusammenarbeit mit den Pflegenden in der Praxis nicht nur die Dimensionen des Nutzens von Pflege zu definieren, sondern auch geeignete Indikatorsysteme zu entwickeln, mit denen eine Erfassung, Messung und schließlich Bewertung

des pflegerischen Nutzens möglich wird. Ziel sollte es sein, Indikatoren zu entwickeln, mit denen die Lebensqualität Pflegebedürftiger ursächlich mit der Qualität und Quantität pflegerischer Maßnahmen in Zusammenhang gebracht werden kann.

Im Bereich der gesundheitsökonomischen Evaluation wurden in Deutschland seit Beginn der 1990er-Jahre große Fortschritte gemacht und insbesondere im Bereich der Pharmaökonomie wurde eine Vielzahl von Studien durchgeführt, um die Wirtschaftlichkeit von Arzneimitteln zu untersuchen. Gleichzeitig muss konstatiert werden, dass insbesondere in der Rehabilitation und Prävention die Studienlage schmal ist (Wolke und Allgeier 2012, S. 27 f.). Der demografische Wandel führt dazu, dass in Deutschland sowohl die Lebenserwartung der Menschen steigt, als auch der Anteil alter Menschen an der Bevölkerung wächst. Vor diesem Hintergrund wächst auch die Bedeutung gesundheitspräventiver Maßnahmen für ältere Menschen. In diesem Kontext haben Huter et al. (2016 und 2018) hinterfragt, inwieweit bisherige Studien den methodischen Herausforderungen für die ökonomische Evaluation der Gesundheitsförderung für ältere Menschen gerecht werden. Dabei sind sie zu dem Ergebnis gekommen, dass es eine starke Notwendigkeit zur Entwicklung von Richtlinien gibt, die eine verbesserte Vergleichbarkeit entsprechender Studien ermöglichen und sicherstellen, dass Kategorien berücksichtigt werden, die für ältere Menschen relevant sind (Huter et al. 2016 und 2018).

Die Pflege und insbesondere die Langzeitpflege unterscheiden sich maßgeblich von der medizinischen Versorgung. Aus diesem Grund weisen Rothgang und Larisch (2014) darauf hin, dass in der Pflege und Langzeitpflege für die ökonomische Bewertung einer pflegerischen Maßnahme andere Endpunkte relevant sind, als dies bei medizinischen Interventionen der Fall ist. Diese Unterschiede müssen zwingend bei der Konzeptualisierung und Durchführung ökonomischer Evaluationen in der Pflege berücksichtigt werden. Im Rahmen einer Kosten-Effektivitäts-Analyse werden in gesundheitsökonomischen Evaluationen natürliche

Parameter oder klinische Surrogat-Parameter (wie beispielsweise mmHg für Blutdruck, mg/dl für Cholesterin, etc.) verwendet. Pflegeökonomische Evaluationen müssten hingegen für eine Kosten-Effektivitäts-Analyse andere Endpunkte betrachten, wie beispielsweise Erhalt und Wiedererlangung der Selbstständigkeit, Autonomie und Teilhabe, die Verhinderung von Heimeintritten und Krankenhauseinweisungen, etc. Für Kosten-Nutzwert-Analysen haben sich international die QALYs als generisches Maß etabliert, die allerdings für ökonomische Evaluationen in der Langzeitpflege bislang kaum zum Einsatz gekommen sind. Hierzu müsse zunächst ein validiertes Messinstrument für pflegebezogene Lebensqualität entwickelt werden (Rothgang und Larisch 2014, S. 225). Kosten-Nutzen-Analysen verfolgen schließlich das Ziel, den Nutzen gesundheitlicher Maßnahmen in Geldeinheiten zu bewerten. Dies ist grundsätzlich auch auf pflegerische Interventionen übertragbar. (Rothgang und Larisch 2014, S. 225).

Trotz aller methodischen Herausforderungen und pflegespezifischen Besonderheiten, die im Rahmen pflegeökonomischer Evaluationen zu berücksichtigen sind, kann festgehalten werden, dass bereits heute – wenn auch bislang nur vereinzelt – durchaus ökonomische Evaluationen in der Pflege durchgeführt wurden, von denen einzelne im Folgenden exemplarisch angeführt werden:

- So haben beispielsweise Wolke et al. (2007) eine Kosten-Nutzen-Analyse für den *„Nationalen Expertenstandard Dekubitusprophylaxe in der Pflege"* durchgeführt und konnten belegen, dass unter Berücksichtigung von Opportunitätskosten die Einführung des Nationalen Expertenstandards Dekubitusprophylaxe in Pflegeeinrichtungen bei einem Betrachtungszeitraum von drei Jahren wirtschaftlich sinnvoll ist, wenn dadurch die Dekubitusrate in der Pflegeeinrichtung nachhaltig sinkt (Wolke et al. 2007).
- Auch für die Einführung des *Expertenstandards „Förderung der Harnkontinenz in der Pflege"* konnte im Rahmen einer

Kosten-Nutzen-Analyse die Wirtschaftlichkeit der Einführung belegt werden (Wolke 2009, 2011). Die Einführung des Nationalen Expertenstandards „Förderung der Harnkontinenz in der Pflege" habe zu erheblichen Einsparungen geführt, die den Aufwand für die Einführung und Umsetzung des Standards übersteigen (Wolke 2011, S. 27–34).

- Weitere gesundheitsökonomische Analysen haben Wolke und Allgeier (2012) zum *Nationalen Expertenstandard „Ernährungsmanagement zur Sicherstellung und Förderung der oralen Ernährung in der Pflege"* durchgeführt. Darin haben sie nicht nur den empirischen Beleg für den Nutzen eines Ernährungsmanagements nach den Vorgaben des Expertenstandards geliefert, sondern darüber hinaus wurden auch die Kosten für die Einführung und Umsetzung des Ernährungsmanagements nach Expertenstandard erhoben und schließlich die Kosten konkreten Nutzenmaßen zugeordnet. Darüber hinaus wurde aus verschiedenen Perspektiven differenziert diskutiert, inwieweit Pflegebedürftige, Pflegeeinrichtungen und die Gesellschaft (Kostenträger) von der Einführung des Expertenstandards finanziell belastet oder entlastet wurden (Wolke und Allgeier 2012, S. 297 f.).

Dass die Grundlagen gesundheitsökonomischer Evaluation grundsätzlich in weiten Teilen auch in der Pflege Gültigkeit entfalten, scheint vor dem Hintergrund der bereits vorliegenden Studien unbestritten. Gleichzeitig darf eine Übertragung auf pflegespezifische Sachverhalte allerdings auch nicht unreflektiert erfolgen. In den nächsten Jahren wird es darum gehen müssen, diese etablierten Verfahren der gesundheitsökonomischen Evaluation im Bereich der Pflege weiter anzuwenden, bei Bedarf zu modifizieren und weiterzuentwickeln (vgl. exemplarisch Vauth et al. 2006).

Als Besonderheit der ökonomischen Evaluation in der Pflege muss darüber hinaus der Bereich der informellen Pflege, d. h. die Erbringung pflegerischer Leistungen durch Bekannte und Angehörige im privaten Umfeld angeführt werden. Zu diesem Bereich gibt es kein Pendant der gesundheitlichen Versorgung, der im Rahmen der Gesundheitsökonomie betrachtet würde. Eine konsequente volkswirtschaftliche Berücksichtigung bzw. monetäre Bewertung der im Rahmen informeller Pflege erbrachten Pflegeleistungen erfolgt (bislang) nahezu nicht. Und dennoch liegt auf der Hand, dass auch die informelle Pflege nicht nur „ein Wert an sich" ist, sondern auch aus einer volkswirtschaftlichen Betrachtung heraus nicht nur zu einem gesellschaftlichen Nutzen, sondern insbesondere auch Kosten führt. Zwar scheint es auf den ersten Blick, als würde informelle Pflege durch Angehörige, Nachbarn und Freunde kostenlos, weil ohne Bezahlung erbracht. Tatsächlich entstehen aber Kosten nicht nur im Rahmen der Pflegeversicherung (beispielsweise durch die Zahlung von Pflegegeld und Beiträgen zur Rentenversicherung sowie der Kostentragung für Pflegekurse), sondern insbesondere entstehen aus gesellschaftlicher Perspektive indirekte Kosten in Form von volkswirtschaftlichen Produktivitätsverlusten (beispielsweise, wenn Familienmitglieder ihre Berufstätigkeit aufgeben, um einen Angehörigen zu pflegen).

Eine monetäre Bewertung derartiger Kosten ist zwar grundsätzlich möglich, aber nicht trivial. So könnte für die im Rahmen informeller Pflege erbrachten Leistungen einerseits eine Bewertung in Marktpreisen erfolgen, die alternativ an professionell Pflegende zu zahlen gewesen wären. Dies würde allerdings eine Gleichwertigkeit formeller und informeller Pflegeleistungen voraussetzen, die sicherlich nicht immer gegeben ist. Zur Bewertung könnten andererseits Opportunitätskosten herangezogen werden, d. h. der Verdienstausfall angesetzt werden, der einer informellen Pflegeperson entstanden ist, weil sie infolge der Übernahme der Pflege keiner Berufstätigkeit nachgehen konnte. Konsentierte Empfehlungen, wie zur monetären Bewertung informeller Pflege vorgegangen werden sollte, existiere bislang nicht. So kritisieren Rothgang und Larisch (2014), dass der *Hannoveraner Konsens* (von der Schulenburg et al. 2007), der als informeller Standard der gesundheitsökonomischen Evaluation in Deutschland gilt, zwar Gesundheitsrisiken für

Pflegepersonen einbezieht, aber die informelle Pflege nicht ausdrücklich erwähne. Vor diesem Hintergrund bezeichnen sie die informelle Langzeitpflege als „blinden Fleck" der gesundheitsökonomischen Evaluation (Rothgang und Larisch 2014, S. 227). Dasselbe muss für das Methodenpapier des *Instituts für Qualität und Transparenz im Gesundheitswesen* (IQWiG 2017) konstatiert werden. Darin finden sich weder pflegespezifische Methoden, noch wird die informelle Pflege erwähnt. Auch im Methodenpapier wird lediglich ausgeführt, dass Interventionen „auch Auswirkungen auf […] Pflegepersonen haben" können (IQWiG 2017, S. 44). Eine erste knappe Übersicht existierender Ansätze zur Ermittlung standardisierter Bewertungssätze in gesundheitsökonomischen Evaluationen für die informelle (und auch formelle) Pflege findet sich bei Bock et al. (2014).

Insgesamt bleibt daher festzuhalten, dass für die weitere Entwicklung einer pflegespezifischen ökonomischen Evaluation nicht nur Forschungsbedarf, sondern insbesondere auch ein Anwendungsbedarf der bisherigen Erkenntnisse besteht. Denn nur dann, wenn die bereits heute vorhandenen Erkenntnisse zur gesundheitsökonomischen Evaluation auch angewendet werden, können Impulse für eine bedarfsgerechte Weiterentwicklung abgeleitet werden.

Es muss also keine grundsätzlich neue pflegeökonomische Evaluation erfunden werden, wohl aber müssen die vorhandenen Erkenntnisse der gesundheitsökonomischen Evaluation für die Übertragung auf pflegespezifische Kontexte reflektiert und ggf. adaptiert werden.

6.8　Zusammenfassung

1. Die Ökonomische Evaluation ist ein Instrument zur Entscheidungsunterstützung über den Einsatz der knappen vorhandenen Ressourcen. Ziel ist eine optimale Gesundheitsversorgung unter Effizienzgesichtspunkten.
2. Die Ökonomische Evaluation soll Entscheidungsprozesse in der gesundheitlichen Versorgung unterstützen, nicht dominieren!

3. Entscheidungen zur Ausgestaltung des sozialen Sicherungssystems erfolgen aus der gesellschaftlichen Perspektive. Evaluationen können nur als Entscheidungsgrundlage dienen, auf der anderen Seite sollten Entscheidungen evidenzbasiert erfolgen, d. h. nicht ohne verlässliche Entscheidungsgrundlage.

4. Die Einsatzmöglichkeiten gesundheitsökonomischer Evaluation sind vielfältig: Beispielsweise von der Bewertung unternehmerischer Entscheidungen zum Ressourceneinsatz in der Forschung und Entwicklung, über die Preisermittlung für neue Produkte, die Unterstützung bei der Entwicklung von Behandlungsrichtlinien, die Präsentationen von Studienergebnisse als Marketinginstrument, als Basis für Zulassungsentscheidung neuer Medikamente und Therapien bis hin zur Basis für Priorisierungs- und Rationierungsentscheidungen.

5. Kosten zu evaluierender Gesundheitstechnologien werden nach direkten, indirekten und intangiblen Kosten unterschieden.

6. Der Nutzen medizinischer und pflegerischer Versorgungen besteht in der Heilung von Krankheiten, der Verbesserung der Lebensqualität, der erforderlichen Behandlung kritischer Zustände, der Wiederherstellung normaler Funktionen (z. B. Arbeitsfähigkeit) oder der Verhinderung zukünftiger Krankheiten.

7. Der Nutzen kann auf verschiedene Weisen erfasst und abgebildet werden: In natürlichen bzw. physikalischen Einheiten beispielsweise in gewonnenen Lebensjahren oder n klinischen Parametern (Senkung des Blutdrucks in mmHg, etc.), in monetären Geldeinheiten (z. B. in Euro), oder in Form von Nutzwerten, die in der Lage ist, mehrere Dimensionen von Gesundheit in einem Index abzubilden (z. B. qualitätsadjustierte Lebensjahre).

8. Der Lebensqualität kommt eine besondere Bedeutung zu. Sie umfasst neben der reinen Lebensdauer auch den Aspekt der Gesundheit bzw. des Gesundheitszustandes, und damit neben einer quantitativen Dimension (Anzahl der Lebensjahre) auch eine qualitative Dimension (Gesundheitszustand).

9. Das Konzept der Quality Adjusted Life Years (QALY) oder qualitätskorrigierten Lebensjahre gilt als die wohl prominenteste Form der Nutzenbewertung und hat sich international etabliert.

10. Das Instituts für Wirtschaftlichkeit und Qualität im Gesundheitswesen (IQWiG) bevorzugt hingegen das Konzept der Effizienzgrenze und geht damit für Deutschland einen Sonderweg, auch wenn es die QALYs nicht vollständig ablehnt.

11. Zur Durchführung gesundheitsökonomischer Evaluationsstudien stehen verschiedene Verfahren zur Verfügung, vergleichende und nicht vergleichende Studientypen: Kostenanalyse, Kosten-Wirksamkeits-Analysen, Kosten-Nutzen-Analysen und Kosten-Nutzwert-Analysen.

12. Problemfelder in gesundheitsökonomischen Evaluationsstudien resultieren insbesondere aus unvollständigen Datensätzen, der Unsicherheit über komplexe zukünftige Krankheitsverläufe sowie unterschiedliche Zeitpräferenzen im Konsum.

13. Die Güte ökonomischer Evaluationsstudien ist wesentlich vom Vorliegen verlässlicher Daten (über Nutzen und Kosten) abhängig. Diese Daten liegen aber für die Mehrzahl medizinisch-pflegerischer Maßnahmen und Prozesse bislang nur begrenzt vor.

14. Ökonomische Evaluationen sind sinnvoll, da sie als Instrument zur Entscheidungsunterstützung über die Effizienz medizinsicher Maßnahmen bzw. Prozesse und über die optimale Allokation knapper Ressourcen dienen. Mit ökonomischen Evaluationen können die effizientesten Interventionen identifiziert werden und somit zur Kostenreduzierung im Gesundheitswesen beigetragen.

15. Bislang existieren in der Pflege nur im begrenzten Umfang ökonomische Evaluationen. Grundsätzlich sind die Erkenntnisse gesundheitsökonomischer Evaluationen in weiten Teilen auch für die Pflege gültig.

Da allerdings andere Endpunkte (wie beispielsweise Selbstständigkeit, Fähigkeit zur sozialen Interaktion, etc.) evaluiert werden, müssen pflegespezifische Besonderheiten berücksichtigt werden.

Literatur

Bock J-O, Brettschneider C, Seidl H, Bowles D, Holle R, Greiner W, König H-H (2014) Ermittlung standardisierter Bewertungssätze aus gesellschaftlicher Perspektive für die gesundheitsökonomische Evaluation. Gesundheitswesen. https://doi.org/10.1055/s-0034-1374621

Drummond MF, Sculpher MJ, Torrance GW, O'Brien BJ, Stoddart GL (2005) Methods for the economic evaluation of health care programmes, 3. Aufl. Oxford University Press, Oxford

Fleßa S, Greiner W (2013) Grundlagen der Gesundheitsökonomie – Eine Einführung in das wirtschaftliche Denken im Gesundheitswesen, 3. Aufl. Springer Gabler, Berlin

Foos V, Repschläger U, Riedel R (2010) Gutachten zu Kosten-Nutzen-Bewertungsverfahren (KNB) für Arzneimittel in Deutschland und im internationalen Vergleich. Institut für Medizin-Ökonomie, Köln

Greiner W (2012) Health Technology Assessment (HTA). In: Schöffski O, von der Schulenburg J-MG (Hrsg) Gesundheitsökonomische Evaluation, 4. Aufl. Springer, Berlin, S 457–479

Huter K, Kocot E, Kissimova-Skarbek K, Dubas-Jakóbczyk K, Rothgang H (2016) Economic evaluation of health promotion for older people-methodological problems and challenges. The Author(s) BMC Health Serv Res 16(Suppl 5):328. https://doi.org/10.1186/s12913-016-1519-y

Huter K, Dubas-Jakobczyk K, Kocot E, Kissimova-Skarbek K, Rothgang H (2018) Economic evaluation of health promotion interventions for older people: do applied economic studies meet the methodological challenges? Cost Eff Resour Alloc 16(1):14. https://doi.org/10.1186/s12962-018-0100-4

IQWiG – Institut für Qualität und Wirtschaftlichkeit im Gesundheitswesen (2017) Allgemeine Methoden, Version 5.0 vom 10.07.2017. https://www.iqwig.de/de/methoden/methodenpapier.3020.html. Zugegriffen: 24. März 2019

Lauterbach KW, Stock S, Brunner H (2013) Gesundheitsökonomie – Lehrbuch für Mediziner und andere Gesundheitsberufe, 3., vollst. überarbeitete Aufl. Huber, Bern

Lüngen M, Büscher G (2015) Gesundheitsökonomie. Kohlhammer, Stuttgart

Oberender P (1991) Kosten-Nutzen-Analyse der medikamentösen Angina-pectoris-Prophylaxe in der Bundesrepublik Deutschland. In: Gäfgen G, Oberender P (Hrsg) Evaluation gesundheitspolitischer Maßnahmen. Nomos, Baden Baden

Oberender P, Ecker T, Zerth J, Engelmann A (2012) Grundelemente der Gesundheitsökonomie, 3. Aufl. P.C.O, Bayreuth

Rothgang H, Larisch J (2014) Pflegeökonomie – eine neue Subdisziplin der Gesundheitsökonmie? In: Matusiewicz D, Wasem J (Hrsg) Gesundheitsökonomie. Bestandsaufnahme und Entwicklungsperspektiven. Duncker und Humblot, Berlin, S 211–240

Rychlik R (1999) Gesundheitsökonomie – Grundlagen und Praxis. Enke, Stuttgart

Scherenberg V (2018) Gesundheitsökonomische Evaluation kompakt. Für Studium, Prüfung und Beruf, 3. Aufl. Appolon University Press, Bremen

Schöffski O (2012a) Grundformen gesundheitsökonomischer Evaluationen. In: Schöffski O, von der Schulenburg J-MG (Hrsg) Gesundheitsökonomische Evaluation, 4. Aufl, Springer, Berlin, S 43–70

Schöffski O (2012b) Nutzentheoretische Lebensqualitätsmessung. In: Schöffski O, von der Schulenburg J-MG (Hrsg) Gesundheitsökonomische Evaluation, 4. Aufl, Springer, Berlin, S 341–391

Schöffski O (2012c) Nutzentheoretische Lebensqualitätsmessung. In: Schöffski O, von der Schulenburg J-MG (Hrsg) Gesundheitsökonomische Evaluation, 4. Aufl, Springer, Berlin, S 341–391

Schöffski O, Greiner W (2012) Das QALY-Konzept als prominentester Vertreter der Kosten-Nutzwert-Analyse. In: Schöffski O, von der Schulenburg J-MG (Hrsg) Gesundheitsökonomische Evaluation, 4. Aufl. Springer, Berlin, S 71–110

Schöffski O, von der Schulenburg J-MG (2012) Gesundheitsökonomische Evaluation, 4. Aufl. Springer, Berlin

Schöffski O, Schumann A, Kuhlmann A, Schwarzbach C (2012) Das Schwellenwertkonzept: Theorie sowie Umsetzung beim IQWiG und anderen Institutionen. In: Schöffski O, von der Schulenburg J-MG (Hrsg) Gesundheitsökonomische Evaluation, 4. Aufl. Springer, Berlin, S 111–153

Szucs T (2006) Gesundheitsökonomie. In: Schölmerich J (Hrsg) Medizinische Therapie 2006/2006, 2. Aufl. Springer, Berlin, S 3–9

Troschke Jv, Stößel U (2012) Grundwissen Gesundheitsökonomie, Gesundheitssystem, Öffentliche Gesundheitspflege, 2. Aufl. Huber, Bern

Vauth C, Friedrich M, von der Schulenburg J-MG (2006) Gesundheitsökonomische Evaluationen am Beispiel Demenz. Neuro Geriatr 3(1):1–7

von der Schulenburg J-MG, Greiner W (2013) Gesundheitsökonomik, 3. Aufl. Mohr Siebeck, Tübingen

Wolke R (2009) Umsetzung der gesundheitsökonomischen Evaluation in der Pflege. Analyse von Kosten und Nutzen der Einführung des Nationalen Expertenstandards „Förderung der Harnkontinenz in der Pflege". Jacobs Verlag, Lage

Wolke R (2011) Kosten-Nutzen-Analyse zum Nationalen Expertenstandard „Förderung der Harnkontinenz in der Pflege". Gesundheitsökonomie und Qualitäts-management 16:27–34

Wolke R, Allgeier C (2012) Expertenstandard Ernährungsmanagement – Nur Kosten oder auch Nutzen? Gesundheitsökonomische Analysen zum Nationalen Expertenstandard „Ernährungsmanagement zur Sicherstellung und Förderung der oralen Ernährung in der Pflege". Jacobs Verlag, Lage

Wolke R, Hennings D, Scheu P (2007) Gesundheits-ökonomische Evaluation in der Pflege. Analyse von Kosten und Nutzen der Einführung des Nationalen Expertenstandards Dekubitusprophylaxe in der Pflege in einer Stationären (Langzeit-) Pflegeeinrichtung. Z Gerontol Geriat 40:158–177. https://doi.org/10.1007/s00391-007-0440-8

Weiterführende Literatur

Briggs A, Claxton K, Sculpher M (2006) Decision modelling for health economic evaluation. Oxford University Press, Oxford

Brunner H, Stock S (2009) Die Bedeutung der Lebens-qualität in der gesundheitsökonomischen Evaluation. In: Lauterbach KW, Stock S, Brunner H (Hrsg) Gesundheitsökonomie – Lehrbuch für Mediziner und andere Gesundheitsberufe, 2. Aufl. Huber, Bern, S 337–347

Brunner H, Stollenwerk B (2009) Prinzipien der gesundheitsökonomischen Bewertung. In: Lauter-bach KW, Stock S, Brunner H (Hrsg) Gesundheits-ökonomie – Lehrbuch für Mediziner und andere Gesundheitsberufe, 2. Aufl. Huber, Bern, S 273–318

Bücker T (2011) Angewandte Gesundheitsökonomie – Praxisbuch für Angehörige nicht-ärztlicher Berufe in der stationären und ambulanten Versorgung. Kohl-hammer, Stuttgart

Damm K, von der Schulenburg J-MG (2012) Gesund-heitsökonomische Evaluation und Verteilungsge-rechtigkeit. In: Schöffski O, von der Schulenburg J-MG (Hrsg) Gesundheitsökonomische Evaluation, 4. Aufl. Springer, Berlin, S 501–520

Deutscher Ethikrat (2011) Nutzen und Kosten im Gesundheitswesen – Zur normativen Funktion ihrer Bewertung. Deutscher Ethikrat, Berlin

Eisenreich S, Bierbaum M, Sohn S, Schöffski O (2012) Budget Impact Analysen. In: Schöffski O, von der Schulenburg J-MG (Hrsg) Gesundheitsökonomische Evaluation, 4. Aufl. Springer, Berlin, S 181–193

Gray AM, Clarke PM, Wolstenholme JL, Wordsworth S (2011) Applied methods of cost-effectiveness ana-lysis in health care. Oxford University Press, Oxford

Greiner W, Damm O (2012) Die Berechnung von Kos-ten und Nutzen. In: Schöffski O, von der Schulenburg J-MG (Hrsg) Gesundheitsökonomische Evaluation, 4. Aufl. Springer, Berlin, S 23–42

Greiner W, Schöffski O (2012) Grundprinzipien einer Wirtschaftlichkeitsuntersuchung. In: Schöffski O, von der Schulenburg J-MG (Hrsg) Gesundheits-ökonomische Evaluation, 4. Aufl. Springer, Berlin, S 155–180

Icks A et al (2010) Methoden der gesundheitsöko-nomischen Evaluation in der Versorgungsforschung. Gesundheitswesen 72(12):917–933. https://doi.org/10.1055/s-0030-1262859

Lauterbach KW, Stock S, Brunner H (2009) Gesund-heitsökonomie – Lehrbuch für Mediziner und andere Gesundheitsberufe, 2. Aufl. Huber, Bern

Leidl R (2012) Der Effizienz auf der Spur: eine Ein-führung in die ökonomische Evaluation. In: Schwartz FW, Walter U, Siegrist J, Kolip P, Leidl R, Dierks ML, Busse R, Schneider N (Hrsg) Public Health – Gesundheit und Gesundheitswesen. Urban & Fischer, München, S 493–515

McIntosh E, Clarke PM, Frew EJ, Louviere JJ (2010) Applied methods of cost-benefit analysis in health care. Oxford University Press, Oxford

Oberender P (1995) Kosten-Nutzen-Analysen in der Pharmaökonomie – Möglichkeiten und Grenzen. Socio Media Verlag (SMV), Gräfeling

Roth G, Wolter A, Stolle C, Rothgang H (2014) The long and bumpy road to outcome-oriented manage-ment of long-term care in Germany: implementation of the Resident Assessment Instrument in home-care services. Int J Health Plann Mgmt 29(3):316–329. https://doi.org/10.1002/hpm.2186

Schwartz FW, Walter U, Siegrist J, Kolip P, Leidl R, Dierks ML, Busse R, Schneider N (Hrsg) (2016) Public Health – Gesundheit und Gesundheitswesen. Urban & Fischer, München

Stollenwerk B, Brunner H (2009) Entscheidungs-analytische Modellierung in der gesundheitsöko-nomischen Evaluation. In: Lauterbach KW, Stock S, Brunner H (Hrsg) Gesundheitsökonomie – Lehrbuch für Mediziner und andere Gesundheitsberufe, 2. Aufl. Huber, Bern, S 319–335

van der Beek K, van der Beek G (2011) Gesundheitsöko-nomik – Einführung. Oldenbourg, München

von der Schulenburg J-MG, Greiner W, Jost F et al (2007) Deutsche Empfehlungen zur gesundheits-ökonomischen Evaluation – dritte und aktualisierte Fassung des Hannoveraner Konsens. Gesundheits-ökonomie und Qualitätsmanagement 12:285–290. https://doi.org/10.1055/s-2007-963505

von der Schulenburg J-MG (2012) Die Entwicklung der Gesundheitsökonomie und ihre methodischen Ansätze. In: Schöffski O, von der Schulenburg J-MG (Hrsg) Gesundheitsökonomische Evaluation, 4. Aufl. Springer, Berlin, S 13–21

Inhaltsverzeichnis

Bevor wir uns in diesem Kapitel mit den Akteuren des Gesundheits- bzw. Pflegesystems auf den verschiedenen Steuerungsebenen beschäftigen, müssen wir uns zunächst damit auseinandersetzen, wie verschiedene Gesundheits- und Pflegesysteme voneinander abgegrenzt und typisiert werden können. Daher soll zunächst geklärt werden, was wir überhaupt unter einem Gesundheits- bzw. Pflegesystem verstehen.

Einleitend sei darauf hingewiesen, dass die Begriffe Gesundheitssystem und Gesundheitswesen häufig synonym verwendet und nicht klar voneinander abgegrenzt werden. Dasselbe muss auch für die Begriffe Pflegesystem und Pflegewesen konstatiert werden. Gleichzeitig werden die Begriffe nicht einheitlich verwendet und insofern existiert weder national noch international eine verbindliche Definition dieser Begriffe. Trotz einer Vielzahl verschiedener Definitionen, die sich teilweise nur im Detail unterscheiden, scheint aber zumindest ein Konsens darüber zu bestehen, dass diese Begriffe in einem *engeren Sinne* oder in einem *weiteren Sinne* verwendet werden können (Schwartz und Busse 2012, S. 556; Wendt 2013, S. 201).

Werden die Begriffe *Gesundheits- bzw. Pflegesystem* eher im engeren Sinne verwendet, beziehen sich auf alle (nationalen) institutionellen Regularien und Maßnahmen, die auf den Erhalt von Gesundheit, die Verhinderung gesundheitlicher Beeinträchtigungen und Krankheiten sowie auf die Wiederherstellung von Gesundheit ausgerichtet sind. Damit sind sowohl die institutionellen Akteure (z. B. Krankenhäuser, Krankenkassen, etc.), als auch die personellen Akteure (z. B. Ärzte, Pflegende, Therapeuten, etc.) gemeint, die Maßnahmen der gesundheitlichen Versorgung erbringen. In der englischsprachigen Literatur entspricht dies dem Begriff „*(health) care system*". Speziell für den Langzeitpflegebereich wird auch der Begriff „*system of long-term care*" verwendet.

Demgegenüber werden die Begriffe *Gesundheits- bzw. Pflegewesen* eher im weiteren Sinne verwendet. Darin sind auch alle Aktivitäten und Maßnahmen eingeschlossen, die sich auf die Gesundheit bzw. Pflegebedürftigkeit von Menschen auswirken, aber nicht zum Gesundheits- bzw. Pflegesystem im engeren Sinne gehören. Hierzu zählen beispielsweise sämtliche

© Springer-Verlag GmbH Deutschland, ein Teil von Springer Nature 2019
M. Wessels, *Pflegeökonomie,* Studium Pflege, Therapie, Gesundheit,
https://doi.org/10.1007/978-3-662-59394-3_7

Maßnahmen der Umwelt-, Wirtschafts- und Sozialpolitik, die zu gesundheitlich besseren Lebensbedingungen der Menschen führen. Als konkrete aktuelle Beispiele können Maßnahmen zur Luftreinhaltung, wie der Beschluss zum Ausstieg aus der Kohleverstromung und Dieselfahrverbote genannt werden.

> **Lernziele**
>
> Nach dem Lesen dieses Kapitels
>
> - können Sie die idealtypischen Modelle der OECD zur Ausgestaltung von Gesundheits- und Pflegesystemen benennen, erläutern und voneinander abgrenzen.
> - sind Sie in der Lage, die verschiedenen Bestandteile des Gesundheits- und Pflegesystems in Deutschland entsprechend der idealtypischen Ansätze zur Ausgestaltung von Gesundheits- und Pflegesystemen einzuordnen und zu bewerten.
> - können Sie einen Überblick zu den verschiedenen Steuerungsebenen eines Gesundheits- und Pflegesystems geben, unterschiedliche Steuerungsebenen benennen und die zentralen Akteure den Steuerungsebenen zuordnen.

7.1　Idealtypische Ausgestaltung von Gesundheits- und Pflegesystemen

Die bis heute am weitesten verbreiteten Ansätze zur Unterscheidung bzw. Typisierung von Gesundheits- und Pflegesystemen gehen auf die ***Organisation for Economic Co-operation and Developement (OECD),*** die *Organisation für wirtschaftliche Zusammenarbeit und Entwicklung* zurück, die für einen Vergleich zur Finanzierung und Leistungserbringung die Gesundheitssysteme von OECD-Mitgliedsstaaten in drei Idealtypen unterschieden hat (OECD 1987).

- **Markt(wirtschaftliche) Systeme,** werden teilweise auch als Wettbewerbs-Systeme bezeichnet, d. h. das Leistungsgeschehen wird im Wettbewerb zwischen den Akteuren auf Märkten durch Angebot und Nachfrage reguliert.
- **Sozialversicherungs-Systeme** *(sog. „Bismarck-Modell"),* werden häufig auch als korporatistische Systeme bezeichnet, d. h. der Staat legt den rechtlichen Rahmen fest und delegiert die konkrete Ausgestaltung an die beteiligten Akteure bzw. deren Verbände.
- **Staatliche Systeme** *(sog. „Beveridge-Modell"),* d. h. der Staat definiert verbindliche Regelungen für die beteiligten Akteure.

Gesundheits- bzw. Pflegesysteme bewegen sich zwischen den beiden Extrempunkten *„Freier Markt und Patientensouveränität"* auf der einen Seite, sowie *„Staatsmonopol und Soziale Gleichheit"* auf der anderen Seite. Zwischen beiden Extrempunkten findet ein fließender, d. h. kontinuierlicher Übergang statt (siehe Abb. 7.1).

Die Annahme eines fließenden Übergangs lässt bereits vermuten, dass sich in keinem Gesundheits- bzw. Pflegesystem nur eine dieser drei idealtypischen Hauptformen in Reinform wiederfindet, vielmehr liegen in der Regel gemischte Systeme in unterschiedlicher Zusammensetzung dieser idealtypischen Hauptformen vor. An dieser Stelle wird daher auch kein Vergleich exemplarischer Gesundheits- oder Pflegesysteme verschiedener Länder nach dem OECD-Vorbild vorgenommen.[1] Vielmehr wird bewusst auf die Darstellung einzelner Systeme verzichtet. Stattdessen wird eine Darstellung

---

[1] Eine umfangreiche Übersicht zum Gesundheitswesen im internationalen Vergleich findet sich bei Schölkopf und Pressel (2014), die nicht nur Länderberichte zu einzelnen Gesundheitssystemen liefert, sondern darüber hinaus auch verschiedene Studien zur Leistungsfähigkeit von Gesundheitssystemen sowie einen Abriss zur europäischen Gesundheitspolitik enthält (vgl. Schölkopf und Pressel 2014). Umfangreiche methodische Ausführungen zu Vergleichen von Gesundheitssystemen finden sich beispielsweise bei Gerber et al. 2009; Schwartz und Busse 2012; Böhm et al. 2012 und 2013 sowie Wendt 2006, 2009a, b und 2013.

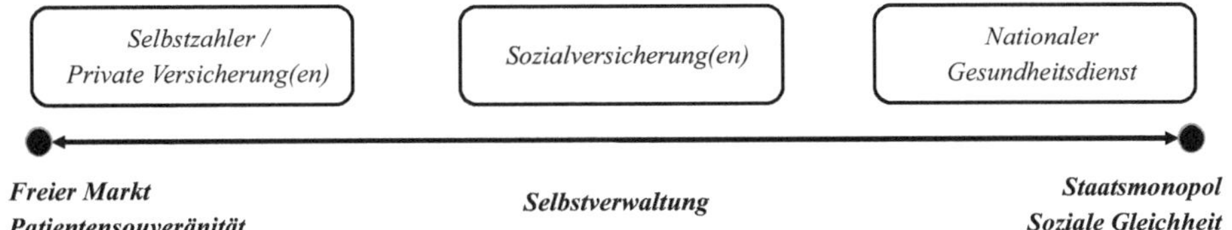

Abb. 7.1 Typen Gesundheits- und Pflegesysteme – kontinuierlicher Übergang. (Quelle: Modifizierte Darstellung nach OECD 1987 sowie Ochs et al. 2015, S. 19)

Tab. 7.1 Idealtypen zur Ausgestaltung von Gesundheits- bzw. Pflegesystemen

	Marktwirtschaftliches System	Sozialversicherungs-System (Bismarck)	Staatliches System (Beveridge)
Grundprinzip	„Individualprinzip"	„Solidarprinzip"/ (Sozial-) Versicherung	„Solidarprinzip"/ Versorgung
Verwaltung	Privat	Selbstverwaltung	Staat
Finanzierung	Risikoäquivalente Prämien, Zuzahlungen, Selbstzahlung (*„out of pocket"*)	Solidarische Beiträge (einkommensabhängig)	Steuern
Leistungsanspruch	Barzahlung, ggf. Kostenerstattung	Sachleistung/Kostenerstattung	Sachleistung
Leistungserbringung	Privatwirtschaftliche Anbieter	Öffentliche/freigemeinnützige/ privatwirtschaftliche Anbieter	Öffentliche Anbieter
Absicherung	Privat, Käufer von privaten Versicherungen/Sparer	Mitglieder der Sozialversicherung, ggf. Familienversicherung	Gesamte Bevölkerung
Allokation	Märkte	Selbstverwaltung	Staat

Quelle: Adaptierte Darstellung nach Schölkopf und Pressel 2014, S. 2

und Erläuterung der genannten idealtypischen theoretischen Modelle vorgenommen, um ein grundsätzliches Verständnis für die idealtypische Ausgestaltung unterschiedlicher Ansätze zu vermitteln. Im Anschluss dieser idealtypischen Darstellung wird dann aber im folgenden Kapitel eine kurze Einordnung des Gesundheits- und Pflegesystems in der Bundesrepublik Deutschland vorgenommen. Daher werden nun zunächst die idealtypischen Hauptformen näher erläutert. In Tab. 7.1 findet sich ein synoptischer Überblick.

Markt(wirtschaftliche)-Systeme

Die marktwirtschaftliche Steuerung bezieht sich auf privatwirtschaftliche Vorgänge. Sie fußt auf der Grundannahme, dass das Leistungsgeschehen zur gesundheitlichen Versorgung auf Märkten durch Angebot und Nachfrage reguliert wird. Auf diesen Märkten stehen sowohl die Anbieter von gesundheitlichen Leistungen (wie beispielsweise Ärzte, Pflegende, Therapeuten, Krankenhäuser, etc.), als auch die Nachfrager (Patienten, Pflegebedürftige) untereinander im Wettbewerb. Der Staat ist an den Vorgängen weitestgehend unbeteiligt und übernimmt lediglich die Funktion der Absicherung der groben Rahmenbedingungen, beispielsweise durch die Sicherstellung eines funktionierenden Rechtssystems. (Schölkopf und Pressel 2014, S. 2 ff.; Gerber et al. 2009, S. 212 f.)

Eine marktwirtschaftliche Steuerung des Gesundheitswesens impliziert, dass die gesundheitliche Versorgung der Bevölkerung nicht nur von der Zahlungswilligkeit, sondern insbesondere auch der Zahlungsfähigkeit der Nachfrager abhängig ist. Sie folgt dem Individualprinzip, wonach der Einzelne selbst ausreichend Vorsorge für die Absicherung des Krankheits- bzw. Pflegerisikos leisten soll, beispielsweise durch Sparen oder den freiwilligen Abschluss einer privaten Versicherung. Gesundheits- und Pflegeleistungen können dadurch zu einem Luxusgut werden, das sich nur Personen mit genügend finanziellen Mitteln leisten können. Dadurch besteht die Gefahr, dass es zu einer suboptimalen Allokation der Ressourcen kommt, aus der nicht nur eine Ungleichheit bei der Inanspruchnahme gesundheitlicher bzw. pflegerischer Leistungen resultieren könnte, sondern insbesondere auch eine Unterversorgung mit notwendige Leistungen, weil zwar der Bedarf besteht, aber die potenziellen Nachfrager nicht über ausreichend Kaufkraft verfügen, um die Nachfrage auch tatsächlich am Markt zu artikulieren, d. h., sie können sich die erforderlichen gesundheitlichen Leistungen aufgrund fehlender finanzieller Mittel nicht kaufen.[2]

Die Rahmenbedingungen in den Vereinigten Staaten von Amerika (USA) entsprechen bislang wohl am ehesten der Ausgestaltung eines Gesundheits- und Pflegesystems nach marktwirtschaftlichen Bedingungen. Allerdings gab es auch hier Ansätze der staatlichen Fürsorge, wie beispielsweise die Medicare- und Medicaid-Programme, die nicht einer marktwirtschaftlichen Ausgestaltung folgten. Im Jahr 2010 erfolgte nach kontroversen politischen Debatten im Rahmen des *Patient Protection and Affordable Care Act* unter Präsident Barack Obama (sog. *Obamacare*) die Einführung zahlreicher Anreize und Verpflichtungen zum Abschluss von Krankenversicherungsverträgen für zahlreiche US-Amerikaner, sofern sie nicht anderweitig, insbesondere über die Arbeitgeber abgesichert sind. Zeitgleich wurde den Versicherungsunternehmen untersagt, Personen aufgrund von Gesundheitsprüfungen oder Vorerkrankungen abzulehnen oder höhere Prämien von ihnen zu verlangen. (Schölkopf und Pressel 2014, S. 80–85)

Im Gesundheitssystem in Deutschland kann insbesondere die private Krankenversicherung als Teil einer marktwirtschaftlichen Ausgestaltung angeführt werden, da sie entweder als Voll- oder Zusatzversicherung von ihren Kunden bezahlt werden muss, auch wenn es teilweise Finanzierungsanteile bzw. -zuschüsse von Arbeitgebern gibt.

Sozialversicherungs-Systeme (sog. „Bismarck-Modell")

Das sogenannte Bismarck-Modell kann als die Urform von Sozialversicherungs-Modellen bezeichnet werden. Es geht zurück auf die Einführung der gesetzlichen Krankenversicherung im Jahr 1883 unter Reichskanzler *Otto von Bismarck,* der als Gründungsvater der Sozialversicherung in Deutschland angesehen wird und nach dem dieses Modell benannt ist. Dabei war es sicherlich nicht vorrangiges Ziel Bismarcks, der Bevölkerung etwas Gutes zu tun, sondern vielmehr durch die Absicherung finanzieller Schäden infolge des Krankheitsrisikos den aufkommenden sozialen Spannungen, insbesondere der aufkommenden Sozialistenbewegung, entgegen zu wirken, um damit die Macht der kaiserlichen Monarchie zu sichern. (Simon 2017, S. 22–25; Gerber et al. 2009, S. 212 f.)

Der Grundgedanke des Bismarck-Modells besteht darin, dass neben die Eigenverantwortung des Einzelnen und dessen sozialen Umfelds (Subsidiaritätsprinzip) als Leitmotiv das Solidaritätsprinzip verankert wurde, d. h. der Einzelne wird staatlich verordnet Pflicht-Mitglied einer Solidargemeinschaft, die ihn vor Krankheits- und Pflegerisiken schützt. Im Bedarfsfall kann er die erforderlichen Leistungen in Anspruch nehmen und trägt nach seiner Leistungsfähigkeit zur Finanzierung aller Leistungen für die Solidargemeinschaft bei. D. h., die Höhe des Beitrages orientiert sich prozentual am Einkommen und nicht am individuellen Krankheits- bzw. Pflegerisiko des Einzelnen. Die Leistungen sind nicht von der Höhe des gezahlten Beitrages abhängig, sondern richten sich nach dem medizinischen bzw. pflegerischen Bedarf des Einzelnen.

Der Staat schafft lediglich einen gesetzlichen Rahmen, d. h. er legt die Rahmenbedingungen fest, innerhalb derer die Akteure der Selbstverwaltung die konkrete Ausgestaltung des Gesundheitswesens vornehmen. Die Gesundheits- und Pflegeleistungen werden durch Leistungserbringer (z. B. Ärzte, Pflegende, Therapeuten, Krankenhäuser, etc.) erstellt und von den Krankenkassen vergütet (*„third-party-paying"*). Die Krankenkassen übernehmen damit quasi als (halbstaatliche) Versicherungsunternehmen

---

[2]Zur Unterscheidung von Bedürfnissen, Bedarf und Nachfrage wird noch einmal auf die Ausführungen in Abschn. 2.1 und die Darstellung in Abb. 2.2 verwiesen.

hoheitliche Aufgaben, die der Staat an sie delegiert hat. In Deutschland haben Krankenkassen die Rechtsform von *Körperschaften des öffentlichen Rechts (K.d.ö.R.)*. Die Krankenkassen erheben einkommensabhängige Beiträge von ihren Mitgliedern, aus denen der gesamte Verbrauch von Gesundheits- und Pflegeleistungen finanziert werden muss.

Mithilfe der staatlichen Regulierungen kann es zu einer gerechteren Allokation und effizienteren Ressourcenverwendung kommen. Gesundheits- und Pflegeleistungen können von allen Mitgliedern der Solidargemeinschaft in Anspruch genommen werden, also auch von diejenigen, die ohne die Umverteilung nach dem Solidaritätsprinzip dazu nicht in der Lage gewesen wären. Gleichzeitig muss aber hervorgehoben werden, dass in Sozialversicherungen nicht zwangsläufig die gesamte Bevölkerung abgesichert ist, sondern nur die Mitglieder der Versicherung.

Als Beispiele für Sozialversicherungsmodelle nach Bismarck´scher Prägung können neben Deutschland auch Österreich, Frankreich, Belgien, Luxemburg und Japan genannt werden (Schölkopf und Pressel 2014, S. 53–72).

Staatliche Systeme (sog. „Beveridge-Modell")
Das Modell für staatliche Gesundheitssysteme mit einem nationalen Gesundheitsdienst wurde von dem britischen Ökonomen *Sir William Beveridge* begründet und ist daher nach ihm benannt. Nach dem Beveridge-Modell werden alle in einem staatlichen Gesundheits- bzw. Pflegesystem bereitgestellten Ressourcen über Steuern finanziert. Alle Bürger haben unabhängig von ihrem individuellen Krankheits- und Pflegerisiko grundsätzlich einen freien Zugang zu allen Leistungen des Systems. Der Zugang richtet sich nach dem medizinischen bzw. pflegerischen Bedarf. Im Beveridge-Modell ist die gesamte Bevölkerung abgesichert. Die Leistungserstellung wird ebenfalls staatlich organisiert. Leistungserbringer sind entweder beim Staat angestellt (Ärzte, Pflegende, Therapeuten, etc.), befinden sich in dessen Trägerschaft (Krankenhäuser, Pflegeeinrichtungen, etc.) oder werden durch diesen überwacht. (Gerber et al. 2009, S. 213; Schölkopf und Pressel 2014, S. 13–14)

Dem Modell eines staatlichen Gesundheitssystems mit nationalem Gesundheitsdienst entsprechen beispielsweise weitestgehend die Systeme in Großbritannien, Irland, Portugal und Griechenland (Schölkopf und Pressel 2014, S. 13–27).

Diese Unterscheidung der OECD in drei idealtypische Gesundheits- bzw. Pflegesysteme hat sich in der Literatur zur Gesundheitssystemforschung weit verbreitet und gilt als die bis heute am häufigsten verwendete idealtypische Unterscheidung bzw. Typisierung. Gleichzeitig wurde und wird sie häufig als nicht ausreichend kritisiert, weil damit zwar eine grobe Klassifizierung, die sich vorrangig an der Art der Finanzierung orientiere, möglich sei, nicht jedoch eine weitergehende Analyse, insbesondere im Hinblick auf Veränderungsprozesse innerhalb einzelner Systeme. Vor dem Hintergrund, dass Gesundheitssysteme (wie eingangs bereits angemerkt) in der Regel nicht vollständig einem dieser idealtypischen Modelle entsprechen, wird die Typologisierung der OECD als vereinfachend kritisiert, da sie der komplexen Realität in den verschiedenen Ländern nicht gerecht werde (Schölkopf und Pressel 2014, S. 3 f.; Wendt 2013, S. 201 ff.). Vor diesem Hintergrund haben sich ein Vielzahl unterschiedlicher Ansätze zur Unterscheidung bzw. Typologisierung von Gesundheitssystemen entwickelt.[3]

---

[3]Böhm et al. (2013, S. 259) merken an, dass es keinen Mangel an Typologien für Gesundheitssysteme gibt und präsentieren eine ausführliche Darstellung zahlreicher unterschiedlicher Ansätze (Vgl. Böhm et al. 2012 und 2013). Sie klassifizieren 30 OECD-Gesundheitssysteme in einem deduktiven Ansatz und unterscheiden drei Kerndimensionen von Gesundheitssystemen (Regulierung, Finanzierung und Leistungserbringung) sowie darüber hinaus drei Akteure (Staat, gesellschaftliche Akteure und Marktteilnehmer).

Wichtiger, als die Einordnung in vorgegebene Typologien, sei es jedoch bei Gesundheitssystemvergleichen, die institutionelle Ausgestaltung der jeweiligen Systeme möglichst exakt zu identifizieren. Neben der Art der Finanzierung (z. B. Beiträge oder Steuern) und der Höhe der Gesundheits- bzw. Pflegeausgaben sind daher weitere Aspekte wie beispielsweise der Zugang zu Gesundheits- und Pflegeleistungen, die Art der Vergütung von Leistungserbringern oder die Höhe von Zuzahlungen bzw. Selbstbeteiligungen durch Patienten und Pflegebedürftige. Nur wenn Gesundheitssysteme möglichst exakt erfasst werden, können Veränderungen verfolgt und analysiert werden und daraus schließlich Schlussfolgerungen beispielsweise im Hinblick auf gesundheitliche Ungleichheit, Zugangschancen oder die Zufriedenheit der Bevölkerung mit dem jeweiligen System gezogen werden (Wendt 2013, S. 212).

Insofern kann abschließend festgehalten werden, dass sich ausgehend von der OECD-Klassifizierung von Gesundheitssystemen eine Vielzahl weiterer Typologien entwickelt hat und sich der Forschungsstand zum Vergleich von Gesundheits- und Sozialsystemen auch aktuell stetig weiterentwickelt. Auch wenn die Typologie der OECD vielfach kritisiert wurde und sich der Forschungsstand in diesem Themenfeld erheblich weiterentwickelt hat, muss konstatiert werden, dass sich noch keine neue Typologie zur Einteilung von Gesundheitssystemen als neuer einheitlich akzeptierter Standard etabliert hat.

7.2 Einordnung des Systems in Deutschland

Das Deutsche Gesundheits- und Pflegesystem fußt zu großen Teilen auf dem Bismarck-Modell und ist damit vorrangig als Sozialversicherungs-System zu klassifizieren. Die Gesetzliche Krankenversicherung bietet über 70 Mio. Menschen in Deutschland eine Absicherung im Krankheits- und Pflegefall und deckt damit etwa 90 % der Bevölkerung ab.[4] In der Regel wird dies als sog. Erster Gesundheitsmarkt bezeichnet, zu dem

dann konsequenterweise der sog. Zweite Gesundheitsmarkt hinzukommt, also alle Leistungen, die privat erbracht und von den Patienten privat (oder über private Kranken-Zusatzversicherungen) finanziert werden müssen.

Insofern handelt es sich um ein *„gemischtes"* Gesundheits- und Pflegesystem, in dem einerseits verschiedene Sozialversicherungszweige existieren und Leistungen für die Versicherten bieten, und andererseits verschiedene Merkmale das System prägen, die eher mit einem staatlichen oder marktwirtschaftlichen System in Einklang zu bringen sind. Das Gesundheits- und Pflegesystem in Deutschland weist insofern verschiedene Elemente aus allen drei idealtypischen Hauptformen eines Staatlichen-, eines Marktwirtschaftlichen- oder eines Sozialversicherungs-Modells auf. So ist das Soziale Sicherungssystem in Deutschland maßgeblich durch die fünf Säulen der Sozialversicherung geprägt:

- *Gesetzliche Krankenversicherung* (eingeführt im Jahr 1883)
- *Gesetzliche Unfallversicherung* (eingeführt im Jahr 1884)
- *Gesetzliche Rentenversicherung* (eingeführt im Jahr 1889)
- *Gesetzliche Arbeitslosenversicherung* (eingeführt im Jahr 1927)
- *Soziale Pflegeversicherung* (eingeführt im Jahr 1995)

Daneben sind aber auch weitreichende staatliche Elemente zu erkennen, beispielsweise in der Finanzierung einzelner Bereiche des Gesundheits- und Pflegewesens aus Steuern. So zahlt der Staat nicht nur einen Steuerzuschuss[5] zur Finanzierung der Gesetzlichen

---

[4]Die jeweils aktuellen Kennzahlen zur Gesetzlichen Krankenversicherung und zur Sozialen Pflegeversicherung finden sich auf der Internetpräsenz des GKV-Spitzenverbandes (www.gkv-spitzenverband.de) in der Rubrik „Zahlen und Grafiken".

[5]Der Steuerzuschuss belief sich in den Jahren 2017 bis 2019 jeweils auf 14,5 Mrd. EUR jährlich (vgl. GKV-Spitzenverband 2019)

Krankenversicherung in den Gesundheitsfonds ein, sondern finanziert auch Lehre und Forschung aus Steuermitteln beispielsweise die Studienplätze zur Ausbildung von Ärzten, Pflegenden und Therapeuten. Darüber hinaus werden von den Bundesländern im Rahmen der sog. „Dualen Finanzierung" Krankenhaus-Investitionskosten aus Steuermitteln finanziert, auch wenn zunehmend kritisiert wird, dass die Länder hier ihren Verpflichtungen zunehmend nicht ausreichend nachkommen. Und auch im unmittelbaren Leistungsgeschehen erfolgt ein Teil der Finanzierung aus Steuermitteln, beispielsweise im Rahmen der Finanzierung von Beihilfeleistungen für Beamte oder der Sozialhilfe.

Darüber hinaus existieren zahlreiche private Elemente in unserem Gesundheits- und Pflegesystem. Dazu zählen insbesondere die Voll- und Zusatzversicherungen im Bereich der private Kranken- und Pflegeversicherungen. Den privaten Elementen ist im Grunde alles zuzuordnen, was von Patienten und Pflegebedürftigen selbst, also „aus der eigenen Tasche *(out of pocket)*" finanziert werden muss. Angefangen bei Selbstbeteiligungen bzw. Zuzahlungen, die bei der Inanspruchnahme von Leistungen der gesetzlichen Kranken- und Pflegeversicherung anfallen, über individuelle Gesundheitsleistungen *(IGeL)*, die nicht im gesetzlichen Leistungskatalog enthalten und daher vollständig privat zu finanzieren sind, bis hin zu nicht erstattungsfähigen Arzneimitteln, sog. OTC-Präparate *(over the counter)*. Ferner zählen alle Leistungen dazu, die nicht (oder nicht mehr) im gesetzlichen Leistungskatalog enthalten sind, beispielsweise Brillen, Wellness, Fitness, etc.

Zusammenfassend können wir daher festhalten, dass unser Gesundheits- und Pflegewesen in Deutschland durch ein komplexes Nebeneinander von staatlichen, korporatistischen und wettbewerblichen Elementen gekennzeichnet ist. Zwar gründet sich die Soziale Pflegeversicherung (SPV) in weiten Teilen auf denselben tragenden Grundprinzipen, wie sie auch für die Gesetzliche Krankenversicherung (GKV) gelten, jedoch gibt es zum Teil auch

grundlegende Unterschiede, die im Folgenden erwähnt werden:

- Abzusichernde *Risiko:* Während in der SPV der Begriff der Pflegebedürftigkeit in §14 SGB XI eindeutig definiert ist, existiert im SGB V für die GKV keine Definition der Begriffe Gesundheit bzw. Krankheit. Die sehr weit gefasste Gesundheitsdefinition der WHO, wonach Gesundheit *„ein Zustand des vollständigen körperlichen, geistigen und sozialen Wohlergehens und nicht nur das Fehlen von Krankheit oder Gebrechen"* (WHO 1946) ist, wird in der GKV ausdrücklich nicht angewendet. Vielmehr wird in der GKV Gesundheit als Abwesenheit von Krankheit definiert. Der Begriff Krankheit wiederum wird nicht im Sozialgesetzbuch, sondern von den Sozialgerichten definiert als *„regelwidriger Körper- oder Geisteszustand, der eine Behandlungsbedürftigkeit und/oder Arbeitsunfähigkeit zur Folge hat"*.

- Feststellung der *Leistungspflicht:* Während durch das Vorliegen einer Krankheit die Leistungspflicht der Krankenkassen ausgelöst wird, ist Voraussetzung für die Leistungspflicht der Pflegekassen das Bestehen von Pflegebedürftigkeit, die vom Medizinischen Dienst der Krankenversicherung oder anderen unabhängigen Gutachtern (§18 Abs. 1 SGB XI) geprüft wird.[6] In der vertrags(zahn)ärztlichen Versorgung der GKV stellt der Vertrags(zahn)arzt den Leistungsbedarf fest. Bei bestimmten aufwendigen Versorgungen wie beispielsweise Zahnersatz, bestimmten Heil- und Hilfsmitteln oder stationären Rehabilitationsleistungen unterliegen die Leistungen allerdings einem Genehmigungsvorbehalt der zuständigen Krankenkasse und sind daher im Vorfeld zu beantragen. (Perschke-Hartmann 2016, S. 18 ff.)

---

[6]An dieser Stelle sei auf das Pflegeberufereformgesetz (PflBRefG) vom 17. Juli 2017 hingewiesen, durch das im neuen Pflegeberufegesetz (PflBG) erstmalig pflegevorbehaltene Tätigkeiten, d. h. Tätigkeiten, die nur

- *Leistungsumfang:* In der GKV haben die Versicherte den Rechtsanspruch, im Krankheitsfall mit den medizinisch notwendigen Leistungen aus einem für alle Versicherten einheitlichen Leistungskatalog versorgt zu werden, sofern diese ausreichend, zweckmäßig und wirtschaftlich sind. Damit folgt die GKV dem Prinzip der *Bedarfsdeckung.* In diesem Punkt besteht ein erheblicher Unterschied zur SPV, die ausdrücklich nur eine Grundversorgung finanzieren soll. Daher wird in Anlehnung an KfZ-Versicherungen im Hinblick auf die SPV gelegentlich auch von einer „Teilkaskoversicherung" gesprochen. (Perschke-Hartmann 2016, S. 18 ff.; Simon 2017, S. 264)
- *Leistungserbringung:* In der GKV werden Leistungen mit Ausnahme des Krankengeldes als Sachleistung erbracht; Versicherte haben zwar grundsätzlich gem. §13 Abs. 2 SGB V das Recht, anstelle der Sach- oder Dienstleistungen auch Kostenerstattung zu wählen, in der Realität kommt dieses aber nahezu nicht vor. In der SPV besteht hingegen der Anspruch zwischen Sachleistung oder Geldleistung sowie einer Kombination aus Sach- und Geldleistung zu wählen.
- Die *Finanzierung* sowohl der GKV als auch der SPV erfolgt aus solidarischen Beiträgen, die prozentual vom Bruttoeinkommen berechnet und grundsätzlich paritätisch, d. h. zu gleichen Teilen durch Arbeitnehmer und Arbeitgeber getragen werden. Eine Ausnahme besteht lediglich in Sachsen, hier ist der Arbeitnehmeranteil zur Pflegeversicherung höher, weil in Sachsen nicht, wie in den anderen Bundesländern, zur Finanzierung der Pflegeversicherung ein Feiertag (Buß- und Bettag) abgeschafft wurde.
- Höhe des *Beitragssatzes:* In der GKV beträgt der zentrale Beitragssatz derzeit 14,6 % zu dem von den einzelnen Krankenkassen ggf. ein kassenindividueller Zusatzbeitrag erhoben werden kann. Der durchschnittliche Zusatzbeitrag beträgt aktuell 0,9 %.[7] Der Beitragssatz zur SPV beträgt aktuell 3,05 %, für Kinderlose 3,30 %. Auf Arbeitnehmer und Arbeitgeber entfallen demnach paritätisch jeweils 1,525 %, für Kinderlose 1,65 %. In Sachsen tragen die Arbeitnehmer 2,025 % und die Arbeitgeber 1,025 %, bei Kinderlosen tragen in Sachsen die Arbeitnehmer 2,275 % und die Arbeitgeber 1,025 %.
- *Sicherstellungsauftrag und Kapazitätsplanung:* Gemäß §69 SGB XI hat der Gesetzgeber in der Pflegeversicherung den Sicherstellungsauftrag ausschließlich auf die Pflegekassen übertragen, die *„eine bedarfsgerechte und gleichmäßige, dem allgemein anerkannten Stand medizinisch-pflegerischer Erkenntnisse entsprechende pflegerische Versorgung der Versicherten zu gewährleisten (Sicherstellungsauftrag)"* haben. Hierzu müssen die Pflegekassen Versorgungsverträge sowie Vergütungsvereinbarungen mit Leistungserbringern schließen. Im Hinblick auf die Kapazitätsplanung sind gemäß §9 SGB XI die Länder *„für die Vorhaltung einer leistungsfähigen, zahlenmäßig ausreichenden und wirtschaftlichen pflegerischen Versorgungsstruktur"* verantwortlich. In der ambulanten vertrags(zahn)ärztlichen Versorgung liegt der Sicherstellungsauftrag gemäß § 72 SGB V hingegen bei den Leistungserbringern und den Krankenkassen gemeinsam, die zur Sicherstellung der Versorgung zusammenwirken. Die ambulante Kapazitätsplanung erfolgt auf der Grundlage von §99 SGB V und entsprechend der

---

von qualifizierten Pflegenden ausgeübt werden dürfen, definiert worden sind. Zu diesen den Pflegenden vorbehaltenen Tätigkeiten zählt gem. §4 Abs. 2 Nr. 1 PflBG *„die Erhebung und Feststellung des individuellen Pflegebedarfs".* Diese Regelung tritt planmäßig am 01.01.2020 in Kraft. Ab diesem Zeitpunkt dürfen dann Gutachten zum Vorliegen von Pflegebedürftigkeit durch den Medizinischen Dienst der Krankenversicherung oder andere unabhängige Gutachter nur noch von entsprechend qualifizierten Pflegenden und nicht mehr, wie bislang häufig praktiziert, von Ärzten erstellt werden. (vgl. BGBl, Teil I Nr.49, ausgegeben zu Bonn am 24.07.2017).

[7]Stand: 01. März 2019.

Bedarfsplanungsrichtlinie des Gemeinsamen Bundesausschusses in der Gemeinsamen Selbstverwaltung (Zulassungsausschüsse). Im stationären Bereich liegt der Sicherstellungsauftrag bei den Ländern, die im Rahmen der Krankenhausbedarfsplanung die Kapazitäten der stationären Krankenhausversorgung planen. (Perschke-Hartmann 2016, S. 20 f.)

Gerade im Hinblick auf den letzten Punkt muss konstatiert werden, dass für die zentralen Akteure (Kranken- bzw. Pflegekassen, Leistungserbringer sowie Patienten bzw. Pflegebedürftige) daraus ein erheblicher Unterschied zwischen GKV und SPV im Hinblick auf die wettbewerbliche Ausrichtung des Systems resultiert.

Während die Krankenkassen in der GKV untereinander im Wettbewerb stehen, gilt dies für die Pflegekassen eingeschränkt, da die Pflegekassen an die Krankenkassen angegliedert sind und sich die Mitgliedschaft in einer Pflegekasse insofern aus der Wahl der Krankenkasse ergibt. Während in der Bedarfsplanung im ambulanten vertrags(zahn)ärztlichen Bereich der Wettbewerb durch eine Begrenzung von Zulassungen (d. h. Sperrung von Planungsbereichen für neue Niederlassungen) eingeschränkt wird, wird der Wettbewerb im Bereich der ambulanten pflegerischen Versorgung durch Neuzulassung von ambulanten Pflegediensten jeweils intensiviert, da eine Obergrenze von zugelassenen Leistungserbringern in der Form nicht existiert. Insofern findet der Wettbewerb in der Pflegeversicherung in erster Linie zwischen Leistungsanbietern und Leistungsempfängern statt. Ein Wettbewerb zwischen den Pflegekassen um Versicherte sowie zwischen den Leistungserbringern und den Pflegekassen, (die vertragliche Regelungen „gemeinsam und einheitlich", also ohne Unterschied zwischen den einzelnen Pflegekassen vereinbaren) existiert insofern kaum. Folglich kann festgehalten werden, dass die Wettbewerbskonstellation in der Pflegeversicherung in erster Linie zulasten der einzelnen Anbieter von Pflegeleistungen geht, die untereinander im Wettbewerb um die Kunden stehen. (Gerlinger und Röber 2009, S 76 ff.)

Darüber hinaus muss konstatiert werden, dass ein Großteil des Leistungsgeschehens im Pflegebereich außerhalb der Sozialversicherung und damit privatrechtlich organisiert bzw. erbracht wird. Vor diesem Hintergrund kann kritisiert werden, dass *„durch den bloß ergänzenden Charakter"* (Gerlinger und Röber 2009, S. 77) der Einfluss der Sozialen Pflegeversicherung auf das Leistungsgeschehen beschränkt ist und insofern der Pflegebedürftige bzw. dessen Vertreter durch seine Pflegekasse auch nur eingeschränkt Unterstützung erhält.

Diese wettbewerbliche Orientierung zwischen den Pflegebedürftigen und den Pflegeleistungserbringern auf dem Markt für Pflegeleistungen bezeichnen Gerlinger und Röber als *„Grundproblem des ordnungspolitischen Modells der Pflegeversicherung"* (Gerlinger und Röber 2009, S. 78). Sie kritisieren, dass das Bild eines souveränen und rational agierenden Kunden (sog. *„homo oeconomicus"*), der sich auf einem idealtypischen (vollständigen) Markt (vgl. die Ausführungen in Abschn. 3.4.1) bewegt, kaum auf den Pflegesektor übertragbar sei. Aufgrund ihres schlechten Gesundheitszustandes bzw. aufgrund der eingetretenen Pflegebedürftigkeit können Pflegebedürftige (selbst wenn sie durch Angehörige vertreten werden) nicht oder nur sehr eingeschränkt als souverän und rational entscheidende Nachfrager bzw. Kunden auf einem Pflegemarkt auftreten. So sind Preis- und Leistungsunterschiede zwischen den verschiedenen Anbietern von Pflegeleistungen nicht transparent. Betroffene werden häufig plötzlich mit Pflegebedürftigkeit konfrontiert, beispielsweise, wenn sie infolge eines Unfalls oder eines Schlaganfalls eintritt. In derartigen Situationen ist es nicht realistisch, davon auszugehen, dass Nachfrager bzw. Kunden in kurzer Zeit über alle relevanten Informationen verfügen, um souverän und rational über die Organisation der Pflege und die Inanspruchnahme von Pflegeleistungen entscheiden zu können. (Gerlinger und Röber 2009, S. 78). Vor diesem Hintergrund kann kritisch diskutiert werden, ob die Ausgestaltung der Pflegeversicherung in Deutschland mit ergänzendem Charakter noch zielführend und zeitgemäß ist, oder es nicht sinnvoller wäre, auch die Soziale Pflegeversicherung nach dem Vorbild der Gesetzlichen Krankenversicherung auszugestalten, wonach Versicherte im Fall der Pflegebedürftigkeit Anspruch auf alle Leistungen des Leistungskataloges haben, um den individuellen Pflegebedarf zu decken.[8] Zwar würde dadurch die Soziale Pflegeversicherung einerseits einen stärkeren Einfluss auf den Pflegebereich erhalten, andererseits könnten dadurch aber auch die Pflegekassen verpflichtet werden, Betroffenen eine stärkere Unterstützung zukommen zu lassen.

7.3 Steuerungsebenen und Akteure

Als vorrangige Ziele, deren Zielerreichung gleichzeitig auch als Kriterium für einen Vergleich von Gesundheits-und Pflegesystemen dienen kann, werden häufig ein gerechter Zugang zu Gesundheits- und Pflegeleistungen, die Qualität der Versorgung und aus ökonomischer Sicht insbesondere die Effizienz der Versorgung formuliert (Ochs et al. 2015, S. 15–18).

Unter dem Aspekt eines gerechten Zugangs zu Gesundheits- und Pflegeleistungen wird dabei einerseits die Sicherstellung einer wohnortnahen Versorgung, d. h. der physische Zugang bzw. die geografische Verteilung von Versorgungskapazitäten verstanden und andererseits ein als gerecht empfundener finanzieller Zugang, d. h. inwiefern der Bevölkerung ein Zugang auch unabhängig von der finanziellen Leistungsfähigkeit des Einzelnen ermöglicht wird. Dies kann sowohl durch eine Steuerfinanzierung in staatlichen Gesundheitssystemen, in Sozialversicherungssystemen durch eine obligatorische Pflichtversicherung als auch in marktwirtschaftlichen

Systemen durch eine staatlich verpflichtende und für Bürger mit geringem Einkommen subventionierte, aber privatwirtschaftlich organisierte Versicherung erfolgen.

Im Hinblick auf die Qualität muss auf den Zielkonflikt hingewiesen werden, dass die Versorgung in Deutschland aus medizinischer und pflegewissenschaftlicher Sicht entsprechend dem aktuellen wissenschaftlichen Stand der Erkenntnisse, also in bestmöglicher Qualität erfolgen soll, während der Gesetzgeber gleichzeitig dementgegen im Wirtschaftlichkeitsgebot formuliert, dass die Versorgung ausreichend und zweckmäßig sein soll und das Maß des Notwendigen nicht übersteigen darf. Hinzu kommt, dass der Begriff der Qualität unscharf und in der Regel nicht einheitlich definiert ist. Ähnlich wie bei der Typologisierung von Gesundheits- und Pflegesystemen muss auch für die Messung von Qualität konstatiert werden, dass eine Vielzahl unterschiedlicher Begriffsdefinitionen von Qualität und in der Konsequenz auch unterschiedliche Ansätze zur Messung von Qualität existieren. Nichtsdestotrotz kommt der Qualität in der gesundheitlichen Versorgung allein schon dadurch eine besondere Bedeutung zu, dass der Gesetzgeber die Leistungserbringer verpflichtet, ihre Qualität zu sichern und weiterzuentwickeln. In Deutschland ist in weiten Teilen der Versorgung inzwischen die Einführung von Qualitätsmanagement-Systemen verpflichtend vorgeschrieben und darüber hinaus wird damit begonnen, die Qualität der Versorgung bzw. der Leistungserbringer einrichtungsübergreifend zu vergleichen. In Deutschland sowie überwiegend auch international hat sich die von *Avedis Donabedian* (1966) entwickelte „Trias" zur Unterscheidung in *Struktur-, Prozess- und Ergebnisqualität* durchgesetzt (Donabedian 1966 und 2005).

- Unter Strukturqualität werden dabei die Rahmenbedingungen (Strukturen) verstanden, die zur Leistungserbringung erforderlich bzw. vorhanden sind, wie beispielsweise die baulichen und räumlichen Gegebenheiten, die Qualifikation der Mitarbeiter, die technische Ausstattung, die Implementierung von Pflege- bzw. Expertenstandards, etc.

---

[8]Einen Vorschlag für eine alternative Ausgestaltung der Pflegeversicherung durch Abbau der Sektorengrenzen zwischen ambulanter und stationärer Pflege sowie durch Schaffung einer bedarfsgerechten Leistungsstruktur haben Rothgang und Kalwitzki (2017) in einem Gutachten vorgelegt.

- Zur Prozessqualität zählt, ob bzw. inwieweit die Prozesse, d. h. die ausgeführten Tätigkeiten entsprechend der Vorgaben für „gute Pflege" ausgeführt wurden, also beispielsweise ob die Vorgaben bzw. Empfehlungen des Nationalen Expertenstandards „Förderung der Harnkontinenz in der Pflege" auch tatsächlich umgesetzt werden.
- Als Ergebnisqualität wird das Ergebnis der Versorgung verstanden. Ergebnisqualität kann einerseits subjektiv durch Befragungen zur Zufriedenheit gemessen werden, beispielsweise zur Zufriedenheit von Pflegebedürftigen mit der Pünktlichkeit ihres ambulanten Pflegedienstes oder zur Freundlichkeit von Pflegenden, und andererseits objektiv an „harten" Versorgungsergebnissen, beispielsweise anhand der Anzahl der während eines Krankenhaus- oder Heimaufenthaltes entstandenen Druckgeschwüren (Dekubitus).

Dabei kann allerdings nicht von einer Kausalität ausgegangen werden, d. h. eine gute Strukturqualität kann, muss aber nicht zwangsläufig zu guten Prozessen und damit letztlich guten Ergebnissen führen. Andersherum kann auch unter denkbar schlechten strukturellen Rahmenbedingungen ein Prozess gut ausgeführt werden und damit trotz schlechter Strukturqualität zu einer guten Ergebnisqualität führen, wie das folgende Beispiel verdeutlichen soll.

Struktur-, Prozess und Ergebnisqualität

Als Beispiel, dass keine Kausalität zwischen Struktur-, Prozess und Ergebnisqualität besteht, kann die pflegerische Versorgung in einer Universitätsklinik in Deutschland und in einer entlegenen Versorgungsstation im südamerikanischen Urwald angeführt werden.

Trotz einer hervorragenden strukturellen Ausstattung in einer Universitätsklinik kann es dort zu schlechter Ergebnisqualität kommen, beispielsweise wenn Pflegende für bestimmte Tätigkeiten, die sie ausführen sollen, nicht ausreichend geschult wurden und daher Prozesse fehlerhaft ausführen.

Anderseits liegt es auf der Hand, dass die strukturellen Rahmenbedingungen für die pflegerische Versorgung in einer entlegenen Versorgungsstation im südamerikanischen Urwald schlechter sind, als in einer Universitätsklinik in Deutschland. Dennoch können Pflegende, auch unter strukturell schlechteren Gegebenheiten die erforderlichen Prozesse gut ausüben und damit eine für diese Rahmenbedingungen gute Ergebnisqualität erzielen.

Vor dem Hintergrund steigender Leistungsinanspruchnahme und folglich steigender Gesundheits- und Pflegeausgaben, ist in den vergangenen Jahren zunehmend der Aspekt der Effizienz von Gesundheits- und Pflegesystemen in den Fokus gerückt. Dabei verfolgt Effizienz aber nicht das Ziel einer reinen Kostensenkung, sondern wirft die Frage auf, wie die begrenzten Ressourcen so eingesetzt werden können, dass sie einen größtmöglichen Nutzen stiften. Maßnahmen zur Effizienzsteigerung können dabei sowohl auf der Nachfrage- als auch auf der Angebotsseite ansetzen. Auf der Nachfrageseite wird beispielsweise versucht, unnötige Leistungsinanspruchnahme durch eine Kostenbeteiligung in Form von Zuzahlungen bzw. Selbstbeteiligungen zu minimieren[9], während auf der Angebotsseite die zur Versorgung bereit stehenden Kapazitäten im Rahmen der Bedarfsplanung begrenzt oder prospektiv Mengen- bzw. Budgetgrenzen vorgegeben werden können.

Um diese Ziele von Gesundheits- und Pflegesystemen zu erreichen treten verschiedene Akteure in Austauschbeziehungen miteinander. Diese Austauschbeziehungen wiederum steuern die gesundheitliche Versorgung und damit letztendlich das Gesundheits- bzw. Pflegesystem insgesamt. Gleichzeitig finden diese Austauschbeziehungen aber nicht in einem ungeregelten Zustand statt. Vielmehr werden durch die Ausgestaltung der Rahmenbedingungen für diese Austauschbeziehungen die „Spielregeln" definiert,

---

[9]Vgl. auch die Ausführungen zu versicherungsinduzierter Nachfrage in Abschn. 4.4.

unter denen die verschiedenen Akteure miteinander in Kontakt treten. Letztlich geht es um die Frage, wie viele Freiheitsgrade die einzelnen Akteure haben oder wie stark das System staatlich, d. h. durch den Gesetzgeber reglementiert ist. Gibt der Staat die Ausgestaltung des Systems detailliert und weitreichend vor, wird von einer sog. „top down"-Steuerung („von oben nach unten") gesprochen. Definiert der Staat hingegen lediglich den groben Rahmen und lässt den einzelnen Akteuren viele Freiheiten zur Ausgestaltung des Systems, wird von einer sog. „bottom up"-Steuerung („von unten nach oben") gesprochen.

Nachdem wir uns im vorangegangenen Kapitel mit verschiedenen Typen von Gesundheits- und Pflegesystemen auseinandergesetzt haben, soll in diesem Kapitel daher nun ein systematischer, wenn auch grober (und sicherlich nicht abschließender) Überblick über die zentralen Akteure auf den jeweiligen Steuerungsebenen im Gesundheits- und Pflegesystem in Deutschland präsentiert werden. Dazu wird in der folgenden Abb. 7.2 in drei grundlegende Ebenen unterschiedenen, auf denen Akteure jeweils entscheiden und miteinander interagieren können: die **Makroebene,** die **Mesoebene** und die **Mikroebene**.

Daraus ergibt sich die in der Abbildung dargestellte Entscheidungspyramide. An deren Spitze steht der Staat bzw. dessen Institutionen, die auf der Makroebene durch die Gesetzgebung den rechtlichen Rahmen für das Gesundheits- und Pflegesystem festlegen. Dort kann beispielsweise festgelegt werden, ob es sich um ein staatliches System oder ein Sozialversicherungssystem handelt.

Auf der Mesoebene finden sich die Akteure der Verbände, die in freie Verbände und korporatistische Verbände unterschieden werden. Sie bilden die Selbstverwaltung, die Wasem et al. (2015, S. 55) als „Charakteristikum des deutschen Gesundheitswesens" bezeichnen. Die Selbstverwaltung, also die Akteure der Mesoebene gestalten den rechtlichen Rahmen des Gesetzgebers weiter aus. Sie können den rechtlichen Rahmen dort konkretisieren, wo der Gesetzgeber einen Interpretationsspielraum gelassen hat; gleichzeitig können sie den vom Gesetzgeber vorgegebenen Rahmen aber nicht verlassen, d. h. sie können keine Regelungen treffen, die nicht vom rechtlichen Rahmen gedeckt sind. Bezogen auf die Soziale Pflegeversicherung folgt daraus, dass die Selbstverwaltung ausschließlich Konkretisierungen vornehmen kann, die sich im Rahmen des SGB XI befinden.

Auf der Mikroebene befinden sich schließlich die einzelnen Akteure (vgl. Abb. 1.5 in Abschn. 1.5), die individuell miteinander inter-

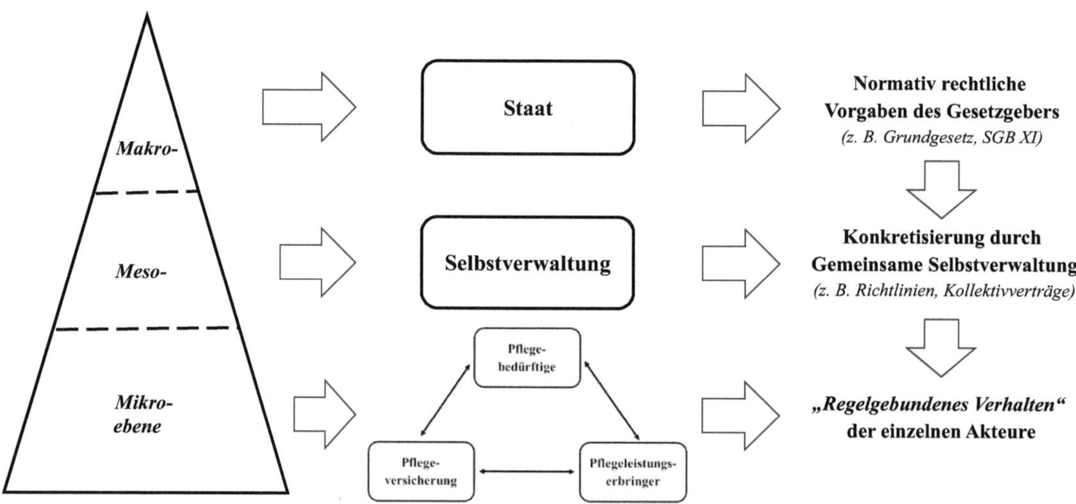

Abb. 7.2 Steuerungsebenen und Akteure

agieren. Im Bereich der Langzeitpflege sind das die Pflegebedürftigen, die Pflegeversicherungen bzw. Pflegekassen und die Pflegeleistungserbringer (die ambulanten Pflegedienste und die stationären Pflegeeinrichtungen). Wohingegen im Rahmen der Akutpflege darunter die Patienten, die Krankenkassen bzw. Krankenversicherungen und die Krankenhäuser bzw. Rehabilitationseinrichtungen zu verstehen sind.

Durch die Art und Weise, wie der Staat auf der Makroebene den rechtlichen Rahmen definiert und wie dieser Rahmen von den Akteuren der Mesoebene konkretisiert wird, wird schließlich das Verhalten der Akteure auf der Mikroebene beeinflusst. Denn diese richten sich nach den Rahmenbedingungen, die für sie vorgegeben werden. Mit der Formulierung „regelgebundenes Verhalten" der Akteure ist nicht alleine gemeint, dass sich die Akteure an Recht und Gesetz halten, sondern vielmehr, dass sie nach den „Spielregeln" handeln, die sich aus den Rahmenbedingungen für sie ergeben. Daraus kann sich die Schlussfolgerung gezogen werden, dass der Staat bzw. dessen Akteure auf der Makroebene das Verhalten der Akteure auf der Mikroebene steuern oder zumindest beeinflussen können.

Als Beispiel soll die Festlegung der Vergütung von Pflegehilfsmitteln im ambulanten Bereich herangezogen werden: Angenommen, der Staat würde auf der Makroebene im SGB XI grundsätzlich die Möglichkeit eröffnen, dass im ambulanten Bereich Pflegehilfsmittel entweder als Einzelleistung oder als Pauschale[10] abzurechnen und zu erstatten sind. Nehmen wir weiter an, dass auf der Mesoebene die Akteure der Selbstverwaltung von dieser Wahlmöglichkeit Gebrauch machen und unterschiedliche Vergütungsformen vereinbaren. Dann werden sich die Akteure auf der Mikroebene unterschiedlich verhalten: In einer Region, für die auf der Mesoebene Einzelleistungen vereinbart worden sind, werden die Anbieter ambulanter Pflegeleistungen den Anreiz haben, „in die Menge" zu

gehen, d. h. möglichst viele Pflegehilfsmittel zu verwenden, weil sie dadurch ihren Erlös erhöhen können, da jedes erbrachte Pflegehilfsmittel einzeln abgerechnet werden kann. Haben in einer anderen Region die Akteure auf der Mesoebene hingegen vereinbart, dass für die Abrechnung von Pflegehilfsmittel, unabhängig von der tatsächlich in Anspruch genommenen Menge an Pflegehilfsmitteln, Pauschalen abzurechnen sind, besteht für die Leistungserbringer zwar ebenfalls der Anreiz so viele Pauschalen wie möglich abzurechnen, also möglichst viele Pflegebedürftige zu versorgen, bei denen sie dann jeweils die Pauschale für Pflegehilfsmittel abrechnen können. Allerdings besteht der entgegengesetzte Anreiz bei der Frage der Leistungsmenge für Pflegehilfsmittel, die innerhalb einer Pauschale genutzt werden. Die Leistungserbringer haben den Anreiz möglichst wenig Pflegehilfsmittel zu verwenden, weil sie dennoch die volle Pauschale erhalten. Je weniger Pflegehilfsmittel sie verwenden, umso größer ist die Differenz zwischen den entstandenen Kosten für die Verwendung der Pflegehilfsmittel und der Abrechnung der Pauschale für die Pflegehilfsmittel. Kritisch wird es für die Anbieter von Pflegeleistungen dann, wenn mehr Pflegehilfsmittel verwendet werden, als im Einzelfall von der Pauschale abgedeckt werden, weil dann die Pauschale nicht mehr kostendeckend ist.

Für die Ausgestaltung eines Gesundheits- bzw. Pflegesystems muss es also darum gehen, dass System von der Makro- über die Mesoebene so auszugestalten, dass sich die Akteure auf der Mikroebene so verwalten, wie es aus Systemperspektive bzw. aus übergeordneten gesundheits- und/oder pflegepolitischen Zielen wünschenswert ist.

Im Folgenden soll nun kurz auf verschiedene Akteure des Pflegesystems in Deutschland eingegangen werden, wobei diese Aufzählung bzw. Auflistung von Akteuren nicht abschließend ist:

Die Makroebene

In Art. 20 Abs. 1 des Grundgesetzes für die Bundesrepublik Deutschland (BRD) ist das *Sozialstaatsprinzip* verankert. Dort heißt es:

„Die Bundesrepublik Deutschland ist ein demokratischer und sozialer Bundesstaat."

---

[10]Zu den verschiedenen Honorierungsformen wird ergänzend auf die Ausführungen in Abschn. 5.3 verwiesen.

Aus der Festlegung, dass die BRD ein sozialer Bundesstaat ist, können wir die Verpflichtung des Staates ableiten, dass der Staat für eine soziale Absicherung seiner Bürger zu sorgen hat. Daraus ergibt sich zwar die zentrale Rolle des Staates bei der Ausgestaltung der sozialen Absicherung, aber dort ist nicht geregelt, in welcher Form, also beispielsweise in Form eines staatlichen Systems oder in Form einer Sozialversicherung. Daraus ist auch nicht abzuleiten, dass der Staat diese Absicherung selbst zu leisten hat, beispielsweise indem Pflegende, Ärzte und andere Gesundheitsberufe direkt beim Staat oder einem nationalen Gesundheitsdienst angestellt werden. Vielmehr kann der Staat die Aufgabe auch an Dritte delegieren, wie beispielsweise die Pflegekassen, die als Körperschaften des öffentlichen Rechts quasi staatliche Aufgaben im Rahmen der Absicherung des Pflegerisikos übernehmen.

Die Makroebene kann sich über den nationalstaatlichen Bereich hinaus erstrecken. Auf einer internationalen bzw. supranationalen Ebene sind beispielsweise die World Health Organisation (WHO) und die Europäische Union zu nennen. Zwar sind nach wie vor die einzelnen Mitgliedsstaaten der Europäischen Union für die Ausgestaltung der jeweiligen sozialen Sicherungssysteme zuständig, gleichzeitig hat die Europäische Union auch gesundheitspolitischen Einfluss, beispielsweise im Rahmen der Sicherheit von Arzneimitteln und Medizinprodukten. Hier strebt die EU mit der *Methode der offenen Koordinierung* eine Harmonisierung der Sozialsysteme an (vgl. exemplarisch Behning 2004).

Auf der Bundesebene sind als zentrale Akteure des Staates die Bundesregierung und der Bundestag zu nennen, die gemeinsam mit dem Bundesrat durch die Gesetzgebung die Rahmenbedingungen des Gesundheits- und Pflegesystem definieren. Weitere Akteure sind beispielsweise das Bundesministerium für Gesundheit und der Pflegebeauftragte der Bundesregierung. Für eine institutionalisierte Politikberatung hat das Bundesgesundheitsministerium einen Sachverständigenrat zur Begutachtung der Entwicklung im Gesundheitswesen (SVR) einberufen. Das Bundesversicherungsamt führt die Rechtsaufsicht über die bundesweiten Kranken- und die Pflegekassen. (Wasem et al. 2015, S. 55–59; Noweski und Trachte 2015, S. 209–213).

Durch die föderalistische Struktur der Bundesrepublik Deutschland kommen den Bundesländern ebenfalls zentrale Aufgaben zu, beispielsweise im Rahmen der länderspezifischen Gesetzgebung durch die Landtage sowie der Ausgestaltung des Öffentlichen Gesundheitsdienstes und der Gesundheitsämter. Auf der Landesebene übernehmen die jeweiligen Sozial- bzw. Gesundheitsministerien die Fach- und Dienstaufsicht über die Gesundheitsämter der Gemeinden, die landesunmittelbaren Kranken- und Pflegekassen sowie über die jeweiligen Kassen(zahn-)ärztlichen Vereinigungen. (Wasem et al. 2015, S. 61–63; Noweski und Trachte 2015, S. 209–213).

Die Mesoebene

In staatlichen und marktwirtschaftlichen Gesundheits- und Pflegesystemen kommt der Mesoebene nur eine nachrangige Bedeutung zu, weil diese Systeme entweder vorrangig durch den Staat oder durch die Steuerung auf den Märkten durch Angebot und Nachfrage reguliert werden. Gerade im Deutschen System, das durch die Selbstverwaltungsstrukturen gekennzeichnet ist, kommt der Mesoebene hingegen eine besondere Bedeutung zu. Die Selbstverwaltung konkretisiert die gesetzlichen Vorgaben des Staates insoweit, als der Gesetzgeber Interpretationsspielräume belassen hat, die im Detail durch die Selbstverwaltung ausgestaltet werden. Die gesetzlichen Regelungen werden beispielsweise im Rahmen von Richtlinien und Kollektivverträgen konkretisiert. Die Mesoebene kann insofern als vermittelnde Ebene zwischen der Makroebene, also dem Staat und den Akteuren auf der Mikroebene bezeichnet werden. Diese Vermittlung erfolgt nicht ausschließlich in eine Richtung, sondern kann sowohl „*top down*" als auch „*bottom up*" erfolgen (Wasem et al. 2015, S. 65 ff.).

Eine grundlegende Unterscheidung der Akteure auf der Mesoebene kann in Akteure der Selbstverwaltung im Gesundheitswesen (Bundes- und Landesschiedsstellen, Landesausschüsse, Zulassungsausschüsse, etc.), sowie in korporatistische und freien Verbände erfolgen. Letztere unterscheiden sich dadurch, dass die korporatistischen Verbände im Rahmen der Selbstverwaltung eine quasi hoheitliche Aufgabe vom Staat delegiert erhalten, während die freien Verbände eher dem Bereich der Interessenvertretung (Lobbyverbände) zuzuordnen sind. Insbesondere die freien Verbände, als Interessenvertreter verschiedener Akteursgruppen gestalten das System von unten nach oben. Exemplarisch (nicht abschließend!) können aus dem Pflegebereich folgende Verbände genannt werden:

- Deutscher Berufsverband für Pflegeberufe e. V. (DBfK)
- Deutsche Gesellschaft für Pflegewissenschaft (DGP)
- Bundesverband privater Anbieter sozialer Dienste e. V. (bpa)
- Deutscher Pflegeverband e. V. (DPV)
- Deutscher Pflegerat e. V. (DPR)
- Arbeitgeberverband Pflege e. V.
- etc.

Die korporatistischen Strukturen, gehen in der Regel mit einer Pflichtmitgliedschaft einher (beispielsweise in den Kassenärztlichen Vereinigungen, den Ärztekammern, Landesverbände der Krankenkassen, GKV-Spitzenverband, etc.), während die freien Verbände ihre Mitglieder auf freiwilliger Basis rekrutieren (Wasem et al. 2015, S. 65 ff.). Gerade hier liegt ein großes Problem der berufspolitischen Interessenvertretung der Pflege. Die Pflege ist zwar die größte Berufsgruppe im Gesundheits- und Pflegesystem und dementsprechend müsste ihr im politischen Diskurs eine entsprechende Bedeutung zukommen, aber nur ein geringer Anteil der Pflegenden ist freiwillig organisiert. Selbst bei denjenigen, die organisiert sind, führt die zersplitterte Verbändelandschaft in der Pflege dazu, dass sie nur begrenzt schlagkräftig sind, weil sie häufig nicht „mit einer Stimme" sprechen, sondern Partialinteressen vertreten. In diesem Kontext ist die (zum Teil heftig und kontrovers geführte) Diskussion um Einführung von Pflegekammern interessant, die zwischenzeitlich in den ersten Bundesländern (Niedersachsen, Rheinland-Pfalz, Schleswig-Holstein) existieren; durch Pflegekammern können einerseits die Kräfte gebündelt und in korporatistische Strukturen überführt werden, andererseits ist gerade die Pflichtmitgliedschaft, die genau dieses ermöglicht unter Pflegenden zum Teil hochgradig umstritten.

Die Mikroebene

Die Mikroebene ist die Ebene der einzelnen Akteure. Darunter werden neben den Versicherten bzw. Pflegebedürftigen, auch die Pflegeversicherungen bzw. Pflegekassen, sowie die Pflegeleistungserbringer (ambulante und stationäre Pflegeeinrichtungen) verstanden. Auf der Mikroebene erfolgt die Leistungserstellung, d. h. die Versorgung der Pflegebedürftigen mit Pflegeleistungen durch die Pflegeleistungserbringer, die wiederum von den Pflegekassen bzw. Pflegeversicherungen oder aus privaten Mitteln finanziert werden müssen. Entsprechend der Ausgestaltung der Rahmenbedingungen auf der Makroebene durch den Gesetzgeber und die Konkretisierung der rechtlichen Regelungen im Rahmen der Selbstverwaltung auf der Mesoebene, verhalten sich die einzelnen Akteure auf der Mikroebene. Aus ökonomischer Sicht findet auf dieser Ebene letztlich die Ressourcenallokation statt. Insofern ist die Mikroebene zwar der Ort der Ressourcenallokation, nicht aber Gestalter der Ressourcenallokation. Denn die Ausgestaltung, d. h. die Regulierung zur *Allokation* (Verwendung von Ressourcen zur Erstellung von Pflegeleistungen) und *Distribution* (Verteilung von Pflegeleistungen) erfolgt bereits zuvor auf der Makro- und Mesoebene des Pflegesystems. (Wasem et al. 2015, S. 95 ff.).

7.4 Zusammenfassung

1. Nach der *Organisation for Economic Co-operation and Developement (OECD)* können drei Idealtypen zur Typisierung von Gesundheits- und Pflegesystemen unterschieden werden: Markt(wirtschaftliche) Systeme, Sozialversicherungs-Systeme (sog.

„Bismarck-Modell"), und Staatliche Systeme (sog. „Beveridge-Modell").

2. Gesundheits- bzw. Pflegesysteme können in der Regel nicht ausschließlich einer dieser drei idealtypischen Hauptformen in Reinform zugeordnet werden; vielmehr existieren gemischte Systeme in unterschiedlicher Zusammensetzung dieser idealtypischen Hauptformen.

3. Da Gesundheitssysteme in der Regel nicht vollständig einem dieser idealtypischen Modelle entsprechen, wird die Typologisierung der OECD als vereinfachend kritisiert. Vor diesem Hintergrund hat sich eine Vielzahl unterschiedlicher Ansätze zur Unterscheidung bzw. Typologisierung von Gesundheitssystemen entwickelt.

4. Das Gesundheits- und Pflegesystem in Deutschland entspricht zwar überwiegend, aber nicht vollständig einem Sozialversicherungssystem. Vielmehr ist es als ein „gemischtes" Gesundheits- und Pflegesystem einzustufen, das neben den fünf Zweigen der Sozialversicherung auch durch verschiedene staatliche und marktwirtschaftliche Merkmale geprägt ist.

5. In Gesundheits- und Pflegesystemen existieren zwischen den verschiedenen Akteuren zahlreiche Austauschbeziehungen zur Gestaltung der gesundheitlichen und pflegerischen Versorgung.

6. Es werden drei grundlegende Ebenen zur Steuerung von Gesundheits- und Pflegesystemen unterschieden: die Makroebene, die Mesoebene und die Mikroebene.

7. Auf der Makroebene tritt der der Staat bzw. seine Vertreter als Akteur auf, während auf der Mikroebene die einzelnen Akteure im Versorgungsprozess, also die Pflegebedürftigen, die Pflegeversicherungen bzw. Pflegekassen sowie die Pflegeleistungserbringer einzuordnen sind. Dazwischen befindet sich als vermittelnde Ebene die Mesoebene, auf der vor allem die Akteure der Selbstverwaltung sowie Verbände zur Interessenvertretung einzuordnen sind.

Literatur

Behning U (2004) Die „neue Methode der offenen Koordinierung": Versuche der integrationstheoretischen Klassifizierung einer neuen Form des sozial-politischen Regierens in der Europäischen Union. Österr Z für Politikwiss 33(2):127–136. https://nbn-resolving.org/urn:nbn:de:0168-ssoar-60581

Böhm K, Schmid A, Götze R, Landwehr V, Rothgang H (2012) Classifying OECD healthcare systems: a deductive approach (TranState Working Papers, 165). Bremen: Sfb 597 «Staatlichkeit im Wandel», ISSN 1861–1176.

Böhm K, Schmid A, Götze R, Landwehr V, Rothgang H (2013) Five types of OECD healthcare systems: empirical results of a deductive classification. Health Policy 113:258-269. (https://doi.org/10.1016/j.healthpol.2013.09.003)

Donabedian (1966) Evaluating the quality of medical care. Zitiert nach: The Milbank Quarterly 83(4):691–729

Donabedian (2005) Evaluating the quality of medical care. The Milbank quarterly 83(4):691–729 (reprinted from the Milbank memorial fund quarterly 44:3:166–203; style and usage are unchanged)

Gerber A et al (2009) Methodische Grundlagen von Gesundheitssystemvergleichen. In: Lauterbach KW, Stock S, Brunner H (Hrsg) Gesundheitsökonomie – Lehrbuch für Mediziner und andere Gesundheitsberufe, 2. Aufl. Huber, Bern, S 209–219

Gerlinger T, Röber M (2009) Die Pflegeversicherung. Huber, Bern

GKV-Spitzenverband (2019) Entwicklung des GKV-Beitragssatzes und der Bundesbeteiligung. https://www.gkv-spitzenverband.de/gkv_spitzenverband/presse/zahlen_und_grafiken/zahlen_und_grafiken.jsp

Noweski M, Trachte N (2015) Pflegeversicherung. In: Wasem J, Staudt S, Matusiewicz D (Hrsg) Medizinmanagement : Grundlagen und Praxis des Management in Gesundheitssystem und Versorgung. Medizinisch Wissenschaftliche Verlagsgesellschaft, Berlin, S 191–221

Ochs A, Jahn R, Matusiewicz D (2015) Gesundheitssysteme: ein internationaler Überblick. In: J Wasem, Staudt S, Matusiewicz D (Hrsg) Medizinmanagement : Grundlagen und Praxis des Management in Gesundheitssystem und Versorgung. Medizinisch Wissenschaftliche Verlagsgesellschaft, Berlin, S 11–48

OECD – Organisation for Economic Co-operation and Development (1987) Financing and delivering health care: a comparative analysis of OECD countries. Organisation for Economic Co-operation and Development. OECD Publishing, Paris

Perschke-Hartmann C (2016) Gesundheits- und Sozialpolitik. In: Conzen C, Freund J, Overlander G (Hrsg) Pflegemanagement Heute, 2. Aufl. Elsevier, München, S 2–22

Rothgang H (2009) Theorie und Empirie der Pflegesicherung. Die sozialstaatliche Absicherung des Pflegerisikos am Beispiel der Bundesrepublik Deutschland. Lit, Münster

Rothgang H, Kalwitzki T (2017) Alternative Ausgestaltung der Pflegeversicherung – Abbau der Sektorengrenzen und bedarfsgerechte Leistungsstruktur. Gutachten im Auftrag der Initiative Pro-Pflegereform. https://www.pro-pflegereform.de/gutachten/. Zugegriffen: 10. März 2019

Schölkopf M, Pressel H (2014) Das Gesundheitswesen im internationalen Vergleich – Gesundheitssystemvergleich und europäische Gesundheitspolitik, 2., akt. und erweiterte Aufl. Medizinisch Wissenschaftliche Verlagsgesellschaft, Berlin

Schwartz FW, Busse R (2012) Denken in Zusammenhängen: Gesundheitssystemforschung. In: Schwartz FW, Walter U, Siegrist J, Kolip P, Leidl R, Dierks ML, Busse R, Schneider N (Hrsg) Public Health – Gesundheit und Gesundheitswesen. Urban & Fischer, München, S 555–582

Simon M (2017) Das Gesundheitssystem in Deutschland: Eine Einführung in Struktur und Funktionsweise, 6., vollst. aktual. u. überarb. Aufl. Huber, Bern

Wasem J et al (2015) Akteure des Gesundheitssystems in Deutschland. In: Wasem J, Staudt S, Matusiewicz D (Hrsg) Medizinmanagement: Grundlagen und Praxis des Management in Gesundheitssystem und Versorgung. Medizinisch Wissenschaftliche Verlagsgesellschaft, Berlin, S 49–115

Wendt C (2006) Gesundheitssysteme im internationalen Vergleich – Ein Überblick über den Forschungsstand. Gesundheitswesen 68:593-599. https://doi.org/10.1055/s-2006-927046

Wendt C (2009a) Krankenversicherung oder Gesundheitsversorgung? Die Gesundheitssysteme von Deutschland, Österreich, Dänemark und Großbritannien im Vergleich, 2., vollständig überarbeitete Aufl. VS-Verlag, Wiesbaden

Wendt C (2009b) Mapping European healthcare systems. A comparative analysis of financing, service provision, and access to healthcare. J Eur Soc Policy 19(5):432–445

Wendt C (2013) Methodische Grundlagen von Gesundheitssystemvergleichen. In: Lauterbach KW, Stock S, Brunner H (Hrsg) Gesundheitsökonomie – Lehrbuch für Mediziner und andere Gesundheitsberufe, 3., vollst. überarbeitete Aufl. Huber, Bern, S 201–213

Weiterführende Literatur

Bowles D (2015) Finanzentwicklung der sozialen Pflegeversicherung. Modellrechnungen unter Berücksichtigung demografischer, ökonomischer, gesundheitlicher und sozialrechtlicher Rahmenbedingungen. In: Baas J, Meusch A (Hrsg) Beiträge zum Gesundheitsmanagement. Baden-Baden: Nomos, Dissertation, zugl. Bielefeld, Univ.

Breyer F, Zweifel P, Kifmann M (2013) Gesundheitsökonomik – 6., vollst. erw. u. überarb. Aufl. Springer Gabler, Berlin

Greß S, Stegmüller K (2017) Abschluss der Pflegereform: Ist die Pflegeversicherung zukunftsfest? ifo Schnelld 70(5):3–6

Hajen L, Paetow H, Schumacher H (2011) Gesundheitsökonomie: Strukturen – Methoden – Praxisbeispiele, 6., überarbeitete und erweiterte Aufl. Kohlhammer, Stuttgart

Lauterbach KW, Stock S, Brunner H (2009) Gesundheitsökonomie – Lehrbuch für Mediziner und andere Gesundheitsberufe, 2. Aufl. Huber, Bern

Lauterbach KW, Stock S, Brunner H (2013) Gesundheitsökonomie – Lehrbuch für Mediziner und andere Gesundheitsberufe, 3., vollst. überarbeitete Aufl. Huber, Bern

Mager H-C (1999) Pflegebedürftigkeit im Alter: Dimensionen und Determinanten. In: Eisen R, Mager H-C (Hrsg) Pflegebedürftigkeit und Pflegesicherung in ausgewählten Ländern. Leske + Budrich, Opladen, S 30–77

Oberender P, Ecker T, Zerth J, Engelmann A (2012) Grundelemente der Gesundheitsökonomie, 3. Aufl. P.C.O, Bayreuth

Schwartz FW, Walter U, Siegrist J, Kolip P, Leidl R, Dierks ML, Busse R, Schneider N (Hrsg) (2016) Public Health – Gesundheit und Gesundheitswesen. Urban & Fischer, München

van der Beek K, van der Beek G (2011) Gesundheitsökonomik – Einführung. Oldenbourg, München

von Troschke J, Stößel U (2012) Grundwissen Gesundheitsökonomie, Gesundheitssystem, Öffentliche Gesundheitspflege, 2. Aufl. Huber, Bern

von der Schulenburg J-MG, Greiner W (2000) Gesundheitsökonomik. Mohr Siebeck, Tübingen

von der Schulenburg J-MG, Greiner W (2013) Gesundheitsökonomik, 3. Aufl. Mohr Siebeck, Tübingen

Zukünftige Herausforderungen für die Pflegeökonomie

Im System der sozialen Sicherungssysteme ist die Pflegeversicherung die jüngste Säule, wurde sie doch erst im Jahr 1995 eingeführt, während die ersten Sozialversicherungszweige bereits unter Bismarck Ende des 19. Jahrhunderts ins Leben gerufen wurden. Trotz ihrer vergleichsweise jungen Geschichte ist die Pflege in den vergangenen Jahren Gegenstand tief greifender Reformen gewesen. Und dennoch kann nicht davon ausgegangen werden, dass keine weiteren Reformen der Pflege mehr notwendig wären. Im Gegenteil.

Durch den demographischen Wandel und den medizinisch-technologischen Fortschritt kommen in den nächsten Jahren erhebliche Herausforderungen auf den Pflegebereich zu, nicht nur im Hinblick auf die Auswirkungen auf die sozialen Sicherungssysteme. Dort wird die Pflegeökonomie sich mit der Finanzierbarkeit und dem Leistungsumfang der Pflegeversicherung sowie der Sicherstellung der pflegerischen Versorgung auseinandersetzen müssen. *Wie viel ist uns die Pflege wert? Welche Leistungen müssen bzw. sollen solidarisch finanziert werden?*

Denn zum einen führt der demografische Wandel dazu, dass mehr Menschen pflegebedürftig werden und insofern die Nachfrage nach Pflegeleistungen steigen wird. Zum anderen existiert bereits heute in der Pflege ein Fachkräftemangel, d. h. auf der Angebotsseite stehen nicht ausreichend Pflegekapazitäten zur Deckung der großen Nachfrage zur Verfügung.

Wie können wir den steigenden Bedarf an Pflegeleistungen befriedigen?

Bereits heute wird eine intensive Debatte darüber geführt, wie ausreichend Pflegende zur Sicherstellung der Versorgung gewonnen werden können. In der aktuellen Situation fühlen sich viele Pflegende überlastet, können den täglichen Anforderungen durch Zeitdruck und Personalengpässe zum Teil nicht in dem Maße gerecht werden, wie sie es für angemessen halten würden. Viele Pflegende scheiden daher vorzeitig aus dem Beruf aus, entweder, weil sie der Belastung gesundheitlich nicht mehr standhalten können oder weil sie nicht mehr bereit sind, ihren Beruf unter diesen Rahmenbedingungen auszuüben. Lösungsvorschläge zur Behebung des Pflegemangels reichen von der Anwerbung von Pflegekräften aus dem Ausland bis zu einer Attraktivitätssteigerung des Berufes. In diesem Kontext wird auch eine Debatte über Karrieremöglichkeiten in der Pflege geführt. *Wie können wir junge Menschen für den Pflegeberuf gewinnen? Wie können wir Pflegende langfristig im Beruf halten?*

Vor dem Hintergrund der steigenden Komplexität der gesundheitlichen und pflegerischen Versorgung wird darüber hinaus eine berufspolitische Debatte über die Akademisierung von Pflegenden geführt. Begleitet wird diese Debatte um einen Diskurs um die Neuabgrenzung von Gesundheitsberufen und eine (sinnvolle) Neuabgrenzung der Tätigkeiten und

© Springer-Verlag GmbH Deutschland, ein Teil von Springer Nature 2019
M. Wessels, *Pflegeökonomie*, Studium Pflege, Therapie, Gesundheit,
https://doi.org/10.1007/978-3-662-59394-3_8

Aufgabenfelder durch eine Übertragung von Heilkunde auf nichtärztliche Gesundheitsberufe. *Welche Tätigkeiten werden Pflegende zukünftig ausüben?*

Zu den größten Herausforderungen zählt darüber hinaus die Vermeidung von Über-, Unter- und Fehlversorgung. Damit ist insbesondere die betriebswirtschaftliche Perspektive gemeint. Pflegeprozesse müssen so gestaltet sein, dass sie vorrangig den pflegerischen Bedarfen der Pflegebedürftigen gerecht werden und diese angemessen pflegerisch versorgt sind. Darüber hinaus müssen Prozesse aber auch so gestaltet sein, dass sie effizient sind, d. h. die ohnehin schon knappen Ressourcen nicht verschwendet werden. Hier wird insbesondere das Pflegemanagement zukünftig gefordert sein. *Wie können Pflegeprozesse effizient gestaltet werden?*

Eine weitere Herausforderung ist die Entwicklung technischer Innovationen in der Pflege. Der Bereich des Ambient Assistet Living (AAL) wächst seit Jahren und bringt zahlreiche technische Innovationen hervor. *Wie können technische Assistenzsysteme sinnvoll in den Pflegealltag integriert werden?*

Der Megatrend der Digitalisierung, der alle Bereiche unseres gesellschaftlichen Zusammenlebens betrifft, macht auch vor der Pflege nicht halt. Die Digitalisierung bietet zahlreiche Potenziale, wie beispielsweise die Einführung elektronischer Pflegedokumentationen oder eine digitale Tourenplanung für ambulante Pflegedienste. *Wie kann die Digitalisierung zu einer Optimierung der Pflege beitragen?*

Und schließlich besteht die wohl größte Herausforderung für die Pflegeökonomie darin, sich selbst als noch junge Disziplin zu etablieren und weiter zu entwickeln. Sie muss dafür sorgen, dass ihre Notwendigkeit anerkannt und nicht mehr infrage gestellt wird. Gleichzeitig muss sich die Pflegeökonomie stets bewusst bleiben, dass sie eine dienende bzw. unterstützende Rolle hat. Ökonomie ist kein Selbstzweck. Sie darf die Pflege nicht dominieren. Gleichzeitig muss die Pflege erkennen, dass auch und gerade die Realität in der Pflege von begrenzten Ressourcen geprägt ist. Eine Pflege ohne ökonomische Rationalität wird dauerhaft nicht ihr gesamtes Potenzial entfalten können.

Aber allein die Ressourcen im Blick zu haben, ohne aus einer pflegewissenschaftlichen Perspektive auf die Bedarfe von Pflegebedürftigen und Pflegenden abzustellen, wäre nicht hinreichend. Insofern werden die Pflegewissenschaft und die Ökonomie gemeinsam daran arbeiten müssen, die Pflegeökonomie nachhaltig zu etablieren.

Abnehmender Grenznutzen: Mit jeder zusätzlich konsumierten Einheit eines Gutes bzw. einer Dienstleistung sinkt der Grenznutzen. Bei einem Grenznutzen von Null wird die Sättigungsmenge erreicht, wir stellen den Konsum ein.

Adverse Selektion: Negativauslese. Bezeichnet eine Form des Marktversagens aufgrund asymmetrischer Informationen. Akerloff (1970) hat dieses Phänomen anhand eines Marktes für Gebrauchtwagen beschrieben, auf dem infolge mangelnder Information über die Qualität der Gebrauchtwagen aufseiten der Nachfrager, Gebrauchtwagen mit schlechter Qualität Gebrauchtwagen mit guter Qualität vom Markt verdrängt haben. Übertragen auf den Markt für Krankenversicherungen bedeutet *Adverse Selektion,* dass Personen mit niedrigem Risiko einen Versicherungsvertrag verlassen oder gar nicht erst abschließen und nur Personen mit hohem Risiko einen Vertrag abschließen oder in einem Vertrag verbleiben. In der Konsequenz kann das dazu führen, dass sich derartige Verträge für Krankenversicherungen nicht rechnen und daher nicht (mehr) angeboten werden. Als Beispiel für Adverse Selektion kann der Wechsel von Versicherten aus der GKV in die PKV angeführt werden.

Äquivalenzprinzip: Gleichwertigkeit von Leistung und Gegenleistung. Kalkulationsprinzip für Prämien in der PKV. Die Höhe der Prämie soll dem zu versichernden Risiko entsprechen, d. h. mit steigendem Risiko steigt die Höhe der Prämie.

Allokation: Zuordnung begrenzter Ressourcen in unterschiedliche Verwendungsmöglichkeiten. In Marktwirtschaften erfolgt die Allokation über Märkte, auf denen der Preismechanismus für einen Ausgleich zwischen Angebot und Nachfrage sorgt. In Zentralverwaltungswirtschaften erfolgt die Allokation durch zentrale Planung. Effiziente Allokation: siehe → *Pareto-optimale Allokation.*

Angebotsinduzierte Nachfrage: Nachgefragte Menge von Gesundheits- und Pflegeleistungen, die ein Nachfrager in Anspruch genommen hat, weil er aufgrund von fehlenden Informationen (Informationsasymmetrie) der Empfehlung eines Leistungserbringers vertraut hat, die er aber nicht in Anspruch genommen hätte, wenn er vollständig informiert gewesen wäre. Unter einer versicherungsinduzierten Nachfrage werden Versorgungsleistungen verstanden, die vom Leistungserbringer ausgelöst werden.

Bedarf: Gut oder Dienstleistung, durch das bzw. die ein empfundener Mangel beseitigt, d. h. ein → Bedürfnis befriedigt werden kann.

Bedürfnis: Wunsch, der aus dem Empfinden eines Mangels entsteht. Kann mit einem bestimmten Gut bzw. einer bestimmten Dienstleistung (→ Bedarf) befriedigt werden.

Diskontierung: Abzinsung. Berechnungsmethode, um Kosten und Nutzen, die zu verschiedenen Zeitpunkten anfallen, miteinander vergleichen zu können, d. h. es erfolgt eine Umrechnung auf einen gemeinsamen Gegenwartswert (sog. Barwert) zukünftig anfallender Größen. Anwendung findet die

Diskontierung in Studien zur ökonomischen Evaluation. Insbesondere, wenn Kosten und Nutzen über mehrere Jahre verteilt anfallen.

Diskriminierungsverbot: Verbot sachlich nicht gerechtfertigter ungleicher Behandlung (Diskriminierung), d. h. Krankenversicherungen dürfen Versicherte mit hohem Erkrankungsrisiko (schlechte Risiken) gegenüber Versicherten mit geringem Erkrankungsrisiko (gute Risiken) nicht benachteiligen.

Distribution: Verteilung der produzierten Güter und Dienstleistungen unter den Mitgliedern einer Gesellschaft sowie Verteilung und Umverteilung von Einkommen und Vermögen zwischen den Mitgliedern einer Gesellschaft.

Effectiveness: Wirksamkeit (Effektivität) einer Maßnahme unter Alltagsbedingungen.

Effektivität: Maß für die →Wirksamkeit einer Maßnahme, d. h. Kriterium, mit dem beurteilt werden kann, ob eine Maßnahme geeignet ist, ein vorgegebenes Ziel zu erreichen. Eine pflegerische Maßnahme ist dann effektiv, wenn sie in der Lage ist, den Pflegezustand eines Pflegebedürftigen positiv zu beeinflussen.

Efficacy: Wirksamkeit (Effektivität) einer Maßnahme unter streng kontrollierten Idealbedingungen (Laborbedingungen).

Effizienz: Maß für die Wirtschaftlichkeit einer Maßnahme, d. h. Kriterium, mit dem zusätzlich zur Wirksamkeit das Verhältnis zwischen erreichtem Nutzen und eingesetztem Aufwand, in der Regel die aufgewendeten Kosten berücksichtigt wird. Sind zwei oder mehr Maßnahmen effektiv, d. h. sie sind jeweils in der Lage, ein vorgegebenes Ziel zu erreichen, ist nur die Maßnahme effizient, die den geringsten Kostenaufwand verursacht. Effizienz bedeutet eine Leistungserstellung ohne Verschwendung. Verschwendung knapper Ressourcen bedeutet Ineffizienz.

Fixkosten: Bereitschaftskosten d. h. Anteil an den →Gesamtkosten der Produktion, die unabhängig von steigender oder sinkender Ausbringungsmenge anfallen.

Freifahrereffekt: Trittbrettfahrerverhalten (free rider). Bei vollem Versicherungsschutz (ohne Selbstbeteiligung) entstehen dem Versicherten für Leistungen, die vom Versicherungsschutz vollständig abgedeckt sind, keine zusätzlichen Kosten, d. h. der Preis bzw. die Grenzkosten sind gleich Null. Dann ist es rational, die Sättigungsmenge nachzufragen. Führt im Ergebnis zu einer →versicherungsinduzierten Nachfrage.

Friktionskostenansatz: Methode zur Berechnung von Produktivitätsverlusten. Im Gegensatz zum →Humankapitalansatz, der auf potenzielle Produktivitätsverluste abstellt, versucht der Friktionskostenansatz die tatsächlichen Produktivitätsverluste zu ermitteln. Dazu wird auf den Zeitraum (sog. Friktionsperiode) abgestellt, in dem ein Arbeitsplatz durch Krankheit oder vorzeitigem Tod unbesetzt ist. Dabei wird davon ausgegangen, dass langfristig Produktionsausfälle beispielsweise durch andere Arbeitnehmer kompensiert werden können. Der Ansatz soll einer Überschätzung von Produktivitätsverlusten entgegenwirken.

Gesamtkosten: Summe aller anfallender Kosten für die Produktion einer definierten Ausbringungsmenge. Setzen sich zusammen aus →fixen Kosten und →variablen Kosten.

Grenzkosten: Marginalkosten. Zusätzliche Kosten, die bei der Produktion einer zusätzlichen Einheit eines Gutes bzw. einer Dienstleistung anfallen. Lediglich variable Kosten sind in den Grenzkosten enthalten, die Fixkosten bleiben unberücksichtigt.

Grenznutzen: Marginaler Nutzen. Zusätzlicher Nutzen, der bei der Produktion bzw. der Inanspruchnahmen einer zusätzlichen Einheit eines Gutes bzw. einer Dienstleistung entsteht. Zu beachten ist das Gesetz vom →abnehmenden Grenznutzen.

Humankapitalansatz: (Human Capital Approach). Methode zur Berechnung von Produktivitätsverlusten durch Krankheit und vorzeitige Todesfälle. Soll den krankheitsbedingten Verlust an Arbeitspotenzial (Humankapital) erfassen. Berücksichtigt den gesamten potenziellen Produktionsausfall bis zum Berentungsalter. Pendant ist der →Friktionskostenansatz.

Inkrementelle Kosten: Differenz der Kosten zweier Handlungsalternativen.

Inkrementeller Nutzen: Differenz des Nutzens zweier Handlungsalternativen.

Input: Alle →Produktionsfaktoren (Arbeit Boden, Kapital) die bei der Erstellung eines Gutes bzw. einer Dienstleistung eingesetzt, d. h. kombiniert werden. Aus einer pflege-ökonomischen Perspektive sind darunter alle Ressourcenverbräuche zu verstehen, die im Zusammenhang mit der pflegerischen Versorgung eines Pflegebedürftigen anfallen. Der dadurch entstehende (bessere) Pflegezustand ist der →Output.

Kontrahierungszwang: Abschlusszwang. Die Pflegekassen in der SPV und die Krankenkassen in der GKV unterliegen einem Kontrahierungszwang, d. h. sie sind gesetzlich verpflichtet, neue Mitglieder unabhängig von deren Alter, Geschlecht, Gesundheitszustand und deren finanzieller Leistungsfähigkeit zu versichern. Wählen Versicherte eine Krankenkasse, darf die Krankenkasse die Versicherten nicht ablehnen. Im Gegensatz zur GKV unterliegt die PKV keinem Kontrahierungszwang.

Kosten: Mit Marktpreisen bewertete Ressourcenverbräuche, die bei der Produktion von Gütern und Dienstleistungen anfallen.

Kostenerstattungsprinzip: Strukturprinzip in der PKV. Im Gegensatz zum →Sachleistungsprinzip bezahlen Versicherte die in Anspruch genommenen Leistungen zunächst selbst d. h. sie treten finanziell in Vorleistung. Im Anschluss reichen sie die erhaltene Rechnung des Leistungserbringers bei der Versicherung ein und bekommen die, ggf. um vertraglich vereinbarte Selbstbeteiligungen oder Leistungsausschlüsse reduzierten Kosten von der Versicherung erstattet.

Kosten-Effektivitäts-Analyse: (Cost-effectiveness-analysis) Spezielle Studienform der ökonomischen Evaluation. Vergleicht zwei oder mehrere Versorgungsalternativen. Die Kosten werden monetär (z. B. Euro pro Einheit) der Nutzen in natürlichen Einheiten (z. B. Senkung des Blutdrucks: mmHg)

bewertet. Das Ergebnis wird anhand der →inkrementellen Kosten interpretiert.

Kosten-Minimierungs-Analyse: (Cost-minimisation-analysis). Spezielle Studienform der ökonomischen Evaluation. Vergleicht zwei Versorgungsalternativen mit identischen Ergebnissen ausschließlich hinsichtlich der Kosten (z. B. Euro). Es erfolgt keine Nutzen- bzw. Ergebnisbewertung da von identischen Ergebnissen ausgegangen wird. Die Interpretation erfolgt anhand des Nettoeinsparpotenzials.

Kosten-Nutzen-Analyse: (Cost-benefit-analysis). Spezielle Studienform der ökonomischen Evaluation. Vergleicht zwei Versorgungsalternativen hinsichtlich Kosten und Nutzen. Sowohl Kosten als auch Nutzen werden in monetären Einheiten (z. B. Euro) bewertet. Zur Interpretation wird der Veränderung von Gesundheits- bzw. Pflegezuständen ein Geldwert zugeordnet.

Kosten-Nutzwert-Analyse: (Cost-utility-analysis). Spezielle Studienform der ökonomischen Evaluation. Vergleicht zwei Versorgungsalternativen hinsichtlich Kosten (z. B. Euro) und Nutzwerten (z. B. QALY), ermittelt durch Präferenzen bzw. Lebensqualität. Die Interpretation erfolgt anhand der zusätzlichen Kosten (z. B. Euro) pro Veränderung des Nutzwertes.

Krankheitskosten-Analyse: (Cost of illness-analysis). Spezielle Studienform der ökonomischen Evaluation, bei der ausschließlich die Kosten einer bestimmten Erkrankung ermittelt werden sollen, die in der Regel auf eine bestimmte Region oder Population bezogen werden.

Leistungsfähigkeitsprinzip: siehe →Solidaritätsprinzip.

Markt: Ort des Zusammentreffens von Angebot und Nachfrage, auf dem sich durch den Preismechanismus ein Marktgleichgewicht einstellt, in dem die angebotene Menge der nachgefragten Menge entspricht.

Marktwirtschaft: Wirtschaftssystem. Organisationsform einer arbeitsteiligen Wirtschaft, in der die Produktion und Verteilung von Gütern über Märkte erfolgt. Zentrales Merkmal einer Marktwirtschaft ist das Zusammentreffen von Angebot und Nachfrage auf freien Märkten.

Maximalprinzip: Eine von zwei Ausprägungen des →Ökonomischen Prinzips. Danach soll mit gegebenen Mitteln (fixierter Input) ein bestmögliches Ergebnis (maximaler Output) erreicht werden. Pendant zum →Minimalprinzip.

Minimalprinzip: Eine von zwei Ausprägungen des →Ökonomischen Prinzips. Danach soll ein vorgegebenes Ziel (fixierter Output) mit geringstmöglichem Ressourceneinsatz (minimaler Input) erreicht werden. Pendant zum →Maximalprinzip.

Moral Hazard: Moralisches Wagnis bzw. Risiko. Beschreibt eine Verhaltensänderung nach Abschluss einer Versicherung. Wenn ein Risiko vollständig versichert ist, hat ein Versicherter keinen Anreiz mehr, Schadensprävention zu betreiben. Er verhält sich risikofreudiger und erhöht damit die Wahrscheinlichkeit eines Schadenseintritts (ex ante). Nach Eintritt eines Schadens (ex post) verhält sich ein Versicherter nicht schadens-minimierend, sondern hat im Gegenteil ein Interesse an einem möglichst großen Schaden, um möglichst viel Leistungen der Versicherung zu erhalten. Führt im Ergebnis zu einer →versicherungsinduzierten Nachfrage.

Morbi-RSA: siehe →Morbiditätsorientierter Risikostrukturausgleich.

Morbiditätsorientierter Risikostrukturausgleich: Instrument zur Umverteilung der Beitragseinnahmen zwischen den Krankenkassen entsprechend der Risikostruktur der Versicherten in der GKV. Die Zuweisungen aus dem Gesundheitsfonds werden pro Kopf kalkuliert; dazu wird eine Grundpauschale ermittelt, die durch Zuschläge für Erkrankungen erhöht sowie bei Gesundheit um Abschläge abgesenkt wird. Weitere Kriterien neben der Morbidität der Versicherten sind das Alter, das Geschlecht und der Bezug einer Erwerbsminderungsrente.

Nachfrage: Bereitschaft und Fähigkeit, Güter oder Dienstleistungen zur Bedarfsdeckung gegen Entgelt zu erwerben, d. h. nur ein Bedarf, der mit einer entsprechenden Kaufkraft hinterlegt ist, kann auf Märkten als Nachfrage artikuliert werden.

needed care: Pflegeleistungen, die pflegerisch bzw. pflegewissenschaftlich erforderlich sind (objektive Sicht). Pendant zu →wanted care.

Nutzen: Positive Auswirkungen eines Gutes bzw. einer Dienstleistung, d. h. Fähigkeit, ein Bedürfnis befriedigen zu können. Beschreibt in der Pflegeökonomie die positive Auswirkung einer pflegerischen Maßnahme, beispielsweise auf den Pflegezustand eines Pflegebedürftigen.

Nutzenmaximierung: Bestreben eines Individuums, seinen individuellen Nuten zu maximieren.

Ökonomisches Prinzip: →Wirtschaftlichkeitsprinzip. Rationales wirtschaftliches Handeln zum Umgang mit knappen Ressourcen. Ziel ist ein optimales Verhältnis zwischen Aufwand (Input) und Ertrag (Output), das in zwei Ausprägungen erreicht werden kann: dem →Minimalprinzip oder dem →Maximalprinzip.

Opportunitätskosten: Entgangener Nutzen einer nicht gewählten Handlungsoption, den die verwendeten Ressourcen gestiftet hätten, wenn sie für die nächstbeste Alternative eingesetzt worden wären. Spiegelt die Situation knapper Ressourcen wieder. Beispielsweise bedeutet die Entscheidung, begrenzte Ressourcen für den Kauf eines Treppenlifts zu verwenden, gleichzeitig, darauf zu verzichten, diese Ressourcen für einen barrierearmen Umbau des Badezimmers zu verwenden.

Pareto-optimale Allokation: Eine Verteilung der Güter und Dienstleistungen ist dann optimal, wenn es nicht möglich ist, durch eine andere Verteilung ein Individuum besser zu stellen, ohne gleichzeitig ein anderes Individuum schlechter zu stellen.

Pflegeökonomie: volkswirtschaftliche Disziplin, die sich der Analyse wirtschaftlicher Aspekte des Pflegesystems widmet. Sie verwendet dazu Methoden und Theorien aus der Ökonomie und wendet diese unter

Hinzuziehung der Erkenntnisse der Pflegewissenschaft an.

Planwirtschaft: Wirtschaftssystem, in dem alle wirtschaftlichen Aktivitäten vom Staat gelenkt und zentral geplant werden. Daher wird sie auch als → Zentralverwaltungswirtschaft bezeichnet.

Produktion: Erstellung (Fertigung) von Gütern und Dienstleistungen (Output) durch Kombination und Einsatz von → Produktionsfaktoren (Input).

Produktionsfaktoren: Wirtschaftsgüter, die bei der Produktion zum Einsatz kommen bzw. kombiniert werden. Produktionsfaktoren sind Arbeit, Boden und Kapital. Der Faktor Arbeit ist die eingesetzte Arbeitskraft bzw. der betriebene Aufwand; zum Faktor Boden zählen auch die Umwelt und natürliche Ressourcen; unter dem Faktor Kapital wird neben dem Sachkapital auch das Humankapital verstanden.

QALY: siehe → *Quality Adjusted Life Year.*

Quality Adjusted Life Year: Qualitätsadjustierte Lebensjahre. Nutzwert. Maß für den Nutzen in der Kosten-Nutzwert-Analyse, um zusätzlich zur quantitativen Dimension (Lebenslänge) auch eine qualitative Dimension (Lebensqualität) zu erheben.

Risikoselektion: Unterscheidung zwischen guten und schlechten Risiken. Stehen Kranken- bzw. Pflegeversicherungen untereinander im Wettbewerb, besteht der Anreiz, ausschließlich um gute Risiken, d. h. potenzielle Versicherte mit geringem Krankheits- bzw. Pflegerisiko und hohem Einkommen zu werben. Versicherte mit hohem Krankheits- bzw. Pflegerisiko und geringer Kaufkraft wären für die Versicherungen schlechte Risiken. Der Gesetzgeber versucht, Risikoselektion durch Einführung eines → Kontrahierungszwanges und → Diskriminierungsverbotes sowie durch Einführung des → Morbi-RSA zu minimieren.

Sachleistungsprinzip: Strukturprinzip in der SPV und GKV. Durch die Vorlage eines Versicherungsnachweises (elektronische Gesundheitskarte) können Versicherte Versorgungsleistungen in Anspruch nehmen, ohne finanziell in Vorleistung treten zu

müssen. Abgesehen von den gesetzlich definierten → Selbstbeteiligungen, die von den Versicherten selbst bezahlt werden müssen, werden die Kosten bzw. Honorare direkt zwischen Leistungserbringern und Kostenträgern, d. h. Pflegekassen und Krankenkassen abgerechnet.

Selbstbeteiligung: Anteil an den Versorgungskosten, der durch Versicherte selbst getragen werden muss. Häufig werden die Begriffe Selbstbehalt, Zuzahlung oder Co-payment synonym verwandt. Eine Selbstbeteiligung fällt bei der Inanspruchnahme von Leistungen zusätzlich zu den regulären Versicherungsbeiträgen an. Durch Selbstbeteiligungen soll insbesondere einer übermäßigen oder unnötigen Inanspruchnahme von Gesundheits- und Pflegeleistungen entgegengesteuert werden (Steuerungsfunktion). Gleichzeitig tragen sie zur Finanzierung der Versorgungskosten (Finanzierungsfunktion) bei. Allerdings können Selbstbeteiligungen auch zu unerwünschten Fehlanreizen führen, z. B. wenn Versicherte eine notwendige Behandlung aufgrund der finanziellen Belastung durch die Selbstbeteiligungen nicht in Anspruch nehmen. Um dem entgegen zu wirken, können Höchst- oder Befreiungsgrenzen eingeführt werden.

Solidarprinzip: siehe → Solidaritätsprinzip.

Solidaritätsprinzip: Grundlegendes Gestaltungsprinzip der sozialen Sicherung, insbesondere der GKV. Die Mitglieder einer definierten Solidargemeinschaft gewähren sich gegenseitige Hilfe und Unterstützung. Die Mitglieder zahlen einen solidarischen Beitrag, der sich nach ihrer Leistungsfähigkeit richtet, d. h. prozentual am Einkommen berechnet wird. Die Inanspruchnahme von Leistungen richtet sich nach dem Versorgungsbedarf und ist unabhängig von der Höhe der gezahlten Beiträge für alle Mitglieder der Solidargemeinschaft identisch. Dadurch erfolgt eine Umverteilung zwischen den Mitgliedern einer Solidargemeinschaft, von hohen zu niedrigen Einkommen, von gesunden zu kranken Mitgliedern und von beschäftigten zu nicht-beschäftigten Mitgliedern.

Subsidiaritätsprinzip: Gestaltungsprinzip der Sozialpolitik. Prinzip der Nachrangigkeit, setzt auf die Eigenverantwortung des Individuums. Stammt aus der katholischen Soziallehre. Fordert, dass Lasten, die vom Individuum und kleinen Gruppen getragen werden können, auch von diesen übernommen werden. Nur wenn die Möglichkeiten des Individuums bzw. kleiner Gruppen nicht ausreichen, mit bestimmten Herausforderungen umzugehen, soll die jeweils nächstgrößere Solidargemeinschaft bis hin zu staatlichen Institutionen subsidiär (nachrangig) eintreten d. h. zunächst das Individuum selbst, dann Partner, Familie, (Pflege-)Versicherung, erst zuletzt der Staat.

Uno-actu-Prinzip: Grundlegendes Merkmal von Dienstleistungen, diese sind nicht lagerfähig. Dadurch finden Produktion und Konsum zeitgleich statt. Besonderheit in der Pflege ist, dass der Pflegebedürftige bei der Produktion und dem Konsum von Pflegeleistungen anwesend sein muss, d. h. die Produktion kann nur erfolgen, wenn der Anbieter und der Nachfrager (gleichzeitig) zusammenwirken.

Variable Kosten: Anteil der →Gesamtkosten, die sich im Gegensatz zu den unveränderten →Fixkosten mit der Ausbringungsmenge verändern.

Versicherungsinduzierten Nachfrage: Bei Abschluss bzw. Existenz einer Versicherung fragen Versicherte mehr Leistungen nach, als sie ohne Versicherung nachgefragt hätten. Setzt sich zusammen aus dem →Freifahrereffekt und →Moral Hazard.

wanted care: Pflegeleistungen, die von Pflegebedürftigen gewünscht werden (subjektive Sicht), aber pflegerisch bzw. pflegewissenschaftlich nicht zwingend erforderlich sind (objektive Sicht). Pendant zu →needed care.

Willingness-to-Pay (WTP): siehe →Zahlungsbereitschaft.

Wirksamtkeit: Kriterium, mit dem beurteilt werden kann, ob eine Maßnahme geeignet ist, ein vorgegebenes Ziel zu erreichen. Es wird unterschieden in Wirksamkeit unter idealtypischen Studienbedingungen (→efficacy) und Wirksamkeit unter praktischen Alltagsbedingungen (→effectiveness).

Wirtschaftlichkeit: Maß für die →Effizienz. Handeln nach dem →Ökonomischen Prinzip. Nach dem →Maximalprinzip ist eine Maßnahme wirtschaftlich, wenn sie mit vorgegebenen Mitteln ein bestmögliches Ergebnis erreicht und nach dem →Minimalprinzip, wenn sie ein vorgegebenes Ziel mit geringstmöglichem Aufwand erreicht.

Wirtschaftlichkeitsgebot: Gilt sowohl für die Pflegekassen in der SPV (§29 SGB XI) als auch für die Krankenkassen in der GKV (§12 SGB V). Danach müssen Leistungen sowohl wirksam bzw. ausreichend und zweckmäßig, als auch wirtschaftlich sein und dürfen das Maß des Notwendigen nicht überschreiten. Leistungen, die diesem Grundsatz nicht entsprechen, können von den Versicherten nicht beansprucht werden und dürfen weder von den Pflegekassen noch von den Krankenkassen bewilligt werden.

Wirtschaftskreislauf: Darstellung des Wirtschaftsprozesses. Zwischen den Sektoren (Haushalte und Unternehmen) existiert ein Güter- und ein Geldkreislauf. Im Güterkreislauf bewegen sich die →Produktionsfaktoren sowie die erstellten Güter und Dienstleistungen. Im Geldkreislauf erfolgt die Bezahlung der Preise für die erworbenen Güter und Dienstleistungen sowie die Bezahlung der Faktorentgelte für die →Produktionsfaktoren.

Zahlungsbereitschaft: Willingness-to-Pay (WTP). Ansatz zur Ermittlung des maximalen Geldbetrages, den ein Individuum oder ein Kollektiv (gerade noch) bereit ist zu zahlen, um einen Nutzen zu erhalten, z. B. eine Pflegeleistung in Anspruch zu nehmen. Kommt häufig im Rahmen von →Kosten-Nutzen-Analysen zur Anwendung, um indirekte und intangible Kosten- und Nutzeneffekte monetär zu bewerten.

Zentralverwaltungswirtschaft: Wirtschaftssystem, in dem alle Wirtschaftsprozesse von einer (staatlichen) Zentralinstanz koordiniert und geplant werden, daher wird sie auch als →Planwirtschaft bezeichnet.

Zuzahlung: siehe →Selbstbeteiligung.

Literatur

Akerlof G (1970) The market for lemons: quality, uncertainty and market mechanism, quaterly. J Eco 84:488–500

Breyer F, Fleßa S (2011) Lexikon Gesundheitsökonomie. Angebotsinduzierte Nachfrage. Gesundheitsökonomie und Qualitätsmanag 16:76–77

Brüggenjürgen B (2012a) Lexikon Gesundheitsökonomie. Effectiveness. Gesundheitsökonomie und Qualitätsmanag 17:68

Brüggenjürgen B (2012b) Lexikon Gesundheitsökonomie. Effektivität. Gesundheitsökonomie und Qualitätsmanag 17:68

Brüggenjürgen B (2012c) Lexikon Gesundheitsökonomie. Efficacy. Gesundheitsökonomie und Qualitätsmanag 17:68

Heimeshoff M, Schreyögg J (2013) Lexikon Gesundheitsökonomie. Sachleistungsprinzip. Gesundheitsökonomie und Qualitätsmanag 18:206

König H-H (2013) Lexikon Gesundheitsökonomie. Selbstbeteiligung. Gesundheitsökonomie und Qualitätsmanag 18:206

Kuhlmann A (2014) Lexikon Gesundheitsökonomie. Zahlungsbereitschaft (Willingness-to-pay). Gesundheitsökonomie und Qualitätsmanag 19:52

Leidl R (2012) Lexikon Gesundheitsökonomie. Effizienz. Gesundheitsökonomie und Qualitätsmanag 17:68–70

Lenz G (2012) Lexikon Gesundheitsökonomie. Diskontierung. Gesundheitsökonomie und Qualitätsmanag 17:15 f.

Oberender P, Götz A (2013) Lexikon Gesundheitsökonomie. Pareto-optimale Allokation. Gesundheitsökonomie und Qualitätsmanag 18:154

Passon AM (2013) Lexikon Gesundheitsökonomie. QALY – Quality Adjusted Life Year. Gesundheitsökonomie und Qualitätsmanag 18:157

Scherenberg V (2018) Gesundheitsökonomische Evaluation kompakt. Für Studium, Prüfung und Beruf, 3. Aufl. Appolon University Press, Bremen

Stock S, Redaèlli M, Lauterbch KW (2008) Wörterbuch Gesundheitsökonomie. Kohlhammer, Stuttgart

von der Schulenburg J-MG, Greiner W (2013) Gesundheitsökonomik, 3. Neu bearb. Aufl. Mohr Siebeck, Tübingen

von der Schulenburg J-MG et al (2005) Praktisches Lexikon der Gesundheitsökonomie, 2. Aufl. Wolters Kluwer, Unterschleißheim

Thiele G, Güntert BJ (2014) Sozialökonomie – Pflege- und Gesundheitsökonomie. Oldenbourg Wissenschaftsverlag, München

Stichwortverzeichnis